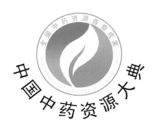

中国中药资源大典

第四次全国中药资源普查新分类群汇编（2011—2024）

主编

黄璐琦　王泽欢　陆海霞　江维克

上海科学技术出版社

图书在版编目（CIP）数据

第四次全国中药资源普查新分类群汇编 : 2011—2024 / 黄璐琦等主编. -- 上海 : 上海科学技术出版社, 2025. 2. -- ISBN 978-7-5478-6819-5

Ⅰ. R282

中国国家版本馆CIP数据核字第2024TE3339号

内 容 提 要

本书对第四次全国中药资源普查过程中发现的 4 个新属和 199 个新物种进行汇编，图文并茂地展示了包括中文名称及拉丁学名、模式标本描述、物种文献、形态特征、生境分布和识别要点等信息。新物种的发现，极大地补充了我国中药资源丰富度，对厘清我国生物资源家底、丰富中药资源宝库具有十分重要的意义，同时对相关学科的科学研究和实践提供重要、鲜活的学术参考。

本书可供中药学、中药资源学等相关学科的研究人员参考阅读。

本书出版得到以下项目支持：

科技基础资源调查专项（2022FY101002）；

中央本级重大增减支项目（2060302）；

贵州省道地药材种质创新与资源高效利用重点实验室（黔科合平台人才〔2025〕016）。

审图号　沪 S〔2024〕117 号

第四次全国中药资源普查新分类群汇编（2011—2024）

主编　黄璐琦　王泽欢　陆海霞　江维克

上海世纪出版（集团）有限公司
上海科学技术出版社　出版、发行
（上海市闵行区号景路 159 弄 A 座 9F - 10F）
邮政编码 201101　　www.sstp.cn
上海颛辉印刷厂有限公司印刷
开本 889×1194　1/16　印张 18.5
字数：500 千字
2025 年 2 月第 1 版　2025 年 2 月第 1 次印刷
ISBN 978 - 7 - 5478 - 6819 - 5/R · 3101
定价：288.00 元

编　委　会

主　编

黄璐琦　王泽欢　陆海霞　江维克

编　委（按姓氏笔画排序）

于胜祥	凡　强	王　智	王　强	王文采	王玉兵	王志威	王涣冲
王德群	文庭池	尹鸿翔	邓　涛	邓洪平	邓朝义	甘啟良	左有为
龙春林	田代科	白增福	曲　上	任明迅	向小果	全妙华	刘　演
刘正宇	刘付永清		刘晓娟	许　亮	许为斌	许可旺	农东新
寻路路	孙庆文	孙学刚	牟光福	李秉滔	李剑武	李振宇	李家美
杨　永	杨　珺	邱志敬	何　海	何顺志	余丽莹	汪荣斌	张　军
张代贵	张丽霞	张春红	张芬耀	张树仁	陆昭岑	陈功锡	陈世品
陈学林	陈炳华	范世明	林春蕊	金孝锋	周　伟	周　涛	郑希龙
赵万义	赵鑫磊	胡仁传	姜利琼	桂凌健	夏念和	晁　志	徐　源
黄云峰	黄雪彦	彭玉德	彭华胜	蒋　超	蒋日红	蒋凯文	韩邦兴
储姗姗	童毅华	温　放	谢登峰	谭运洪	潘　勃	薛彬娥	

前　言

　　中医药是我国独特的卫生资源，有巨大的原创优势。自 2011 年启动开展的第四次全国中药资源普查工作，持续发现一系列新物种，至 2024 年已经发表了 4 个新属（包括 1 个新组合属）和 199 个新物种（种及以下类群），其中植物类 197 个新物种分属 57 科 114 属，动物类 2 种。发现新物种是中药资源普查工作的一项重要成果，这些成果的取得也大大提升了本次中药资源普查工作的价值和意义。

　　这些新物种的发现，进一步丰富了我国生物资源家底，为我国的生物多样性增添了新成员，丰富了物种基因库和中药宝库。对于探讨物种的起源和分化，分析物种的濒危机制、地球的演化等，也具有很高的科学价值。

　　这些新物种的发现，缕清或纠正了一些植物分类学和中药资源既往的一些错误或不足，提出了新观点，为中药资源研究提供了更加新颖、重要的基础性资料和依据，遵循了中医药传承精华、守正创新发展规律。例如，苦枸杞 Lycium amarum 的发现，结合对枸杞子的研究，厘清了枸杞子从经典本草中记载为"味苦、性寒"到现在《中华人民共和国药典》枸杞子"味甘、性平"的成因及历史；通过对新种征镒黄鹌菜 Youngia zhengyiana 及黄鹌菜属、稻槎菜属的分子系统研究，支持了假黄鹌菜属并入黄鹌菜属的观点，并提出稻槎菜属也应并入黄鹌菜属的观点；通过文献研究，并把植株移栽到还亮草原始生境进行观察，最终纠正了竹溪还亮草 Delphinium callichromum 原来定为大花还亮草 Delphinium anthriscifolium var. majus 的错误；紫溪山悬钩子 Rubus zixishanensis 通过核实模式标本，确定了矮生悬钩子 Rubus clivicola 与委陵悬钩子 Rubus potentilloides 其实为一个物种，更正了《中国植物志》将它们分为两个种的不足；对皖浙老鸦瓣 Amana wanzhensis 这一新种的确认，为老鸦瓣属与郁金香属的分类分歧提供了解决方案；还如务川人字果 Dichocarpum wuchuanense 是在对贵州第三次中药资源普查标本整理中发现一份有疑问的标本后，通过数次实地核查、标本采集、鉴定以及谱系分析,被确认的新种。

这些新物种的发现,是广大中药资源普查工作者深刻领会习近平总书记"科研工作者要把论文写在大地上"这一重要论断的体现,充分说明了第四次全国中药资源普查工作的系统性、完整性、精细化和高质量的学术水平;同时,通过这一工作,还培养和锻炼了一批热爱、钻研中药资源、植物分类等方面的创新性人才,为中药资源学科发展注入了新活力。

新物种主要来自 19 个省(自治区、直辖市),发现新物种较多的省区有广西 55 种、云南 27 种、湖北 16 种、福建 15 种、安徽 14 种、湖南 13 种、贵州 11 种、重庆 10 种;在辽宁也有 1 种新物种发现。普查发现的新分类群的生境差异很大,大多数新分类群只在模式标本采集地区有发现,处于 IUCN(2008、2012)规定的渐危、濒危、极危等的状况,例如德保金花茶 *Camellia debaoensis* 只在模式标本采集点不足 200 m² 的地方发现 9 棵成年树和 4 棵幼苗,被收入广西壮族自治区的保护植物名录;培善卷柏 *Selaginella wangpeishanii* 迄今只在荔波县一个只有 5 m² 的地方有发现;三亚关木通 *Isotrema sanyaense* 只有 2 个居群,每个居群只有不到 30 个植株个体。

鉴于发现的新分类群资料散在各种期刊(其中大多数为外文期刊,或以外文描述的文献资料,仅有巢湖铁线莲 *Clematis chaohuensis* 等 15 个新种为中文描述或有中文描述的与近缘种的区别点),不便于查询和应用,为了便于相关人员了解第四次全国中药资源普查发现的新分类群情况,梳理新分类群的成果,我们对各分类群资料进行翻译、整理等工作,并汇编成本书。

本书的内容主要分为总论和各论两部分。总论部分主要对普查发表的新分类群的科属、分布特征、濒危状况及开发利用前景等进行了分析和讨论;各论部分对新分类群进行了汇编,内容有中文名称及拉丁学名、模式标本、物种文献、形态特征、生境分布、识别要点和引用自物种文献的图片(包括彩图和墨线图)以及部分新物种的腊叶标本照片等。新分类群中植物主要参照 APG IV 系统排列。

本书的编写出版得到了科技基础资源调查专项(2022FY101000)、中央本级重大增减支项目(2060302)等课题的支持;得到了中国中医科学院张小波研究员、孙嘉惠副研究员,贵州中医药大学周涛教授、张成刚博士等的大力支持;此外,还有其他众多老师或同学,在本书资料收集、翻译等工作中也做出了重要贡献,在此一并表示衷心感谢!

限于时间和经验有限,本书内容难免有疏漏和错误,特别在对物种形态特征等翻译过程中,对有些词语的理解不一定准确,期盼同道和广大读者不吝赐教,以便我们进一步完善提高。

编者

2024 年 7 月

目　录

总　论

各　论

第二部分　普查新种

索引

总　论

■ 一、第四次全国中药资源普查新分类群的发现

中药资源是国家的战略资源，是集生态资源、医疗资源、经济资源、科技资源以及文化资源为一体的特殊资源，且最终关系到人民的健康和国家的发展。中药资源具有重大的利用开发价值，是中医药产业发展的物质基础，关乎民生和社会稳定，关乎生态环境保护和新兴战略产业发展，是全球竞争中国家优势的体现，具有国家战略意义。

随着世界各地对中医药医疗保健服务需求的不断增加及中医药相关产业蓬勃发展，中药资源的需求量也不断增加，中药资源状况发生了巨大变化。

2011—2022年，国家中医药管理局组织开展了第四次全国中药资源普查，对全国31个省区2 800多个县开展中药资源调查，获取了3 345多万条调查记录，汇总了1.8万多种中药资源的种类和分布等信息，其中有3 151种为中国特有种。

目前，全国中药资源普查的野外工作已全部结束，正进行后期的成果凝练。截至2024年，本次中药资源普查共发现新物种199种，其中植物新物种197个，动物新物种2个，包含了4个新属；65%以上的新物种具有潜在的药用价值。所以，对这些物种进行整理、汇编，不仅有利于梳理本次普查中新分类群的相关情况，也可以为这些新资源后期的开发利用奠定基础。新物种分布见图1-1。

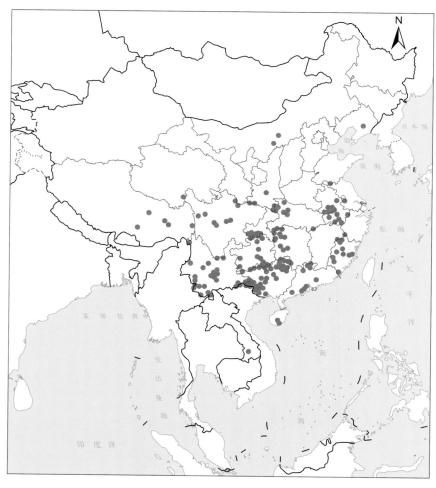

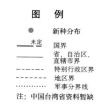

图 1-1　新物种分布

■ 二、植物新分类群的统计分析

截至目前,第四次全国中药资源普查工作中已发表新物种 199 个,其中动物新物种 2 科 2 属的 2 种。由于发表的植物类新物种占绝大多数,以下我们主要对发表的植物类新物种进行分析。

从植物新物种类群的构成上来看,真菌类属于 2 科 3 属的 3 种,石松类和蕨类植物属于 3 科 3 属的 4 种,种子植物全为被子植物,属于 52 科 108 属 190 种(包含种下等级,下同)。其中科、属、种概念均依据 *Flora of China*),见表 2 - 1。从全国植物物种来看,新物种科的数量占我国维管束植物 301 科的 19.3%,属的数量占我国维管束植物 3408 属的 3.4%。

表 2 - 1 第四次全国中药资源普查已发表植物新分类群统计

植物类群		所属科数	所属属数	种数(包括种下等级,下同)
真菌类		2	3	3
石松类和蕨类植物		3	3	4
种子植物	裸子植物	0	0	0
	被子植物	53	109	190
合计		58	115	197

因真菌类、石松类和蕨类植物涉及种类只有 5 科 6 属 7 种,故下面仅对种子植物新分类群所属的 53 科 108 属 190 种进行物种多样性分析。

(一) 种子植物科的统计及分析

1. 科的数量结构分析。第四次全国中药资源普查已发表的种子植物新分类群共分属于 53 科。在科一级的组成中,发布新分类群 10 种以上的科有:苦苣苔科 22 种,天门冬科 22 种,毛茛科 12 种和兰科 11 种,具体各科新分类群物种的分布见表 2 - 2。

从表 2 - 2 可知,发表新分类群 5 种以上的科有 12 个,占第四次全国中药资源普查已发表的种子植物新分类群全部科数的 22.6%。这 12 个科共包含 51 属,占本次普查已发表种子植物新分类群全部属

表 2 - 2 种子植物新分类群分布情况

科名	新分类群数	科名	新分类群数	科名	新分类群数
苦苣苔科	22	藜芦科	3	古柯科	1
天门冬科	22	石蒜科	3	虎皮楠科	1
毛茛科	12	石竹科	3	姜科	1
兰科	11	柿科	3	列当科	1
马兜铃科	7	百合科	3	木兰科	1
报春花科	7	杜鹃花科	2	漆树科	1
凤仙花科	6	禾本科	2	秋水仙科	1
景天科	6	堇菜科	2	山茶科	1
菊科	5	茜草科	2	商陆科	1
蔷薇科	5	茄科	2	天南星科	1
伞形科	5	莎草科	2	五味子科	1
荨麻科	5	十字花科	2	鸭跖草科	1
大戟科	4	卫矛科	2	叶下珠科	1
豆科	4	小檗科	2	鸢尾科	1
桔梗科	4	罂粟科	2	芸香科	1
葫芦科	3	樟科	2	紫葳科	1
虎耳草科	3	冬青科	1	酢浆草科	1
夹竹桃科	3	番荔枝科	1		

数的 46.8%。共计 113 种,占本次普查已发表种子植物新分类群全部种数的 59.5%。具体的 12 科名录详见表 2 - 3。

表 2 - 3 种子植物新分类群有 5 种以上的科

序号	科中文名	科拉丁名	属数	种数
1	苦苣苔科	Gesneriaceae	8	22
2	天门冬科	Asparagaceae	3	22
3	毛茛科	Ranunculaceae	9	12
4	兰科	Orchidaceae	8	11
5	马兜铃科	Aristolochiaceae	2	7
6	报春花科	Primulaceae	2	7
7	凤仙花科	Balsaminaceae	1	6
8	景天科	Crassulaceae	3	6
9	菊科	Asteraceae	5	5
10	蔷薇科	Rosaceae	2	5

（续表）

序号	科中文名	科拉丁名	属数	种数
11	伞形科	Umbelliferae	4	5
12	荨麻科	Urticaceae	4	5
	小计		51	113

　　从科下属一级的分析来看，本次普查已发表种子植物新分类群中仅发表1属的科有29科，占全部科数的54.7%，共计29属，占全部属数的26.6%；发表2属的科有14科，占全部科数的26.4%，共计28属，占全部属数的25.7%；发表3～5属的科有7科，占全部科数的13.2%，共计27属，占全部属数的24.8%；发表6～10属的科有3科，占全部科数的5.7%，共计25属，占全部属数的22.9%。从表2-4可以看出，发表1～2属的科占比高达81.1%，说明本次普查新分类群物种在属级分布上没有明显规律，较为分散。

表2-4　种子植物新分类群的科下属一级的数量结构分析

类型	科数	总科数占比	含有属数	总属数占比
仅发表1属的科	29	54.7%	29	26.6%
发表2属的科	14	26.4%	28	25.7%
发表3～5属的科	7	13.2%	27	24.8%
发表6～10属的科	3	5.7%	25	22.9%
总计	53	100.0%	109	100.0%

　　从科下种一级的分析来看，本次普查已发表种子植物新分类群中仅发表1个新分类群的科有19科，占全部科数的35.9%，共计19种，占全部种数的10.0%；发表2～5个新分类群的科有26科，占全部科数的49.1%，共计78种，占全部种数的41.0%；发表6～10个新分类群的科有4科，占全部科数的7.5%，共计26种，占全部种数的13.7%；发表10个以上新分类群的科有4科，占全部科数的7.5%，共计67种，占全部种数的35.3%。从表2-5可以看出，虽然发表1～5个新分类群的科占比高达84.9%，但其所含物种数与发表多于6个以上新分类群的科相等，说明本次普查有的科发表了较多的新分类群，

调查较为充分，如苦苣苔科Gesneriaceae和天门冬科Asparagaceae。

表2-5　种子植物新分类群科内种一级的数量结构分析

类型	科数	总科数占比	含有种数	总种数占比
仅发表1个新分类群的科	19	35.9%	19	10.0%
发表2～5个新分类群的科	26	49.1%	78	41.0%
发表6～10个新分类群的科	4	7.5%	26	13.7%
发表10个以上新分类群的科	4	7.5%	67	35.3%
总计	53	100.0%	190	100.0%

　　2. 科的分布区类型分析。根据吴征镒等（2003）对种子植物科分布区类型的划分原则，本次调查区域的种子植物新分类群的53科可划分为7个类型和4个变型（表2-6），现分述如下。

表2-6　种子植物新分类群科的分布区类型

分布区类型	科数	总科占比
1 世界广布	21	39.5%
2 泛热带	16	30.2%
2-2 热带亚洲—热带非洲—热带美洲（南美洲）	1	1.9%
2S 以南半球为主的泛热带	1	1.9%
3 东亚（热带、亚热带）及热带南美间断	2	3.8%
4 旧世界热带	2	3.8%
5 热带亚洲至热带大洋洲	2	3.8%
8 北温带	4	7.5%
8-4 北温带和南温带间断分布	1	1.9%
8-5 欧亚和南美洲温带间断	1	1.9%
9 东亚及北美间断	2	3.8%
总计	53	100.0%

注：凡是本区未出现的科的分布区类型和变型，均未列入表中。

　　（1）世界广布：指遍布于世界各大洲，没有明显分布中心的科。本次普查已发表的种子植物新分类

群中该分布型科计有 21 科,占全部科的 39.6%。其中种类较多的有毛茛科 Ranunculaceae(9 属 12 种)、兰科 Orchidaceae(8 属 11 种)、报春花科 Primulaceae(2 属 7 种)、景天科 Crassulaceae(3 属 6 种)、伞形科 Umbelliferae(4 属 5 种)、菊科 Asteraceae(5 属 5 种)。世界分布的大科不少在本次普查中被调查发现了新分类群。

(2)泛热带分布及其变型:包括普遍分布于东、西两半球热带和在全世界热带范围内有一个或几个分布中心,但在其他地区也有一些种类分布的热带科。有不少科不但广布于热带,也延伸到亚热带甚至温带。本次普查已发表的种子植物新分类群中属此分布型及其变型的科有 18 科,占全部科的 34.0%。其中,种类比较多的科有马兜铃科 Aristolochiaceae(2 属 7 种)、荨麻科 Urticaceae(4 属 5 种)、凤仙花科 Balsaminaceae(1 属 6 种)、夹竹桃科 Apocynaceae(2 属 3 种)、柿科 Ebenaceae(1 属 3 种)等。

本次普查已发表的种子植物新分类群中还包括本分布型的两个变型,即 2 - 2)热带亚洲、非洲和南美洲间断分布(鸢尾科 Iridaceae 1 科);2S)以南半球为主的热带分布(石蒜科 Amaryllidaceae 1 科)。

(3)东亚(热带、亚热带)及热带南美间断分布:指热带(亚热带)亚洲和热带(亚热带)美洲(中、南美)环太平洋洲际间断分布。本次普查已发表的种子植物新分类群中属此分布型的有苦苣苔科 Gesneriaceae(8 属 22 种)和冬青科 Aquifoliaceae(1 属 1 种)2 科,占全部科数的 3.8%。

(4)旧世界热带分布:指分布于热带亚洲、非洲及大洋洲地区的科。本次普查已发表的种子植物新分类群中属于此分布型的有天门冬科 Asparagaceae(3 属 22 种)和秋水仙科 Colchicaceae(1 属 1 种)2 科,占全部科数的 3.8%。

(5)热带亚洲至热带大洋洲分布:这一分布区类型包括以热带亚洲至热带大洋洲洲际连续或间断分布的科。本次普查已发表的种子植物新分类群中属于此分布型的有姜科 Zingiberaceae(1 属 1 种)和虎皮楠科 Daphniphyllaceae(1 属 1 种)2 科,占全部科数的 3.8%。

(6)北温带分布及其变型:指分布于北半球温带地区的科,部分科沿山脉南迁至热带山地或南半球温带,但其分布中心仍在北温带。本次普查已发表的种子植物新分类群中属于此类型和变型的科有 6 科,占全部科数的 11.3%。种类稍多的科有藜芦科 Melanthiaceae(1 属 3 种)、杜鹃花科 Ericaceae(2 属 2 种)和百合科 Liliaceae(1 属 2 种)。

本次普查已发表的种子植物新分类群中还包括本分布型的两个变型,即 8 - 4)北温带和南温带间断分布(罂粟科 Papaveraceae 1 科);8 - 5)欧亚和南美洲温带间断(小檗科 Berberidaceae 1 科)。

(7)东亚和北美洲间断分布:指间断分布于东亚和北美温带地区的科。本次普查已发表的种子植物新分类群中属此分布型的科有木兰科 Magnoliaceae(1 属 1 种)和五味子科 Schisandraceae(1 属 1 种)2 科。

综上所述,从科一级的统计和分析可知:

第一,本次普查已发表的种子植物新分类群的 53 科可划分为 7 个类型和 4 个变型,显示出本次普查已发表的种子植物新分类群区系在科级水平上的地理成分较为复杂,联系较为广泛。

第二,本次普查已发表的种子植物新分类群中热带性质的科(分布型 2~7 及其变型)有 24 科,占全部科数(不计世界广布科)的 45.3%,温带性质的科(分布型 8~15 及其变型)有 8 科,占全部科数(不计世界广布科)的 15.1%。热带性质的科所占比例明显高于温带性质的科,这说明了本次普查已发表新种多集中于热带性质的科,新分类群与世界各洲热带植物区系有较深的历史联系。

(二) 种子植物属的统计及分析

1.属的数量结构分析。第四次全国中药资源普查已发表的种子植物新分类群共 109 属,属的数量结构分析见表 2 - 7。本次普查已发表的种子植物新分类群中仅 1 个新分类群的属有 73 属,占全部属数的 67.0%,所含种数为 73 种,占全部种数的 38.4%。发表 2 个新分类群的属有 20 属,占全部属数的 18.3%,所含种数为 40 种,占全部种数的 21.0%。发表 3~5 个新分类群的属有 13 属,占全部属数的

11.9%,所含种数为 44 种,占全部种数的 23.2%。发表 5 个以上新分类群的属有 3 属见表 2-8,占全部属数的 2.8%,所含种数为 33 种,占全部种数的 17.4%。其中蜘蛛抱蛋属 *Aspidistra* 发表新分类群最多,共计 20 种,说明本次普查对其分布范围进行了较为深入的调查研究。

表 2-7　种子植物新分类群属的数量结构分析

类型	属数	总属数占比	含有种数	总种数占比
仅发表 1 个新分类群的属	73	67.0%	73	38.4%
发表 2 个新分类群的属	20	18.3%	40	21.0%
发表 3~5 个新分类群的属	13	11.9%	44	23.2%
发表 5 个以上新分类群的属	3	2.8%	33	17.4%
总计	109	100.0%	190	100.0%

表 2-8　种子植物含 5 种以上新分类群的属大小排序

序号	属中文名	属拉丁名	新分类群个数
1	蜘蛛抱蛋属	*Aspidistra*	20
2	马铃苣苔属	*Oreocharis*	7
3	凤仙花属	*Impatiens*	6

2. 属的分布区类型分析。据吴征镒等对属分布区类型的划分原则,本次调查区域本地种子植物的 109 属可划分为 14 个类型和 10 个变型(表 2-9),现分述如下。

表 2-9　种子植物新分类群属的分布区类型

分布区类型	属数	总属数占比
1 世界分布	9	8.3%
2 泛热带分布	12	11.0%
2-1 热带亚洲,大洋洲(至新西兰)和中至南美洲(或墨西哥)间断	1	0.9%
3 热带亚洲和热带美洲间断分布	1	0.9%
4 旧世界热带分布	3	2.8%
5 热带亚洲和热带大洋洲分布	9	8.3%
6 热带亚洲至热带非洲分布	1	0.9%
7 热带亚洲(印度—马来西亚)分布	10	9.2%
7-1 爪哇(或苏门答腊),喜马拉雅至华南,西南间断或星散	1	0.9%
7-2 热带印度至华南(特别滇南)	1	0.9%
7-4 越南(或中南半岛)至华南(或西南)	1	0.9%
8 北温带分布	9	8.3%
8-2 北极—高山分布	2	1.8%
8-3 北温带和南温带间断(泛温带)	11	10.1%
9 东亚和北美间断分布	5	4.6%
10 旧世界温带分布	6	5.5%
10-1 地中海,西亚(或中亚)和东亚间断	1	0.9%
10-3 欧亚和南部非洲(有时还有大洋洲)间断	1	0.9%
11 温带亚洲分布	1	0.9%
13 中亚分布	1	0.9%
14 东亚分布(东喜马拉雅—日本)	9	8.3%
14-1 中国—喜马拉雅	5	4.6%
14-2 中国—日本	4	3.6%
15 中国特有分布	5	4.6%
总计	109	100.0%

(续表)

(1) 世界分布:指遍布世界各大洲而没有特殊分布中心,或虽有一个或数个分布中心而包含世界分布种的属。

本次普查已发表的种子植物新分类群中属于此分布型的有 9 属,占全部属数的 8.3%。具体为:铁线莲属 *Clematis*(2 种)、毛茛属 *Ranunculus*(2 种)、薹草属 *Carex*(2 种)、堇菜属 *Viola*(2 种)、悬钩子属 *Rubus*(2 种)、油麻藤属 *Mucuna*(1 种)、繁缕属 *Stellaria*(1 种)、酢浆草属 *Oxalis*(1 种)、商陆属 *Phytolacca*(1 种)。可见,本次普查已发表的种子植物新分类群中属于此类分布型属的植物多数为草本和藤本，它们一般是各地不同海拔段草丛以及亚高山草地的主要组成成分；偶为灌木，它们往往是该地林下或林缘灌丛的组成成分。

（2）泛热带分布及其变型：本次普查已发表的种子植物新分类群中属于此类型及其变型的有 13 属，占全部属数的 11.9%，是本区第三大分布区类型。凤仙花属 *Impatiens*（6 种）、柿属 *Diospyros*（3 种）、大戟属 *Euphorbia*（3 种）、冬青属 *Ilex*（1 种）、石豆兰属 *Bulbophyllum*（1 种）、虾脊兰属 *Calanthe*（1 种）、羊耳蒜属 *Liparis*（1 种）、冷水花属 *Pilea*（1 种）、鸭跖草属 *Commelina*（1 种）、古柯属 *Erythroxylum*（1 种）、算盘子属 *Glochidion*（1 种）、野古草属 *Arundinella*（1 种）。

本区还有此类型的一个变型，即 2-1）热带亚洲，大洋洲（至新西兰）和中至南美洲（或墨西哥）间断分布（木姜子属 *Litsea*）。

（3）热带亚洲和热带美洲间断分布：指间断分布于美洲和亚洲温暖地区的热带属，在东半球从亚洲可能延伸到澳大利亚东北部或西南太平洋岛屿。本次普查已发表的种子植物新分类群中属于此分布型的仅关木通属 *Isotrema* 1 属。

（4）旧世界热带分布：指分布于亚洲、非洲和大洋洲热带地区及其邻近岛屿的属。本次普查已发表的种子植物新分类群中属于此类型的有 3 属，占全部属数的 2.8%。具体为：马兜铃属 *Aristolochia*（5 种）、天麻属 *Gastrodia*（3 种）、楼梯草属 *Elatostema*（2 种）。

（5）热带亚洲和热带大洋洲分布：指旧世界热带分布区的东翼，其西端有时可达马达加斯加，但一般不到非洲大陆。

本次普查已发表的种子植物新分类群中属于此分布型的有 9 属，占全部属数的 8.3%。具体为：球兰属 *Hoya*、栝楼属 *Trichosanthes*、虎皮楠属 *Daphniphyllum*、姜黄属 *Curcuma*、开唇兰属 *Anoectochilus*、齿唇兰属 *Odontochilus*、赤车属 *Pellionia*、樟属 *Cinnamomum* 和柑橘属 *Citrus*。该分布型的出现为该区植物区系与大洋洲植物区系在历史时期曾有过联系提供了证据。

（6）热带亚洲至热带非洲分布：这一分布区类型是旧世界热带分布区类型的西翼，即从热带非洲至印度—马来西亚，特别是其西部（西马来西亚），有的属也分布到斐济等南太平洋岛屿，但不见于澳大利亚大陆。

本次普查已发表的种子植物新分类群中属于此分布型的仅雪花属 *Argostemma* 1 属。

（7）热带亚洲（印度—马来西亚）分布及其变型：热带亚洲是旧世界热带的中心部分，热带亚洲分布的范围包括印度、斯里兰卡、中南半岛、印度尼西亚、加里曼丹、菲律宾及新几内亚等，东可达斐济等南太平洋岛屿，但不到澳大利亚大陆，其分布区的北部边缘，到达我国西南、华南及台湾，甚至更北地区。

本次普查已发表的种子植物新分类群中属于此分布型及变型的有 13 属，占全部属数的 11.9%，与"泛热带分布及其变型"并列为本区第三大分布区类型。其中属于 7 型的有 10 属，具体为：藤春属 *Alphonsea*、长蒴苣苔属 *Didymocarpus*、汉克苣苔属 *Henckelia*、含笑属 *Michelia*、螺序草属 *Spiradiclis*、山茶属 *Camellia*、球子草属 *Peliosanthes*、簕竹属 *Bambusa*、葛属 *Pueraria* 和绞股蓝属 *Gynostemma*。

本区还出现了此分布型的 3 个变型，即 7-1）爪哇（或苏门答腊），喜马拉雅至华南、西南间断或星散：本区属此变型的仅蛛毛苣苔属 *Paraboea* 1 属。7-2）热带印度至华南（尤其云南南部）分布：本区属此变型的仅石蝴蝶属 *Petrocosmea* 1 属。7-4）越南（或中南半岛）至华南（或西南）分布：本区属此变型的仅马铃苣苔属 *Oreocharis* 1 属。

（8）北温带分布及其变型：指广泛分布于欧洲、亚洲和北美洲温带地区的属，由于历史和地理的原因，有些属沿山脉向南延伸到热带山区，甚至到南半球温带，但其原始类型或分布中心仍在北温带。

本次普查已发表的种子植物新分类群中属此类型和变型的属有 22 属，占全部属数的 20.2%，是本区最大分布区类型。其中，属于 8 型的有 9 属，具体为：梅花草属 *Parnassia*、水晶兰属 *Monotropa*、风毛菊属 *Saussurea*、乌头属 *Aconitum*、孩儿参属

Pseudostellaria、鸢尾属 *Iris*、鸟曹兰属 *Neottia*、李属 *Prunus* 和白头翁属 *Pulsatilla*，除李属外全部为草本。这些北温带分布型属在本次调查区域地区的出现，表明该地植物区系与北温带植物区系在历史上曾有着广泛的联系。

本区还出现了该分布型的两个变型，即 8-2)北极—高山分布：本区属此变型的有红景天属 *Rhodiola* 和山蒿菜属 *Eutrema* 2 属。8-3)北温带和南温带间断(泛温带)分布：本区属此变型的有报春花属 *Primula*、珍珠菜属 *Lysimachia*、景天属 *Sedum*、虎耳草属 *Saxifraga*、紫堇属 *Corydalis*、越橘属 *Vaccinium*、翠雀属 *Delphinium*、唐松草属 *Thalictrum*、枸杞属 *Lycium*、葶苈属 *Draba* 和葱属 *Allium* 11 属。

(9) 东亚和北美洲间断分布：指间断分布于东亚和北美洲温带及亚热带地区的属。本次普查已发表的种子植物新分类群中属于此类型的有皂荚属 *Gleditsia*、黄连属 *Coptis*、八角属 *Illicium*、胡枝子属 *Lespedeza* 和漆属 *Toxicodendron* 5 属，占全部属数的 4.6%。

(10) 旧世界温带分布及其变型：指广泛分布于欧洲、亚洲中高纬度的温带和寒温带，或最多有个别延伸到北非及亚洲—非洲热带山地或澳大利亚的属。本次普查已发表的种子植物新分类群中属此分布型及其变型的有 8 属，占全部属数的 7.3%。其中，属于 10 型的有 6 属，具体为：重楼属 *Paris*、白前属 *Vincetoxicum*、费菜属 *Phedimus*、沙参属 *Adenophora*、橐吾属 *Ligularia* 和岩风属 *Libanotis*。

本分布型还包括两个变型，即 10-1)地中海区、西亚(或中亚)和东亚间断分布：本区属此变型的仅淫羊藿属 *Epimedium* 1 属。10-3)欧亚和南部非洲(有时也在大洋洲)间断分布：本区属此变型的仅前胡属 *Peucedanum* 1 属。

(11) 温带亚洲分布：指分布区主要局限于亚洲温带地区的属，其分布区范围一般包括从中亚至东西伯利亚和东北亚，南部界限至喜马拉雅山区，我国西南、华北至东北，朝鲜和日本北部。也有一些属种分布到亚热带，个别属种到达亚洲热带，甚至到新几内亚。

本次普查已发表的种子植物新分类群中属此类型的仅黄鹌菜属 *Youngia*，占全部属数的 0.9%。此分布型的属大多是古北大陆起源，它们的发展历史并不古老，可能是随着亚洲，特别是其中部温带气候的逐渐旱化，一些北温带或世界广布大属继续进化和分化的结果，而有些属在年轻的喜马拉雅山区获得很大的发展。

(12) 中亚分布：这一分布区类型是指分布于中亚(特别是山地)而不见于西亚及地中海周围的属，即约位于古地中海的东半部。本次普查已发表的种子植物新分类群中属于此分布型的仅角蒿属 *Incarvillea* 1 属。

(13) 东亚分布(东喜马拉雅—日本)：指的是从东喜马拉雅一直分布到日本的属。其分布区一般向东北不超过俄罗斯境内的阿穆尔州，并从日本北部至萨哈林；向西南不超过越南北部和喜马拉雅东部，向南最远达菲律宾、苏门答腊和爪哇；向西北一般以我国各类森林边界为界。本类型一般分布区较小，几乎都是森林区系，并且其分布中心不超过喜马拉雅至日本的范围。

本次普查已发表的种子植物新分类群中属此分布型及其变型的有 18 属，占该地总属数的 16.5%，是本区第二大分布区类型。本类型中，典型分布东亚全区的有 9 属，具体为：蜘蛛抱蛋属 *Aspidistra*、党参属 *Codonopsis*、蒲儿根属 *Sinosenecio*、山兰属 *Oreorchis*、人字果属 *Dichocarpum*、万寿竹属 *Disporum*、沿阶草属 *Ophiopogon*、帚菊属 *Pertya* 和石蒜属 *Lycoris*。

除了典型分布于东亚全区的类型外，本区还出现了东亚分布型的两个变型，即 14-1)中国—喜马拉雅分布变型：主要分布于喜马拉雅山区诸国至我国西南诸省区，有的达到华东地区及陕西、甘肃或台湾，向南延伸到中南半岛，但不见于日本。属此变型的有东俄芹属 *Tongoloa*、锥形果属 *Gomphogyne*、四带芹属 *Tetrataenium*、薯椒属 *Tuberowithania* 和雪胆属 *Hemsleya* 5 属。14-2)中国—日本分布变型：指分布于滇、川金沙江河谷以东地区直至日本，但不见于喜马拉雅的属。本区属此变型的有半蒴苣苔属 *Hemiboea*、老鸦瓣属 *Amana*、天葵属 *Semiaquilegia* 和半夏属 *Pinellia* 4 属。

（14）中国特有分布：特有属是指其分布限于某一自然地区或生境的植物属，是某一自然地区或生境植物区系的特有现象，以其适宜的自然地理环境及生境条件与邻近地区区别开来。关于中国特有属的概念，采用吴征镒的观点，即以中国境内的自然植物区(Floristic Region)为中心而分布界限不越出国境很远者，均列入中国特有的范畴。根据这一概念，本次普查已发表的种子植物新分类群中属于此类型的有报春苣苔属 *Primulina*、希陶木属 *Tsaiodendron*、石山苣苔属 *Petrocodon*、地黄属 *Rehmannia* 和征镒麻属 *Zhengyia* 5 属，占中国特有属 239 属的 2.1%。

综合上述，从属一级的统计和分析可知：

第一，本次普查已发表的种子植物新分类群分属于 109 个属，可划分为 14 个类型和 10 个变型，涵盖了大多中国植物区系的属分布区类型，显示了本区种子植物区系在属级水平上地理成分的复杂性，以及同世界其他地区植物区系的广泛联系。

第二，本次普查已发表的种子植物新分类群中计有热带性质的属（分布型 2～7 及其变型）40 属，占全部属数（不计世界广布属）的 36.7%；计有温带性质的属（分布型 8～15 型及其变型）60 属，占全部属数（不计世界广布属）的 55.0%。而在前面科的分布区类型分析中总结到：热带性质的科（分布型 2～7 及其变型）有 24 科，占全部科数（不计世界广布科）的 45.3%，温带性质的科（分布型 8～15 及其变型）有 8 科，占全部科数（不计世界广布科）的 0.1%。

考虑到科的分布是由其所包含的所有属决定的，通过分析发现：①有不少热带性质的科还含有一定温带性质的属，如科分布区类型为 2 型的卫矛科、番荔枝科、山茶科、天南星科、鸭跖草科、樟科等热带性质的科，在本次普查已发表的种子植物新分类群均属于温带性质的属。②某些世界广布科也含有较多温带属和热带属（而世界广布科没有加入科分布

型比例分析），如菊科在本次普查共发表 5 个种子植物新分类群，全部属于温带属；兰科在本次普查共发表 11 个新分类群，分属于 8 个属，其中 6 个为热带属，2 个为温带属。以上分析说明用科级分析还不能很好地解释本次普查已发表的种子植物新分类群的地带性质。从属级分布型来看，本次普查已发表的种子植物新分类群区系上具有较强的温带性质，但也不乏热带性质的属。

第三，在本次普查已发表的种子植物新分类群的分布类型中，属于"北温带分布及其变型"的属最多，共计 22 属(20.2%)，"东亚分布型及其变型"第二，共计 18 属(16.5%)，"泛热带分布及其变型"与"热带亚洲（印度—马来西亚）分布"两个分布区并列第三，各 13 属(11.9%)。说明本次普查已发表的种子植物新分类群植物区系的温带性质明显，带有鲜明的东亚植物区系烙印，同时与热带植物区系也有较强的联系。

■ 三、植物新分类群的分布特征分析

（一）植物新分类群的地理分布特征

截至目前，本次普查已发表的 197 个植物新分类群中，仅老安蜘蛛抱蛋 *Aspidistra laongamensis* 分布于老挝，其他国内分布的 196 个新分类群共来自于 19 省（区/市），其中有 8 个省（区、市）已发表新分类群种数大于 10 个，分别是广西壮族自治区、云南省、湖北省、安徽省、湖南省、贵州省、福建省和重庆市。广西壮族自治区发表新分类群最多，共计 56 个，种数占比达 28.4%，涉及 20 个科，科数占比达 34.5%；其次是云南省，已发表新分类群 25 个，种数占比 12.7%，涉及 17 个科，科数占比达 29.3%；湖北省排名第三，已发表新分类群 17 个，种数占比 8.6%，涉及 12 个科，科数占比达 20.7%。8 省（区、市）共发表新分类群 160 个，占整个普查新分类群种数的 81.2%，涉及 53 个科，占整个普查新分类群科数的 91.4%（表 3-1）。由此可见，第四次全国中药资源普查已发表新分类群绝大部分来自这 8 个省（区、市），各省（区、市）的具体新分类群名录详见表 3-2。

表 3-1　已发表新分类群种数大于 10 个的产地信息

产地	科数（个）	科数占比（%）	种数（个）	种数占比（%）
广西壮族自治区	20	34.5	56	28.4
云南省	17	29.3	25	12.7
湖北省	12	20.7	17	8.6
安徽省	9	15.5	15	7.6
湖南省	12	20.7	13	6.6
贵州省	8	13.8	12	6.1
福建省	7	12.1	11	5.6
重庆市	6	10.3	10	5.1

表 3-2　第四次全国中药资源普查已发表植物新分类群的产地分布

产地	科数	种数	新分类群名录
广西壮族自治区	20	56	白脉石山苣苔 Petrocodon albinervius；背药蜘蛛抱蛋 Aspidistra extrorsa；闭花蜘蛛抱蛋 Aspidistra cleistantha；崇左蜘蛛抱蛋 Aspidistra chongzuoensis；春秀蜘蛛抱蛋 Aspidistra chunxiuensis；粗丝蜘蛛抱蛋 Aspidistra crassifila；大化蜘蛛抱蛋 Aspidistra dahuaensis；大明山虎耳草 Saxifraga damingshanensis；德保金花茶 Camellia debaoensis；盾叶虎皮楠 Daphniphyllum peltatum；樊氏香草 Lysimachia fanii；恭城马兜铃 Aristolochia gongchengensis；广西十字孢伞 Tricholosporum guangxiense；广西天葵 Semiaquilegia guangxiensis；广西油麻藤 Mucuna guangxiensis；红柄小花苣苔 Primulina rufipes；红头蜘蛛抱蛋 Aspidistra erythrocephala；花坪天麻 Gastrodia huapingensis；环江黄连 Coptis huanjiangensis；环江马兜铃 Aristolochia huanjiangensis；灰背木姜子 Litsea dorsalicana；靖西冬青 Ilex jingxiensis；卷瓣球子草 Peliosanthes revoluta；克长马兜铃 Aristolochia kechangensis；李树刚柿 Diospyros leei；灵川蜘蛛抱蛋 Aspidistra lingchuanensis；柳江香草 Lysimachia liujiangensis；龙胜蜘蛛抱蛋 Aspidistra longshengensis；罗城蜘蛛抱蛋 Aspidistra luochengensis；木论耳蕨 Polystichum mulunense；木论马兜铃 Aristolochia mulunensis；那坡齿唇兰 Odontochilus napoensis；那坡栝楼 Trichosanthes napoensis；南丹金线兰 Anoectochilus nandanensis；南岭景天 Sedum nanlingenseu；囊花蜘蛛抱蛋 Aspidistra saccata；拟卵叶蜘蛛抱蛋 Aspidistra ovatifolia；弄岗虾脊兰 Calanthe longgangensis；弄岗蜘蛛抱蛋 Aspidistra longgangensis；平乐薹草 Carex pingleensis；全州螺序草 Spiradiclis quanzhouensis；融安蜘蛛抱蛋 Aspidistra ronganensis；石山皂荚 Gleditsia saxatilis；弯管马铃苣苔 Oreocharis curvituba；细叶蜘蛛抱蛋 Aspidistra tenuifolia；狭叶蜘蛛抱蛋 Aspidistra stenophylla；小萼柿 Diospyros microcalyx；雅长马兜铃 Aristolochia yachangensis；雅长山兰 Oreorchis yachangensis；燕峒报春苣苔 Primulina yandongensis；阳朔虎耳草 Saxifraga yangshuoensis；宜州蜘蛛抱蛋 Aspidistra yizhouensis；硬叶沿阶草 Ophiopogon sclerophyllus；疣茎绞股蓝 Gynostemma verrucosum；中国角孢伞 Asproinocybe sinensis；中越万寿竹 Disporum sinovietnamicum
云南省	17	25	蔡氏马铃苣苔 Oreocharis tsaii；蔡氏石蝴蝶 Petrocosmea tsaii；东川葶苈 Draba dongchuanensis；短序长蒴苣苔 Didymocarpus brevipedunculatus；俯卧繁缕 Stellaria procumbens；黄氏帚菊 Pertya huangii；菱叶石蝴蝶 Petrocosmea rhombifolia；卵萼悬钩子 Rubus ovatisepalus；麻栗坡半蒴苣苔 Hemiboea malipoensis；勐海姜黄 Curcuma tongii；面瓜七 Tetrataenium mianguaqi；拟白赤箭 Gastrodia albidoides；七齿珍珠菜 Lysimachia septemfida；琴叶凤仙花 Impatiens pandurata；薯椒 Tuberowithania pengiana；思茅铁角蕨 Asplenium simaoense；维明冷水花 Pilea weimingii；希陶木 Tsaiodendron dioicum；腺花藤春 Alphonsea glandulosa；新平白前 Vincetoxicum xinpingense；新平汉克苣苔 Henckelia xinpingensis；云南马铃苣苔 Oreocharis glandulosa；窄序野古草 Arundinella stenostachya；长毛报春 Primula longipilosa；紫溪山悬钩子 Rubus zixishanensis

（续表）

产地	科数	种数	新分类群名录
湖北省	12	17	保康凤仙花 *Impatiens baokangensis*；鄂西商陆 *Phytolacca exiensis*；反卷雪胆 *Hemsleya revoluta*；假圆萼紫堇 *Corydalis pseudoamplisepala*；亮叶重楼 *Paris nitida*；毛旗凤仙花 *Impatiens dasyvexilla*；盛兰凤仙花 *Impatiens shenglanii*；文采樱桃 *Prunus wangii*；宜昌景天 *Sedum ichangensis*；征镒麻 *Zhengyia shennongensis*；征镒橐吾 *Ligularia zhengyiana*；竹溪繁缕 *Stellaria zhuxiensis*；竹溪风毛菊 *Saussurea zhuxiensis*；竹溪凤仙花 *Impatiens zhuxiensis*；竹溪还亮草 *Delphinium callichromum*；竹溪山萮菜 *Eutrema zhuxiense*；竹溪重楼 *Paris zhuxiensis*
湖南省	12	13	垂花樱桃 *Prunus nutantiflora*；湖南半夏 *Pinellia hunanensis*；湖南石蒜 *Lycoris hunanensis*；华中枳 *Citrus* × *pubinervia*；克纲虎耳草 *Saxifraga kegangii*；隆回蜘蛛抱蛋 *Aspidistra longhuiensis*；孙航樱桃 *Prunus sunhangii*；天门山淫羊藿 *Epimedium tianmenshanensis*；武陵酢浆草 *Oxalis wulingensis*；湘西过路黄 *Lysimachia xiangxiensis*；小溪沙参 *Adenophora xiaoxiensis*；雪峰虫草 *Ophiocordyceps xuefengensis*；珠芽山萮菜 *Eutrema bulbiferum*
安徽省	9	15	安徽堇菜 *Viola anhuiensis*；安徽乌头 *Aconitum anhuiense*；巢湖铁线莲 *Clematis chaohuensis*；鹅抱 *Codonopsis ebao*；二色鸭跖草 *Commelina bicolor*；牯牛铁线莲 *Clematis guniuensis*；怀宁毛茛 *Ranunculus huainingensis*；黄山前胡 *Peucedanum huangshanense*；黄山夏天无 *Corydalis huangshanensis*；霍山水晶兰 *Monotropa uniflora* var. *huoshanensis*；琅琊山荠苨 *Adenophora langyashanica*；庐江毛茛 *Ranunculus lujiangensis*；皖浙老鸦瓣 *Amana wanzhensis*；旋枝景天 *Sedum spiralifolium*；岳西唐松草 *Thalictrum yuexiense*
广东省	9	9	丹霞铁马鞭 *Lespedeza danxiaensis*；黄进报春苣苔 *Primulina huangjiniana*；惠州堇菜 *Viola huizhouensis*；良智簕竹 *Bambusa liangzhiana*；南粤古柯 *Erythroxylum austroguangdongense*；彭华柿 *Diospyros penghuae*；台山含笑 *Michelia taishanensis*；阳山费菜 *Phedimus yangshanicus*；粤西雪花 *Argostemma ehuangzhangense*
贵州省	8	12	白花半蒴苣苔 *Hemiboea albiflora*；白云岩蛛毛苣苔 *Paraboea dolomitica*；道真卷柏 *Selaginella daozhenensis*；都匀马铃苣苔 *Oreocharis duyunensis*；贵州樟 *Cinnamomum guizhouense*；马岭河算盘子 *Glochidion malingheense*；木黄淫羊藿 *Epimedium muhuangense*；培善卷柏 *Selaginella wangpeishanii*；平伐蜘蛛抱蛋 *Aspidistra pingfaensis*；绥阳半蒴苣苔 *Hemiboea suiyangensis*；征镒黄鹌菜 *Youngia zhengyiana*；务川人字果 *Dichocarpum wuchuanense*
福建省	7	11	大瓣卷瓣兰 *Bulbophyllum omerandrum* var. *macropetalum*；福建天麻 *Gastrodia fujianenesis*；君子峰鸢尾 *Iris junzifengensis*；连城报春苣苔 *Primulina lianchengensis*；梅花山羊耳蒜 *Liparis meihuashanensis*；少叶漆 *Toxicodendron oligophyllum*；条纹马玲苣苔 *Oreocharis striata*；武夷凤仙花 *Impatiens wuyiensis*；武夷山对叶兰 *Neottia wuyishanensis*；武夷山孩儿参 *Pseudostellaria wuyishanensis*；漳州越橘 *Vaccinium zhangzhouense*
四川省	7	8	滨藜叶高山党参 *Codonopsis atriplicifolia*；大花葛 *Pueraria grandiflora*；短瓣凌云重楼 *Paris cronquistii* var. *brevipetalata*；平武翠雀花 *Delphinium pingwuense*；锐齿东俄芹 *Tongoloa arguta*；塔公东俄芹 *Tongoloa tagongensis*；小缝瓣报春 *Primula hydrocotylifolia*；新龙韭 *Allium xinlongense*
重庆市	6	10	多节薹草 *Carex nodosa*；合溪石蝴蝶 *Petrocosmea hexiensis*；南川蒲儿根 *Sinosenecio nanchuanicus*；南川石蝴蝶 *Petrocosmea nanchuanensis*；四面山赤车 *Pellionia simianshanica*；四面山楼梯草 *Elatostema simianshanicum*；四面山梅花草 *Parnassia simianshanensis*；天竺葵叶报春 *Primula pelargoniifolia*；稀柱毛楼梯草 *Elatostema oligotrichum*；正宇梅花草 *Parnassia zhengyuana*
西藏自治区	5	5	独花波罗花 *Incarvillea uniflora*；嘉黎红景天 *Rhodiola humilis* var. *jialiensis*；苦枸杞 *Lycium amarum*；林芝球兰 *Hoya nyingchiensis*；墨脱大戟 *Euphorbia motuogensis*
海南省	3	3	海南锥形果 *Gomphogyne hainanensis*；乐东球兰 *Hoya ledongensis*；三亚关木通 *Isotrema sanyaense*

（续表）

产地	科数	种数	新分类群名录
陕西省	3	3	巴山山兰 *Oreorchis bashanensis*；秦岭薤 *Allium tsinlingense*；镇平马玲苣苔 *Oreocharis zhenpingensis*
甘肃省	2	2	甘肃八角 *Illicium gansuense*；文县马铃苣苔 *Oreocharis wenxianensis*
江苏省	2	2	宝华老鸦瓣 *Amana baohuaensis*；老山岩风 *Libanotis laoshanensis*
内蒙古自治区	2	2	黄花地黄 *Rehmannia chrysantha*；蒙古大戟 *Euphorbia mongoliensis*
辽宁省	1	1	岩生白头翁 *Pulsatilla saxatilis*
青海省	1	1	玉树红景天 *Rhodiola yushuensis*
浙江省	1	1	仙霞岭大戟 *Euphorbia xianxialingensis*

（二）　植物新分类群模式标本的生境分布特征

1. 植被类型分析

本次普查调查发现的 197 个植物新分类群中，仅 2 个物种缺乏生境信息。对各新分类群的生境描述按森林、灌丛（含竹林）、草地（草甸）归类，结果显示有 134 个能根据生境描述进行植被类型归类。对植被类型的统计分析显示，森林类植被的新分类群有 109 个，占比 81.3%；灌丛类植被的新分类群有 21 个，占比 15.7%；草甸或草地类植被的新分类群有 15 个，占比 11.2%。可见整体而言，新分类群分布于森林植被的物种数最多，灌丛类植被次之，草地（草甸）类最少，这与自然界中三种植被类型的物种丰富度相一致。同时，对 197 个新分类群的生境描述文字进行统计分析，结果表明有 97 个新分类群在其生境描述中明确显示了"岩""石""石生""石灰岩""喀斯特"等相关字段，可见本次普查一半以上的类群发表于我国南部的喀斯特类生境中，反映了喀斯特类生境在植物起源与进化中所起的重要作用。

2. 海拔特征分析

已发表的 197 个植物新分类群中，仅平武翠雀花、四面山梅花草和雪峰虫草 3 个新物种缺乏海拔信息的记录。对具有海拔信息的 194 个各新分类群的分布海拔按照不同的海拔段进行统计分析，结果表明分布海拔位于 500～1 000 m 的新分类群最多，共计 60 种，占比 30.5%；其次是海拔低于 500 m 的新分类群，共计 51 种，占比 25.9%。整体而言，新分类群多分布于中低海拔，海拔高于 3 000 m 的新分类群仅 10 种，占比仅 5.1%。详见图 3-1。

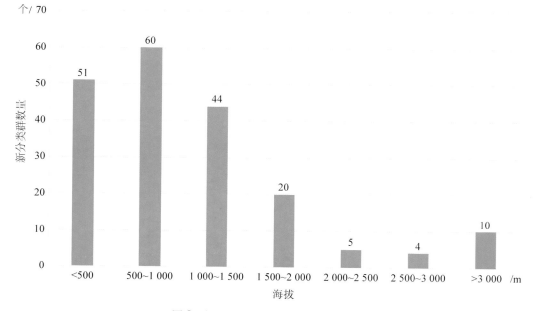

图 3-1　不同海拔段的新分类群数量

（三）　新分类群所涉及的杂志

对各新分类群发表的期刊进行统计分析,结果表明本次普查的新分类群多集中分布于 SCI 类外文期刊,16 种外文期刊共发表新分类群 170 个,占所有物种数的 86.6％,仅 27 个新分类群发表于 13 种中文期刊。具体而言,*Phytotaxa* 发表新分类群数目最多,共计 79 种,占所有物种数的 39.3％;其次是 *PhytoKeys*,该期刊发表新分类群数目共计 30 种,占所有物种数的 14.9％。整体而言,外文期刊多属 3 区或 4 区,中文期刊多为核心类期刊。

表 3-3　新分类群发表的期刊

序号	期刊名称	新分类群数量(个)	总种数占比(%)
1	*Phytotaxa*	79	40.1
2	*PhytoKeys*	27	13.7
3	*Annales botanici fennici*	17	8.6
4	*Nordic Journal of Botany*	16	8.1
5	*Taiwania*	8	4.1
6	*Novon*	5	2.5
7	*Botanical Studies*	4	2.0
8	*Plant Diversity*	3	1.5
9	*Journal of Fungi*	2	1.0
10	*Journal of Systematics and Evolution*	2	1.0
11	*Systematic Botany*	2	1.0
12	*Taxon*	2	1.0
13	*Botanical Journal of the Linnean Society*	1	0.5
14	*Plos One*	1	0.5
15	*Turkish Journal of Botany*	1	0.5
16	植物研究	6	3.0
17	热带亚热带植物学报	4	2.0
18	皖西学院学报	4	2.0
19	广西植物	2	1.0
20	西北植物学报	2	1.0
21	植物科学学报	2	1.0
22	福建农林大学学报(自然科学版)	1	0.5
23	亚热带植物科学	1	0.5
24	浙江林业科技	1	0.5
25	植物分类与资源学报	1	0.5
26	植物资源与环境学报	1	0.5
27	中山大学学报(自然科学版)	1	0.5
28	竹子学报	1	0.5
	总计	197	100.0

（四）　新分类群的作者及单位信息

对各新分类群的作者及单位信息进行统计分析，结果表明除 1 篇文章外，所有其他文章均只有唯一第一作者；22 个新分类群具有 2 名通讯作者。单位属性分析结果显示，129 个新分类群的发表涉及研究所或植物园，97 个新分类的发表涉及各类院校，两类单位几乎参与了所有新分类的发表，仅 1 个新分类的发表未涉及这两大类型的单位。具体而言，第一作者单位中研究所或植物园性质的单位参与了 103 个新分类群的发表，各类院校类单位参与了 90 个新分类群的发表，其他性质的单位仅参与 4 个新分类群的发表；通讯作者单位中研究所或植物园性质的单位参与了 126 个新分类群的发表，各类院校类单位参与了 77 个新分类群的发表，其他性质的单位仅参与 3 个新分类群的发表。

通过对同一个植物新分类群第一作者单位和（第一）通讯作者单位的对比分析可知，第一作者单位和（第一）通讯作者单位一致的植物新分类群有 132 个（67.0%），不一致的 65 个（33.0%）。植物新分类群的通讯作者中研究所或植物园性质的单位占比有所提高，这主要是一些各类院校的第一作者与研究所或植物园性质单位的通讯作者合作发表的关系。此外，对中医药性质的第一或通讯作者单位统计分析结果表明，有 55 个新分类的发表涉及中医药类性质的单位人员参与，整体占比 27.9%。其中，新分类群第一作者单位中具有中医药属性的单位有 49 个（24.4%），通讯作者单位中具有中医药属性的单位有 39 个（19.4%）。从数据上看，本次资源普查新分类群的发表主力集中于各类植物研究所、植物园或综合性大学，中医药属性的单位也有很大的贡献。

（五）　新分类群的发表时间

对各新分类群的发表时间按年进行统计分析（图 3-2），结果表明 2019 年发表新分类群最多，共计 31 个，占总物种数的 15.7%；其次是 2021 年，发表了 25 个新分类群，占总物种数的 12.7%。2011—2012 年和 2023—2024 年发表新分类群数量相对较少，分别发表了 5 个和 4 个新分类群，各占总物种数的 2.5% 和 2.0%。2011—2012 年是普查正式开始试点的时间，这段时间大家更多的是在摸索方法，野外调查工作开展程度不深，同时，这个时间段的内业也多处于尚未整理阶段，故而新分类群发现最少。随着普查工作的进行，野外调查工作的不断深入以及内业标本的不断鉴定，新分类群的分布明显增加，一直保持在每年 10 个以上。2023—2024 年，全国各省份的内外业工作早已结束，内外业工作中发现的绝大部分新分类群也在前几年进行了发表，所以整体这两年发表的新分类群数量也较少。

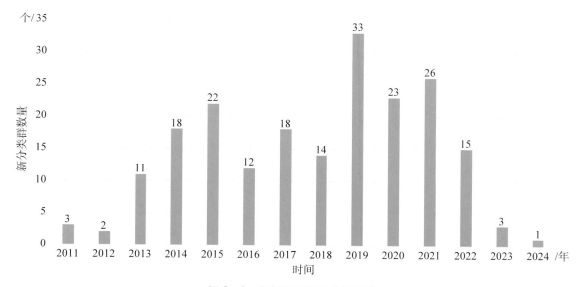

个/35

图 3-2　各年发表的新分类群数

■ 四、新分类群的濒危状况

对各新分类群的濒危等级进行统计分析(表4-1),结果表明已发表的199个新分类群中,有75个新分类群进行了濒危等级的评估,受到灭绝威胁的物种(CR,EN和VU)共53个,占比26.9%。其中被给予极危(CR)等级的新分类群最多,共27个,占总数比例13.7%,其次是濒危等级(EN),共计17个,占比8.6%。评估的75个新分类群中还有18个因数据缺乏而未给予具体的濒危等级。

表4-1　新分类群的濒危等级统计

濒危等级	新分类群数目(个)	总物种数占比(%)
极危(CR)	27	13.4
濒危(EN)	17	8.5
易危(VU)	12	6.0
近危(NT)	1	0.5
无危(LC)	3	1.5
数据缺乏(DD)	18	9.0
未评估	123	61.2
总计	201	100.0

■ 五、新分类群的保护和利用

作为新发现的重要资源,具有极其重要的价值。比如,伞形科新种面瓜七 Tetrataenium mianguaqi 在云南沧源县佤族医药人员中已有二三十年的使用历史,其根形似三七,具有较好的活血作用。此外,新分类群中还有不少物种其近缘种是有名的常用中药材,比如淫羊藿属天门山淫羊藿 Epimedium tianmenshanensis、木黄淫羊藿 Epimedium muhuangense,天麻属福建天麻 Gastrodia fujianenesis、拟白赤箭 Gastrodia albidoides、花坪天麻 Gastrodia huapingensis,重楼属亮叶重楼 Paris nitida、短瓣凌云重楼 Paris cronquistii var. brevipetalata、竹溪重楼 Paris zhuxiensis,地黄属黄花地黄 Rehmannia chrysantha,乌头属安徽乌头 Aconitum anhuiense,等等,根据化学亲缘学的相关理论,这些新分类群极可能也有与同属的中药材类似的化学成分,故而可能具有相似的临床疗效。除了作为新中药资源被加以利用外,新分类群还可能为栽培中药资源提供近缘种的基因,增加栽培中药材的遗传多样性,从而有利于栽培品种的改良和复壮。

当然,在对新分类群进行开发利用的同时,还需要加强对新分类群的保护研究。纵观已提供居群数目、物种数目以及分布面积的新分类群,只有极少数野外种群较大,绝大多数仅报告了模式居群的几十个个体,比如天麻属福建天麻、拟白赤箭、花坪天麻均只报道了模式居群1个野外居群,其中福建天麻只有7个植株,花坪天麻花果期植株少于20个。所以在对这些新分类群进行开发利用之前,我们需要首先对这些极度濒危的物种进行保护研究,扩大其资源量之后才有开发利用的可能。从"新分类群的濒危状况"分析结果可以看出,对于已开展濒危等级评估的新分类群,70.7%的物种都处于受到灭绝威胁的状态(CR、EN和VU),36.0%的物种处于极度濒危的状态(CR)。所以,整体而言对于新分类群的保护,尤其是极度濒危等级新分类群的保护已迫在眉睫。

各 论

第一部分

普查新属

1. 兰科
Orchidaceae

先骕兰属
Hsenhsua X. H. Jin, Schuit. & W. T. Jin

·模式种· 先骕兰 *Hsenhsua chrysea*（W. W. Sm.）X. H. Jin, Schuit., W. T. Jin & L. Q. Huang

·物种文献· Jin Weitao, Jin Xiaohua, Schuitean André, Li Dezhu, Xiang Xiaoguo, Huang Weichang, Li Jianwu, Huang Luqi. Molecular systematics of subtribe Orchidinae and Asian taxa of Habenariinae (Orchideae, Orchidaceae) based on plastid matK, rbcL and nuclear ITS [J]. *Molecular Phylogenetics and Evolution*, 2014, 77:41–53.

·形态特征· 植株高 4～10 cm。块茎小，近球形，直径约 1 cm，肉质，不裂。茎直立，圆柱形，基部具 1～2 枚筒状鞘，鞘之上具叶。叶 2 枚，互生较靠近，近对生，叶片长圆形或长圆状披针形，长 2～4 cm，宽 0.7～1.5 cm，上面无紫色斑点，先端渐尖或稍钝，基部收狭成抱茎的鞘。花茎先端具 1 朵花，无毛；花苞片极大，倒披针形，直立伸展，长 1.8～4.5 cm，先端具短的尖头，基部收狭；子房纺锤形，长约 10 mm，扭转，无毛，具长的花梗，花梗长 1～1.5 cm；花大、黄色；中萼片长圆状披针形，直立，凹陷呈舟状，长约 1 cm，宽约 5 mm，先端渐尖，具 1 脉，与花瓣靠合呈兜状；侧萼片镰状披针形，偏斜，反折且上举，长 1.4 cm，基部宽约 3 mm，上部渐狭呈渐尖的先端，具 1 脉；花瓣直立，偏斜的宽卵形，长约 1.2 cm，宽约 7 mm，先端钝，基部前侧边缘向外鼓出，边缘无睫毛，具 3 脉；唇瓣向前伸展，稍凹陷，外形宽卵圆形，不裂，长 12 mm，基部宽 8～12 mm，具距，边缘无睫毛，在基部两侧有时稍鼓出呈 1 个十分小的三角形的耳；距圆筒状，长达 2.5 cm，下垂，向末端稍变狭，

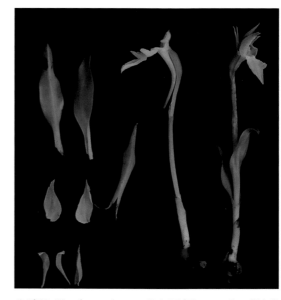

先骕兰 *Hsenhsua chrysea* 彩色图(Jin, et al.；2014)

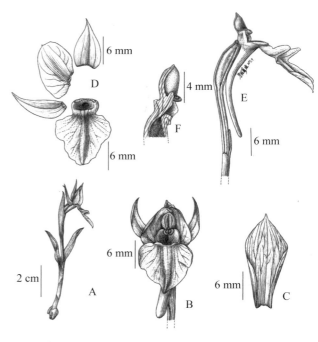

先骕兰 *Hsenhsua chrysea* 墨线图(Jin, et al.；2014)

A 植株；B 花；C 苞片；D 中萼片、侧萼片、花瓣和唇瓣；
E 花侧面观；F 合蕊柱和子房上部纵切

末端渐尖,与子房连花梗近等长。花期 8 月。

· 分布生境 · 分布于云南西北部、西藏东南部和南部以及不丹。生长于海拔 3 600～4 200 m 的喜马拉雅山脉东部潮湿高寒草地和灌木中。

· 识别要点 · 块茎近球形。茎具两枚叶片。叶绿色,基生。花序单花;花苞片叶状,抱茎,包裹着距;花梗比子房长;花药药隔延长并伸出;喙突突出,具两个分支;柱头 3 裂,微凸起,在喙突下汇合。

2. 荨麻科
Urticaceae

征镒麻属

Zhengyia T. Deng, D. G. Zhang & H. Sun

· 模式种 · 征镒麻 *Zhengyia shennongensis* T. Deng, D. G. Zhang & H. Sun

· 物种文献 · Deng Tao, Kim Changkyun, Zhang Daigui, Zhang Jiangwen, Li Zhiming, Nie Zelong, Sun Hang. *Zhengyia shennongensis*: A new bulbiliferous genus and species of the nettle family (Urticaceae) from central China exhibiting parallel evolution of the bulbil trait [J]. *Taxon*, 2013, 62 (1):89 - 99.

· 形态特征 · 多年生粗壮草本植物,具长刺毛。根状茎匍匐,长可达 2 m。茎直立,高 1～3 m,圆柱状,不具纵向角或沟槽,基部轻度木质化,直径约 2 cm。不育叶腋通常具 13 个木质小球茎,浅黄褐色,球状或卵球形,直径 3～6 mm,通常具不定根;上部茎和叶柄密被刺毛和白色短柔毛;托叶绿色,叶状,草质,宿存,单生于叶腋,基部抱茎;托叶心形或三角状卵形,长 3～4 cm,边缘近全缘或具细疏圆齿,基部具耳,先端长尾状渐尖,2 浅裂,基脉 3 条;叶互生;叶片宽卵形,长 13～27 cm,宽 10～26 cm,基部浅心形至心形,边缘齿状或浅裂;裂片三角状,具小齿,微镰刀形,顶端短渐尖;钟乳体细点状;侧基脉达叶片中部,侧脉每侧 4～6 条,直达齿间或在边缘前汇合,叶

面具稀疏刺和刚毛,背面密被刚毛,叶脉上疏被刺毛;叶柄长 12～16 cm。花序单性,成对腋生;圆锥花序具许多长分枝;雄花序在下,圆锥状,直立,长

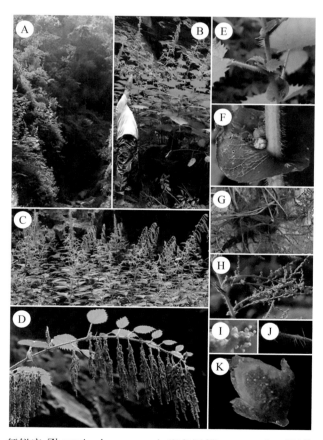

征镒麻 *Zhengyia shennongensis* 彩色图(Deng, et al.; 2013)
A 生境;B 植株;C 种群;D 花序枝;E 托叶;F 珠芽;
G 根;H 花序;I 雄花;J 花梗;K 果实

15～25 cm;雌花序顶生或近顶生叶腋,下垂,长 20～30 cm,花序梗 2～4 cm;雄花长约 1.5 mm,有短柄或近无柄;花被片中部以下合生,先端不呈角状;雄蕊 4,花丝内曲,长于花被,花药盾状;雌蕊圆柱状,长约 0.3 mm。雌花长约 1.3 mm,近无柄;花被裂片 4,在基部合生,明显不等长,2 枚背片较大,包围子房,长卵形,具刚毛,与瘦果等长;侧片较小,卵状披针形,约为背片 1/2 倍;子房长约 1.1 mm,具短柄,不对称卵球形;柱头螺旋缠绕,短棍棒状,长约 0.4 mm。瘦果黄绿色,椭球形或近球形,长 1.2～1.5 mm,明显倾斜,表面密被乳突,被宿存、增大的背腹花被片包围;果柄长约 0.1 mm。花期 9 月,果期 10～11 月。

· **分布生境** · 分布于湖北省神农架国家森林公园。生长于海拔 500～600 m 阴凉潮湿、土壤富含腐殖质的山谷和石灰岩山坡上。

· **识别要点** · 征镒麻属以瘦果椭球形或近球形,不压扁,表面密被乳突和托叶大、叶状,基部具耳,抱茎而易与荨麻属 *Urtica*、西海麻属 *Hesperocnide* 和艾麻属 *Laportea* 区分。

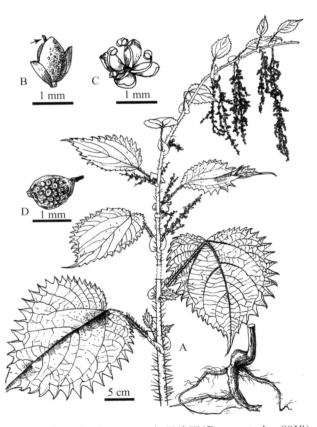

征镒麻 *Zhengyia shennongensis* 墨线图(Deng, et al.; 2013)

A 植株;B 雌花(箭头示柱头);C 雄花;D 瘦果

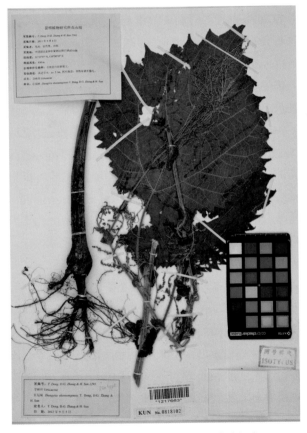

征镒麻 *Zhengyia shennongensis* 腊叶标本

3. 大戟科

Euphorbiaceae

希陶木属

Tsaiodendron Y. H. Tan, Z. Zhou & B. J. Gu

· **模式种** · 希陶木 *Tsaiodendron dioicum* Y. H. Tan, Z. Zhou & B. J. Gu

· **物种文献** · Zhou Zhuo, Gu Bojian, Sun Hang, Zhu Hua, Tan Yunhong. Molecular phylogenetic analyses of Euphorbiaceae tribe Epiprineae, with the description of a new genus, *Tsaiodendron* gen. nov., from south-western China [J]. *Botanical Journal of Linnean Society*, 2017,184:167－184.

· **形态特征** · 落叶灌木,雌雄异株。无乳汁。全株多数部位密被星状毛。茎直立,具少量分枝和极短侧枝。托叶微小,常早落。单叶互生,大多簇生于腋生短枝上;叶片卵形至倒卵形,边缘具圆齿状腺齿,羽状脉,侧脉成对在中脉基部伸出,无腺体。花序顶生于短枝或短侧生上;花单性,雌雄异株;雄花序无

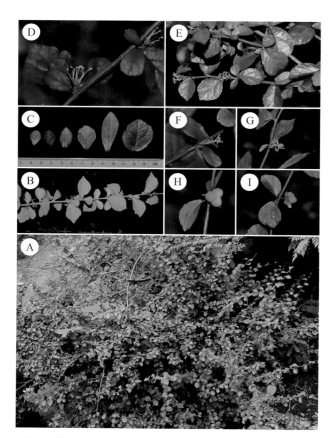

希陶木 *Tsaiodendron dioicum* 彩色图(Zhou, et al.; 2017)

A 植株;B 小枝(示叶片下表面);C 叶片;D 雄花;
E～G 雌花;H～I 果实

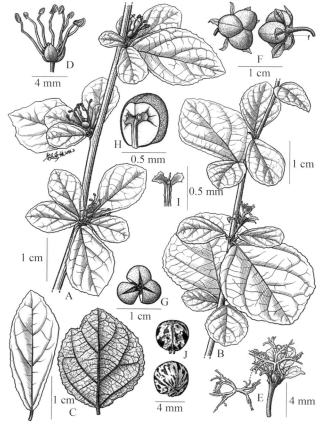

希陶木 *Tsaiodendron dioicum* 墨线图(Zhou, et al.; 2017)

A～B 植株;C 叶片;D 雄花;E 雌花(示柱头);F 果实;
G 开裂的果实;H 分果皮;I 柱轴;J 种子

梗,1 或数朵花,依次开放;雌花序单花。花辐射对称;无花瓣。雄花密被毛,具花梗;萼片 2 至 4(5),瓣状;无花盘;雄蕊(5)6～9,花丝离生;雌花具花梗;萼片 5 或 6,叶状,花盘状腺体萼片状,与萼片互生;子房 3 室,被绒毛;每室 1 胚珠;花柱宿存,柱头细长,先端开裂。蒴果 3 裂状球形,被绒毛,萼片宿存,裂成 2 个分果爿;花柱宿存。种子近球形,有大理石纹,具肉瘤或无假种皮。花果期 6～10 月。

· 分布生境 · 分布于云南省元江哈尼族彝族傣族自治县。生长于海拔 400～500 m,具热带稀树草原植被的干热河谷。

· 识别要点 · 希陶木属与同属风轮桐族 Tribe Epiprineae 的白大凤属 Cladogynos、蝴蝶果属 Cleidiocarpon 和头花巴豆属 Cephalocroton 等亲缘关系较近,最大的区别在于希陶木属为落叶灌木,雌雄异株,雌雄花着生于退化的短枝上,雄花序无梗,单花或多花,依次开放;雌花序单花,雌花具花盘腺体。

4. 茄科
Solanaceae

薯椒属
Tuberowithania Ze H. Wang & Yi Yang

· 模式种 · 薯椒 *Tuberowithania pengiana* Ze H. Wang & Yi Yang

· 物种文献 · Wang Zehuan, Yang Yi, Wang Yi, Chen Li, Zhao Fei, Li Yuanyuan. *Tuberowithania pengiana* (Withaninae, Physalideae, Solanaceae), a new species and genus from SW Yunnan, China [J]. *Taxon*, 2024, 73(2):519.

· 形态特征 · 多年生草本,高 40～80 cm,具大块根,块根长可达 20 cm,宽 10 cm,高 10 cm,埋于地下或有时顶端外露;纤维根细长或稍粗壮,较少至多数。茎直立,单生至数枚,从块根上部伸出,具棱,紫绿色,疏生短柔毛或后期脱落无毛。单叶,互生,常成对生茎节上;叶柄长 0.5～2.5 cm,光滑;叶片椭圆形至阔椭圆形,全缘,长 9～19 cm,宽 4.5～9 cm,顶端锐尖至渐尖,基部楔形渐狭,表面疏生短柔毛,侧脉 5～8 对。花下垂,单生腋生。花梗下垂,纤细,无毛,常带紫色,弓形弯曲,顶端明显扩大,花期长至 4 cm,果期长 5.5～8 cm。花萼钟状,长约 1 cm,宽 1.2 cm,浅 5 裂,裂片顶端具三角状钝齿,基部常具紫色斑块,幼时外部密被长柔毛,后渐脱落,外部具 10 条紫色肋,其中 5 条一直延伸到花萼裂片顶端;花萼裂片直立,等大,齿状。果萼卵球形,长 3.0～3.6 cm,宽 1.7～2.2 cm,紧贴浆果,先端不闭合,具纵向 10 肋,肋光滑或有时具不明显的齿,其中 5 条肋直接延伸到具短柔毛的花萼裂片顶端。花冠坛状,深紫色,长约 3 cm,宽 1.2 cm,5 浅裂;花冠筒长约 2.7 cm,在喉部缢缩,外部密被白色长毛;花冠裂片三角形,边缘绿色,中间紫色,反折,长约 5 mm,两面密被短柔毛。雄蕊 5,直立,聚合于花柱周围,长 2.3～2.7 cm;花丝粗壮,长 1.8～2.2 cm,紫色,整体均被白色长毛;花药黄色,长 5 mm,基着药,纵裂。子房圆锥形,位于增厚且 5 浅裂的花盘上,无毛;花柱直立,粗丝状,与雄蕊等长或超过雄蕊;柱头扁球形。浆果卵球形,长 2.7～3.4 cm,宽 1.6～2.1 cm,被贴生的果萼完全包围,顶端具与果萼近等长或稍突出的宿存花柱基,无毛,成熟时黄白色,多肉,多种子。种子盘状肾形,侧面压扁,长约 2.9 mm,宽 2.5 mm,成熟时深棕色,表面密布网纹状凹穴。

· 分布生境 · 分布于云南省双江县和永德县。生长于海拔 1600～2400 m 的湿润山坡、水渠边或亚热带林下路边。

· 识别要点 · 薯椒属因果萼膨大、具 10 条肋且果期完全包裹浆果而与地海椒属 *Archiphysalis* 关系最近，但薯椒属具块根，花冠暗紫色、坛状、密被毛，花丝紫色、密被毛，浆果黄白色、卵球形，果萼紧贴地全包浆果，肋紫色；而地海椒属为直根，花冠黄白色、钟状辐形、微被毛，花丝白色、光滑，浆果红色、球形，果萼疏松地全包浆果，肋绿色。

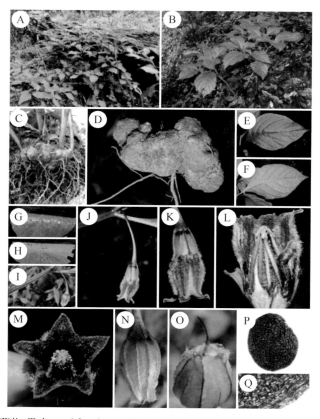

薯椒 *Tuberowithania pengiana* 彩色图片（Wang, et al.；2024）

A 生境；B 植株；C～D 块根；E～H 叶；I 茎上部分枝及花蕾；
J～K 花；L 花冠纵切；M 花冠顶面观；N 果萼侧面观；
O 果萼顶面观，示宿存花柱基；P 种子；Q 种子表面纹饰

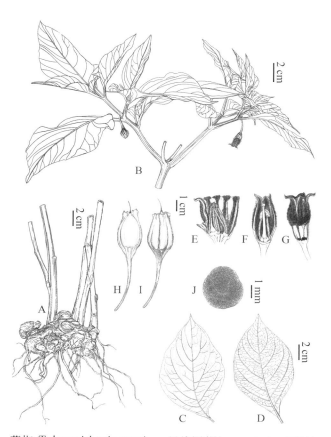

薯椒 *Tuberowithania pengiana* 墨线图（Wang, et al.；2024）

A 块根及茎下部；B 茎上部的花期分枝；C 叶正面；D 叶背面；
E～F 花纵切，示雄蕊和柱头；G 花侧面观；
H 果实侧面观；I 果萼侧面观；J 种子

第二部分

普查新种

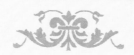

1. 线虫草科
Ophiocordycipitaceae

雪峰虫草
Ophiocordyceps xuefengensis T. C. Wen, R. C. Zhu, J. C. Kang & K. D. Hyde

· 模式标本 · CHINA. Hunan Province: Dongkou County, Xuefeng Mountains, on *Phassus nodus* in root of living *Clerodendrum cyrtophyllum*, 20 October 2012, Ru-Cai Zhu 2012HN14 (holotype: GZUH2012HN14).

· 物种文献 · Wen Tingchi, Zhu Rucai, Kang Jichuan, Huang Minghe, Tan Dianbo, Ariyawansha Hiran, Hyde D. Kevin, Liu Hao. *Ophiocordyceps xuefengensis* sp. nov. from larvae of *Phassus nodus* (Hepialidae) in Hunan Province, southern China [J]. *Phytotaxa*, 2013, 123(1):41-50.

· 形态特征 · 子座长 140～460 mm,直径 2～7 mm,圆柱形,黄棕色,1～4 枚从宿主的头部或其他部位伸出。寄生于大青(马鞭草科)树干或靠近土壤的上部根中生活的疖蝙蛾(蝙蝠蛾科)幼虫里。子座 1～4 个,主要生于宿主的头部或其他部位,长 14～46 cm,宽 0.2～0.7 cm,圆柱形,黄褐色;菌柄长 40～260 mm,直径 2～7 mm,有时覆盖有米色、厚实、致密、松散交织的菌丝体。可育部分长 100～200 mm,直径 2～4 mm,圆柱形,黄棕色。子座细胞壁薄,球状,透明,向外变成褐色壁。宿主长 6～11 cm,宽 0.7～1.2 cm,黄褐色至黑褐色,具白色内菌核。

子囊长 416～625 μm,宽 161～318 μm($x = 520 \times 243$, $n = 20$),浅生,长卵形,基部柄与子座相连。子囊壁宽 20～74 μm($x = 39$, $n = 20$),分为三层;钩状体由拟细胞组成。子囊壳长 191～392 μm,宽 4.5～8.9 μm($x = 277 \times 7.5$, $n = 20$),内生 8 枚孢子,圆柱形,柄状不明显,具宽 4.2～6.1 μm,高 3.8～5.8 μm($x = 5.1 \times 4.7$, $n = 20$)的半球形顶部。子囊孢子长 130～380 μm,宽 1.4～5.2 μm($x = 256 \times 3.2$, $n = 20$),束状,线形,细长,具许多隔膜,不分裂为次生子囊孢子。

· 分布生境 · 分布于湖南省邵阳市洞口县。多寄生于马鞭草科植物大青的活根或树干结节处生活的蝙蝠蛾科昆虫疖蝙蛾的幼虫上。

· 识别要点 · 雪峰虫草与虫草属 *Ophiocordyceps* 其他近缘物种的主要区别在于其子座长,且没有不育的先端,子囊狭窄,子囊孢子长,宿主不同。

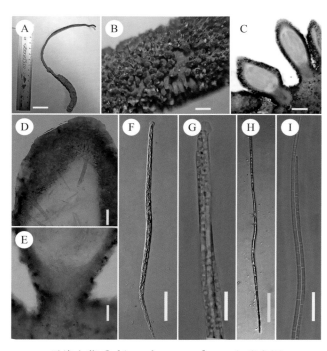

雪峰虫草 *Ophiocordyceps xuefengensis* 彩色图
(Wen, et al.; 2013)

A 子座和寄主;B 子座表面的棕色子囊;C 子囊横切;D 上部子囊壁;
E 下部子囊壁;F 含子囊孢子的成熟子囊壳;G 子囊壳顶部;
H～I 具隔的透明、丝状子囊孢子

2. 角孢伞科

Asproinocybaceae

中国角孢伞

Asproinocybe sinensis T. Bau et G. F. Mou

· 模式标本 · CHINA. Guangxi province, Baise city, Leye country, Yachang Orchidaceae National Nature Reserve, 24°50′51.48″N, 106°24′55.43″E, elevation 1 053 m, 12 August 2020, Guang-fu Mou HMJAU59025 (holotype: HMJAU).

· 物种文献 · Mou Guangfu, Bau Tolgor. Asproinocybaceae fam. nov. (Agaricales, Agaricomycetes) for Accommodating the Genera *Asproinocybe* and *Tricholosporum*, and Description of *Asproinocybe sinensis* and *Tricholosporum guangxiense* sp. nov [J]. *Journal of Fungi*, 2021, 7, 1086.

· 形态特征 · 担子菌纲,口蘑状,独居或群居。菌盖直径 35～55 mm,起初呈宽凸至钻形,随生长逐渐变平,边缘平滑或具浅短条纹,全缘,起初弯曲后平直,表面最初呈纤维毡状(白毛非常细),无裂;从中心至边缘颜色整体深棕色(6E8)、棕色(6E6)至棕橙色(6C5)、淡紫色(16C2)至紫色(16C6)。菌盖厚 3～8.5 mm,坚硬,白色变灰色。菌褶紧密,菌褶幅宽 5 mm,具 1～2 层褶;边缘平滑,未成熟时为淡紫色(16C2)至灰紫色(16C4),成熟时为暗紫色(16D4)至灰紫色(16D5),受损时变为橙色(6A7)至棕橙色(6C7)。菌柄长 43 mm,直径 5～11 mm,粗壮,中等,等长,干燥,紫白色(16A2)至浅紫色(16A5),被白色(16A1)至紫白色(16A2)绒毛,瘀青暗淡。基部具白色根状菌索。气味不明显。味道未有记录。孢子印白色。担孢子长(6.5)7.0～8.0(9.0)μm,宽 4.8～6.0(7.0)μm,平均长 7.6 μm,宽 5.8 μm($Q = 1.1$～1.5,Qav = 1.3)[36/5/4],不含纹饰,透明,无色,稻

黄色,壁薄,密被瘤突,纹饰高达 1.0 μm,有时具单个大油滴。担子长(25)30～40(44)μm,宽(8)9～12(13)μm,平均长 33 μm,宽 10 μm[48/4/4],圆筒状至狭棍棒状,壁薄,无色,通常有一至多个油滴,2 个或 4 个甾体。褶缘囊状体长 30～40 μm,宽 8～10 μm,大部分为壶状,基部膨大,颈部突出,顶端尖锐或短尖,壁薄,无色。囊状体长 29～44(54)μm,宽 8～10(13)μm,壶状或棍棒状,基部膨大,颈状,顶端尖锐,具短尖或钝圆,壁薄,无色。菌髓规则,菌丝薄壁。菌盖为未分化的表皮,菌丝直径 3～5 μm。浅黄色(4A4～4A5,水下),部分菌丝表面有细小水垢。

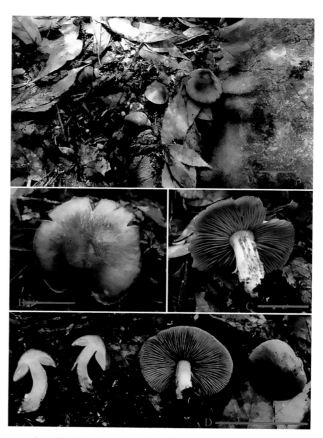

中国角孢伞 *Asproinocybe sinensis* 的担子果彩色图
(Mou, et al.; 2021)

乳汁管存在,浅黄色(4A3),厚壁,分枝,直径 5～7.5μm。具扣子体。

· 分布生境 · 该种目前仅记录于广西壮族自治区,散布或群居在喀斯特地区的阔叶林土壤,广泛分布,优势树种为小叶青冈。

· 识别要点 · 该种与本属其他已知种的区别在于其中央菌盖为暗褐色,担孢子较大(平均长 33μm,宽 10μm);褶缘囊状体(长 30～40μm,宽 8～10μm)和囊状体(平均长 38μm,宽 9μm)存在于顶端,不分枝;菌盖菌丝具细小的硬壳。

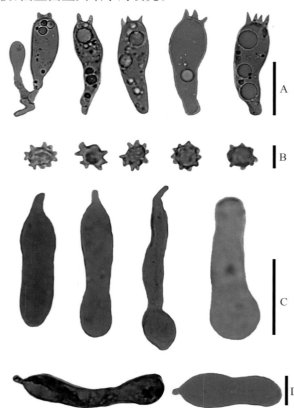

中国角孢伞 *Asproinocybe sinensis* 显微图(Mou, et al.; 2021)

A 担子;B 担孢子;C 囊状体;D 褶缘囊状体

广西十字孢伞

Tricholosporum guangxiense T. Bau et G. F. Mou

· 模式标本 · CHINA. Guangxi province, Chongzuo city, Ningming country, Nongang National Nature Reserve, 22°14′31.54″N, 107°03′50.14″E, elevation 167 m, 22 August 2021, Guang-fu Mou HMJAU59028 (holotype: HMJAU).

· 物种文献 · Mou Guangfu, Bau Tolgor. Asproinocybaceae fam. nov. (Agaricales, Agaricomycetes) for Accommodating the Genera *Asproinocybe* and *Tricholosporum*, and Description of *Asproinocybe sinensis* and *Tricholosporum guangxiense* sp. nov [J]. *Journal of Fungi*, 2021, 7, 1086.

· 形态特征 · 担子菌纲,口蘑状,独居或群居。菌盖直径 43～55 mm,随着生长从凸起至扁平半球形,变为平坦至凹陷,边缘光滑或具浅的短条纹,全缘,起初始弯曲,后变直到稍反折,表面开始出现小纤维毡状(由于白毛非常细),无裂;幼嫩时呈灰红宝石色(12D4～12D5),近边缘和中央浅紫丁香色(16A5)至灰紫色(16C5),随着增长呈浅橙色(5A5)至棕黄色(16C5)。菌肉厚达 4 mm,坚硬,发白。菌褶微缺,具下延小齿,宽 5 mm,有 2～3 层菌褶;边缘平滑;浅紫色(1AC5)至紫色(17A7),受损时变成橙色(6A7)至棕橙色(6B7)。菌柄长 30～50 mm,直径 5～8 mm,粗壮,中部,等长,干燥,浅紫色(17A5)至紫罗兰色(17A6),被紫白色(16A2)至浅紫色(16A3)覆盖。基部具白色的根状菌索。气味不明显。味道没有记录。孢子印白色。担孢子长(4.0)5.0～6.0(7.0)μm,宽(3.6)4.0～5.0(5.4)μm,平均长 5.4μm,宽 4.7μm(Q = 1.0～1.4,Qav = 1.2)[38/5/5],十字形,透明,无色,稻状,嗜蓝,壁薄,通常具有单个大油滴。担子长(21)23～28(32)μm,宽 5～7μm[48/3/3],圆筒状至狭棍棒状,薄壁,无色,通常有一至多个油滴,2～4 个甾体。褶缘囊状体长(23)27～36(40)μm,宽 6～13(14)μm,壶状或棍棒状,基部膨大,颈部突出,顶端尖锐,短尖或钝圆,壁薄,有时具紫红色(14A5)至灰洋红色(14D5)。囊状体长(35)40～50(60)μm,宽(8)9～13(14)μm,壶状或棍棒状,基部和颈部肿胀,顶端尖锐,短尖或钝,有时弯曲,壁薄,有时带有灰紫色色素。菌髓宽 148～243μm,规则,菌丝壁薄。菌盖是一种未分化的表皮,菌丝直径 4.6～5.8μm,无色。具乳汁管,浅黄色(4A3),厚壁,分枝,直径 5～10μm。具扣子体。

· 分布生境 · 该种目前仅记录于广西壮族自治区。散布或群居在喀斯特地区的阔叶林土壤上。

· 识别要点 · 该种与本属其他已知种的区别在于以

下特征:担子菌中等大小,菌盖无色斑,成熟时中心具明显的黄棕色;褶缘囊状体和囊状体不具柄,有时具略带紫色的色素;孢子嗜蓝,不超过 7 μm,平均长 5.4 μm,宽 4.7 μm。

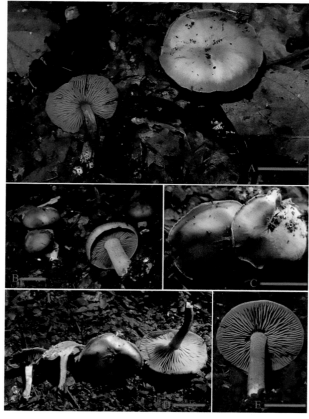

广西十字孢伞 *Tricholosporum guangxiense* 担子果彩色图
(Mou, et al.;2021)

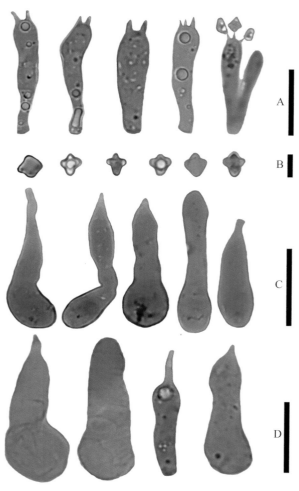

广西十字孢伞 *Tricholosporum guangxiense* 显微图
(Mou, et al.;2021)
A 担子;B 担孢子;C 囊状体;D 褶缘囊状体

3. 卷柏科

Selaginellaceae

道真卷柏

Selaginella daozhenensis Li Bing Zhang, Q. W. Sun & Jun H. Zhao

·模式标本· CHINA. Guizhou Province: Daozhen County, Dashahe Nature Reserve, 29°07.39′N, 107°35.35′E, 1 280 m, inside a limestone cave with north-facing mouth, 16 Aug. 2014, Qing-Wen Sun, et al. 201435 (holotype: GZTM; isotypes: CDBI, PYU).

·物种文献·Sun Qingwen, Zhao Junhua, Zhang Libing. *Selaginella daozhenensis* (Selaginellaceae), a new lycophyte from a limestone cave in northern Guizhou, China [J]. *Phytotaxa*, 2015, 207(2):187-192.

·形态特征·陆生植物,夏绿,高(8~)13~16(~20)cm,具匍匐地下根状茎和匍匐茎。根托生于茎基部或匍匐根茎和匍匐茎上。主茎直立,二至四回羽状分枝,无毛,栗色或杏色,基部直径0.6~1.0mm,圆柱状,稍具沟槽,有1个维管束;分枝8~12个,彼此相距0.6~1.7cm,中间分枝长于其他分枝,末回分枝含叶宽4~5mm。营养叶呈三型,新鲜时蓝绿色,在根状茎上呈白色并有短毛,在未分枝的主茎和分枝基部上稀疏,在小枝上密集:中央主茎上的腋生叶狭卵形,长3~4mm,宽1.5~2mm,基部圆形或稍心形,先端急尖,边缘疏生缘毛;上部主茎和侧枝上的腋生叶卵状披针形,长2.5~3mm,宽0.8~1.2mm,基部圆形或稍心形,先端急尖至渐尖,边缘疏生缘毛;中部主茎上的中生叶卵形,长1.8~2.1mm,宽0.6~0.7mm,基部不对称,先端具与叶等长的芒,边缘具缘毛;上部主茎和侧枝上的中生叶卵形,长2.7~3.0mm,宽1.3~1.5mm,基部心形对称,先端具与叶等长的芒,边缘具缘毛;侧生叶卵形披针形到披针形,长3.5~5.0mm,宽1.7~2.5mm,基部不对称,先端急尖,边缘具缘毛。孢子叶穗紧密,背腹扁平,单生于顶端或侧枝,长(3~)5~8(~11)mm,宽3~4mm。孢子叶明显二型:中间孢子叶卵形,长1.9~2.1mm,宽0.7~0.8mm,龙骨状,基部圆形,先端具长芒,边缘具缘毛;侧生孢子叶卵形披针形,长2.4~2.6mm,宽1.1~1.3mm,龙骨状,先端渐尖。小孢子囊生于孢子叶穗的下部至中部;小孢子

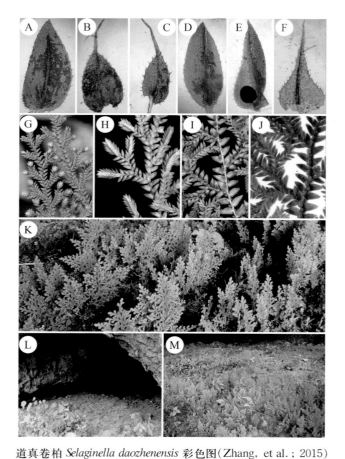

道真卷柏 *Selaginella daozhenensis* 彩色图(Zhang, et al.;2015)

A 侧生叶;B 主茎中部中生叶;C 主茎上部和侧枝中叶;D 腋生叶;
E 侧生孢子叶;F 中生孢子叶;G 小枝正面观;H 小枝背面观;
I 主茎中部背面观;J 中茎中部正面观;K 植株;L~M 生境

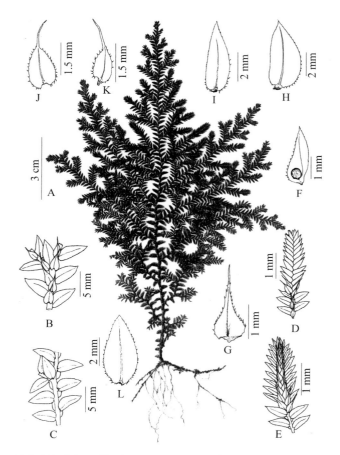

道真卷柏 *Selaginella daozhenensis* 墨线图(Zhang, et al.;2015)

A 植株;B 主茎中部正面观;C 主茎中部背面观;D 孢子叶穗正面观;
E 孢子叶穗背面观;F 侧生孢子叶;G 中生孢子叶;H 主茎中部侧生叶;
I 主茎上部和侧枝侧生叶;J 主茎中部中生叶;
K 主茎上部和分枝中生叶;L 腋生叶

未成熟时为橙色。大孢子囊未见。

· 分布生境 · 分布于贵州省道真仡佬族苗族自治县大沙河自然保护区。生长于海拔约 1 280 m 的喀斯特洞穴中的石灰岩土壤上。

· 识别要点 · 道真卷柏与细叶卷柏 *S. labordei* 和四川卷柏 *S. sichuanica* 相似,但道真卷柏以新鲜叶片蓝绿色,中生叶具与其等长的芒,侧生叶较大,长 3.5～5 mm,宽 1.7～2.5 mm 而不同。

培善卷柏

Selaginella wangpeishanii Li Bing Zhang, H. He & Q. W. Sun

· 模式标本 · CHINA. Guizhou Province: Libo Co., Jiarong Zhen, close to Henggu Cun, 25°27.423 5′N, 108°07.6417′E, 670 m, on weathered crust of limestone rocks at the opening of a limestone cave, 24 October 2012, Li-Bing Zhang, et al. 6234 (holotype: CDBI; isotypes: CTC, GZTM, MO, Herb. Pei-Shan Wang).

· 物种文献 · Zhang Libing, Sun Qingwen, He Hai. *Selaginella wangpeishanii* (Selaginellaceae), a new lycophyte from a limestone cave in Guizhou, China [J]. *Phytotaxa*, 2014, 164(3): 195 - 199.

· 形态特征 · 植物生于石上,长度为 7～12 cm。茎蔓生,包括小叶在内宽度为 4～5 mm,分枝稀疏(1～3 次)。整个主茎均可分枝,黄白色,中间部分直径约 0.5 mm,圆柱形,稍有深沟。侧枝 8 至 11 个,一回羽状或二叉状,分枝之间彼此间隔 1.0～2.5 cm。末回分枝包括营养叶在内宽 2～3 mm。根托可生于茎的任何部位,呈 1～4 次二歧分枝。营养叶呈三型:侧生叶为展开状,斜卵形,长 1.8～2.3 mm,宽 0.9～1.6 mm,基部圆形,顶端急尖或具短尖,边缘有锯齿或部分近全缘;中生叶向上,卵形,不包括顶端芒,长 0.8～1.1 mm,宽 0.4～0.7 mm,基部微心形,不对称,基部形成小圆耳,顶端具长约 0.5 mm 的芒,边缘明显具锯齿或短刺毛;腋生叶为卵形至窄卵形,长 1.0～

1.3 mm,宽 0.5～0.8 mm,基部圆形,顶端急尖或稍钝,边缘有极少数锯齿或部分近全缘。孢子叶穗紧密,背腹扁平,单生或成对(分叉),长 3.0～5.5 mm,生于顶部或侧茎上。孢子叶同型,狭卵形或卵状披针形,长 1.2～1.5 mm,宽 0.5～0.6 mm,龙骨状,基部圆形,顶部渐尖,边缘具短缘毛。小孢子叶非常狭窄,有时不可分辨,区别于白色边缘。孢子未成熟;每个大孢子囊内有 4 个黄色孢子;小孢子未见。

· 分布生境 · 分布于贵州省荔波县。生长于海拔约 670 m 的石灰岩洞穴内的石灰岩风化壳上。

· 识别要点 · 培善卷柏与澜沧卷柏 *S. gebaueriana* 相似,但前者植株要小得多,其侧叶边缘只具细锯齿。此外,培善卷柏的孢子叶穗相对较短,其中一些孢子叶穗顶端可产生不寻常的营养芽。

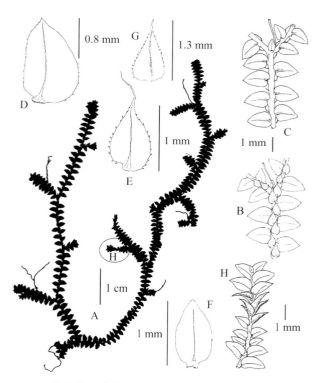

培善卷柏 *Selaginella wangpeishanii* 墨线图
(Zhang, et al.; 2014)

A 植株;B 主茎和分枝背面观,示侧生叶和中生叶;
C 主茎和分枝正面观,示侧生叶;D 侧生叶;E 中生叶;
F 腋生叶;G 孢子叶穗;H 小孢子叶

4. 铁角蕨科

Aspleniaceae

思茅铁角蕨

Asplenium simaoense K. W. Xu, Li Bing Zhang & W. B. Liao

· 模式标本 · CHINA. Yunnan: Pu'er City, Simao District, Liushun Xiang, elev. 1 300 m, 22°36′24. 44″N, 100°42′37. 94″E, in tropical limestone mountain monsoon forest on an exposed slope of a limestone mountain, 19 April 2017, Ke-Wang Xu et al. XKW317 (holotype: SYS; isotypes: MO, SYS).

· 物种文献 · Xu Kewang, Jiang Lei, Liao Wenbo, Zhang Libing. *Asplenium simaoense* (Aspleniaceae), a New Fern Species from Yunnan, China, Based on Morphological and Molecular Data [J]. *Systematic Botany*, 2019, 44(3):494-500.

· 形态特征 · 植物高(8～)20～30(～40)cm。根状茎直立、短,顶端有鳞片;鳞片深棕色至黑色,狭三角形,小型,长(2. 5～)3. 5～4. 0(～4. 5)mm,宽 0. 6～1 mm,边缘全缘。叶片聚生;叶柄半圆形,长(5～)12～20(～25)cm,背面栗色,通常延伸到主轴,有小型、深棕色、线状的鳞片和不显眼的发状毛,老时基本无毛;叶片三角形或狭三角形,基部几不收缩,基部羽片二回或三回羽状分裂,顶端锐尖至渐尖;羽片(8～)10～14(～16)对,互生或下部羽片(亚)对生,上部互生,叶柄长 2～8 mm,最大的羽片为长圆形,长(3～)4～8(～10)cm,宽(1. 5～)2～3(～4)cm,基部不对称,下垂侧三角状卵形,基部弯曲,一回羽状,顶端为锐尖至渐尖;小羽片(2～)4～7(～9)对,互生,基部下垂侧三角形小羽片最大,呈扇形或卵形,长 8～30 mm,宽 5～10 mm,基部楔形,具小叶柄,小叶柄长 0. 1～0. 2 mm;末回小羽片 1 或 3 对,基部下垂侧的最大,倒卵形,长 6～10 mm,宽 3～4 mm,基部楔形,下延至小叶轴,侧边全缘,顶端钝,具齿;其他末回小羽片较小,常贴近叶脉;叶脉不明显、干燥时正面稍突起,逆向分叉、不达边缘;叶片草质,干燥时为绿色或灰绿色;叶轴半圆柱形,腹面绿色、具沟,背面基部常呈褐色,略有光泽。每个小羽片上具(2～)4～8(～14)个孢子囊群,常生于两侧叶脉的中部或近中部,成熟时常融合,椭圆形至线形,长(1～)2～3(～4. 5)mm;囊群盖灰绿色,线形,膜质,全缘,开向小叶轴或中脉,宿存。

· 分布生境 · 分布于云南省普洱市思茅区。生长于海拔 1 300 m 热带季风森林中的石灰岩裸露斜坡上。

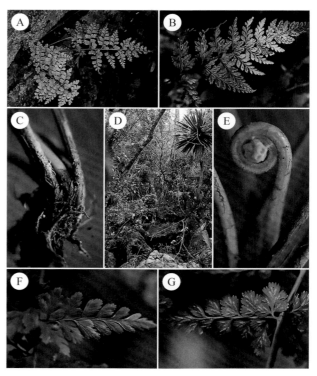

思茅铁角蕨 *Asplenium simaoense* 图(Xu, et al.; 2019)

A 植株;B 羽片;C 植株下部;D 生境;E 幼叶;F 羽片正面;G 羽片背面

· 识别要点 · 思茅铁角蕨形态上与变叶铁角蕨 A. varians 和华中铁角蕨 A. sarelii 相似,但思茅铁角蕨的根茎鳞片边缘全缘,叶柄长(5～)12～20(～25)cm,

叶柄长度与叶片长度的比例为1～3,叶片三角形或狭三角形,仅生长在石灰岩山区而不同。

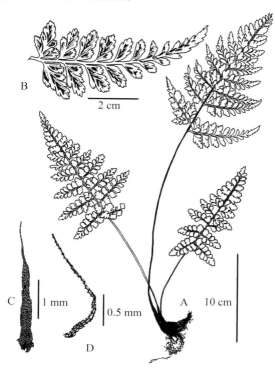

思茅铁角蕨 *Asplenium simaoense* 墨线图(Xu, et al.; 2019)
A 植株;B 羽片背面,示孢子囊群;C 根茎鳞片;D 叶柄基部鳞片

5. 鳞毛蕨科
Dryopteridaceae

木论耳蕨
Polystichum mulunense X. L. Shen & R. H. Jiang

· 模式标本 · CHINA. Guangxi: Huanjiang County, Chuanshan Town, Mingli Village, Yangjuan cave, alt 690 m, 25°6′4″N, 107°58′1″E, 23 Apr. 2012, R. H. Jiang, et al. ML1240 (holotype: IBK; isotype: IBK).

· 物种文献 · Shen Xiaolin, Liu Jing, Jiang Rihong. *Polystichum mulunense* (Dryopteridaceae), a new species from karst caves in Guangxi, China [J]. *Plant Diversity and Resources*, 2015, 37(6): 737 – 740.

· 形态特征 · 多年生常绿草本,高10～22 cm。根状茎直立,直径1～2.5 mm,密布鳞片;鳞片披针形,长约0.7 mm,宽0.1 mm,棕色,先端丝状,边缘疏生细锯齿。叶柄长0.8～5.5 cm,直径1～2 mm,上面有沟槽,禾秆色,密被鳞片,鳞片卵状披针形,棕色,边缘具长齿状突起,先端丝状,叶柄上部鳞片相似但更小,越向上则越窄越短;叶片披针形,长 6～17 cm,宽 2.2～2.8 cm,基部稍收缩,先端锐尖,1 回羽状;叶轴粗,被鳞片,鳞片类似叶柄鳞片但更小更窄,背面密被鳞片,鳞片丝状,表面具沟槽,疏生与背面相似的鳞片;羽片 13～22 对,革质,暗绿色,互生或近对生,疏生,斜生,与叶轴成 60°～75°角,基部羽片具短叶柄,向上羽片无柄,菱形至梯形,长 1.3～2.5 cm,宽 0.4～0.6 cm,基部不对称,上侧基部叶缘近平行于羽轴,基部圆形或微耳形,下侧边缘浅波状或几乎全缘,背面有鳞片,基部截形,常与叶轴成 80°～100°角,先端钝,有时短尖,表面有光泽,无毛,顶端边缘全缘或浅波状,背面有鳞片,鳞片线形或钻形,丝状,似有关节;脉羽状,背面可见,表面稍不明显,凹陷,侧脉离生,单条或分叉。孢子囊群位于耳状下端靠近耳廓边缘的脉上,上侧 2～6 个,下侧 0～3 个,直径 1.3～3.2 mm;囊群盖盾形,直径 0.6～1.7 mm,膜质,边缘波状或啮蚀状,早落。

· 分布生境 · 分布于广西壮族自治区环江毛南族自治县木论国家级自然保护区。生长于海拔约 700 m 的溶洞中的岩壁上。

· 识别要点 · 木论耳蕨与广西耳蕨 *P. guangxiense* 和凤山耳蕨 *P. fengshanese* 形态相似,主要区别在于其根状茎的鳞片披针形,边缘被稀疏的细齿;叶片基部略收缩;羽片长斜方形至斜方形,革质,疏生,以 60°～70°角斜生于羽轴两侧。

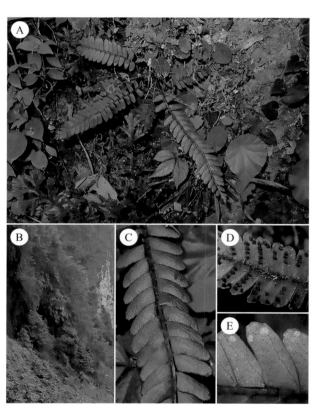

木论耳蕨 *Polystichum mulunense* 彩色图(Shen, et al.; 2015)
A 植株;B 生境;C 叶;D～E 羽片,示孢子囊群

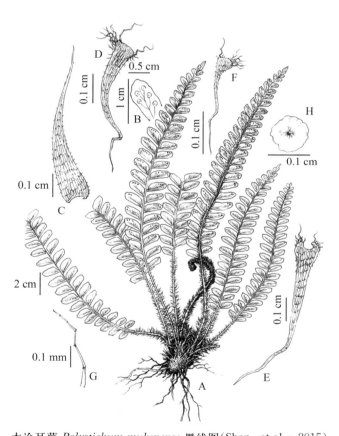

木论耳蕨 *Polystichum mulunense* 墨线图(Shen, et al.; 2015)
A 植株;B 羽片;C 叶柄基部鳞片;D 叶柄正面中部鳞片;
E 叶柄背面中部鳞片;F 羽轴鳞片;G 羽片背面鳞片;H 囊群盖

6. 五味子科
Schisandraceae

甘肃八角

Illicium gansuense Z. F. Bai & Xue L. Chen

· 模式标本 · CHINA. Gansu: Longnan City, Yuhe Area of Giant Panda National Park, altitude ca. 1 200 m, 4 April 2020, Zengfu Bai et al. 2020001 (holotype: NWTC; isotype: NNBG).

· 物种文献 · Bai Zengfu, Zhang Zhihua, Chen Xuelin, Zhang Ji. An unexpected new tree species from Gansu, China: *Illicium gansuense* (Schisandraceae) [J]. *PhytoKeys*, 2023, 230: 301 - 307.

· 形态特征 · 树高 4～12 m,全株具茴香味。树干胸径 22.5 cm,外部树皮灰棕色,具不规则的长纵向裂缝;树冠呈塔状或圆锥形,树枝密集而水平伸展;小枝具短柔毛,芽鳞长约 3 mm,宽 2 mm,卵圆形、黄褐色,早落,边缘具细缘毛。叶明显螺旋状互生至假轮生(在小枝顶端 2～5 个一组聚集在一起);叶柄长 8～12 mm,直径 1～2 mm;叶片长 7～12 cm,宽 1.8～3.5 cm,倒披针形,革质,光下可见半透明油点,表面深绿色至绿色,有光泽,背面淡绿色,基部楔形,边缘无毛,先端渐尖;中脉正面稍凹陷,背面显著圆形,侧脉 6～9 对,不明显。花序具 1 花,但有时 2～6 花一组簇生于分枝顶端,腋生,具花序梗;花序梗长 8～14 mm,直径 2 mm,棕色,小苞片长 2～4 mm,宽 2～3 mm,卵形。花直径 12～18 mm,两性,雌雄同体,有香味,昼开夜闭;花苞长 5～10 mm,宽 3～6 mm,卵圆形,棕色;花梗长 5～12 mm,直径 2 mm,棕色;花被片 10～17,2～3 轮,外轮 5～7 枚,长 6～8 mm,宽 5～7 mm,卵形,萼片状,黄绿色,基部圆形,边缘红色,具缘毛,先端渐尖或钝,内轮 8～10 枚,长 8～12 mm,宽 4～8 mm,宽卵形、宽倒卵形至宽椭圆形,瓣状,肉质,红色,基部宽楔形,边缘具缘毛,先端渐尖;雄蕊 23～27,2～3 轮,长 1.3～3.5 mm,花丝长 0.3～1.5 mm,粗壮,宽倒卵球形至宽椭圆形,粉红色,药隔截形至微缺,粉红色,花药长 1～2 mm,宽 0.6～1 mm,具短缘毛,花粉粒具三裂沟,体内呈黑褐色;心皮 10～14,长 3～5.5 mm,宽 1.6～2 mm,子房长 1～1.5 mm,柱头长 1.3～1.8 mm,略比子房长,钻形。聚合蓇葖果长 12～16 mm,宽 4～7 mm;果梗长 1～1.5 cm;蓇葖果 10～13,长 15～25 mm,宽 5～8 mm,厚 2～4 mm,木质,深棕色,先端因柱头宿存并硬化而具芒,芒长 3～6 mm,先端稍弯曲。种子长 4.5～6 mm,宽 4～5 mm,厚 1.5～2.5 mm,卵球形,种皮光滑,棕色。花期 3～4 月,果期 5～11 月。

· 分布生境 · 分布于甘肃省陇南市裕河镇。生长于海拔 1 200 m 的落叶阔叶林中。

· 识别要点 · 甘肃八角形态上与厚皮香八角 *I. ternstroemioides* 和台湾八角 *I. arborescens* 相似,但甘肃八角叶片长 7～12 cm,宽 1.8～3.5 cm,花被片 10～17 枚,边缘具睫毛,心皮 10～13 枚,雄蕊 23～27 枚,长 2～3 mm,子房长 1～1.5 mm 而不同。

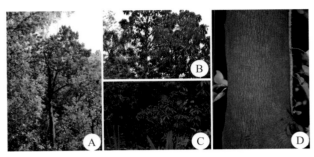

甘肃八角 *Illicium gansuense* 彩色图片(Bai et al., 2023)

A 生境;B～C 开花枝;D 树皮

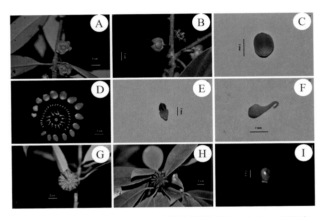

甘肃八角 *Illicium gansuense* 彩色图片(Bai et al., 2023)

A 花正面观;B 花侧面观;C 最大的花被片;D 花的各部分结构;
E 雄蕊;F 心皮;G 果实正面观;H 果实侧面观;I 种子

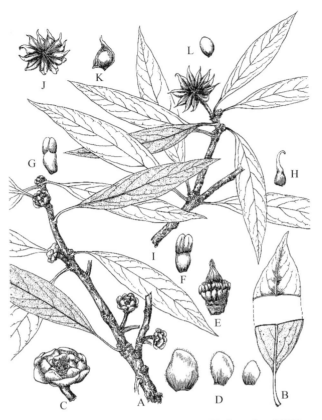

甘肃八角 *Illicium gansuense* 墨线图(Bai et al., 2023)

A 开花枝;B 叶片正反面;C 花;D 花被片;E 去除花被片的花,
示雄蕊群和雌蕊群;F 雄蕊背面观;G 雄蕊腹面观;
H 心皮;I 果期枝;J 聚合蓇葖果;K 蓇葖果;L 种子

7. 马兜铃科

Aristolochiaceae

恭城马兜铃

Aristolochia gongchengensis Y. S. Huang, Y. D. Peng & C. R. Lin

· **模式标本** · CHINA. Guangxi, Guilin City, Gongcheng County, Lianhua Town, in thick forest of limestone area, rare, alt. 220 m a.s.l., 23 April 2013, Yu-Song Huang, et al. IBK00343749 (holotype: IBK00343749).

· **物种文献** · Huang Yusong, Peng Yude, Huang Baoyou, Lv Huizhen, Lin Chunrui. *Aristolochia gongchengensis* (Aristolochiaceae), a New Species from Limestone Areas in Guangxi, China [J]. *Annales Botanici Fennici*, 2015, 52:396-400.

· 形态特征 · 攀缘藤本,嫩枝被灰黄色至褐黄色的短柔毛,老枝无毛。叶片厚纸质,心形或圆形,长10～25 cm,宽 8～20 cm,顶端钝或渐尖,基部心形或耳状,弯缺深 1.5～3.5 cm,边全缘,稍内卷;幼叶表面有硬毛,老叶除中脉外无毛,侧脉密被硬毛;叶背被灰黄色或褐色短柔毛,基出脉 5 条,侧脉每边 3～5 条,叶面明显凹陷,叶背明显突起;叶柄长 2～6 cm,直径 4 mm,被灰黄色至棕色柔毛。总状花序腋生,2～4 朵小花,花梗下垂,长 2～3.5 cm,被灰黄色至棕色柔毛;小苞片三角状卵形,长约 1.5 mm,被黄色至棕色柔毛;花被管马蹄形,外面淡绿色,有棕色隆起的纵脉,被黄色至棕色柔毛;花被管基部长约 1.5 cm,直径约 0.5 cm,内部密被绒毛;花檐部淡紫色,直径 2.5～3.5 cm,3 深裂,表面深紫色,具乳突,被淡黄色至棕色柔毛,背面具明显条纹,被黄色至棕色柔毛;裂片三角状椭圆形,长约 2 cm,宽 1.5 cm,先端钝或渐尖,常平展,裂片基部渐窄愈合;喉部近圆形,紫色,直径约 3 mm,被愈合的裂片基部遮挡;花药长圆形,长约 2 mm,紧贴合蕊柱基部,与其裂片对生;子房圆柱形,长约 0.6 cm,宽 0.5 cm;合蕊柱 3 裂,裂片顶端圆,边缘光滑。蒴果卵形或圆柱形,长 2.5～4 cm,直径 1.8 cm,基部开裂。种子卵状三角形,长约 6 mm,宽 4 mm,表面凹陷,背面凸起。花期 4～5 月,果期 6～8 月。

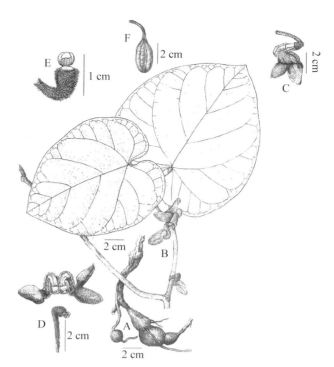

恭城马兜铃 *Aristolochia gongchengensis* 墨线图
（Huang, et al.; 2015）

A 块根;B 植株;C 花;D 花纵切面;E 子房和合蕊柱;F 果实

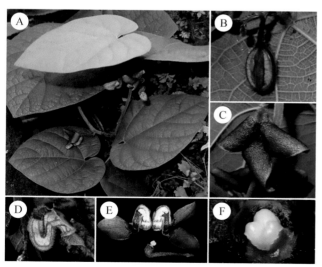

恭城马兜铃 *Aristolochia gongchengensis* 彩色图
（Huang, et al.; 2015）

A 植株;B 果实;C 花正面观;D 侧面观;E 花纵切面;F 柱头

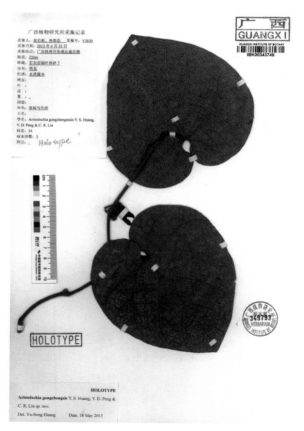

恭城马兜铃 *Aristolochia gongchengensis* 标本

·**分布生境**·分布于广西壮族自治区恭城瑶族自治县。生长于海拔 220 m 的喀斯特石灰岩山坡上的森林中。

·**识别要点**·恭城马兜铃形态上与木伦马兜铃 *A. mulunecsis*、广西马兜铃 *A. kwangsiensis* 和革叶马兜铃 *A. scytophylla* 相似,主要区别在于恭城马兜铃叶脉在叶面明显凹陷,小苞片三角状卵形,长约 1.5 mm,花被管基部长约 1.5 cm,花檐部 3 深裂,裂片三角状椭圆形,长约 2 cm,宽 1.5 cm,表面深紫色,具乳突,喉部被愈合的裂片基部遮挡,长约 0.6 cm,卵圆形,合蕊柱 3 裂,裂片顶端圆,边缘光滑。

环江马兜铃
Aristolochia huanjiangensis Yan Liu & L. Wu

·**模式标本**·CHINA. Guangxi: Huanjiang county, Mulun National Natural Reserve, under dense forests on limestone hill slopes, alt. 700 m a.s.l., 28 Feb. 2011, W. B. Xu, et al. 11102 (holotype: IBK; isotype: PE).

·**物种文献**·Wu Lei, Xu Weibin, Wei Guofu, Liu Yan. *Aristolochia huanjiangensis* (Aristolochiaceae), a New Species from Guangxi, China [J]. *Annales Botanici Fennici*, 2013, 50(6):413 – 416.

·**形态特征**·攀缘藤本,茎稍扁平,有条纹,疏生长柔毛,老时无毛。叶柄长 4~5 cm,无毛;叶片狭卵形至卵状椭圆形,长 11~15 cm,宽 6~10 cm,薄革质,背面疏被棕色或灰色短柔毛,表面无毛,全缘,羽状脉,侧脉 4~5 对,基部心形,凹陷处长 10~15 mm,宽 6 mm,顶端渐尖。花通常单生于老木质茎上;花梗长 1~1.5 cm,下垂,密被白色短柔毛;小苞片卵状长圆形,长 2~3 mm,密被白色短柔毛;花被紫色,檐部黄色伴紫色条纹,花被管马蹄形,外侧疏被柔毛,花被管基部长约 25 mm,宽 9 mm,内侧密被短柔毛;花檐部近圆盾状,直径长 3 cm,宽 4 cm,3 浅裂,裂片等长,阔三角形;喉部近圆形,约 8 mm;花药长圆形,成对贴生于合蕊柱基部,与花冠裂片对生;子房 6 室,密被白柔毛;合蕊柱 3 裂。未见蒴果。花期 2~3 月。

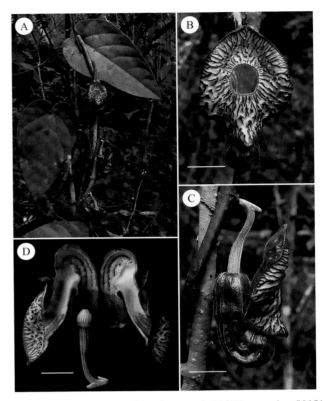

环江马兜铃 *Aristolochia huanjiangensis* 图(Wu, et al.; 2013)
A 植株;B 花正面观;C 花侧面观;D 花纵切面

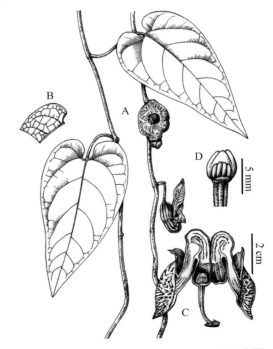

环江马兜铃 *Aristolochia huanjiangensis* 墨线图
(Wu, et al.; 2013)
A 植株;B 叶背面局部放大;C 花纵切面;D 花药和合蕊柱

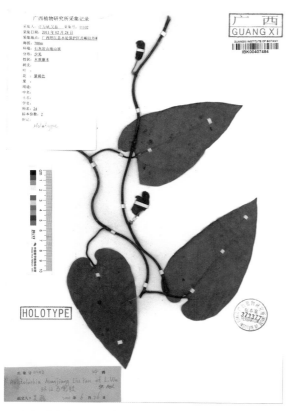

环江马兜铃 *Aristolochia huanjiangensis* 腊叶标本

· 分布生境 · 分布于广西壮族自治区环江毛南族自治县木论国家级自然保护区。生长于海拔 700 m 的石灰岩山坡密林中。

· 识别要点 · 环江马兜铃叶形与革叶马兜铃 *A. scytophylla* 相近,花形与广防己 *A. fangchi* 相近,但环江马兜铃茎疏生长柔毛,老时无毛,叶片卵形至卵状椭圆形,基部心形,背面疏被棕色或灰色短柔毛,花单生,花梗长 1～1.5 cm,花被管马蹄形,花被紫色,外侧疏被柔毛,喉部近圆形,黄色,合蕊柱裂片光滑,花期 2～3 月而不同。

克长马兜铃
Aristolochia kechangensis Y. D. Peng & L. Y. Yu

· 模式标本 · CHINA. Guangxi Zhuangzu Autonomous Region: Longlin County, Kechang Town, Haichang Village, lime stone slope, rare, elev. 1 300 m, in flower, 10 April 2014, L. Y. Yu, et al. 451031140410092LY (holotype: GXMG).

· 物种文献 · Peng Yude, Gadagkar R. Sudhindra, Li Jin, Xie Yueying, Huang Xueyan, Lu Huizhen, Huang Baoyou, Yu Liying. *Aristolochia kechangensis* sp. nov. (Aristolochiaceae) from Guangxi, China [J]. *Nordic Journal of Botany*, 2019:e02456.

· 形态特征 · 攀缘藤本。嫩枝密被灰黄色至浅褐色长毛,老枝无毛,变粗,具条片状剥落的栓皮。叶厚纸质至革质,有光泽,心形或卵圆形,长宽近相等,长 12.5～20.0 cm,宽 13～21 cm,顶端钝,基部浅心形,弯缺深 1.5～3.0 cm,全缘,掌状基出脉,侧脉每边 3～5 条,叶面平坦或稍升高,密被棕色毛,叶背明显隆起,密被黄色至浅棕色毛;叶柄长 5～8 cm,直径 3 mm,密被硬毛。总状花序腋生,具 1～4 花;花梗下垂,长约 5 cm,密被灰黄色至棕色毛,近基部具小苞片;小苞片钻形,长约 3 mm,密被硬毛,着生于花梗基部附近;花被管马蹄形,淡绿色具纵向条纹,花被管基部长 2.0～3.5 cm,宽 1.0～1.5 cm,花被管上部长而窄,长 2～3 cm,外侧密被浅棕色毛,内侧除近基部疏生长柔毛外无毛,花檐部盘状近圆形,直径 3.5～4.5 cm,腹面黄绿色,密被棕色脉纹,背面密被棕色硬毛,明显三裂;裂片平展,宽三角形,长约 2 cm,宽 3 cm,边缘常反折,喉部近圆形,黄绿色,直径约 9 mm;花药长圆形,长约 3 mm,贴生于合蕊柱基部,与花冠裂片对生;子房长约 5 mm,合蕊柱三

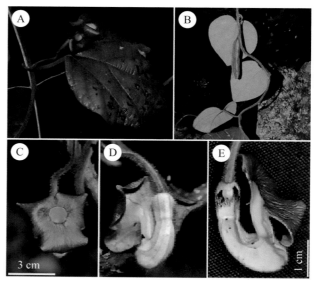

克长马兜铃 *Aristolochia kechangensis* 彩色图
(Peng, et al.;2019)

A 花期植株;B 果期植株;C 花正面观;D 花背面观;E 花纵切面

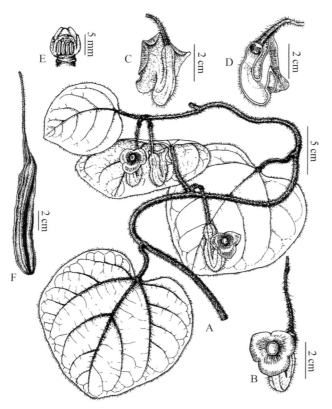

克长马兜铃 *Aristolochia kechangensis* 墨线图
(Peng, et al.；2019)

A 植株；B 花正面观；C 花背面观；D 花纵切面；E 花药和合蕊柱；F 果实

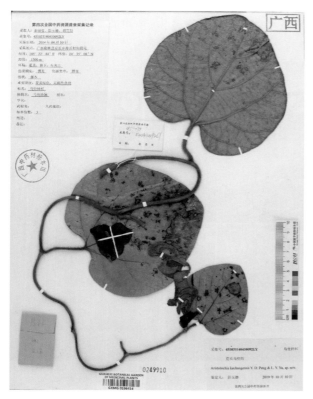

克长马兜铃 *Aristolochia kechangensis* 腊叶标本

裂,裂片钝,边缘向下延伸翻卷,具乳突。蒴果圆筒状,具六棱,长 8～15 cm,宽 1.5 cm,基部开裂。花期 4～5 月,果期 5～10 月。

· **分布生境** · 分布于广西壮族自治区和贵州省。生长于海拔 1 300 m 喀斯特石灰岩山区的常绿灌木中。

· **识别要点** · 克长马兜铃与广西马兜铃 *A. kwangsiensis* 均生长在喀斯特石灰岩地区,叶片卵圆形或心形,总状花序具 1～4 朵花,区别在于克长马兜铃叶片基部心形,花檐部腹面黄绿色,密被棕色脉纹,果实细长,直径约 1.5 cm;而广西马兜铃叶片基部圆形,花檐部腹面红色至紫色,具疣状装饰,果实粗壮,直径约 2 cm。

木论马兜铃
Aristolochia mulunensis Y. S. Huang & Yan Liu

· **模式标本** · CHINA. Guangxi, Hechi city, Huanjiang country, Mulun National Natural Reserve, on the foothills of thick forests of limestone areas, rare, alt. 614 m a. s. l., 27 April 2012, Yu-Song Huang, et al. ML1425 (holotype: IBK; isotype: IBK).

· **物种文献** · Huang Yusong, Peng Richeng, Tan Weining, Wei Guofu, Liu Yan. *Aristolochia mulunensis* (Aristolochiaceae), a New Species from Limestone Areas in Guangxi, China [J]. *Annales Botanici Fennici*, 2013, 50(3): 175 – 178.

· **形态特征** · 攀缘藤本,嫩枝具条纹,密被灰黄色或棕褐色硬毛,老枝无毛。叶片心形至圆形,厚纸质或革质,长 10～35 cm,宽 9～30 cm,顶端钝或尖,基部心形或耳状,弯缺深 2.5～5 cm,全缘,具褐色硬毛,叶面微被毛,叶脉密被棕色硬毛,叶背密被白色硬毛;基出脉 5 条,侧脉每边 3～6 条,网脉在叶面平坦或稍隆起,在叶背明显隆起;叶柄长 5～15 cm,直径 3～5 mm,密被棕色硬毛。总状花序 2～4 朵腋生或茎生,花梗下垂,长 2.5～4 cm,密被棕色硬毛;小苞片钻形,长 2～4 mm,浓密棕色硬毛;花被管淡紫色,长管状马蹄形,背面密被硬毛;喉部近圆形,紫色,直

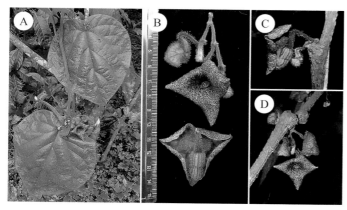

木论马兜铃 *Aristolochia mulunensis* 彩色图
(Huang, et al.；2013)

A 植株；B 花；C 花侧面观；D 花正面观

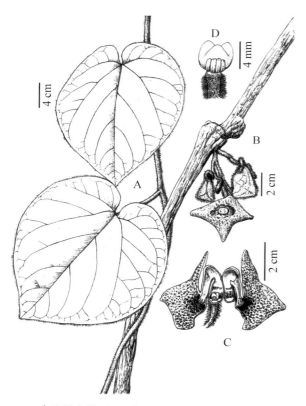

木论马兜铃 *Aristolochia mulunensis* 墨线图
(Huang, et al.；2013)

A 植株；B 花；C 花纵切面；D 雄蕊和柱头

径约 4 mm,花被管基部长约 9 mm,宽 6 mm;花檐部
盘状圆形,常平展,近四边形,直径 3.5～5.5 cm,上
面淡紫色,密被深紫色疣状突起,被浅褐色硬毛,边
缘全缘,常反折,背面紫色,密被棕色硬毛;花药椭圆
形,长约 3 mm,贴生于合蕊柱基部,并与其裂片对
生;子房圆柱形,长约 1.4 cm,合蕊柱 3 裂,裂片具乳

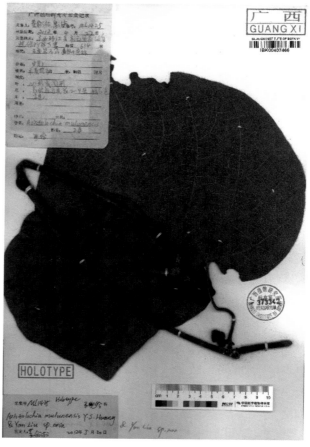

木论马兜铃 *Aristolochia mulunensis* 腊叶标本

突,边缘光滑,不卷曲。蒴果未见。花期 4～5 月。

· 分布生境 · 分布于广西壮族自治区环江毛南族自
治县木论国家级自然保护区。生长于海拔 540～
614 m 的石灰岩地区的山麓森林中。

· 识别要点 · 木论马兜铃形态上与广西马兜铃 *A.
kwangsiensis* 相似,主要区别在于木论马兜铃的花
檐部呈盘状圆形,近四边形,边缘全缘,上面密被深
紫色疣状突起,背面紫色,喉部紫色,合蕊柱 3 裂,裂
片具乳突,边缘光滑。

雅长马兜铃

Aristolochia yachangensis B. G. Huang, Yan
Liu & Y. S. Huang

· 模式标本 · CHINA. Guangxi Zhuang Autonomous
Region: Baise City, Leye County, Huaping Town,
Zhongjing （ Yachang Orchid National Nature

Reserve), 24°49.367′N, 106°24.029′E, 1 341 m a.s. l., 29 July 2019, Z.C.Lu, et al. 20190729YC4141 (holotype: IBK; isotypes: IBK, GXMG).

·**物种文献** · Luo Yajin, Ni Shidong, Jiang Qiang, Huang Bogao, Liu Yan, Huang Yusong. *Aristolochia yachangensis*, a new species of Aristolochiaceae from limestone areas in Guangxi, China [J]. *PhytoKeys*, 2020, 153:49-61.

·**形态特征** · 攀缘木质藤本。茎圆柱状,具不规则条纹,疏生黄褐色短柔毛或无毛;小枝密被黄褐色短柔毛。叶片革质,披针形至椭圆状披针形或线状披针形,长5～15 cm,宽1.5～3 cm,顶端狭渐尖,基部圆形或宽楔形,边缘全缘,上面仅中脉和侧脉具短柔毛,下面被浅黄褐色短柔毛,基出3脉,侧脉5～8对,两面明显;叶柄长1～1.5 cm,稍扭曲,密被黄褐色短柔毛。聚伞花序生老木质茎上,花1～5朵;花梗长1～2 cm,下垂,密被黄褐色短柔毛;小苞片卵状披针形,长约4 mm,宽2 mm,密被黄褐色短柔毛;花被筒马蹄形,花被筒基部长2～2.5 cm,宽0.6～1 cm,短于上部,内侧近基部深紫色,密被柔毛,筒部外侧淡紫色,密被黄褐色短柔毛;花被筒上部长2.5～3 cm,宽0.5～0.8 cm,内部黄色,带暗紫色条纹,檐部近圆盾状,直径4～6 cm,黄色,具深紫色壁饰条纹,背面密被棕色短柔毛,边缘3浅裂,裂片先端短尖;喉部直径0.5～1 cm,黄色;花药长圆形,长2～4 mm,宽1 mm,贴生于合蕊柱基部,与裂片对生;子房圆柱状,长约1.5 cm,宽0.3～0.5 cm,6棱角,密被棕色短柔毛;合蕊柱3裂,边缘无毛,具乳突。蒴果椭圆形,长6～10 cm,宽2.5～3.5 cm,6棱角,无毛。花期3～5月,果期6～8月。

·**分布生境** · 分布于广西壮族自治区乐业县雅长兰科植物国家级自然保护区。生长于海拔约1 340 m的石灰岩山坡上。

·**识别要点** · 雅长马兜铃形态上与广防己 *A. fangchi*、滇南马兜铃 *A. petelotii*、长叶马兜铃 *A. championii* 相似,但雅长马兜铃以茎具不规则条纹、疏被黄棕色毛或无毛,叶片宽1.5～3 cm,聚伞花序生老木质茎上,花被管基部长2～3 cm,短于上部,檐部黄色,有深紫色壁饰条纹,喉部黄色,果实椭圆形等特征而不同。

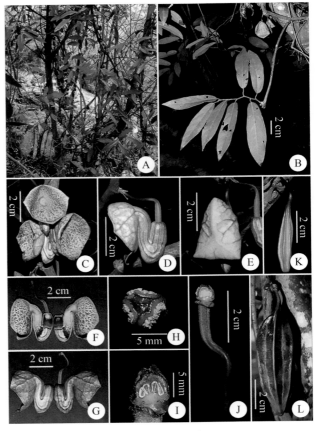

雅长马兜铃 *Aristolochia yachangensis* 彩色图
(Luo, et al.; 2020)

A 植株;B 花枝;C 花正面观;D 花侧面观;E 花蕾;F～G 花纵切面;
H 合蕊柱;I 花药和合蕊柱;J 子房;K 幼果;L 成熟果实

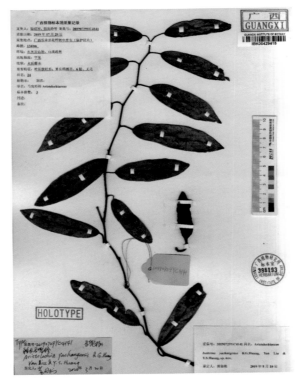

雅长马兜铃 *Aristolochia yachangensis* 腊叶标本

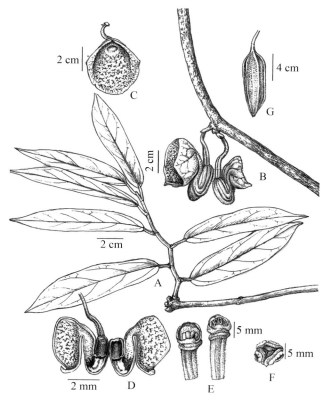

雅长马兜铃 *Aristolochia yachangensis* 墨线图
（Luo, et al.；2020）

A 植株；B 花枝；C 花正面观；D 花纵切面；
E 花药和合蕊柱；F 合蕊柱；G 果实

三亚关木通

Isotrema sanyaense R. T. Li, X. X. Zhu &. Z. W. Wang

· 模式标本 · CHINA. Hainan: Sanya City, Haitang District, Haitangwan Town, 18°17′22″N, 109°39′45″E, 332 m a. s. l., 28 October 2017（fl）, X. X. Zhu, et al. ZXX17105 （holotype: CSH0146607; isotype: CSH, KUN）

· 物种文献 · Li Rongtao, Wang Zhiwei, Wang Jun, Zhu Xinxin, Xu Han. *Isotrema sanyaense*, a new species of Aristolochiaceae from Hainan, China [J]. *PhytoKeys*, 2019,128:85 - 96.

· 形态特征 · 木质藤本植物。幼枝圆柱状，密被黄色到棕色柔毛，老枝无毛，老茎无叶。叶柄长 0.8～1.7 cm，幼叶柄密布黄色至棕色的毛和白色短柔毛；叶片披针形或椭圆状披针形，全缘，长 9～14 cm，宽

3～6 cm，革质，表面无毛，背面被柔毛，具稀疏较大的白色紧贴柔毛，混合有白色短柔毛，羽状脉，5～10 对，基部浅心形至心形，叶基深小于 2～3 mm，顶端锐尖。聚伞花序簇在老木质茎上侧生或腋生，下垂，具 1～5 朵小花，1 至多分枝；花梗长 1.1～2.6 cm，密被黄色至棕色柔毛；小苞片卵状披针形，长 0.2～0.4 mm，宽 0.4 mm，着生于花梗基部，内侧无毛，外侧密被黄色至棕色柔毛；花冠筒呈马蹄形，外侧白色，具紫红色条纹，内侧密被黄色至棕色柔毛；下部筒长约 2.2 cm，宽 0.5 cm，内部深紫色，中间有白色斑块；上部筒长约 2.5 cm，宽 0.5 cm，内部白色，上部呈暗红色；檐部盘状，直径 13～18 mm，背面密被黄色至棕色柔毛，内面黄色，具紫红色的条纹和斑点；喉部无毛，深红色，宽 4～6 mm；花药6，长圆形，长约 2.2 mm，呈 3 对贴生于合蕊柱基部，与裂片对生，纵向开裂；合蕊柱长约 5 mm，3 裂，先端锐尖；子房下位，6 室，背面密被黄色至棕色柔毛；胚珠多数，中轴胎座。蒴果长圆状椭圆形，长约 5 cm，宽 2 cm，基部开裂。种子三角状卵形，长 4～5 mm，宽 3～4 mm。

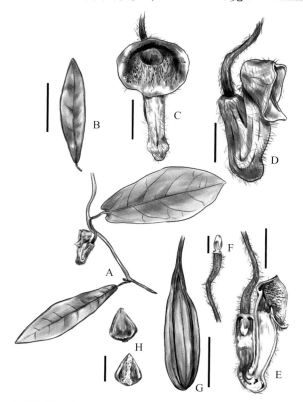

三亚关木通 *Isotrema sanyaense* 墨线图（Li, et al.；2019）

A 花枝；B 叶；C 花正面观；D 花侧面观；E 花纵切面；
F 花药和合蕊柱；G 果实；H 种子

花期 10 月,果期 5 月。

· **分布生境** · 分布于海南省三亚市。生长于海拔 332～400 m 的低地干燥森林中。

· **识别要点** · 三亚关木通形态上与乐东关木通 I. *ledongense* 和尖峰岭关木通 I. *jianfenglingense* 最

为相似,但三亚关木通以聚伞花序 1～5 花,1 到多分枝悬挂簇生,花梗几乎与花等长,上部花冠筒明显长于基部花冠筒,檐部盘状,内部黄色,具紫红色的条纹和斑点,直径 13～18 mm,无毛,喉部暗红色,无斑点,宽 4～6 mm 而不同。

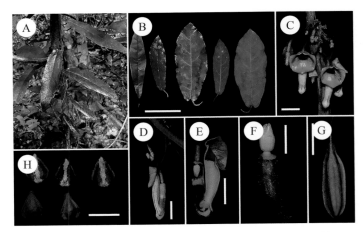

三亚关木通 *Isotrema sanyaense* 彩色图(Li, et al.; 2019)

A 植株;B 叶;C 花序;D 花侧面观;E 花纵切面;
F 花药和合蕊柱;G 果实;H 种子

8. 木兰科

Magnoliaceae

台山含笑

Michelia taishanensis Y. H. Tong, X. E. Ye, X. H. Ye & Yu Q. Chen

· **模式标本** · CHINA. Guangdong Province: Taishan City, Beifeng Mountain, Sanyashi, elev. 792 m, Taishan Expedition 440181190321027LY (holotyp: IBSC; isotypes: IBSC)。

· **物种文献** · Ye Xinger, Ye Xuehe, Chen Yuqiang, Liu Yueyao, Tong Yihua. *Michelia taishanensis* Y. H. Tong, X. E. Ye, X. H. Ye & Yu Q. Chen (Magnoliaceae), A New Species from Guangdong. *Journal of Tropical and Subtropical Botany*, 2021, 29(4):413-416.

· **形态特征** · 常绿乔木或灌木,高达 6 m,胸径 20 cm。树皮灰白色。幼枝和芽密被红棕色绢毛。叶柄纤细,长 1.5～2.5 cm,宽 0.15 cm,正面狭棱形,无托叶痕,幼时被红色绢毛,老时脱落;叶片倒卵形、椭圆状倒卵形或长圆状倒卵形,长 5.5～10.7 cm,宽 3.0～4.7 cm,革质,幼时两面具红棕色绢毛,老时脱落,次脉 7～10 对,纤细,在边缘附近联合,网状脉两面突出,纤细,形成蜂窝状图案,基部楔形到宽楔形,先端短渐尖。营养芽长 1.1～2.3 cm,宽 0.3～0.4 cm,初被红棕色绢毛,后脱落;苞片 1,被红棕色绢毛。花芽倒卵球形至椭圆形,先端锐尖。花被片(8～)9(～10),白色,基部背面稍带绿色,无毛,外花被片 3,宽倒卵形至倒卵状椭圆形,长 4.4～6.3 cm,宽 2.6～3.2 cm;中花被片 3,倒卵状椭圆形,长 4.4～

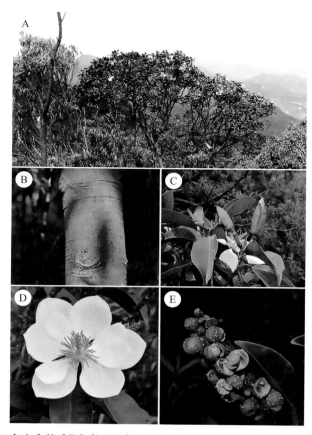

台山含笑 *Michelia taishanensis* 彩色图（Ye, et al.；2021）

A 植株；B 树干；C 花芽；D 花；E 果实

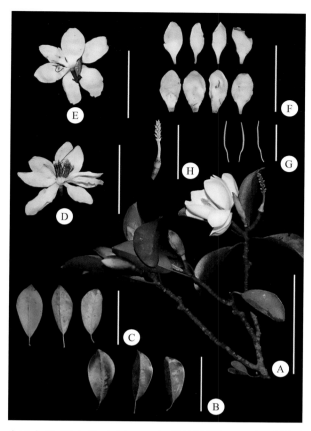

台山含笑 *Michelia taishanensis* 解剖图（Ye, et al.；2021）

A 花枝；B~C 叶；D~E 花；F 花被片；G 雄蕊；H 雌蕊柄和短枝

6.2 cm，宽 2.6~3.0 cm；内花被片（2~）3（~4），椭圆形，长 2.9~4.6 cm，宽 1.6~2.3 cm。雄蕊 77~100 枚，长 2.0~2.3 cm；花丝扁平，白色，长约 5 mm；花药稍弯曲，淡黄色，长 1.4~1.7 cm；药隔短尖，短三角，长约 0.2 mm；雌蕊柄绿色，圆柱状，长 0.8~1 cm，新鲜时与绿色丝状雌蕊结合在一起，干燥时红棕色；雌蕊群长 1.8~2 cm；心皮 21~25 枚，每心皮胚珠 4~6；花柱黄绿色，下弯，长 1~1.4 mm。聚合蓇葖果长 6.5~10 cm，蓇葖果椭圆形到卵球形，长约 0.8~1.5 cm，宽 1 cm，外表散布白色皮孔，先端具短尖。种子粉红色，卵球形或近球形，稍具角。

· **分布生境** · 分布于广东省台山市北峰山。生长于海拔 740~800 m 的山顶山地森林。

· **识别要点** · 台山含笑与广东含笑 *M. guangdongensis* 相似，主要区别在于其叶柄更细，叶片背面无毛，雄蕊数量更多且花丝更长，花丝为白色，花药药隔更短。

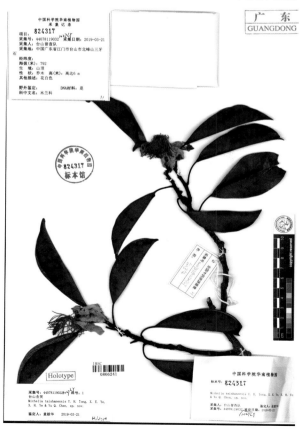

台山含笑 *Michelia taishanensis* 腊叶标本

9. 番荔枝科
Annonaceae

腺花藤春
Alphonsea glandulosa Y. H. Tan & B. Xue

・**模式标本**・CHINA. Yunnan Province, Meng-la County, Meng-lun, Man-zhang Reservior, 21°55′53″N, 101°10′58″E, alt. 625 m, 2016.04.07(fl.), Y. H. Tan 10145 (holotype: HITBC; isotypes: IBSC, KUN).

・**物种文献**・Xue Bine, Shao Yunyun, M. K. Saunders Richard, Tan Yunhong. *Alphonsea glandulosa* (Annonaceae), a New Species from Yunnan, China [J]. *Plos One*, 2017, 12(2): e0170107.

・**形态特征**・乔木,高达 15 ~ 20 m,胸径 25 ~ 30 cm。树皮褐色,有纵棱。嫩枝绿色,被微柔毛,老渐无毛。叶柄长 3~8 mm,直径 1~2 mm,密布横纹;叶片窄椭圆形、椭圆形或卵形,稍革质,长 6~19 cm,宽 3~6.7 cm,基部楔形,先端渐尖,背面初时疏生短柔毛,后脱落,表面无毛;中脉上面凹陷,无毛,下面凸起,有毛或后变无毛;侧脉每边 8~18 对,平行,下面明显凸起,与中脉成 45°~60°角,在叶缘前网结;支脉网状,背面突起。花序与叶对生或着生叶腋;每花序有(3~)5~9(~13)花,花序无梗或梗长 3 mm;花梗长 10~20 mm,直径 1~1.5 mm,被短柔毛,中部具 1 枚密被短柔毛的苞片。萼片卵形,长 1.5~2 mm,宽 1.5~2.5 mm,背面有毛,内面无毛;外轮花瓣卵形,长 10~14 mm,宽 6~8.5 mm,基部和先端均锐尖,背面被绒毛,内面疏生毛或无毛;内轮花瓣较窄,长 10~14 mm,宽 5~8 mm,背面有毛,内面无毛,基部附近有腺体,新鲜时明显具脊,干燥时具明显凹槽。雄蕊 26~35 枚,粟粒状,排列成 3 轮,长约 1 mm,药隔延长极短,不延伸到花粉囊上;

花粉粒单生,近球形,直径 30~40 μm,有波纹。心皮 4~7 枚,长约 3 mm,有棕色短毛;每心皮胚珠 10~13 枚,两列排列。果梗长 7~20 mm,直径 3 mm;聚合果具 1~7 枚单果,近球形至圆柱形,长 2~4 cm,直径 1.5~3 cm,成熟时黄色,被灰白色短柔毛,光滑,有时具纵脊或纵沟,先端圆形;单果柄长至 10 mm,直径约 4 mm。种子扁椭球形,每单果多达 13 枚。花期 3~5 月,果期 6~7 月。

・**分布生境**・分布于云南省勐腊县。生长于云南南部海拔约 600 m 的常绿林中。

・**识别要点**・腺花藤春以其内轮花瓣内面基部均有一蜜腺,整个花期均能观察得到花蜜而区别于藤春属所有其他种。形态上与 *A. philastreana* 最相似,不同之处在于其叶片两侧的侧脉较多,花蕾呈灰色至淡黄色,花梗较长,每花心皮数较多,而每心皮胚珠数较少,柱头球状至浅双裂。

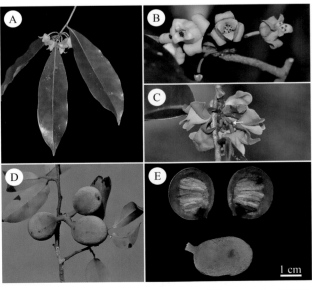

腺花藤春 *Alphonsea glandulosa* 彩色图(Xue, et al.; 2017)
A 花枝;B 花正面观;C 花侧面观;D 聚合果;E 单果及其纵切面

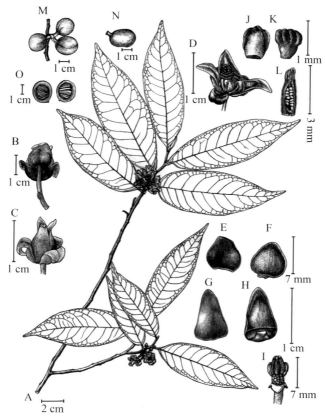

腺花藤春 *Alphonsea glandulosa* 墨线图（Xue, et al.; 2017）

A 花枝；B～D 花；E～F 外轮花瓣；G～H 内轮花瓣；I 去花瓣后的花,
示雄蕊群和雌蕊群；J～K 雄蕊；L 心皮；M 聚合果；N 单果；O 单果纵切面

10. 樟科
Lauraceae

贵州樟
Cinnamomum guizhouense C. Y. Deng, Zhi Yang & Y. Yang

·**模式标本**· CHINA. Guizhou, Wangmo Co., Jiaona Tw., Babu Village, Liji Sect., 25°21′8″N, 106°17′44″E, elev. 1 081 m, 20 Feb 2021, C. Y. Deng, et al. 2021001（holotype: NF; isotypes: NF, NAS, XIN）.

·**物种文献**· Yang Zhi, Deng Chaoyi, Wang Lulu, Ban Qiming, Yang Yong. A new species of *Cinnamomum* （Lauraceae） from southwestern China [J]. *PhytoKeys*, 2022, 202:35-44.

·**形态特征**· 常绿乔木, 高 11 ～ 13 m, 直径约 36 cm; 树冠圆柱状至金字塔形, 直径约 3 m。树干挺直; 树皮灰色, 纵向裂开。小枝具棱, 无毛, 基部具多

个圆形鳞片痕。顶芽突出,长 2.5 cm,直径 1.5 cm;
苞片多数(多达 15),倒卵形至倒披针形,先端钝、急
尖至骤尖,背面被短柔毛,正面无毛,边缘具缘毛。
叶互生;叶柄无毛,上面具沟,长 2~4 cm;叶片革质,
椭圆形至倒卵状椭圆形,长 6~9 cm,宽 12~21 cm,
基部锐尖至楔形,多少下延,先端渐尖,羽状脉,侧脉
5~7 对,中脉和侧脉在叶面凹陷或稍凸起,在叶背
凸起;叶面绿色,背面无毛,具白霜。圆锥花序顶生,
长 7~10 cm,花序梗、花梗和花被短柔毛,末回聚伞
花序的侧生花对生,花梗长 4~6 mm。花两性,花托
突出,倒圆锥形,长约 1 mm,直径 1 mm;花被两轮,
花被片 6~8 片,近等长,长椭圆形至线形,长 3~
4 mm,宽 1 mm,两面被短柔毛,边缘具缘毛;雄蕊 3
轮,每轮 3~4 枚,长 1.5~2 mm,花丝近等长,无毛,
第 3 轮每枚雄蕊基部具 2 个球状腺体;花药黄色,4
室,外侧两轮内向,第 3 轮外向,第 4 轮退化雄蕊箭
形,花丝具短柔毛;雌蕊光滑无毛,子房卵圆形至椭
圆形,长 1.2 mm,直径约 0.8 mm;花柱无毛,长约
1 mm,新鲜时柱头盾形,干燥时不明显。果序长 6~
15 cm;带果托的幼果倒卵状椭圆形,长 15~20 mm,
直径 13~17 mm,3/4 或更多包藏于果托内;果成熟

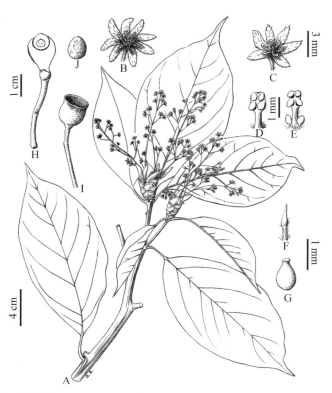

贵州樟 *Cinnamomum guizhouense* 墨线图(Yang, et al.; 2022)

A 花枝;B 四基数花;C 三基数花;D 第 1、2 轮雄蕊;E 第 3 轮雄蕊;
F 第 4 轮退化雄蕊;G 雌蕊;H 幼果纵切面;I 成熟果实;J 近球形种子

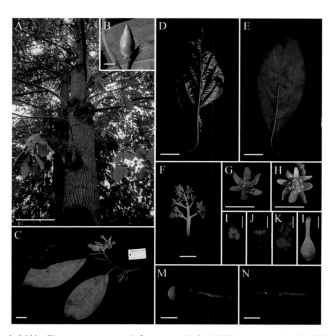

贵州樟 *Cinnamomum guizhouense* 彩色图(Yang, et al.; 2022)

A 树干;B 芽;C 花枝;D~E 叶;F 花序;G 三基数花;
H 四基数花;I 最外轮雄蕊;J 中间轮雄蕊;K 最内轮雄蕊;
L 雌蕊;M 幼果;N 成熟果实

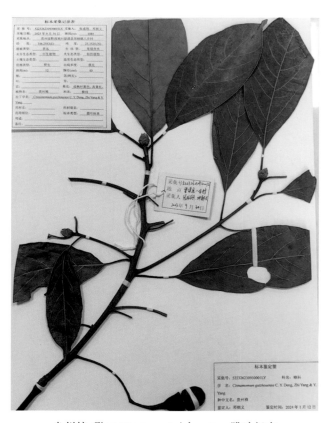

贵州樟 *Cinnamomum guizhouense* 腊叶标本

时黑色,具果托;果托钟状至杯状,长约 1.5 cm,直径 1.5 cm;果梗加厚,直径 4~6 mm。种子椭圆形至近球形,长约 1 cm,直径 8 mm,黄褐色,具纵脊。花期 2 月,果期 9~10 月。

· 分布生境 · 分布于贵州省望谟县。生长于海拔 1 081 m 的西坡刚竹属竹林内。

· 识别要点 · 贵州樟因叶脉脉腋不具腺窝,果托长而与尾叶樟 C. foveolatum 相似,但贵州樟叶长 12~21 cm,叶柄长 2~4 cm,花被长 3~4 mm,钟状或杯状果托较短,长 15 mm;而尾叶樟叶长 9~15 cm,叶柄长 1~1.3 cm,花被长 1.7~2 mm,果托长达 20 mm。

灰背木姜子

Litsea dorsalicana M. Q. Han & Y. S. Huang

· 模式标本 · CHINA. Guangxi: Huanjiang County, Mulun National Nature Reserve, alt 648 m, 25°08′ N, 107°55′E, 20 Apr. 2012, Y. S. Huang, et al. Y1330 (holotype: IBK; isotype: IBK).

· 物种文献 · Han Mengqi, Huang Yusong, Liu Jing, Xu Weibin. *Litsea dorsalicana* (Lauraceae): a new species from limestone areas in northern Guangxi, China [J]. *Phytotaxa*, 2013, 118(2):56 – 60.

· 形态特征 · 常绿灌木,高 2~3 m。树皮棕褐色,幼枝灰白色,密被灰白色短柔毛。叶芽卵形,芽鳞覆瓦状,外面密被灰白色短柔毛。叶互生,叶片倒披针形至长圆形,革质,长 12~29.5 cm,宽 2.7~10.5 cm,先端渐尖,基部楔形至渐狭,叶面具密集的灰白色短柔毛,老时脱落,叶背具密集的灰白色短柔毛,侧脉 8~15 对,网状脉明显,叶柄长 0.6~3.3 cm,被密集灰白色短柔毛,老时稀少。花序单生或簇生,花梗短或无。果卵形,长 11~19 mm,宽 6~11 mm,成熟时红色,果托杯状,边缘裂开 1~2 次,深约 3 mm,直径约 6 mm。果梗长 2~5 mm。果期 3~5 月。

· 分布生境 · 分布于广西壮族自治区环江毛南族自治县木论国家级自然保护区。生长于海拔 600~900 m 的喀斯特山坡和山峰上。

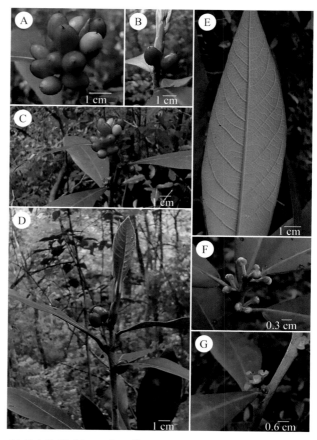

灰背木姜子 *Litsea dorsalicana* 彩色图(Han, et al.; 2013)
A~B 果序;C~D 果枝;E 叶;F 苞片包裹的幼伞形花序;G 果托

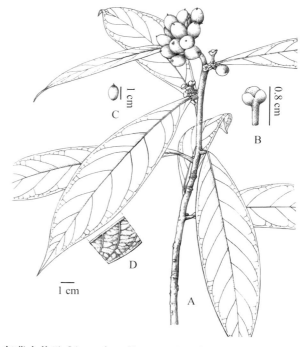

灰背木姜子 *Litsea dorsalicana* 墨线图(Han, et al.; 2013)
A 果枝;B 苞片包裹的幼伞形花序;C 种子;D 叶背

· 识别要点 · 灰背木姜子形态上与黄丹木姜子 *L. elongata* 相近，但灰背木姜子枝条、芽和叶片背面密生灰白色短柔毛，叶片倒披针形至倒卵形，最长可达 29.5 cm，最宽可达 10.5 cm，基部楔形至渐尖，果实红色，果杯杯状，边缘裂开 1～2 次而不同。

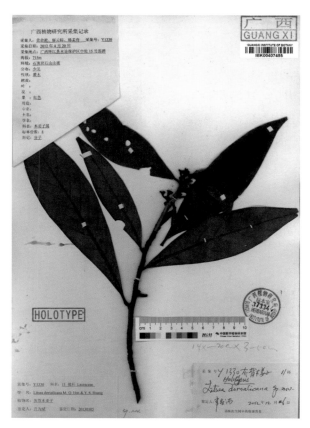

灰背木姜子 *Litsea dorsalicana* 腊叶标本

11. 天南星科
Araceae

湖南半夏
Pinellia hunanensis C. L. Long & X. J. Wu

· 模式标本 · CHINA. Hunan Province: Zhongfang County, Tongwan, cliff in moist forest in the valley, elev. 650 m, 6 July 2009, Long Chun-lin 113 (holotype: KUN; isotype: MUC).

· 物种文献 · Liu Yujing, Newmaster G. Steven, Wu Xianjin, Liu Yue, Ragupathy Subramanyam, Motley Timothy, Long Chunlin. *Pinellia hunanensis* (Araceae), a new species supported by morphometric analysis and DNA barcoding [J]. *Phytotaxa*, 2013, 130(1): 1 - 13.

· 形态特征 · 多年生草本,高 20 cm。块茎球形,直径 1.5～3 cm。仅有 1 枚叶,长 18～22 cm;叶柄绿色无斑,叶鞘几乎不明显;珠芽生叶柄下部,直径 0.8～1.1 cm;叶片三或五全裂,小叶具明显叶柄;中央叶片披针形,长 16～20 cm,宽 4～5.5 cm,上面绿色,下面银白色,边缘皱;侧脉羽状,近边缘处形成合生脉,边缘脉明显,细脉网状;两侧小叶较小,基部斜;幼叶心形,长 5～6 cm,宽 3～4 cm。花序单生,与叶同时,长 45～55 cm;花梗绿色,比叶柄高得多;苞片持久,长 5～7.5 cm,宽 0.4～0.7 cm,在管部和檐部之间略有收缩;管部长 2～2.5 cm,宽 0.4～0.5 cm,螺旋形,内部几乎被一横隔封闭;佛焰苞的檐部长方形,绿色,长 3.5～5.5 cm,比管部长得多。肉穗花序长 12～15 cm,比佛焰苞长,雌花区长 2～3 cm,与佛焰苞贴生,与雄花区之间被佛焰苞的隔膜以及裸露的花序轴分开,裸露花序轴长 0.9～1.4 cm;雄花区长 1～1.5 cm,圆柱形;附属物光滑,直立或稍微弯曲,细长线形,从佛焰苞中伸出,长 8～12 cm;花单性,无花被;雄花具 2 枚雄蕊,雄蕊成对紧密结合,短小,侧扁;花药无柄,药隔细长,花粉囊椭圆形,2 室,通过顶部裂缝开裂;花粉以无规则团块的形式排出,无孔,球形,小,白色;雌花子房卵状椭圆形,1 室;胚珠 1,直立,长 2～2.5 mm,宽 1.2～1.5 mm,珠柄非常短;胎座基生,花柱逐渐收缩,柱头小,半球形。花期 6～7 月,果期 7～8 月。

· 分布生境 · 分布于湖南省中方县。生长于海拔约 650 m 的沟谷森林中潮湿的悬崖上。

· 识别要点 · 湖南半夏形态上与半夏 P. ternata 非常相似,细微的区别主要为本种通常只有 1 枚叶,花序高达 55 cm,比叶柄长 2～3 倍,花轴与附属物均长而直;3 枚小叶边缘皱,披针形;中央小叶大,两侧小叶较小,基部斜。

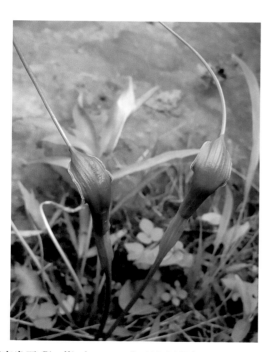

湖南半夏 *Pinellia hunanensis* 彩色图(Liu, et al.; 2013)

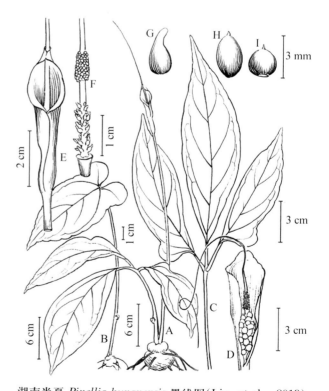

湖南半夏 *Pinellia hunanensis* 墨线图(Liu, et al.; 2013)
A 植株;B 幼株;C 叶;D 花序;E 佛焰苞;F 果序;G 雌蕊;H 果实;I 种子

12. 藜芦科
Melanthiaceae

短瓣凌云重楼

Paris cronquistii var. *brevipetalata* H. X. Yin & H. Zhang

· 模式标本 · CHINA. Sichuan, Chongzhou, Jiguanshanxiang, Baiyungou, in forest on mountain slope, alt. 1 100 m, 2011 - 04 - 27, H. X. Yin, et al. 0427001 (holotype: WCU).〔四川省崇州市鸡冠山乡白云沟,林中山坡,海拔 1 100 m,2011 年 4 月 27 日,尹鸿翔,等,0427001〕。

· 物种文献 · 尹鸿翔,张浩.四川重楼属(延龄草科)一新变种——短瓣凌云重楼[J].西北植物学报,2013,33(1):190 - 193.

· 形态特征 · 多年生草本,具根状茎。叶 4~6 枚,卵形,上表面深绿色,沿中脉具淡绿色斑纹,长 7.0~13 cm,宽 4.0~7.2 cm,叶柄长 1.2~4.5 cm。花萼绿色,长 2.5~5.7 cm,宽 1.0~1.8 cm,远长于花瓣;花瓣 4~6 枚,线形,长 1.2~3.1 cm,宽 0.1 cm,远短于萼片,下垂;雄蕊仅 2 轮,8~12 枚。蒴果,种子成熟时包以红色外种皮。

· 分布生境 · 分布于四川省崇州市。生长于海拔 1 000 m 以上的山坡林下阴湿处。

· 识别要点 · 短瓣凌云重楼较之原变种凌云重楼 *P. cronquistii*,植株形态明显变小,花基数和雄蕊轮数均有显著降低趋势,应是更为进化的类群。短瓣凌云重楼的花瓣线形,远短于萼片,下垂,雄蕊 8~12 枚,仅 2 轮,叶上表面深绿色,沿中脉具淡绿色斑纹,同凌云重楼都有明显差异。

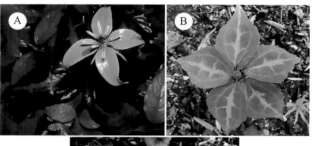

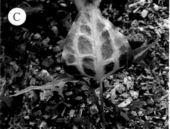

短瓣凌云重楼 *Paris cronquistii* var. *brevipetalata*
彩色图(尹鸿翔,等;2013)

A 花期植株;B 平原移栽植株;C 叶片背面紫色斑块

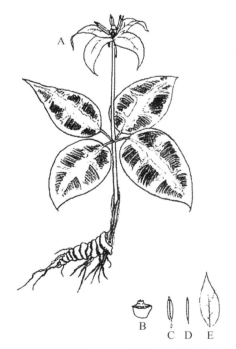

短瓣凌云重楼 *Paris cronquistii* var. *brevipetalata*
墨线图(尹鸿翔,等;2013)

A 花期植株;B 子房;C 雄蕊;D 花瓣;E 萼片

亮叶重楼

Paris nitida G.W.Hu, Z.Wang & Q.F.Wang

· 模式标本 · CHINA. Hubei Province: Tongshan County, Jiugongshan Mountain, Anping, under forest, 29°23′N, 114°35′E, elev. 1 070 m, 7 April, 2016, G. W. Hu, et al. HGW – 01060 (holotype: HIB; isotypes: HIB, HNNU).

· 物种文献 · Wang Zhi, Cai Xiuzhen, Zhong Zhixiang, Xu Zhun, Wei Neng, Xie Jiafen, Hu Guangwan, Wang Qingfeng. *Paris nitida*（Melanthiaceae），a new species from Hubei and Hunan, China［J］. *Phytotaxa*，2017,314(1):145 – 149.

· 形态特征 · 多年生草本，直立，无毛。根茎圆柱形、斜向或水平生长，外表黄褐色，内部白色淀粉质，长 3～3.5 cm，直径 0.8～1.2 cm，须根仅生于前 3 个新生节上。茎单一，圆柱形，绿色或紫红色，高 10～15 cm，直径 3～5 mm，基部被三片白色的膜质鳞片包裹，鳞片凋零后在根茎上残留 3 个不明显的疤痕环。叶片 4～5 枚轮生于茎顶，叶柄长 3～8(～13) mm，叶片椭圆形，长 5.5～7.5 cm，宽 1.9～2.5 cm，绿色，有光泽，厚膜质至亚革质，顶端渐尖，基部楔形或近圆形；三脉，中脉明显，网脉不明显。单花顶生；花梗长 2～6 cm，常带紫红色；花萼(3～)4～5 片，通常与叶子数量相同，很少比叶子数量少 1 片，表面绿色有光泽，背面淡绿色，椭圆形，长 3.5～4.2 cm，宽 1～1.4 cm，基部楔形或圆形，具非常短的爪状结构，顶端渐尖，宿存；花瓣(3～)4～5 片，丝状，长 1.2～1.8 cm，长度不到花萼的一半，宿存，常悬挂在花萼下方，下部 3/4 浅绿色，上部 1/3 绿黄色；雄蕊 4～10 枚，1～2 轮排列，花丝黄绿色，长 3～5 mm，花药金黄色，长 6～8 mm，药隔突出部分长 1～2 mm，顶端圆形；子房卵形，基部黄绿色，顶部紫红色，具(3～)4(～5)条纵脊，单室，侧膜胎座，胚珠卵形，白色，透明，多数，沿各胎座呈两纵列排列；花柱长约 1 mm，基部紫色，盘状；柱头(3～)4 个，离生，长约 1.5 mm，紫色，卷曲。蒴果球形，具(3～)4(～5)条纵脊，成熟时为绿色，直径 0.8～1.4 cm，不规则地沿着脊缝开

裂。种子多数，卵形，白色，外被红色、肉质多汁的假种皮。花期 3～5 月，果期 9～10 月。

· 分布生境 · 分布于湖北省通山县和湖南省浏阳市。生长于海拔 730～1 420 m 的亚热带常绿森林下。

· 识别要点 · 亮叶重楼形态上与高平重楼 *P. caobangensis* 相似，但亮叶重楼植株明显矮小，茎高仅 10～15 cm，叶片椭圆形，厚膜质至近革质，叶面光滑，叶柄长仅 3～8 mm，萼片椭圆形，花瓣长 1.2～1.8 cm，短于花萼长度的一半，雄蕊 4～10 枚，1～2 轮排列，花丝长仅 3～5 mm，子房上部长仅 1～2 mm，圆形，柱头反卷而与后者不同。

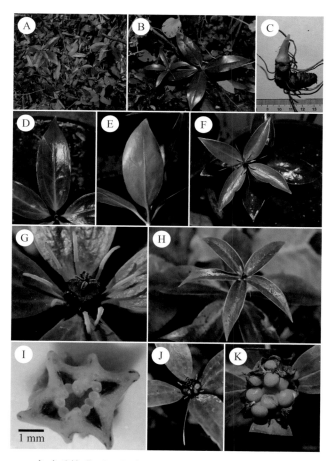

亮叶重楼 *Paris nitida* 彩色图（Wang, et al.：2017）

A 生境；B 植株；C 根茎；D～E 叶；F 花；G 雄蕊和雌蕊；
H 五基数花；I 子房横切面；J 幼果；K 种子

竹溪重楼

Paris qiliangiana H. Li, J. Yang & Y. H. Wang

• 模式标本 • CHINA. Hubei Province: Daping Village, Fengxi Township, Zhuxi County, in plantation areas under the forest, 31°55′N, 109°40′E, elev. 1004 m, in flower, 6 May 2017, Li Heng, et al. 053-03 (holotype: KUN; isotype: KUN).

• 物种文献 • Yang Jun, Wang Yuehu, Li Heng. *Paris qiliangiana* (Melanthiaceae), a new species from Hubei, China [J]. *Phytotaxa*, 2017, 329(2): 193-196.

• 形态特征 • 多年生直立草本, 无毛。根状茎增厚, 圆柱形, 倾斜或水平, 外部黄棕色, 内部白色, 长 3.0~8.0 cm, 直径 0.8~2.0 cm, 须根生于三或四个新节上。茎 1 或 2, 绿色或紫红色, 高 18.0~62.0 cm, 直径 0.3~0.5 cm, 基部具 3 枚长 1.0~2.0 cm 的深色膜状鳞片, 鳞片枯萎时在根状茎上留下 3 个不明显的疤痕。叶(4~)5~6(~7)~8 顶端轮生; 叶柄绿色或深紫色, 长 0.8~4.0 cm, 宽 0.1~0.3 cm; 叶片卵形、倒卵形或倒披针形, 长 7.0~13.0 cm, 宽 3.5~6.0 cm, 表面绿色, 背面浅绿色, 先端渐尖, 基部近圆形、近心形或楔形; 主脉 3~5, 明显, 近基生, 表面凹陷, 背面凸出, 网状脉明显。单花顶生; 花梗长 7.5~24.0 cm, 直径 0.2~0.4 cm, 绿色或紫红色; 萼片(3~)4~5(~6), 正面绿色, 背面浅绿色, 卵形或披针形, 长 4.0~8.0 cm, 宽 1.5~3.5 cm, 基部楔形或圆形, 先端渐尖, 宿存; 花瓣(3~)4~5(~6), 通常与萼片和柱头的数目相等, 线形, 长 3.0~6.0 cm, 宽 0.1 cm, 与萼片等长或稍短, 宿存, 直立, 下 3/4 为淡绿色, 上 1/3 为黄绿色或紫黑色, 稍宽; 雄蕊(6~)8~10(~12), 两轮, 通常为萼片数的两倍, 长 1.8~2.5 cm, 花丝黄绿色, 长 0.3~0.5 cm, 花药黄色, 长 1.0~2.0 cm, 药隔离生部分仅长 0.1~0.2 cm, 黄绿色或紫色, 顶端圆形; 子房卵球形, 绿色, 具(3~)4~5(~6)纵脊, 心皮(3~)4~5(~6), 极少 2 枚, 单室, 具侧膜胎座, 卵形胚珠倒生, 白色, 透明, 多数, 沿每个胎座纵向 2 列排列; 花柱基部通常白色, 偶浅紫

色, 在子房顶部膨大形成金字塔, 花柱长 0.2~0.6 cm, 淡黄色至橙色; 柱头(3~)4~5(~6), 极少 2, 离生, 长 0.1~0.3 cm, 淡黄色至紫色, 开花时外卷。成熟时蒴果黄绿色, 球状, 具(3~)4~5(~6)纵脊, 直径 2.0~3.0 cm, 脊间不规则开裂。种子近球形, 直径约 0.3 cm, 白色, 完全被红色肉质种皮包围。花期 3~5 月, 果期 9~10 月。

• 分布生境 • 分布于湖北省竹溪县。生长于海拔 720~1 140 m 的亚热带常绿森林下。

• 识别要点 • 竹溪重楼形态上与金线重楼 *P. delavayi* 相似, 但竹溪重楼萼片倾斜, 直立; 线形花瓣等长于或稍短于萼片, 通常等于萼片和柱头的数目; 雄蕊 2 轮, 为萼片数的 2 倍, 药隔离生部分长 1~2 mm, 黄绿色或紫色, 顶端圆形; 花柱基部通常白色, 偶尔浅紫色而不同。

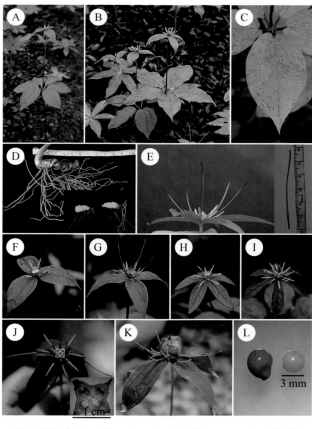

竹溪重楼 *Paris qiliangiana* 彩色图(Yang, et al.; 2017)

A~B 植株; C 叶; D 根状茎; E 花瓣; F~I 花; J 子房横切面;
K 果实纵切面; L 具红色种皮的种子

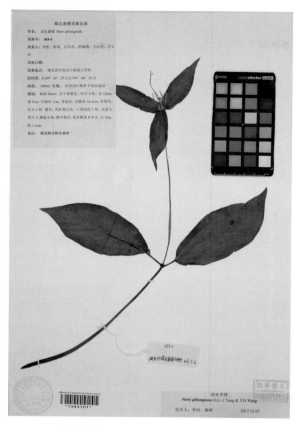

竹溪重楼 *Paris qiliangiana* 腊叶标本

13. 秋水仙科
Colchicaceae

中越万寿竹

Disporum sinovietnamicum R. C. Hu & Y. Feng Huang

· **模式标本** · CHINA. Guangxi: Daxin County, Xialei Town, Xialei Nature Reserve, 22°53′57.41″N, 106°41′16.32″E, 710 m a. s. l. , 19 Mar 2015, growing in dense limestone evergreen broad-leaved forest, Y. Feng Huang, et al. 34251 (holotype: GXMI; isotypes: GXMI, IBK).

· **物种文献** · Hu Renchuan, Xu Weibin, Huang Yunfeng. *Disporum sinovietnamicum* sp. nov. (Colchicaceae) from southwestern Guangxi, China [J]. *Nordic Journal of Botany*, 2016, 34(2): 152-155.

· **形态特征** · 多年生草本,根状茎短,匍匐茎长10~30 cm。根密集成束,肉质。茎直立,极少分枝,高35~90 cm,直径3~5 mm,下部具有数个叶鞘。叶5~7枚,集中在茎的上部,互生;叶柄短,约2 mm;叶片狭披针形,薄革质,长8~13 cm,宽2.0~

3.5 cm，基部近圆形，稍折叠，先端渐尖；横脉有时明显。花序顶生，无花序梗，花 1～5 朵。花梗长 3.0～5.5 cm，菱形。花被片 6（～7），平展，白色，无毛，卵形，长 2.7～3.1 cm，宽 0.9～1.2 cm，基部稍囊状，顶端急尖且稍向外翻，具明显的中脉。雄蕊着生于花被片基部，长 1.9～2.1 cm；子房卵圆形，紫红色，长约 5 mm。浆果黑色，椭圆形，长约 8 mm，直径 5 mm，种子 6 粒。花期 3～4 月，果期 9～11 月。

·分布生境· 分布于广西壮族自治区大新县下雷自然保护区和靖西市邦亮自然保护区。生长于海拔 600～700 m 的常绿阔叶林中的石灰岩峰顶。

·识别要点· 中越万寿竹与金佛山万寿竹 *D. jinfoshanense* 形态上最为相似，两者的主要区别在于中越万寿竹的植株高达 35～90 cm，叶为狭披针形，稍草质，花被片光滑无毛；而金佛山万寿竹植株仅高 15～20 cm，叶为卵形至椭圆形，草质，花被片内表面密被短柔毛。

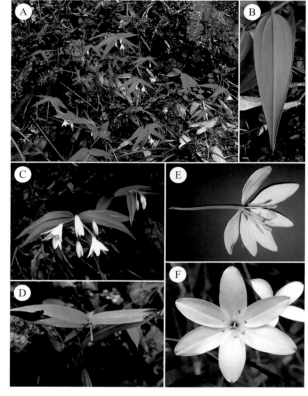

中越万寿竹 *Disporum sinovietnamicum*
彩色图（Hu，et al.；2016）

A 植株；B 叶；C 花序；D 果；E 花展开；F 花顶面观

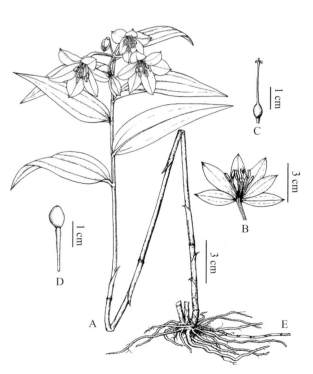

中越万寿竹 *Disporum sinovietnamicum* 墨线图（Hu，et al.；2016）

A 植株；B 花展开；C 子房和柱头；D 成果果实；E 匍匐枝

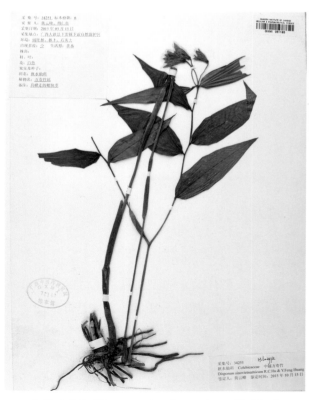

中越万寿竹 *Disporum sinovietnamicum* 腊叶标本

14. 百合科
Liliaceae

宝华老鸦瓣

Amana baohuaensis B. X. Han, Long Wang &. G. L. Lu

·**模式标本**· CHINA. Jiangsu Province: Jurong City, Mt. Baohua, in deciduous broad-leaved forests, 32°07′31″N, 119°05′24″E, elev. ca. 210m, 10 April 2019, L. Wang, et al. WL194103 (holotype: CPU; isotype: PE).

·**物种文献**· Wang Long, Xing Qian, Lu Gengyu, Lu Xu, Zhao Qun, Song Xiangwen, Han Bangxing. *Amana baohuaensis* (Liliaceae), a new species from East China [J]. *Phytotaxa*, 2019, 427(1): 43－50.

·**形态特征**· 多年生草本;鳞茎卵球形,直径 0.4～1.2 cm,鳞茎皮带褐色,纸质,内部密被长柔毛。茎通常单一,高 15～40 cm,纤细,无毛。叶对生,线形,表面中部灰白色,其余绿色,长 15～45 cm,宽 0.4～1 cm,全缘。苞片通常三片,轮生,线形,绿色或紫色,长 1.4～3.2 cm,着生于花下 1～1.5 cm 处。花单生,漏斗状;花被片 6,白色,内部基部具深绿色或黄绿色斑点,背面白色或紫红色,外轮花被披针形,尖锐,长 1.5～3.5 cm,宽 0.3～0.6 cm,内轮花被稍小;雄蕊 6,两轮,内轮三枚稍长于外轮,花药紫棕色,长 0.4～0.6 cm,花丝黄绿色,长 0.5～0.7 cm;子房椭圆形,黄绿色,长 0.5～0.8 cm,花柱长 0.4～1 cm。蒴果近球形,具三棱,直径 0.8～1.5 cm,顶端具长喙,喙长 0.5～1 cm。花期 2～3 月,果期 4～5 月。

·**分布生境**· 分布于江苏省句容市和安徽省滁州市。生长于海拔 150～300 m 的潮湿落叶阔叶林中。

·**识别要点**· 宝华老鸦瓣形态上与老鸦瓣 *A. edulis*、安徽老鸦瓣 *A. anhuiensis* 相似,与老鸦瓣的区别在于宝华老鸦瓣叶表面中部灰白色,苞片通常 3 枚,花单生,外轮花被片背面白色或紫红色,花药紫棕色;与安徽老鸦瓣的区别在于宝华老鸦瓣的鳞茎密被长柔毛,叶线形,苞片着生于花下 1～1.5 cm 处。

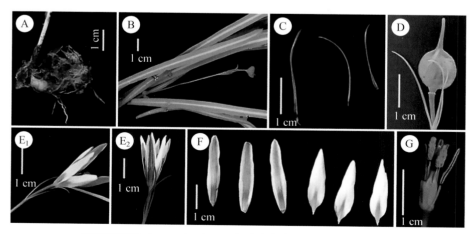

宝华老鸦瓣 *Amana baohuaensis* 彩色图(Wang, et al.; 2019)

A 鳞茎;B 叶;C 苞片;D 果实;E₁、E₂花;F 花被片;G 花药

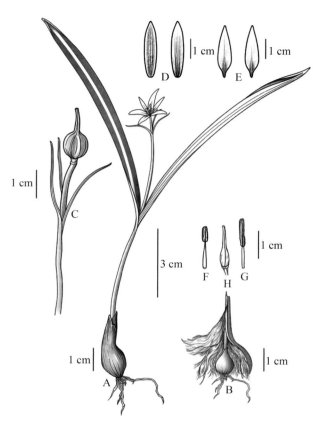

宝华老鸦瓣 *Amana baohuaensis* 墨线图(Wang, et al.; 2019)

A 植株;B 鳞茎;C 果实和苞片;D 外层花被片;E 内层花被片;
F 外层雄蕊;G 内层雄蕊;H 雌蕊

皖浙老鸦瓣

Amana wanzhensis L. Q. Huang, B. X. Han & K. Zhang

· 模式标本 · CHINA. Anhui Province: Ningguo City, Xianxia Town, 30°34′79″N, 119°22′97″E, alt. 735 m, 18 March 2013, B. X. Han, et al. 2012125 (holotype: ACM; isotype: PE).

· 物种文献 · Han Bangxing, Zhang Ke, Huang Luqi. *Amana wanzhensis* (Liliaceae), a new species from Anhui, China [J]. *Phytotaxa*, 2014, 177(2): 118-124.

· 形态特征 · 多年生草本;鳞茎卵圆形,直径 1.5~2.5 cm,鳞茎皮棕色,纸质,内部有柔毛。茎高 15~30 cm,不分枝,无毛。叶 2 枚,对生,披针形,绿色,长 15~30 cm,宽 1~3 cm,全缘,叶脉明显。苞片通常 3,不轮生,带状,长 0.1~0.5 cm,易脱落。花单生,漏斗状;花被片 6,白色,基部有绿色斑点,背面有棕色条纹;雄蕊 6,2 轮,花药长 0.4~0.6 cm,黄色,花丝长 0.5~0.7 cm,白色。子房椭圆形,黄绿色,长 0.6 cm,花柱长 1 cm。果实三棱形,长 1~2 cm,宽 0.5~1 cm。花期 2~3 月,果期 3~4 月。

· 分布生境 · 分布于安徽省宁国市仙霞镇。生长于海拔 600~800 m 的潮湿竹林下或草地上。

· 识别要点 · 皖浙老鸦瓣与二叶老鸦瓣 *A. erythronioides* 的主要区别在于其苞片长 0.1~0.5 cm,较小,花药黄色,花被片在果期常脱落。

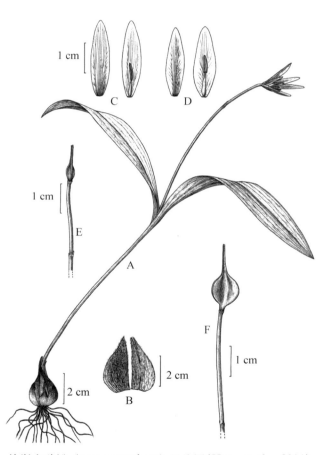

皖浙老鸦瓣 *Amana wanzhensis* 墨线图(Han, et al.; 2014)

A 植株;B 鳞茎皮;C 外层花被片;D 内层花被片;
E 花梗和子房;F 果实

南丹金线兰

Anoectochilus nandanensis Y. F. Huang & X. C. Qu

· 模式标本 · CHINA. Guangxi: Nandan County, Lihu Town, growing in dense limestone evergreen broad-leaved forest, 750 m a. s. l., 13 Aug 2012, Yun-Feng Huang 57610 (holotype: GXMI; isotypes: GXMI, PE).

· 物种文献 · Qu Xincheng, Huang Yunfeng, Feng Huizhe, Hu Renchuan. *Anoectochilus nandanensis* sp. nov. (Orchidaceae) from northern Guangxi, China [J]. *Nordic Journal of Botany*, 2015, 33 (5): 572 - 575.

· 形态特征 · 陆生草本, 高 12~17 cm。根状茎伸长, 匍匐, 肉质, 具结, 节上生根。茎向上伸展, 直径约 2 mm, 无毛, 具 3~4 叶。叶背面紫红色, 正面黑绿色, 具金红色脉序, 卵形, 长 1.5~2 cm, 宽 1.5~2.5 cm, 先端急尖; 基部收狭成柄和筒鞘长 7 mm。花梗淡棕红色, 长 8~11 cm, 具 2~3 枚淡棕红色、具短柔毛的苞片, 长约 1.3 cm, 具花 2~5 朵; 花苞片淡紫红色, 披针形, 长约 1 cm, 短于子房, 外面被短柔毛, 先端渐尖。花直立, 萼片棕红色, 外面疏生短柔毛, 具 1 脉; 中萼片宽卵形, 舟状, 长约 5 mm, 宽 3.5 mm, 先端急尖; 侧萼片张开, 斜宽椭圆形, 长约 6 mm, 宽 3.5 mm, 先端急尖至短尖。花瓣白色, 带绿色边缘, 宽半椭圆形, 明显歪斜, 长约 6 mm, 宽 3 mm, 具 1 脉, 先端急尖; 唇瓣白色, Y 字形, 长约 10 mm; 中裂片从下唇先端急剧向下反折, 长约 4 mm; 侧裂片近方形, 底部宽, 顶部略窄, 长 3.5 mm, 宽 2 mm, 其边缘不规则开裂; 侧裂片向下延伸与唇裂片形成钝角。

爪裂片纵向扩张, 2 裂, 裂片彼此成锐角分开, 长圆形至倒披针形, 长约 3.5 mm, 宽 2 mm, 全缘, 先端钝; 距圆锥状, 长约 6 mm, 棕红色, 先端浅 2 裂, 内面具 2 个不规则肉质胼胝体。合蕊柱长约 5.5 mm, 粗壮, 具 2 枚宽、长圆形附属物; 蕊喙直立; 花粉块 2, 具短柄; 柱头二, 离生, 位于蕊喙的基部两侧; 子房和花梗圆筒状纺锤形, 不扭曲, 长 10~12 mm, 被短柔毛。花期 7~8 月。

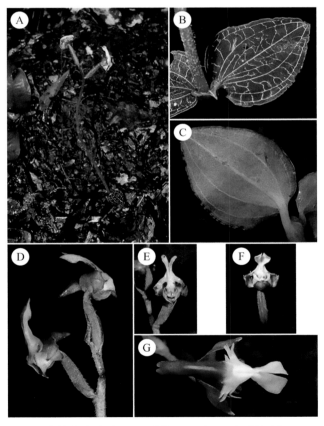

南丹金线兰 *Anoectochilus nandanensis* 彩色图
(Qu, et al.; 2015)

A 植株; B~C 叶; D 花序; E~F 花; G 唇瓣和距

· **分布生境** · 分布于广西壮族自治区南丹县里湖乡。生长于海拔 750 m 的茂密石灰岩常绿阔叶林中。

· **识别要点** · 与峨眉金线兰 A. emeiensis 相似。二者主要区别在于南丹金线兰叶长 1.5～2 cm,宽 1.5～2.5 cm;萼片宽卵形,长 5 mm,宽 3.5 mm;花瓣白色,具绿色边缘,宽半椭圆形;唇瓣约 10 mm,长 3.5 mm,宽 2 mm,边缘不规则开裂,与唇裂片成钝角;而峨眉金线兰叶长 3.5～4 cm,宽 3～3.2 cm;萼片卵状椭圆形,长 7 mm,宽 2 mm;花瓣粉白色,卵形;唇瓣约 13 mm,长 3～3.5 mm,宽 3～3.5 mm,侧裂片边缘流苏状,齿长 1.5 mm,与唇裂片成锐角。

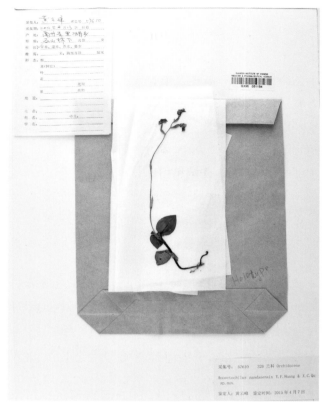

南丹金线兰 *Anoectochilus nandanensis* 腊叶标本

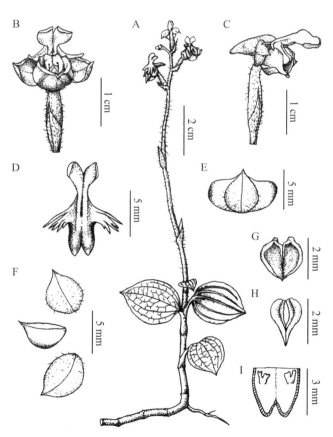

南丹金线兰 *Anoectochilus nandanensis* 墨线图
(Qu, et al.; 2015)

A 植株;B~C 花;D 唇瓣;E 中萼片和花瓣形成的帽状结构;
F 中萼片、花瓣和侧萼片;G 药帽内面观;H 花粉块;I 胼胝体

大瓣卷瓣兰

Bulbophyllum omerandrum var. *macropetalum*
Ma Liang, Chen Xinyan & Chen Shipin

· **模式标本** · 福建省,连城县,福建省连城县冠豸山风景区,东经 116°47′18″,北纬 25°42′53″,海拔 564.6 m,附生于丹霞山石壁上,马良 FAFU2019032905(正模标本:FJFC)。

· **物种文献** · 马良,陈新艳,涂雄德,陈世品,兰思仁. 大瓣卷瓣兰,福建省兰科 1 新变种[J]. 福建农林大学学报:自然科学版,2020,49(5):597 - 599.

· **形态特征** · 根状茎匍匐,粗约 2 mm。根出自生有假鳞茎的根状茎节上。假鳞茎在根状茎上彼此相距 1.5～4 cm,卵状球形,长 1～2 cm,中部粗 5～8 mm,顶生 1 枚叶,基部被鞘腐烂后残存的纤维,干后表面具许多皱纹。叶厚革质,长圆形,长 1.5～8.5 cm,中部宽 8～14 mm,先端钝并且稍凹入,基部楔形,具短柄或无柄,边缘下弯,在上面中肋下陷。花葶从假鳞茎基部抽出,直立,常长 5～6 cm,伞形花序具 1～3

朵花；花序柄纤细，粗约 1 mm，疏生 2～3 枚筒状鞘；花苞片卵形，舟状，长 9～10 mm；花梗和子房长 3 cm；花黄色；中萼片卵形，长 1～1.4 cm，中部宽 7 mm，先端稍钝并且具 2～3 条髯毛，边缘全缘，具 5 条脉；侧萼片披针形，长约 3.5 cm，中部宽 6 mm，先端稍钝，基部贴生在蕊柱足上，边缘全缘，基部上方扭转而两侧萼片呈八字形叉开；花瓣长卵形，长 1.2～1.4 cm，中部宽 5～6 mm，先端稍扭曲且具少量髯毛，具 3 条脉；唇瓣肉质，舌形，长约 7 mm，向外下弯，基部与蕊柱足末端连接而形成活动关节，后半部两侧对折，先端钝，边缘多少具睫毛，近先端处两侧面疏生细乳突；蕊柱长约 4 mm；蕊柱翅在蕊柱中部稍向前伸展呈半月形；蕊柱足弯曲，长 5 mm，其分离部分长 2 mm；蕊柱齿三角形，长约 1 mm，先端急尖呈尖牙齿状，药帽前缘具短流苏。花期 3～4 月。

· **分布生境**· 分布于福建省连城县冠豸山风景区。附生于海拔 550～600 m 的丹霞山潮湿沟谷石壁上。

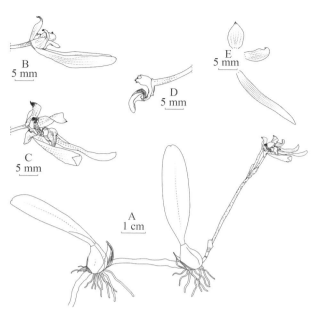

大瓣卷瓣兰 *Bulbophyllum omerandrum* var. *macropetalum*
墨线图(马良，等；2020)

A 植株；B～C 花；D～E 花各部位形态

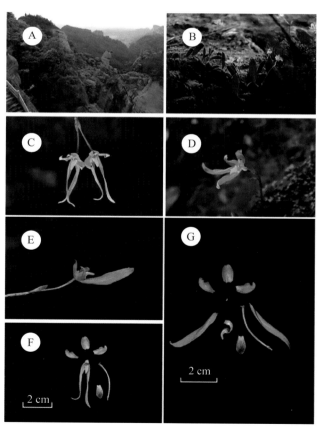

大瓣卷瓣兰 *Bulbophyllum omerandrum* var. *macropetalum*
彩色图(马良，等；2020)

A 生境；B 群落；C～E 花序；F～G 花各部位形态

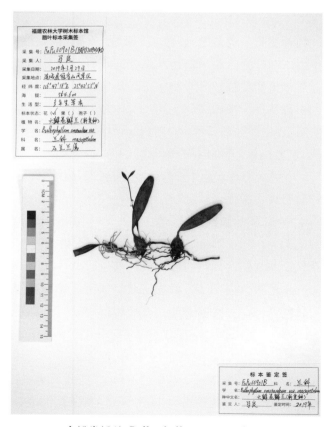

大瓣卷瓣兰 *Bulbophyllum omerandrum*
var. *macropetalum* 腊叶标本

· 识别要点 · 大瓣卷瓣兰与原变种毛药卷瓣兰 *B. omerandrum* var. *omerandrum* 的主要区别在于大瓣卷瓣兰的花苞片长 9～10 mm，花梗和子房长 3 cm，侧萼片长约 3.5 cm，中部宽 0.6 cm，花瓣长卵形，长 1.2～1.4 cm，中部宽 5～6 mm，先端稍扭曲且具少量髯毛；而原变种毛药卷瓣兰花苞片长 7～8 mm，花梗和子房长 1.5～2 cm，侧萼片长约 3 cm，中部宽 0.5 cm，花瓣卵状三角形，长 5～7 mm，中部宽 4～5 mm，先端紫褐色、钝并且具细尖，中部以上边缘具流苏，近先端处尤甚。

弄岗虾脊兰
Calanthe longgangensis Y. S. Huang & Yan Liu

· 模式标本 · CHINA. Guangxi, Chongzuo City, Longzhou County, Longgang National Nature Reserve, in karst forest, rare, alt. 300 m a. s. l., 29 Jul. 2012, Yan Liu, et al. Y2158（holotype: IBK; isotype: PE, IBK）.

· 物种文献 · 黄俞淞，曾维波，郭婧，黄歆怡，刘演. 中国广西虾脊兰属一新种——弄岗虾脊兰[J]. 热带亚热带植物学报，2015，23（3）：258－263.

· 形态特征 · 植株高 35～45 cm。根状茎不甚明显。假鳞茎圆柱形，长 2～4 cm，直径 3～5 mm。叶 2～3 枚，发育良好，开花时展开，常绿，叶片椭圆形或长圆形，长 10～25 cm，宽 4～9 cm，先端渐尖，边缘全缘，背面密被短柔毛，基部收狭为长 9～15 cm 的柄。花葶 1 或 2，从叶腋间生出，直立，长 18～40 cm，密被短柔毛，具 2 管状鞘。花序轴长 3～7 cm，具 10～15 朵花。苞片宿存，绿色，卵状披针形，长 5～8 mm，宽 3 mm，先端急尖，下弯，背面密被短柔毛。花梗和子房长约 2 cm，密被短柔毛。萼片相似，椭圆形，白色或浅绿色，侧萼片向上反折，长约 8 mm，宽 6 mm，先端急尖，具 3 脉，背面密被短柔毛，内面无毛。花瓣白色，近菱形，重叠，长和宽约 6 mm，基部具爪，无毛。唇瓣与整个蕊柱翅合生，3 深裂，侧裂片倒披针形，先端斜截形，长约 1 cm，宽 0.3 cm，中裂片扇形，白色，唇基部浅紫色，长约 1.7 cm，宽 1.2 cm，先端浅 2 裂，前端边缘锯齿状，唇盘基部具多列白色、疣状

胼胝体。距直，圆柱形，长约 8 mm，无毛或疏生短柔毛。蕊柱长约 5 mm，无毛，蕊喙 2 裂。花药帽白色，具喙。花粉团棒状，长约 1.5 mm。花期 6～7 月。

· 分布生境 · 分布于广西壮族自治区崇左市龙州县龙岗国家级自然保护区。生长于海拔约 300 m 的喀斯特森林的山谷小溪附近。

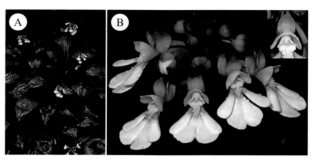

弄岗虾脊兰 *Calanthe longgangensis* 彩色图（黄俞淞，等；2015）
A 植株；B 花

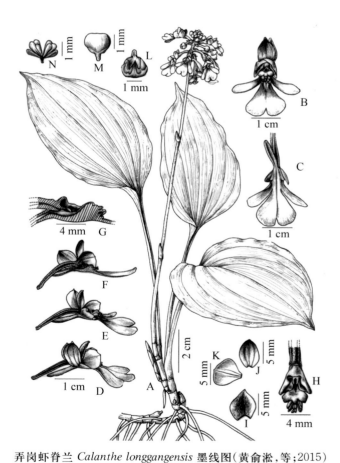

弄岗虾脊兰 *Calanthe longgangensis* 墨线图（黄俞淞，等；2015）
A 植株；B 花正面观；C 花背面观；D～E 花侧面观；F 花纵切面；
G 合蕊柱；H 合蕊柱和花盘的疣状胼胝体；I 苞片；J 萼片；
K 花瓣；L 药帽腹面观；M 药帽顶面观；N 花粉块

· 识别要点 · 与泽泻虾脊兰 *C. alismifolia* 相似，但根状茎明显，侧面萼片向上反卷，花瓣重叠，唇瓣侧裂片倒披针形、顶端斜截形，中裂片顶端微 2 裂、基部具数列白色的胼胝体，花粉块棒状而与后者相区别。

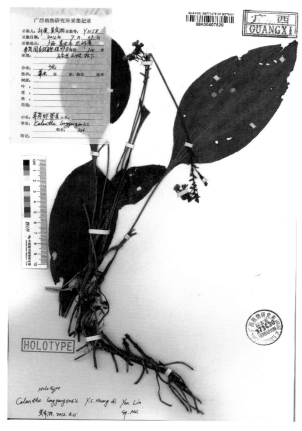

弄岗虾脊兰 *Calanthe longgangensis* 腊叶标本

拟白赤箭

Gastrodia albidoides Y. H. Tan & T. C. Hsu

· 模式标本 · CHINA. Yunnan: Mengla, Xishuangbanna National Nature Reserve, in tropical rainforest, 700~800 m, 12 May 2012, Tan 6809 (holotype: HITBC).

· 物种文献 · Tan Yunhong, Hsu Tianchuan, Pan Bo, Li Jianwu, Liu Qiang. *Gastrodia albidoides* (Orchidaceae: Epidendroideae), a new species from Yunnan, China [J]. *Phytotaxa*, 2012, 66: 38 - 42.

· 形态特征 · 陆生、无叶、无叶绿素的草本植物。根

很少，纤细，长 1~13 cm，直径 0.5~0.7 mm。根状茎肉质，块茎状，纺锤形，长 20~50 mm，直径 5~12 mm，灰褐色，具细小的不规则疣状物，具鳞片。鳞片轮生，长圆状披针形，棕黑色，长约 2 mm。花序直立，顶生，长 1.0~8.5 cm，直径约 3 mm，白色至浅白色，花梗具 1~4 节；鞘膜质，卵形至宽卵形，长 3~5 mm，宽 2~3 mm；花序轴长常小于 5 cm。苞片膜质，卵形至卵状长圆形，先端具尖头，淡黄棕色，长 3~5 mm，宽 2~2.5 mm。花 (1~)2~5(~8) 朵，直立，钟形，稍弯曲，不开阔开放，长 9~11 mm，直径 5~7 mm。花被片合生，形成一 5 裂的筒部，长 9~11 mm，先端稍具疣状物，其他光滑。萼片相似，肉质，增厚，侧萼片融合部分达其长度的一半，白色，先端具稀疏的淡黄色斑点；中萼片的离生裂片宽卵形，长 1.5~2 mm，宽 3~3.5 mm；侧萼片的离生裂片卵形，长约 1.5 mm，宽 2 mm，每枚里面具一个浅黄色增厚的胼胝体。花瓣两面均带白色，不增厚，肉质，薄，三角状卵形，长 0.8~1 mm，宽 0.6~0.8 mm。唇瓣与花被管离生，贴生于蕊柱足末端，浅绿色，基部淡黄色，顶部和边缘红棕色，长 3.5~4.5 mm，宽 2~2.5 mm；下唇具两个白色、球状、近无柄、无花蜜的胼胝体，直径约 1 mm；爪裂片菱状卵形，具 6~7 脉，基部圆形，全缘，唇盘增厚，中间明显 2 脊状，脊高隆起，近先端淡黄色。蕊柱白色，直，长 4~4.5 mm，宽 1.5~1.8 mm，基部具短足，先端具 1 对侧翅；侧翅具长于花药的渐尖的顶端，蕊喙发育良好，长 0.2 mm，宽 1.5 mm；柱头位于近基部。花药半球形，直径 0.6~0.7 mm；花粉块 2。子房长 3~7 mm，直径 1.5~3.5 mm。蒴果椭圆形，长 1.5~2 cm，宽 0.5~0.8 cm；果期花梗伸长至 8~20 cm。种子纺锤形，长 1.6~2.2 mm。花期 5 月，果期 5~6 月。

· 分布生境 · 分布于云南省西双版纳国家级自然保护区。生长于海拔 700~800 m 的热带雨林下。

· 识别要点 · 与短柱赤箭 *G. theana* 和白赤箭 *G. albida* 较接近，但拟白赤箭花冠筒外侧近光滑，花瓣白色未加厚，具发育良好的蕊喙；短柱赤箭花被筒外侧有沟纹，具有发育良好的蕊喙；白赤箭花被筒外侧有许多疣状突起，花瓣肉质肥厚，蕊喙退化。

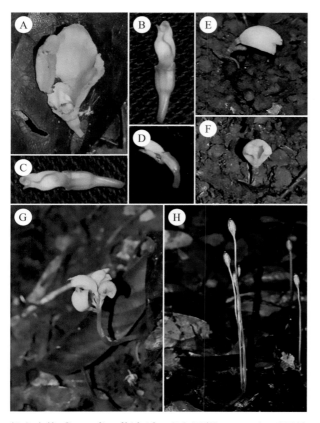

拟白赤箭 *Gastrodia albidoides* 彩色图（Tan，et al.；2012）

A 花纵切面；B~C 合蕊柱；D 唇瓣、合蕊柱和子房；
E~G 花期植株；H 果期植株

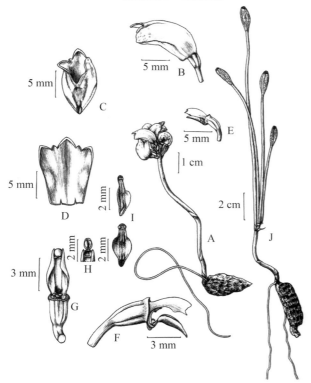

拟白赤箭 *Gastrodia albidoides* 墨线图（Tan，et al.；2012）

A 花期植株；B~C 花；D 展开的花被筒；E~F 唇瓣、合蕊柱和子房；
G 合蕊柱；H 药帽和柄；I 唇瓣；J 果期植株

福建天麻

Gastrodia fujianenesis L. Ma，X. Y. Chen & S. P. Chen

· **模式标本** · CHINA. Fujian: Wuyishan, in a dense forest, 1 113 m, 12 August 2018, Ma 2018081205 (holotype: FAFU［FAFU4005q］).

· **物种文献** · Ma Liang, Chen Xinyan, Liu Jiangfeng, Chen Shipin. *Gastrodia fujianensis* (Orchidaceae, Epidendroideae, Gastrodieae), a new species from China［J］. *Phytotaxa*, 2019, 391 (4): 269 – 272.

· **形态特征** · 陆生、绿棕色、分枝的异养草本，高7~19 cm。根少，长可达 20 cm，直径约 1.2 mm，分布在根状茎先端，不分枝。根状茎水平，块茎状，卵形或圆柱状，长 2.5~6 cm，宽 0.8~2.5 cm，节间较长，微被柔毛。花序直立，顶生，具 4~11 朵花，花梗长 5~9 cm，直径 1~1.4 mm，基部具 1~3 苞片；苞片披针形，长 3~5 mm，红棕色，宿存。花梗和子房长 8~15 mm，花梗棕红色，子房绿棕色，直径约 2 mm，具沟，外表面疣状。花稍下倾，宽张开，后仰，绿棕色，有光泽。花被筒钟状，长 10~12 mm，宽 5~7 mm，外表面疣状，先端 5 裂；外轮裂片（萼片离生部分）长约 4 mm，宽 1.2 mm，内轮裂片（花瓣离生部分）远小于萼裂片，长 1.2 mm，宽 1.5 mm，边缘具小齿。唇瓣卵状三角形，长 5~8 mm，宽 2.5~3 mm，淡黄色，边缘平，基部具爪，先端具乳头状突起；爪长 1~2 mm，具 3~4 红棕色结节状附属物；唇盘具 5~6 个纵向的薄片。蕊柱长 5~7 mm，具狭翅，具 1 对齿状顶端突出物；蕊柱足存在。花药半球形，直径约 1 mm，花粉团 2。蒴果圆柱状，长 10~14 mm，宽 4~6 mm，具乳突，花梗在果期稍伸长。花果期 8~9 月。

· **分布生境** · 分布于福建省武夷山国家公园。生长于海拔约 1 100 m 的常绿阔叶林中。

· **识别要点** · 与花坪天麻 *G. fujianenesis* 最相似，主要区别在于本种根不分枝，花梗和花被筒疣状，唇瓣边缘平坦；而花坪天麻根分枝，花梗和花被筒光滑，唇瓣边缘波状。

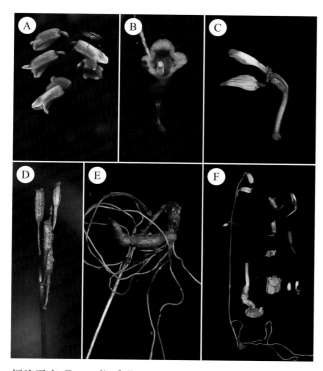

福建天麻 *Gastrodia fujianenesis* 彩色图(Ma, et al.; 2019)

A 花期植株;B 花;C 唇瓣和合蕊柱;D 果实;
E 根状茎;F 植株的各部位

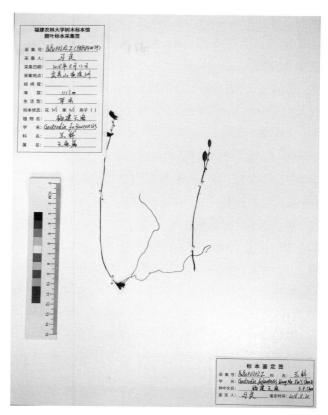

福建天麻 *Gastrodia fujianenesis* 腊叶标本

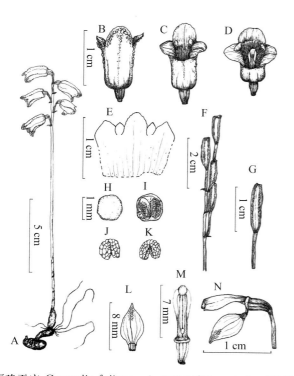

福建天麻 *Gastrodia fujianenesis* 墨线图(Ma, et al.; 2019)

A 植物;B～D 花;E 展开的花被筒;F～G 果实;H～K 药帽及花粉块;
L 唇瓣;M 合蕊柱;N 唇瓣和合蕊柱

花坪天麻

Gastrodia huapingensis X. Y. Huang, A. Q. Hu & Yan Liu

· 模式标本 · CHINA. Guangxi: Guilin City, Huaping National Nature Reserve, in the bamboo forest, elevation ca. 1 650 m, 26 August 2014, Longsheng expedition team of Chinese traditional medicine 450328140826139 (holotype: IBK; isotypes: IBK, PE).

· 物种文献 · Huang Xinyi, Hu Aiqun, Hsu Tianchuan, Liu Yan. *Gastrodia huapingensis* (Orchidaceae: Epidendroideae: Gastrodieae): a remarkable new mycoheterotrophic orchid with dimorphic columns from China [J]. *Phytotaxa*, 2015, 222(4): 290 - 294.

· 形态特征 · 陆地、异养、无叶草本植物。根少数, 长可达 20 cm, 直径约 1 mm, 生长在根状茎先端, 具 分支。根状茎块茎状, 梭形, 近圆柱状, 长 10～

35 mm,直径 5~10 mm,灰褐色,密被单细胞毛。花序直立,顶生,花 1~10 朵,无毛,花梗长 10~40 cm,直径 0.02~0.03 cm,具 4~6 不育苞片;不育苞片卵形,黄棕色,长约 5 mm。花梗和子房长约 10 mm,花梗稍弯曲,子房直径约 2.5 mm。花微下倾,宽张开,钟形,后仰,灰褐色。萼片和花瓣形成花被筒,长 10~15 mm,直径 6~7 mm,浅棕色;萼片长 10~15 mm,合生达 3/4,其长度的 4/5 与花瓣贴生,灰棕色,无毛,中萼片离生部分卵形,边缘稍波状,长约 5 mm,宽 3 mm,侧萼片离生部分张开,三角形,边缘稍波状,长约 5 mm,宽 5 mm,花瓣离生部分卵形,长约 3 mm,宽 2.5 mm,边缘稍啮蚀状,先端钝,基部收缩,稍成爪。唇瓣贴生于蕊柱足,卵形,先端截形,长 5 mm,宽 3 mm,浅黄棕色,下唇浅灰色,具 2 枚红棕色、球状胼胝体,爪裂片卵形,边缘波状至啮蚀状,顶端部分微波状,唇盘具 5 条纵向脊,中间 2 条更长,也更突出。蕊柱伸展或弯曲,前端长 4.5 mm,宽 2 mm,直,在中部稍弯曲,平,先端较宽,柱头位于基部;弯曲的蕊柱长约 1.5 mm,直径约 1.5 mm,先端由于蕊柱弯曲而较宽,花药接触柱头,两种情况蕊柱足均发育良好。蒴果直立,狭圆柱状,长 1~1.5 cm,直径 0.03~0.04 cm,花梗在果期伸长至 3.5~5 cm。花期 7~8 月,果期 9~10 月。

· 分布生境 · 分布于广西壮族自治区花坪国家级自然保护区。生长于海拔 1 600~1 700 m 的以竹林为主的亚热带常绿阔叶林下。

· 识别要点 · 花坪天麻与 G. major 和白点天麻 G. punctata 较为相似,它们的共同特点是花被筒呈钟形,唇瓣具纵向脊突,但花坪天麻唇瓣卵状且顶端平截,唇瓣边缘由波状到不规则齿状及二形的合蕊柱与二者易于区分。

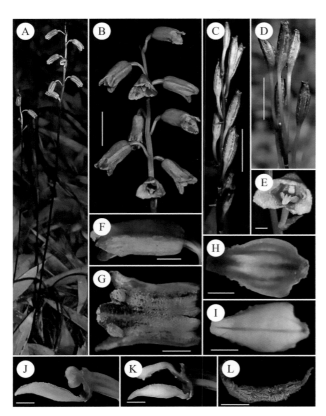

花坪天麻 Gastrodia huapingensis 彩色图
(Huang, et al. ; 2015)

A 植株;B 花序;C 幼果;D 成熟果实;E~F 花;G 展开的花被筒;
H~I 唇瓣;J~K 唇瓣和合蕊柱;L 去掉根的根状茎

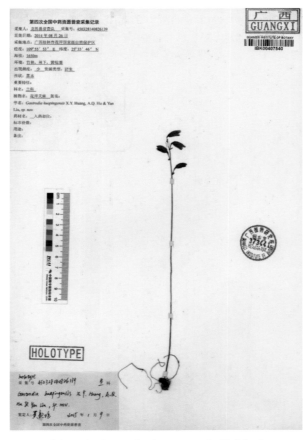

花坪天麻 Gastrodia huapingensis 腊叶标本

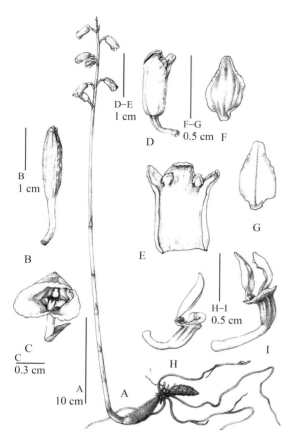

花坪天麻 *Gastrodia huapingensis* 墨线图（Huang, et al.; 2015）
A 植株；B 成熟果实；C～D 花；E 展开的花被筒；
F～G 唇瓣；H～I 唇瓣和合蕊柱

梅花山羊耳蒜

Liparis meihuashanensis S. M. Fan

· 模式标本 · CHINA. Fujian: National Nature Reserve of the Meihuashan of Fujian, on mossy rock, alt. 1770 m, 2 May 2016, S. M. Fan 2016015 (holotype: Fujian University of Traditional Chinese Medicine; isotype: NOCC).

· 物种文献 · Fan Shiming, Liu Jiangfeng, Zhai Junwen, Yang Chengzi, Huang Zehao. *Liparis meihuashanensis*, a new orchid species from Fujian, China: Evidence from morphological and molecular analyses [J]. *Phytotaxa*, 2017, 323(2): 182 - 188.

· 形态特征 · 陆生或石生草本植物。植株高 5.5～8.5 cm。假鳞茎簇生，卵球形，长约 1.2 cm，直径约

0.8 cm，多少被少量白色薄膜鞘包围。叶 2 枚；叶柄鞘状，长 5～12 mm，无关节；叶片卵状椭圆形，长 2～3.5 cm，宽 1～2 cm，基部收缩下延成叶柄，边缘全缘，先端急尖。花序长 4～5.5 cm；花序轴具 3～5 朵花；苞片三角形，长约 2 mm。花绿色或紫色；花梗和子房长 5.5～7 mm。中萼片宽线形，长约 9 mm，宽 2 mm，先端钝；侧萼片亚椭圆形，长约 8 mm，宽 2.5 mm，稍歪斜；花瓣近丝状，长约 8 mm，宽 0.5 mm；唇瓣宽倒卵形，长宽 7～8 mm，收缩的基部上具 2 个小型近圆锥形胼胝体，边缘全缘，先端近截形和短尖。蕊柱微弯曲，长约 5.5 mm，基部膨大，先端具小的近方形翅。花粉团 4 个，成 2 对，黄色。蒴果椭球状球形。花期 5 月。

· 分布生境 · 分布于福建省梅花山国家级自然保护区。生长于海拔 1770 m 的常绿林林缘长满青苔的岩石上。

· 识别要点 · 与玉簪羊耳蒜 *L. auriculata* 和长唇羊耳蒜 *L. pauliana* 相似，但本种花序较短，长 4.0～5.5 cm，花苞片三角形，唇瓣先端截形微缺，具短尖，收缩的基部上具 2 个小型近圆锥形胼胝体而不同。

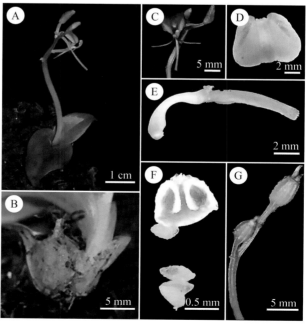

梅花山羊耳蒜 *Liparis meihuashanensis* 彩色图
（Fan, et al.; 2017）
A 花期植物；B 假鳞茎；C 花；D 唇瓣；E 合蕊柱；F 药帽和花粉块；G 果实

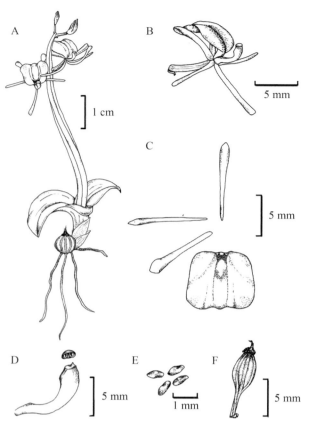

梅花山羊耳蒜 *Liparis meihuashanensis* 墨线图
(Fan, et al.; 2017)

A 花期植株；B 花；C 中萼片、花瓣、侧萼片和唇瓣；
D 合蕊柱和药帽；E 花粉块；F 果实

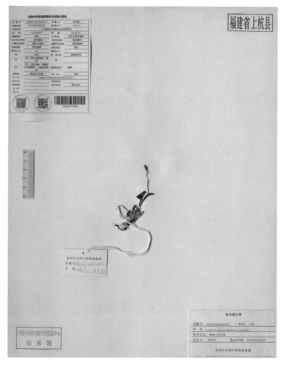

梅花山羊耳蒜 *Liparis meihuashanensis* 腊叶标本

武夷山对叶兰

Neottia wuyishanensis B. H. Chen & X. H. Jin

· 模式标本 · CHINA. Fujian: Wuyishan City, Wuyishan Mountains, mixed forest of conifer tree and evergreen broadleaf tree of Fagaceae, 117°45′E, 27°50′N, 1 831 m, 29 July 2020, B. H. Chen 04012 (holotype: FNU0040736; isotypes: FNU0039789).

· 物种文献 · Chen Binghua, Jin Xiaohua. *Neottia wuyishanensis* (Orchidaceae: Neottieae), a new species from Fujian, China [J]. *Plant Diversity*, 2021,43:426 – 431.

· 形态特征 · 陆生草本。植株高 18.5～28 cm,细长,基部常具一白色鞘。根细长、丝状。叶 2 枚,对生,着生于植株下部 1/4 至一半,宽卵形,长 1.8～1.9 cm,宽 1.7～1.9 cm,先端锐尖。花序梗被短柔毛,长约 5 cm,苞片 5;花序轴长 4～9 cm,稀松,具 5～19 朵花;花苞片卵状披针形,长 3～4 mm,宽 1.6 mm,先端锐尖或渐尖。花上下颠倒,白绿色;花梗长 4～6 mm,被短柔毛;子房长 2.7～3.0 mm,无毛;萼片和花瓣展开;中萼片椭圆形至长圆形,1 脉,长 2.6 mm,宽 1.2 mm;侧萼片稍偏斜,披针形,长约 2.8 mm,宽 1.3 mm,顶端钝圆;花瓣线形至狭长圆形,长 2.2 mm,宽 0.5 mm;唇瓣 Y 形,唇瓣在顶端至中部二裂,基部具瓣爪,长 7.8～9.0 mm,中部宽 1.6～2.7 mm,唇盘中央具增厚的脊,自基部延伸至凹陷处,裂片间有小齿;基部耳呈不明显齿状,长约 0.3 mm;小裂片披针形至长圆形,长 3.7～4.4 mm,宽 0.8～1.1 mm,顶端钝圆,边缘具疏齿和缘毛;合蕊柱弧形,长 1.7～1.9 mm,花药向蕊喙倾斜,顶端具膨大药帽;蕊喙向前伸出。花期 7～8 月,果期 8～9 月。

· 分布生境 · 分布于福建省武夷山市、南平市。生长于海拔约 1 831 m 的铁杉和多脉青冈混交林边缘的肿节少穗竹下。

· 识别要点 · 武夷山对叶兰形态上与福贡对叶兰 *N. fugongensis*、耳唇对叶兰 *N. pseudonipponica* 相似,但武夷山对叶兰具 1 长 7.0～9.0 mm 的 Y 字

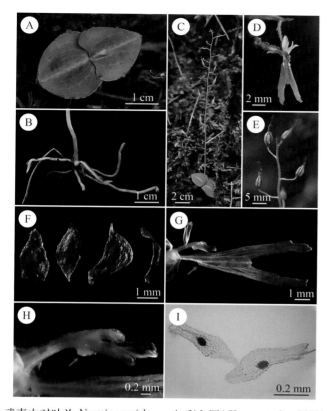

武夷山对叶兰 *Neottia wuyishanensis* 彩色图(Chen, et al.; 2021)

A 叶;B 根;C 植株;D 花;E 成熟果实;
F 苞片、中萼片、侧萼片和花瓣;G 唇瓣;H 合蕊柱;I 种子

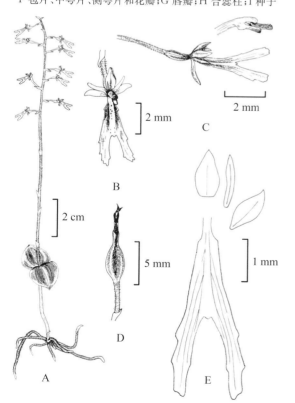

武夷山对叶兰 *Neottia wuyishanensis* 墨线图(Chen, et al.; 2021)

A 植株;B 花;C 花侧面观和合蕊柱正面观;
D 果实;E 中萼片、花瓣、侧萼片和唇瓣

形唇瓣,基部耳呈不明显齿状,小裂片披针形至长方形,长 3.7～4.4 mm,宽 0.8～1.1 mm 而不同。

那坡齿唇兰
Odontochilus napoensis H. Tang & Y. F. Huang

· **模式标本** · CHINA. Guangxi: Napo County, Laohutiao Nature Reserve, growing in the limestone areas, especially in the humus near the top of the mountain, 1 450 m a. s. l., 16 Jun 2013, Huan Tang, et al. 79960 (holotype: GXMI; isotype: GXMI).

· **物种文献** · Tang Huan, Feng Huizhe, Huang Yunfeng. *Odontochilus napoensis* sp. nov. (Orchidoideae: Orchidaceae) from southwestern Guangxi, China [J]. *Nordic Journal of Botany*, 2016, 34:405－408.

· **形态特征** · 自养植物,高 5～7 cm。茎上升,被柔毛,具 2～5 枚叶。叶背面淡绿色,卵状椭圆形,稍斜,长 0.8～1 cm,宽 0.4～0.7 cm,先端急尖;基部叶柄状,与管状鞘长 0.4～0.5 cm。花梗被短柔毛,具 1 或 2 具鞘状苞片,淡红棕色,卵形,长约 7 mm,宽 5 mm,被短柔毛;花序轴被柔毛,具 1 朵花,极少 2 朵;苞片淡红棕色,卵形,长 6～7 mm,宽 4～5 mm,稍短于子房,背面被短柔毛,边缘疏生缘毛,先端长渐尖。花近直立,不倒置;中萼片与花瓣黏合形成兜状,红棕色,宽卵形,长约 5 mm,宽 3.5 mm,先端渐尖,背面被短柔毛;侧萼片淡绿棕色,具白色方格,长椭圆形,歪斜,长 7～8 mm,宽 4 mm,先端急尖。花瓣披针形,镰状,长约 5 mm,宽 2 mm,膜质;唇瓣 Y 字形,长约 13 mm;爪裂片纵向扩张,2 裂;裂片彼此宽叉开,长圆形,白色,长约 6 mm,宽 4 mm,先端钝;中裂片带棕色,两侧边缘具流苏状裂条;裂条由 9～13 个细丝组成,长 2～3.5 mm;唇瓣基部稍膨大,形成短距,距靠近子房,长约 3 mm,宽 2 mm,含 2 个胼胝体。蕊柱长约 1 mm,粗壮;花药卵球形,长约 3 mm;传粉团 2,具短柄;柱头裂片分离;子房和花梗圆柱状,不扭曲,无毛。花期 6～7 月。

· **分布生境** · 分布于广西壮族自治区那坡县老虎跳

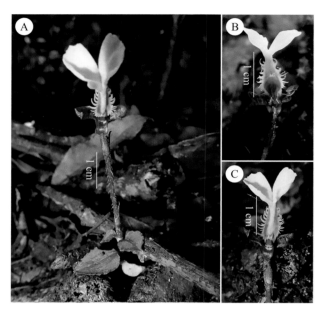

那坡齿唇兰 *Odontochilus napoensis* 彩色图
(Tang, et al.; 2016)

A 植株；B 花背面观；C 花正面观

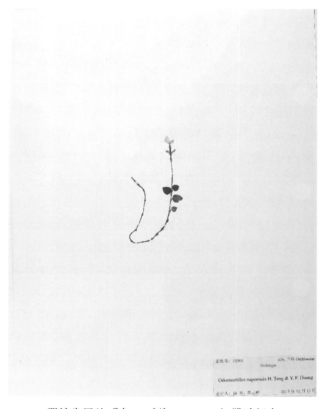

那坡齿唇兰 *Odontochilus napoensis* 腊叶标本

自然保护区。生长于海拔 1 450 m 的石灰岩常绿阔叶林下。

· 识别要点 · 与台湾齿唇兰 *O. inabae* 和南岭齿唇兰 *O. nanlingensis* 相似，与台湾齿唇兰主要区别在于子房无毛，花单生，唇瓣流苏状裂条长 2.0～3.5 mm；与南岭齿唇兰主要区别在于花单生，侧萼片浅绿棕色。

巴山山兰

Oreorchis bashanensis Wang Yong

· 模式标本 · CHINA. Shaanxi, Ning Qiang Xian, Hong Shi Liang National Forest Park, alt. 1 800 m, under deciduous forest, 2019-05-17, Wang Yong 20190517008 (Holotype: HZTC). [陕西宁强县红石梁国家森林公园，海拔 1 800 m，落叶阔叶林下，2019 年 5 月 17 日，王勇 20190517008，模式标本存于陕西理工大学植物标本馆]。

· 物种文献 · 王勇. 中国陕西兰科 1 新种——巴山

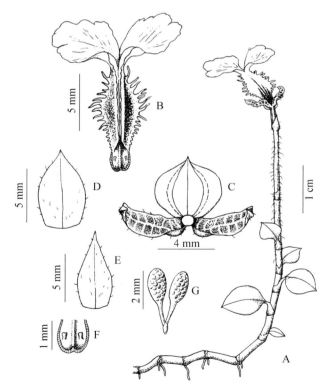

那坡齿唇兰 *Odontochilus napoensis* 墨线图
(Tang, et al.; 2016)

A 植株；B 唇瓣；C 萼片和花瓣；D 鞘状苞片；
E 苞片；F 距内的胼胝体；G 花粉块

山兰[J].植物研究,2021,41(2):164-167.

· 形态特征 · 陆生草本植物,高达 70 cm。叶在花期脱落,假鳞茎卵球形至近椭球形,长 2～3 cm,宽 1～2.5 cm,节 2～3,部分被棕色干膜质鞘覆盖,宿存并形成由短根状茎连接的假鳞茎链。叶 3,或有时 2,线形或狭披针形,折扇状,长 30～40 cm,宽 2～3.5 cm,先端渐尖,基部渐狭;叶柄长 5～8 cm,具鞘。花序长 35～70 cm,中间以下具 2～3 管状鞘;花序轴长 10～20 cm,具 30～40 朵花;花苞片狭披针形,长 3～5 mm;花绿棕色,花梗和子房长 10～15 mm;唇瓣爪绿棕色,中部和侧部裂片白色,先端具紫色斑点;中萼片狭倒卵形,长约 9 mm,宽约 2 mm,先端稍钝;侧萼片狭长,长约 8 mm,宽约 2 mm,稍镰刀形,先端锐尖;唇瓣长圆状倒卵形,长 8 mm,宽 3.5～5 mm,中部以下 3 浅裂;基部具长爪,爪长约 4 mm,侧裂片直立,线形,长约 3 mm,宽约 0.7 mm,先端钝;中裂片先端扇形,平展时最宽处可达 5.8 mm,边缘深波状;唇盘具 2 个纵褶片,长达 4 mm,膨大并汇合为龙骨状附属物,呈鲜艳的橙红色,于唇瓣侧裂片基部之间突出;合蕊柱长约 4.5 mm,基部加厚。蒴果长圆形,长约 15 mm,宽约 7 mm。花期 5～6 月,果期 7～10 月。

· 分布生境 · 分布于陕西省宁强县。生长于海拔 1 800 m 的落叶阔叶林下。

· 识别要点 · 巴山山兰与山兰 O. patens 接近,主要区别在于巴山山兰先花后叶,假鳞茎较大,叶 2～3 枚,叶片较大,花唇瓣爪长度占总长 1/2,唇瓣侧裂片直立,褶片在唇盘中央膨大为橙红色龙骨状附属物,并突出于唇瓣之上;而山兰四季常绿,叶 1～2

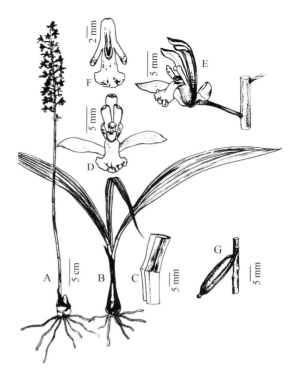

巴山山兰 *Oreorchis bashanensis* 墨线图(王勇;2021)
A 花期植株;B 营养期植株;C 叶柄与叶片连接处关节;
D 花正面观;E 花侧面观;F 唇瓣;G 果实

枚,叶片较小,花唇瓣爪长度约为总长 1/4,唇瓣侧裂片镰曲,唇盘纵褶片脊状,白色至浅黄色。

雅长山兰

Oreorchis yachangensis Z. B. Zhang & B. G. Huang

· 模式标本 · CHINA. Guangxi: Leye County, Yachang Orchid National Nature Reserve, alt. ca. 1 685 m, 23 May 2015, S. W. Li, et al. YC2190 (holotype: IBK; isotype: PE).

· 物种文献 · Zhang Zibin, Xin Rongshi, Qin Suhuai, Huang Bogao, Wei Xinlian, Liu Yan. *Oreorchis yachangensis* (Orchidaceae), a new species from Guangxi, China [J]. *Phytotaxa*, 2016,265(2):169-172.

· 形态特征 · 陆生植物,高达 30～45 cm。假鳞茎卵形至近椭圆形,长 1～2 cm,直径 0.5～1.5 cm,具 2～3 节。叶 1 枚,少有 2 枚,具叶柄,褶皱,线形或狭披针形,长 35 cm,宽 2.7 cm,先端渐尖;叶柄长达 3.8 cm。花葶从假鳞茎的一侧生出,绿色,被管状鞘

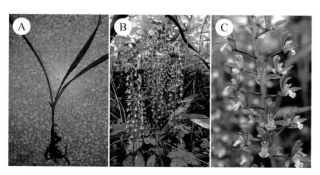

巴山山兰 *Oreorchis bashanensis* 彩色图(王勇;2021)
A 营养期植株;B 花期植株;C 花序

包围;鞘长可达 4 cm。总状花序长 25～67 cm,疏生多达 20 朵花;花小,长 9.4 mm,宽 6.3 mm;中萼片黄色,狭长圆形,先端稍钝,长 6.5 mm,宽 1.7 mm;侧萼片稍镰刀形,椭圆状披针形,急尖,黄色,长 6.2 mm,宽 1.6 mm;花瓣黄色,狭长圆形,稍镰刀形,先端急尖,长 4.5 mm,宽 1.1 mm;唇瓣长圆形,具紫色斑点,展开时长 3.8 mm,宽 1.9 mm,基部有短爪,中间以下 3 浅裂;侧裂片稍弯曲,先端钝;中裂片近长圆形,先端 2 浅裂,具不规则缺刻;唇盘具 1 对肥厚纵褶片,沿中部裂片从基部延伸到中部;蕊柱白色,棍棒状,长达 3.2 mm,基部加厚;子房长 6～9 mm;花药位于顶部;柄钩状,J 形。花期 5～6 月,果期 8～9 月。

· 分布生境 · 分布于广西壮族自治区乐业县雅长兰科植物国家级自然保护区。生长于海拔 1 650～1 690 m 的原始亚热带落叶阔叶林下。

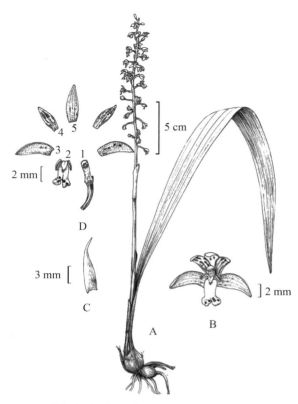

雅长山兰 *Oreorchis yachangensis* 墨线图
(Zhang, et al. ; 2016)

A 植株;B 花正面观;C 苞片;D 花解剖图
(1 子房和柱头;2 唇瓣;3 侧萼片;4 花瓣;5 中萼片)

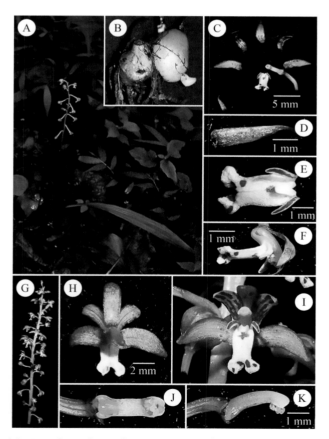

雅长山兰 *Oreorchis yachangensis* 彩色图(Zhang, et al. ; 2016)

A 植株;B 根和假鳞茎;C 花解剖照;D 苞片;E 唇瓣;F 花侧面观;
G 花序;H 花背面观;I 花正面观;J 柱头正面观;K 柱头侧面观

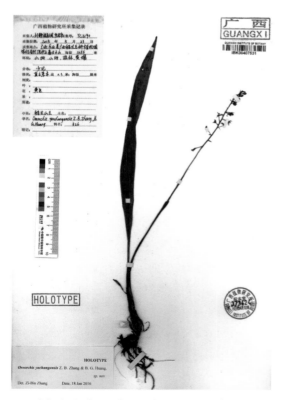

雅长山兰 *Oreorchis yachangensis* 腊叶标本

·识别要点·与山兰 O. patens 相似，但是本种花小，萼片和花瓣黄色，花瓣和唇瓣具紫色斑点而与后者相区别。此外，本种唇瓣中裂片顶端 2 裂，也可与该属其他物种相区别。

16. 鸢尾科

Iridaceae

君子峰鸢尾

Iris junzifengensis S. P. Chen, X. Y. Chen & L. Ma

·模式标本·CHINA. Fujian Province（福建省），Ming Xi County（明溪县），Junzifeng（君子峰），under the forest on slope, elevation 500 m, 4 April 2018, X. Y. Chen JZF18000556（holotype: FJFC; isotype: IBSC）.

·物种文献·陈新艳，马良，柳明株，高绪勇，陈世品. 君子峰鸢尾，福建鸢尾科植物一新种[J]. 热带亚热带植物学报，2022，30（2）：267－275.

·形态特征·多年生草本。根状茎可分为粗壮的斜伸根状茎和横走根状茎，斜伸的根状茎扁圆形，具多数较短的节间，棕褐色，横走的根状茎节间长 2.2～3.0 cm，黄白色；须根生于根状茎的节上，分枝多。叶基生，墨绿色，暗淡，剑形，长 30.0～70.0 cm，宽 2.5～4.6 cm，顶端渐尖，具 3～7 纵脉，中间 3～5 脉明显，表面粗糙。花茎直立，高于叶片，顶生总状聚伞花序稀疏，分枝 2～6，与苞片等长或略短；苞片 2～3 枚，叶状，宽披针形或卵圆形，长 2.0～4.0 cm，顶端渐尖，包含 2～4 朵花。花淡蓝色或蓝紫色，直径 5.0～7.0 cm；花梗包于苞片内或略伸出，长 1.5～3.0 cm；花被管明显，长 1.3～2.0 cm，花被裂片 6 片，排成 2 轮，外轮花被裂片倒卵形，长 4.0～4.5 cm，宽 2.0～2.5 cm，顶端稍凹缺，基部楔形，边缘波状皱褶，中脉上有 3 条隆起的黄色鸡冠状附属物，中间一条最明显，内花被裂片狭倒卵形，长 3.5～4.2 cm，宽 1.5～2.0 cm，基部楔形，顶端微凹，

边缘波状皱褶，花盛开时向外展开；雄蕊长约 2.0 cm，花药长椭圆形，白色；花柱 1 枚，上部 3 分枝，扩大扁平成花瓣状，花柱分枝较内轮花被裂片略短，淡紫色，顶端缝状丝裂，子房纺锤形，长 1.6～2.0 cm。蒴果三棱状圆柱形，长 5.0～8.0 cm，宽 0.8～1.5 cm，棱上具小沟，每面具中脉，顶端钝，成熟时自顶端开裂至中部；种子多数，褐色。花期 3～4 月，果期 4～6 月。

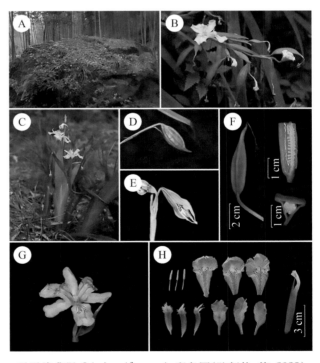

君子峰鸢尾 *Iris junzifengensis* 彩色图（陈新艳，等；2022）

A 生境；B 花序和幼果；C 植株；D 蒴果；E 开裂的果实；
F 幼果及其纵、横切面；G 花；H 花部形态
（雄蕊、外轮花被裂片、花柱和柱头、内轮花被裂片和花梗及苞片）

·**分布生境**·分布于福建省明溪县。生长于海拔 300～800 m 的山坡林缘处。

·**识别要点**·君子峰鸢尾与蝴蝶花 *I. japonica*、台湾鸢尾 *I. formosana* 相近。与蝴蝶花不同之处在于叶片宽大，叶脉明显，表面粗糙；花为顶生稀疏总状聚伞花序，分枝 2～6；花大，直径 5.0～7.0 cm，花被裂片边缘波状皱褶，全缘，顶端稍有凹缺；蒴果三棱状圆柱形。与台湾鸢尾不同之处在于花小，花被裂片边缘波状皱褶，全缘，顶端稍有凹缺；蒴果三棱状圆柱形。

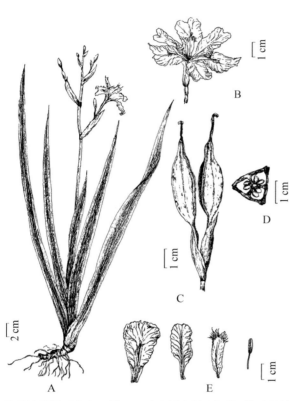

君子峰鸢尾 *Iris junzifengensis* 墨线图（陈新艳，等；2022）
A 植株；B 花；C 蒴果；D 果横切面；E 花部形态
（外轮花被片、内轮花被片、花柱和柱头、雄蕊）

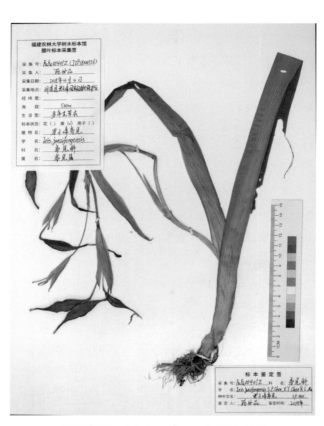

君子峰鸢尾 *Iris junzifengensis* 腊叶标本

17. 石蒜科
Amaryllidaceae

秦岭薤
Allium tsinlingense L. L. Xun & P. L. Liu

·**模式标本**·CHINA. Shaanxi Province: Zhouzhi County, on the open mountain slope and cliff, elev. ca. 1 030 m, 33°52′5.22″N, 108°14′24.43″E, 17 Sep. 2020, L. L. Xun 01257 (holotype: XBGH; isotypes: XBGH, WUK).

·**物种文献**·Xun Lulu, Liu Peiliang, Lu Yuan,

Zhang Yawei, Li Sifeng, Yue Ming, Li Bin, Zhou Yafu. *Allium tsinlingense* (Amaryllidaceae, Allioideae), a new species from Shaanxi, China [J]. *Phytotaxa*, 2022, 552(1):91-98.

·形态特征· 鳞茎单生或成对,很少簇生,卵球形至近球形,直径 1～1.7 cm;鳞茎皮淡褐色,薄革质,有时近纤维状。叶线形,平,或偶有 V 形,实心,偶基部略中空,比花葶短或稀长,长 11～26 cm,宽 1.8～7 mm。花葶长 30～58 cm,圆柱状,下部 1/5～2/5 被叶鞘覆盖;佛焰苞 2 瓣裂,有时 1 瓣裂,宿存,具短喙;伞形花序球状,疏生至密生多花;花梗等长,约为花被片 2.5 倍,具小苞片;花被绿色、带绿色至白色;裂片中脉绿色;外轮花被片狭卵形、船形,长 3.3～4.5 mm,宽 1.5～1.9 mm;内轮花被片卵形,长 3.8～5 mm,宽 2～2.5 mm;花丝钻形,等长,长为花被片 2 倍,花药黄;子房绿色,具凹陷的蜜腺,每室 2 胚珠;花柱外露,约与外轮花被片等长;柱头点状。种子黑色,菱形。花期 8～10 月,果期 10～11 月。

·分布生境· 分布于陕西省周至县、太白县和鄠邑区、渭滨区。生长于海拔 790～1 450 m 的山坡和悬崖的向阳面或稍阴面。

·识别要点· 秦岭薤与茂汶韭 *A. maowenense* 相似,但秦岭薤叶坚实,开花后佛焰苞宿存,不同阶段的花颜色变化从绿色、带绿色至白色,但从不略带紫色,花被片的中脉从不淡红色,花梗基部具小苞片而不同。

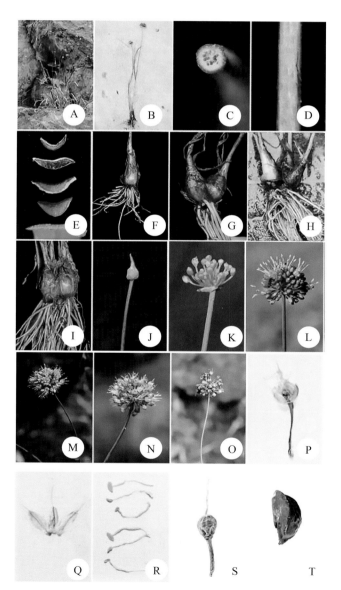

秦岭薤 *Allium tsinlingense* 彩色图(Xun, et al.; 2022)

A 生境;B 植株;C～D 花葶横、纵切;E 叶横切;F～I 鳞茎;
J～O 各时期花序;P 花和苞片;Q 花被片;R 雄蕊;S 雌蕊;T 种子

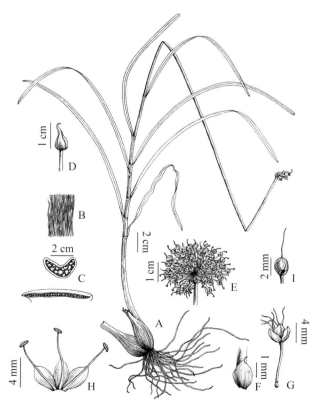

秦岭薤 *Allium tsinlingense* 墨线图(Xun, et al.; 2022)

A 植株;B 外层鳞茎皮;C 叶横切;D 佛焰苞;E 花序;
F 花梗小苞片;G 花;H 花被片和雄蕊;I 雌蕊

新龙韭

Allium xinlongense D. F. Xie & X. J. He

· **模式标本** · CHINA. Sichuan province, Xinlong County, arid slopes, meadows, 31°12′35″N, 100°18′49″E, elevation 3 000～3 800 m a. s. l., 23 September 2019, XDF20190923 (holotype: SZ; isotype: SZ)

· **物种文献** · Xie Dengfeng, Xie Fumin, Jia Shengbin, Li Hao, Yang Xin, Zhang Xiangyi, Zhou Songdong, He Xingjin. *Allium xinlongense* (Amaryllidaceae, Allioideae), a new species from western Sichuan〔J〕. *Phytotaxa*, 2020, 432(3): 274 - 282.

· **形态特征** · 鳞茎单生或簇生,卵球形到狭卵球形,直径1～2 cm,鳞片浅棕色至棕色,薄革质,先端近纤维状。叶长于花葶,宽3～10 mm,半圆柱状,中空,从基部狭中空逐渐变为顶部附近明显中空,光滑。花葶长18～30(～45)cm,圆柱状,仅在基部被叶鞘覆盖。佛焰苞2瓣或3瓣,早落。伞形花序球状,紧密,多花;花梗等长,长为花被2～3倍,无苞片;花被片白色至粉色,长5～8 mm,裂片具绿色中脉,外轮裂片与内轮裂片的中脉稍不同;花丝钻形,外轮花丝弯曲,稍长于内轮,基部合生并贴生于花被片;花药橘黄色;子房绿色,近球形,具凹凸不平的蜜腺,蜜腺基部覆盖着短而呈钟形的突出物,并具明显的U形缺口结构;花柱外露,柱头点状;每室2胚珠。蒴果卵形。种子黑色,菱形,长1.5～2 mm。花期9～10月,果期10～11月。

· **分布生境** · 分布于四川省新龙县和康定市。生长于海拔3 000～3 800 m的雅砻江干热峡谷和高山草甸。

· **识别要点** · 新龙韭形态上与茂汶韭 *A. maowenense* 及葱属 *Daghestanica* 组的一些物种相近,区别在于新龙韭花被片的颜色白至粉红色;花被片长5～8 mm,中脉绿色,外轮花被片稍不同于内轮花被片;外轮花丝弯曲,比内轮花丝稍长;花药橘黄色;蜜腺呈凹形,具明显的U形缺口结构。叶为半

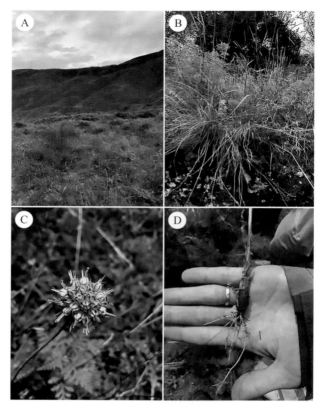

新龙韭 *Allium xinlongense* 彩色生境图片(Xie, et al.;2020)

A 生境;B 植株;C 花序;D 鳞茎

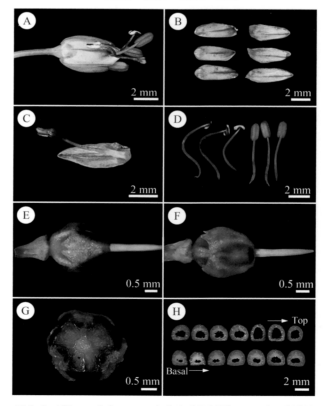

新龙韭 *Allium xinlongense* 彩色解剖图(Xie, et al.;2020)

A 花;B 外层(左)及内层(右)花被片;C 内层花被片及雄蕊;
D 雄蕊;E～F 子房及凹形蜜腺;G 子房横切;H 叶横切

圆柱状,从基部狭空管状逐渐过渡至近顶端的明显空管状,长 20～30(～55)cm。

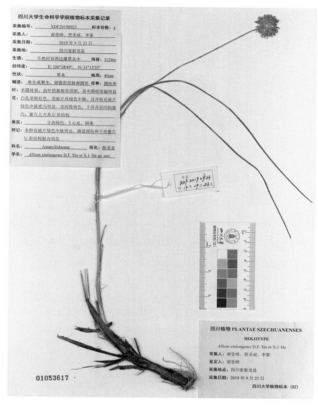

新龙韭 *Allium xinlongense* 腊叶标本

湖南石蒜

Lycoris hunanensis M. H. Quan, L. J. Ou & C. W. She

· **模式标本** · CHINA. Hunan: Yuanling Co., Zhuhongxi, moist surroundings, 110°38′E, 28°43′N, 200～350 m, 7 Oct. 2009, M. H. Quan 09007 (holotype: Huaihua University).

· **物种文献** · Quan Miaohua, Ou Lijun, She Chaowen. A New Species of *Lycoris* (Amaryllidaceae) from Hunan, China [J]. *Novon*, 2013, 22(3): 307-310.

· **形态特征** · 多年生草本;鳞茎近球形,直径 3～5 cm,高 4～6 cm,表皮紫棕色。叶 9 月出现,5～7枚,剑形,长 36～39 cm,宽 1.3～1.5 cm,先端渐尖,深绿色,叶中脉不明显灰白色。花葶高 50～60 cm,

直径 10 mm;总苞片 2 枚,长 4～5 cm,宽 1.4～1.6 cm,披针形,膜质,浅绿色,先端渐尖。伞形花序具 6～7 朵花,花筒长 1～1.2 cm;花被片 6,长 5～6 cm,宽 6～8 mm,花芽期直立,后期强烈反折,花被边缘明显波状,花芽时呈粉红色,开花初期淡黄粉色,发育后期逐渐褪为白色,正面散生粉红色条纹,顶部具淡红色斑点,开花时逐渐消失,背面中脉淡黄色;花梗长 0.6～1 cm;雄蕊 6,花丝白色,顶部淡紫红色,长 8～9 cm,约比花被长 1/3;花药红棕色,长 6～7 mm,宽 0.8～1 mm;雌蕊 1,花柱线形,白色,顶部稍具紫红色;子房下位,直径约 5 mm,绿色,近球形。蒴果 3 瓣裂。种子黑色,近球形或半球形。花期 8～9 月,果期 10～11 月。

· **分布生境** · 分布于湖南省沅陵县。生长于海拔 200～350 m 的小河岸地区。

· **识别要点** · 湖南石蒜与稻草石蒜 *L. straminea* 相似于叶出现的季节,叶宽,花被裂片反折、边缘波状,花被正面有分散的粉红色条纹,雄蕊比花被长 1/3,但湖南石蒜花被颜色在开花期逐渐变化(花蕾期为粉红色,开花早期为淡黄粉色,发育后期逐渐变

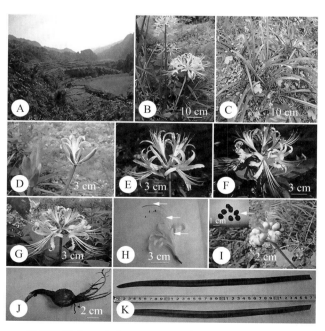

湖南石蒜 *Lycoris hunanensis* 图(Quan, et al.; 2013)

A 生境;B 花期植株;C 营养期植株;D 花蕾;
E～G 各时期花序;H 花;I 果实和种子;J 鳞茎;K 叶

为白色,顶部有淡红色斑点),花被片中脉背面呈淡黄色,花葶长可达 50～60 cm,叶剑形,顶端渐尖;而

稻草石蒜花被片中脉为黄褐色,花葶长约 35 cm,叶舌状,顶端钝圆。

18. 天门冬科
Asparagaceae

崇左蜘蛛抱蛋
Aspidistra chongzuoensis C. R. Lin & Y. S. Huang

· 模式标本 · CHINA. Guangxi Zhuang Autonomous Region, Chongzuo city, Jiangzhou district, Taiping town, Nonglou, limestone areas, 22°29′28″N, 107°18′41″E, alt. 240 m, 13 January 2014, Yu-Song Huang, et al. CZ0274 (holotype: IBK).

· 物种文献 · Huang Yusong, Zeng Weibo, Zhu Fang, Lin Chunrui. *Aspidistra chongzuoensis* (Asparagaceae): a new species from limestone areas in Guangxi, China [J]. *Phytotaxa*, 2015, 208(3):231 - 235.

· 形态特征 · 多年生常绿草本。根茎匍匐,地面生,近圆柱状,直径 5～6 mm,密生节,须根多。鞘状叶 4～5 枚,淡绿色,长 1～6 cm,包裹叶柄基部,枯萎时呈纤维状;叶单生,长 0.5～1 cm;叶柄坚硬,腹面具沟,长 4.5～12 cm,宽 0.2～0.3 cm;叶片椭圆形至长圆形,长 14～22 cm,宽 5～8 cm,深绿色,具浅绿色斑点,先端渐尖,基部宽楔形,边缘全缘。花梗短,长 5～10 mm;苞片 4～5,其中 2 枚贴生于花基部,宽卵形,长 6～8 mm,宽 8～10 mm,淡绿色,顶端钝圆。花单生;花被钟状,长约 15 mm,外部白色,上部有紫色斑点,内部紫黑色,仅在花冠筒底部为白色;花被裂片 8(偶 7),展开,卵三角形,顶端圆形,明显地 2 轮排列,外轮裂片长 5～7 mm,基部宽 5～8 mm,内轮裂片较小,腹面基部具 4～6 个脊棱;花被管长 10～12 mm,宽 13～15 mm;雄蕊 8 枚,与花被裂片

对生,着生于花冠筒基部,花丝长约 1 mm,花药椭圆形,白色或淡黄色,长约 2 mm,宽 1.5 mm;雌蕊蘑菇状,长 7～8 cm,子房不明显,花柱白色,圆柱状,长 4～5 mm,直径约 2 mm,柱头盾状膨大,厚约 3 mm,上表面平坦光滑,白色,直径约为 10 mm,中心具 4 条不明显的放射纹,边缘不规则地分裂为 16 个波状裂片,下表面紫黑色。果实近球形,直径约 10 mm,顶端有喙。花期 10～12 月,果期翌年 1 月。

· 分布生境 · 分布于广西壮族自治区崇左市。生长于海拔约 240 m 的石灰岩山坡常绿阔叶林中。

· 识别要点 · 崇左蜘蛛抱蛋的花与乳突蜘蛛抱蛋 *A. papillata* 形态比较相似,但崇左蜘蛛抱蛋植株和花较小,花冠长 15 mm,裂片常展开,花被管直径

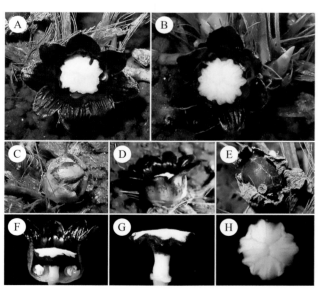

崇左蜘蛛抱蛋 *Aspidistra chongzuoensis* 彩色图
(Huang, et al.; 2015)

A～B 花;C 花蕾;D 花侧面观;E 果实;F 花纵切面;G 雌蕊;H 柱头

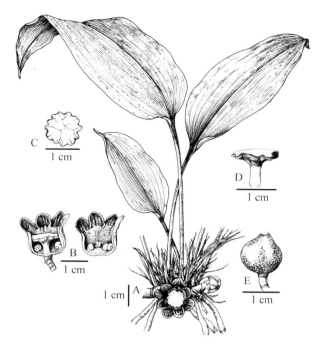

崇左蜘蛛抱蛋 *Aspidistra chongzuoensis* 墨线图
(Huang, et al.; 2015)

A 植株；B 花纵切面；C 柱头；D 雌蕊；E 果实

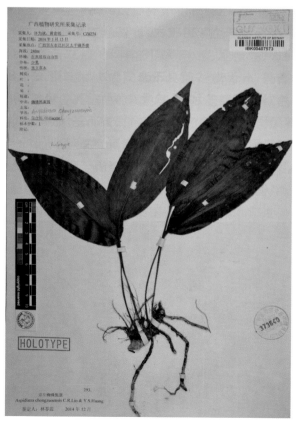

崇左蜘蛛抱蛋 *Aspidistra chongzuoensis* 腊叶标本

13～15 mm，柱头增厚至 3 mm，上表面平坦光滑，白色，不呈乳头状，边缘呈 16 波状裂而不同。崇左蜘蛛抱蛋在某些方面也类似于两色蜘蛛抱蛋 *A. bicolor*，但后者具有更大的花，花冠裂片通常反折，雄蕊着生于花被筒基部上方 2～3 mm 处，柱头腹面略微凸起，边缘 3 裂，裂片向下弯曲而不同。

春秀蜘蛛抱蛋

Aspidistra chunxiuensis C. R. Lin & Yan Liu

· **模式标本** · CHINA. Guangxi, Longzhou County, Chunxiu nature protection, alt. 328 m a. s. l., 28 May 2013, Bo Pan P056 (holotype: IBK; isotype: IBK).

· **物种文献** · Lin Chunrui, Huang Xinyi, Pan Bo, Xu Weibin, Liu Yan. Two new species of *Aspidistra* (Asparagaceae) from Guangxi, China: *A. chunxiuensis* and *A. longshengensis*［J］. *Phytotaxa*, 2015, 208(2):163 - 169.

· **形态特征** · 多年生常绿草本。根状茎匍匐，近圆柱状，直径6～8 mm，节紧密，根多数。鞘状叶5～6，紫红色，长 2～12 cm，包裹叶柄基部，干燥时呈黑褐色。叶单生，相距 1～2 cm；叶柄硬且直，长 23～35 cm，宽 0.2～0.3 cm，上面具沟槽；叶片通常宽卵形至卵状长圆形，长 20～32 cm，宽 9～11 cm，深绿色，基部阔楔形至近圆形，骤缩为叶柄，两侧不等，顶端渐尖，边缘全缘，中脉叶背突出，侧脉 3～4 对，不明显。花序梗直立或下倾，紫色，长 9～11 cm，具 7～8 枚苞片；苞片从花序梗基部至顶部逐渐变宽，顶部花被基部下的苞片宽卵形，紫红色，长 22～28 mm，宽 16～20 mm，先端钝。花单生；花被钟状，肉质，先端12(或 13)深裂；花被筒长 10～12 mm，宽 35～38 mm，外部具紫红色斑点，内部黑紫色，并具 12(或 13)条从雄蕊基部延伸到花被管口部的脊棱；裂片扩展，近等长，卵状披针形，长 30～35 mm，基部宽 6～8 mm，外部密被紫红色斑点，内部淡黄色，基部常具紫红色斑点，每个裂片基部具一白色齿状附属物，附属物长 4～5 mm，宽 5～6 mm，边缘暗紫色带有疣状隆起，基部水平扩展突出超过花冠筒口，使其缩小至 18～20 mm；雄蕊 12(或 13)，与裂片对生，近无柄，着生于花冠筒基部，花药椭圆形，长 2～3 mm，宽 1～2 mm；雌蕊长 8～10 mm，子房不明显，花柱短，圆柱形，长 2～3 mm，宽 1 mm，柱头扩大，盘状，厚 5～6 mm，直径约 30 mm，上表面扁平，白色，具 6 条紫红色、末端 4 叉的放射状脊，边缘紫红色，向上弯曲，有 24(或 26)条纵向肋脉，背面白色。花期 5～6 月。

· 分布生境 · 分布于广西壮族自治区龙州县。生长于阔叶林下有深裂缝的岩石、石灰岩的裂隙处。

· 识别要点 · 春秀蜘蛛抱蛋与大花蜘蛛抱蛋 A. grandiflora 花相似，但春秀蜘蛛抱蛋的叶片为宽卵形至长卵圆形，长 21～31 cm，宽 5～7.5 cm，基部宽楔形至近圆形，花被裂片短，长 30～35 mm；柱头上表面平坦，白色，从中央至边缘具 6 条紫红色、末端 4 叉的放射线；而大花蜘蛛抱蛋的叶片为狭倒卵形，长 50 cm，宽 11 cm，基部狭楔形，花被裂片长 50～60 mm，柱头上表面中央具 5 条紫色放射状脊。

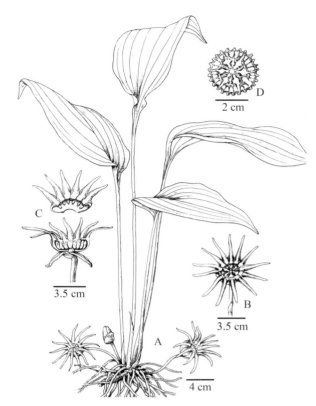

春秀蜘蛛抱蛋 *Aspidistra chunxiuensis* 墨线图
(Lin, et al.；2015)

A 花期植株；B 花；C 花纵切面；D 柱头

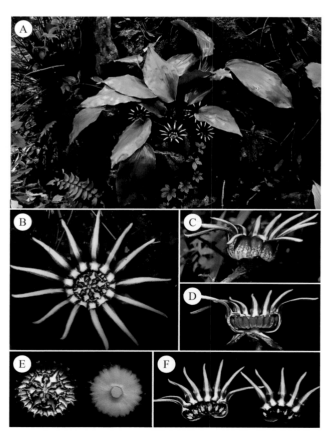

春秀蜘蛛抱蛋 *Aspidistra chunxiuensis* 彩色图(Lin, et al.；2015)

A 植株；B～C 花；D 花纵切面,示雌蕊；E 柱头；F 花纵切面,示雄蕊

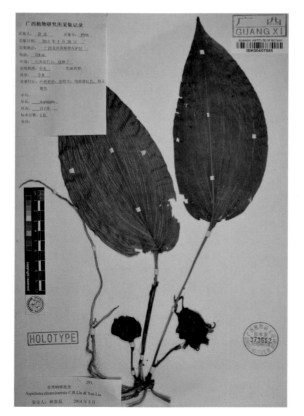

春秀蜘蛛抱蛋 *Aspidistra chunxiuensis* 腊叶标本

春秀蜘蛛抱蛋亦与巨型蜘蛛抱蛋 *A. longiloba* 及窄瓣蜘蛛抱蛋 *A. guangxiensis* 相似,但巨型蜘蛛抱蛋的叶片为倒卵形,长 50～70 cm,宽 10.5～15 cm,基部狭楔形,花被管较长,长 35～37 mm,花被裂片长 70～75 mm,基部附属物长方形,长 13 cm 而不同;广西蜘蛛抱蛋的花较小,花被裂片为 6 或 8 个,长 20～30 mm,宽 2～6 mm,花被管直径 1～2 cm,柱头直径 1～1.5 cm,上表面具有 3 或 4 条紫色脊线,边缘有 12 或 16 个三角形的裂片而不同。

闭花蜘蛛抱蛋

Aspidistra cleistantha D. X. Nong & H. Z. Lü

· 模式标本 · CHINA. Guangxi: originally collected from Guangxi, Ningming County, Longgang National Natural Reserve, Longshan area, limestone mountains, rare, 220 m a.s.l., 9 December 2012, H. Z. Lü, et al. 140449 - 1 Guangxi Botanical Garden of Medicinal Plants, cultivated, 4 May 2018, D. X. Nong 180504001 (holotype: GXMG; isotype: GXMG).

· 物种文献 · Nong Dongxin, Huang Xueyan, Huang Baoyou, Lü Huizhen. *Aspidistra cleistantha* , a new species of Asparagaceae from Guangxi, China [J]. *Phytotaxa* , 2018, 374(2) : 178 - 180.

· 形态特征 · 多年生常绿草本植物。根状茎于地表蔓生,节间极短,直径约 10 mm,有许多肿大的根;根白色,长 30 cm,直径 0.15～0.2 cm,密被毛。鞘状叶 3～4 片,紫红色,长 1～12 cm,包裹着叶柄基部,干燥时变为棕色;叶单生,间隔排列;叶柄硬且直,淡绿色,基部具紫色点,叶面具沟槽,长 21～30 cm,厚 2～3.5 mm;叶片卵形至椭圆形,长 15～33 cm,宽 6～9 cm,其基部下延成叶柄,两侧不对称,先端渐尖,侧脉 5～7 对;中脉和侧脉在背面略突出。花梗匍匐,长 2～4.5 cm,具紫色斑点;苞叶 4～5,从花梗基部到顶端逐渐加宽,上部两枚苞叶与花被连接,宽卵形,背面密布紫色斑点,长 2～2.2 cm,宽 1.5 cm,顶端渐尖;花单生,具臭味;花被宽管状,肉质;花被裂片 8 个(偶尔 6 个),平展,近等长,披针形,渐尖,

长 25～28 mm,基部宽 3.5～5 mm,外部具紫红色斑纹,内部白色但常具紫色斑纹,每个裂片内面基部具 1 附属物;附属物齿状,长 1.5～2 mm,其基部向外展开水平突出于管口处,将口径减小到 3～4 mm;花被管长 25～28 mm,宽 10～13 mm,基部略增宽,外部的下部三分之一为白色,上部密生紫色斑点,内部的下部三分之一为白色,上部略带紫色斑纹;雄蕊 8(～6),与花被裂片对生,近无柄,生于花被筒的基部约 3 mm 处;花药长圆形,长 1～1.5 mm,宽 1 mm;雌蕊蘑菇状,长 5～7 mm;子房不明显,花柱圆柱形,长约 1 mm;柱头膨大,白色,直径约 10 mm,厚 5～6 mm,中央部分凸起,具 4(～3)条径向分叉线,边缘略 6～8 浅裂,背面具 12～16 条纵脊。果实未见。栽培种花期为 4～5 月。

· 分布生境 · 分布于广西壮族自治区崇左市宁明县龙岗国家级自然保护区。生长于海拔 220 m 的石灰岩背阴岩石斜坡上。

· 识别要点 · 闭花蜘蛛抱蛋因花的形状和花被片基部的附属物等特征而与龙岗蜘蛛抱蛋 *A. longgangensis* 最为相似,区别在于:闭花蜘蛛抱蛋花被管长 25～28 mm,花被片内面白色,基部附属物长 1.5～2 mm,花柱头蘑菇形,中央凸,边缘 6～8 浅

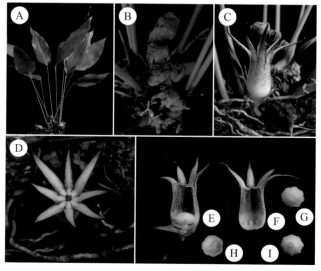

闭花蜘蛛抱蛋 *Aspidistra cleistantha* 彩色图
(Nong, et al. ; 2018)

A 花期植株;B 根状茎;C～D 花;E 花纵切面,示雌蕊;
F 花纵切面,示雄蕊;G～I 柱头

裂;而龙岗蜘蛛抱蛋花被管长 10～15 mm,花被片内面淡黄色,基部附属物长 3～5 mm,顶端卷曲,花柱头碗状,中央微凹,边缘 12～16 浅裂。此外,龙岗蜘蛛抱蛋的叶片更厚、更大。

粗丝蜘蛛抱蛋
Aspidistra crassifila Yan Liu & C. -I Peng

·**模式标本**· CHINA. Guangxi Zhuang Autonomous Region, Fangcheng City, Shiwandashan Mountains, alt. 980 m, 10 March 2005, Yan Liu L1156 (holotype: IBK).

·**物种文献**· Lin Chunrui, Liu Yan, Nong Dongxin, Kono Yoshiko, Peng Ching-I. *Aspidistra crassifila* (Asparagaceae), a new species from Guangxi, China [J]. *Botanical Studies*, 2013, 54:43.

·**形态特征**· 多年生常绿草本。根状茎匍匐,近圆柱状,直径 8～13 mm,被鳞片,节密集。鞘状叶 4～5,长 1～14 cm,紫红色,包裹叶柄基部,枯萎时呈纤维状;叶单生,间隔 2～5 cm;叶柄硬且直,长 10～40 mm,直径 0.3～0.5 mm,正面具沟槽;叶片椭圆状倒披针形,长 30～60 cm,宽 6～12 cm,基部楔形,渐狭成叶柄,两侧不对称,先端渐尖,边缘全缘。花梗紫红色至紫黑色,长 2.5～6 cm;苞片 4～5,自基部至花梗顶部逐渐变宽;最上部的苞片宽卵形,紫红色或紫黑色,长约 10 mm,宽 12 mm,顶端稍钝。花单生;花被片肉质,钟状,紫黑色,直径 4～6 cm,顶部 8～12 浅裂;裂片三角状披针形,长 15～25 mm,基部宽 5～10 mm,先端逐渐渐尖,水平展开,基部具附属物;花被管长 8～12 mm,顶部开口直径 15～20 mm;雄蕊与裂片同数且与之对生,长 6～8 mm,生于花被筒中部,低于柱头,花丝紫黑色,稍增粗,侧面宽 3～4 mm,其上表面从上方可见(从花被片管腹面和柱头的边缘之间),花药贴生于花被管,淡黄色,长圆形,长 5～6 mm,宽 2 mm,药隔突出且上翘;雌蕊蘑菇状,长 2 cm,花柱圆柱形,长约 10 mm,宽 4 mm,紫红色,子房不明显,柱头膨大,高约 10 mm,

宽 12～15 mm,上表面白色具紫色斑点,光滑,下表面紫黑色,不规则凹陷,边缘波状。浆果近球形,直径约 3.5 cm,具瘤。花期 3～5 月,翌年 5 月果实成熟。

·**分布生境**· 分布于广西壮族自治区防城港市十万大山。生长于海拔 980 m 的季节雨林(季风森林)中的荫蔽竹林山坡上。

·**识别要点**· 粗丝蜘蛛抱蛋与辐花蜘蛛抱蛋 *A. subrotata* 形态相似,两者花被裂片均为三角状披针形,水平展开。不同之处在于:粗丝蜘蛛抱蛋花被钟状,裂片基部具附属物,花丝增粗,花药贴生于花被管,药隔突出且上翘;而辐花蜘蛛抱蛋花被近旋转状,裂片基部无附属物,边缘反卷,花丝不增粗,花药着生位置多样,药隔不突出。

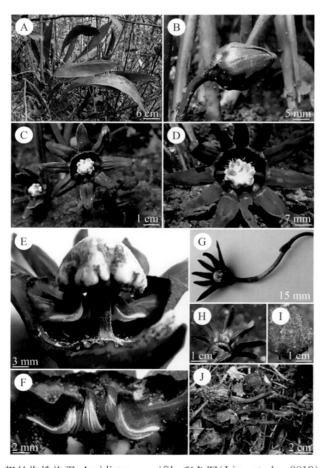

粗丝蜘蛛抱蛋 *Aspidistra crassifila* 彩色图(Lin, et al.; 2013)

A 植株;B 花蕾;C～D 花;E 花纵切面,示雌蕊和雄蕊;
F 雄蕊;G 具花梗的花;H 花背面观;I～J 果实

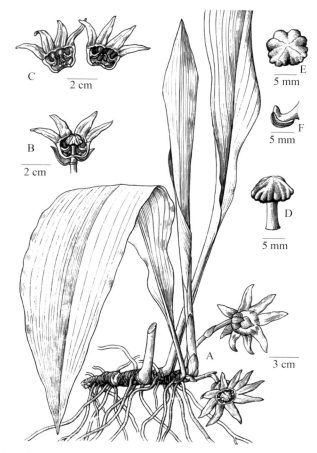

粗丝蜘蛛抱蛋 *Aspidistra crassifila* 墨线图(Lin, et al.; 2013)

A 花期植株;B 花纵切面,示雌蕊;C 花纵切面,示雄蕊;
D 雌蕊;E 柱头;F 雄蕊

大化蜘蛛抱蛋

Aspidistra dahuaensis D. X. Nong & L. Y. Yu

·**模式标本**· CHINA. Guangxi Zhuang Autonomous Region, Dahua county, Guwen town, 23°49′18.48″N, 107°39′07.24″E, alt. 516 m, on limestone hill, not common, 22 May 2019, Dong-Xin Nong, et al. 451229190522024LY (holotype: GXMG; isotype: GXMG).

·**物种文献**· Nong Dongxin, Peng Yude, Ke Fang, Yu Liying. *Aspidistra dahuaensis* (Asparagaceae), a new species from Guangxi, China [J]. *Phytotaxa*, 2020, 472(1):84−86.

·**形态特征**· 多年生草本,高30~70 cm。根状茎匍

匐,近圆柱状,直径5~7 mm,节密,根多数。鞘状叶5~6,紫红色,长1~11 cm,包裹着叶柄基部,干枯时纤维状;单叶离生,间隔0.8~1.5 cm;叶柄硬,正面具沟槽,长18~50 cm,宽0.15~0.2 cm;叶片椭圆形至卵状椭圆形,长17~25 cm,宽5.5~8 cm,深绿色,先端渐尖,基部宽楔形,两侧不对称,边缘全缘。花梗斜上升,长1.5~4 mm;苞片3~5,其中2个贴生于花基部,广卵形,凹陷,长7~10 mm,宽8~10 mm,淡黄色具紫色斑点,先端钝。花单生;花被宽碗状,长10~12 mm,宽13~16 mm,外侧黄绿色或浅黄色带紫色斑点,内侧花被裂片下为紫黑色;花被裂片6,花被裂片6,黄绿色或浅黄色,近等长,卵状三角形,顶端钝,明显2轮,外轮裂片长5~6 mm,基部宽4~5 mm,内轮裂片较小;花被管长5~7 mm,宽10~13 mm;雄蕊6,与花被裂片对生,自花被管基部至中间与其壁贴合;花丝白色,肉质,长1.2~1.5 mm,向后反曲;花药椭圆形,长1.5~1.8 mm,宽1~1.2 mm,朝向花柱,黄色,位置低于柱头;雌蕊长4~4.5 mm,子房膨大,紫色至绿色;花柱白色,圆柱形,长3~3.5 mm,宽1.2~1.5 mm;柱头3~4深裂至中央,裂片非常薄、平展,边缘微卷,

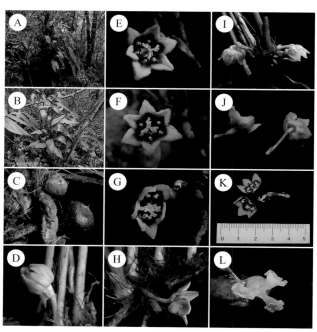

大化蜘蛛抱蛋 *Aspidistra dahuaensis* 彩色图(Nong, et al.; 2020)

A~B 生境及植株;C 果实;D 花蕾;E~G 花顶面观;
H~I 花侧面观;J 花背面观;K 花解剖图;L 柱头

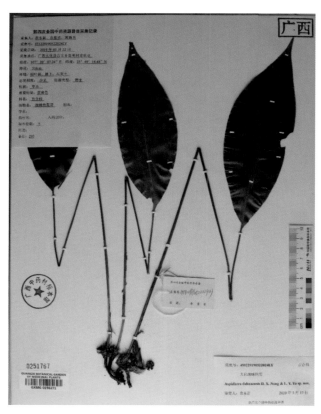

大化蜘蛛抱蛋 *Aspidistra dahuaensis* 腊叶标本

长 2～3 mm,顶端宽 2～4 mm,每个裂片顶端再次 3 浅裂。果实近球形,无毛,直径 10～15 mm,暗紫色。种子 1,直径 10～13 mm,表面光滑。自然生境中 5 月底开花结果。

· 分布生境 · 分布于广西壮族自治区大化瑶族自治县。生长于密林中阴凉的石灰岩坡上。

· 识别要点 · 大化蜘蛛抱蛋与广西北部的环江蜘蛛抱蛋 A. *huanjiangensis* 相似,但大化蜘蛛抱蛋的花被宽碗状,柱头 3～4 深裂至中央,裂片非常薄、平展,边缘微卷,每个裂片顶端再次 3 浅裂而不同。

红头蜘蛛抱蛋

Aspidistra erythrocephala C. R. Lin & Y. Y. Liang

· 模式标本 · CHINA. Guangxi Zhuang Autonomous Region, Jingxi city, Diding Natural Reserve, limestone areas, alt. 870 m, 23 November 2014, Yong-yang Liang 623 (holotype: IBK; isotype: GXF).

· 物种文献 · Liang Yongyan, Liu Jing, Huang Yusong, Lin Chunrui. *Aspidistra erythrocephala* sp. nov. (Asparagaceae) from Guangxi, China [J]. *Phytotaxa*, 2016, 247(4):295 - 298.

· 形态特征 · 多年生常绿草本。根状茎近圆柱状,直径 5～8 mm,密被鳞片。鞘状叶 3～5,长 2～8 cm,包裹叶柄基部,纸质,幼嫩时紫红色,枯萎时变成灰棕色;叶单生,间隔 1～2 cm;叶柄坚硬,正面具沟槽,长 12～28 mm,宽 2～3 mm;叶片椭圆形至长圆形,长 18～24 cm,宽 6.5～8.5 cm,深绿色,基部宽楔形,两侧不对称,先端渐尖,边缘全缘。花梗紫红色,倾斜或下垂,长 2.5～4 cm;苞片 5～6,自花梗基部至顶部逐渐变宽,花被基部 2 苞片宽卵形,淡绿色具小紫红色点,顶端渐尖,长 12～15 mm,宽 8～10 mm。花单生,多数;花被管状,肉质,长 15～18 mm,顶端 6 浅裂;裂片微外弯,紫红色,宽卵形,顶端圆形,辐射对称,明显 2 轮,外轮裂片长 5～6 mm,宽 4～5 mm,内轮裂片较小,长 4～5 mm,宽 3～4 mm;花被管长 10～12 mm,宽 5～6 mm,内外均上半部紫红色,下半部白色。雄蕊 6,与裂片相对,着生于下半部花被管的上部分,花丝水平,长约 0.6 mm;花药黄色,长椭圆形,长 3～4 mm,宽 1.5 mm,朝向花柱中部;雌蕊长约 10 mm,子房不明显;花柱细长,白色,圆柱形,长 6～7 mm,宽 1.5～2 mm;柱头近半球形,红色,长约 4～5 mm,宽 3 mm,上表面光滑,有时具 3 条不明显的放射线,边缘近圆形或具不规则波状裂片。花期 10～12 月。

· 分布生境 · 分布于广西壮族自治区靖西市。生长于海拔约 870 m 的常绿阔叶林下陡峭的斜坡和石灰岩悬崖上。

· 识别要点 · 红头蜘蛛抱蛋与棒蕊蜘蛛抱蛋 A. *claviformis* 相似,区别在于:红头蜘蛛抱蛋叶柄更长,花被管管状,雄蕊位置更低,花药着生于花被管 1/3 处,雌蕊蘑菇形,柱头半球形,正面凸;而棒蕊蜘蛛抱蛋叶柄更短,花被管钟状,雄蕊位置更高,花药着生于花被管 1/2 及以上位置,雌蕊倒圆锥形,逐渐加宽至柱头,柱头正面稍凹或平坦。此外,红头蜘蛛抱蛋的花形也与 A. *multiflora* 相似,但红头蜘蛛抱蛋的花被为红色,筒部较长,裂片 2 轮而不同。

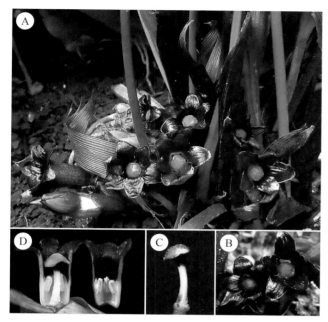

红头蜘蛛抱蛋 *Aspidistra erythrocephala* 彩色图
（Liang, et al.；2016）

A 花期植株；B 花；C 雌蕊；D 花纵切面，示子房和雄蕊

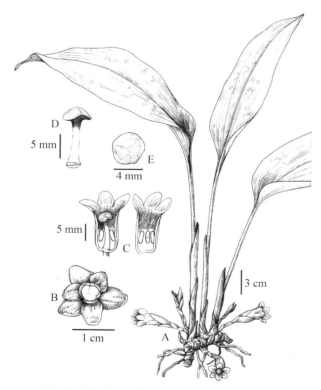

红头蜘蛛抱蛋 *Aspidistra erythrocephala* 墨线图
（Liang, et al.；2016）

A 花期植株；B 花正面观；C 花纵切面，示雌蕊和雄蕊；D 雌蕊；E 柱头

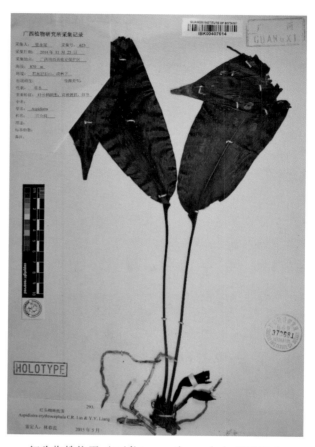

红头蜘蛛抱蛋 *Aspidistra erythrocephala* 腊叶标本

背药蜘蛛抱蛋
Aspidistra extrorsa C. R. Lin & D. X. Nong

· 模式标本 · CHINA. Guangxi Zhuang Autonomous Region, Jingxi county, on limestone hill, from the plant cultivated at Guilin Botanical Garden, 27 November 2011, Chun-Rui Lin 1034 (holotype：IBK).

· 物种文献 · Nong Dongxin, Huang Yusong, Lin Chunrui. *Aspidistra extrorsa* （Asparagaceae）, a new species from limestone areas in Guangxi, China〔J〕. *Phytotaxa*, 2018, 349（2）：192－196.

· 形态特征 · 多年生常绿草本植物。根状茎匍匐，近圆柱状，直径 8～10 mm，被鳞片，节密集。鞘状叶 5～6，紫红色，长 1～10 cm，逐渐变成纤维状残片覆盖茎；叶成对或偶单生，彼此间隔 5～10 mm；叶柄坚硬直立，长 7～24 cm，宽 0.2～0.3 cm，正面具沟槽；

叶片狭披针形,长 48～62 cm,宽 2～2.5 cm,深绿色,基部楔形,渐狭成叶柄,先端渐尖,边缘全缘。花序梗外倾或下垂,紫红色到深紫色,长 2～4 cm;苞片3～4,自花序梗基部至顶端逐渐变宽,最上面的 2 枚苞片位于花被基部,宽卵状勺形,紫红色,长约 10 mm,宽 12 mm,顶端钝。花单生;花被钟状,肉质,长 27～32 mm,宽 17～20 mm;裂片 6,略向外翻,背面紫红色,腹面黄色,基部具紫红色斑点,三角状披针形,长 15～18 mm,基部宽 7～8 mm,顶端渐尖,每个裂片具 4 条突出的疣状纵脊,中央 2 纵脊延伸至花被筒基部,每个侧脊与相邻脊融合;花被筒长 12～15 mm,宽 16～18 mm,红色至深紫红色;雄蕊 6,与花被裂片对生,生于花被筒基部,紧贴于雌蕊基部,花丝直立,增粗,长约 3 mm,宽 2 mm,花药黄色,外向,椭圆形,长约 3 mm,宽 2 mm;雌蕊长约 5 mm,子房不明显,花柱白色,圆柱形,长约 3 mm,宽

1 mm,柱头盾形,直径约 4 mm,上表面紫红色,微隆起,具 3 个径向分叉的深沟,3 裂,边缘波状。花期11～12 月。

· 分布生境· 分布于广西壮族自治区靖西市。生长于海拔约 850 m 的常绿阔叶林下的石灰岩斜坡上。

· 识别要点· 背药蜘蛛抱蛋与剑叶蜘蛛抱蛋 *A. tenuifolia*、*A. alata*、杯花蜘蛛抱蛋 *A. cyathiflora* 相似,三者均具有线状叶和相似的花,区别在于:背药蜘蛛抱蛋叶长 48～62 cm,宽 2～2.5 cm,叶柄长7～24 cm;花被筒钟形,长 27～32 mm,宽 17～20 mm;花被裂片三角状披针形,先端渐尖,长 15～18 mm,稍长于花被筒,背面紫红色,正面黄色,基部具紫红色斑点,略外曲,单轮;雄蕊直立,增粗,长3 mm,宽 2 mm,花药长 3 mm,宽 2 mm;柱头盾形,直径约 4 mm,上表面微隆起,具 3 个径向分叉的深沟,3 裂,边缘波状而不同。

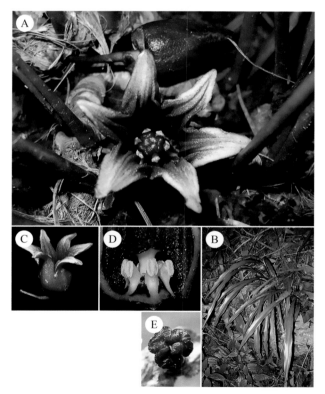

背药蜘蛛抱蛋 *Aspidistra extrorsa* 彩色图(Nong, et al.; 2018)
A 花正面观;B 植株;C 花侧面观;D 雄蕊;E 柱头

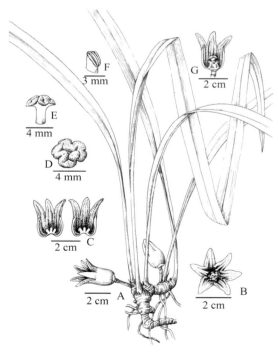

背药蜘蛛抱蛋 *Aspidistra extrorsa* 墨线图
(Nong, et al.; 2018)
A 花期植株;B 花顶面观;C 花纵切面,示雄蕊;
D 柱头;E 雌蕊;F 花药;G 花纵切面,示雌蕊

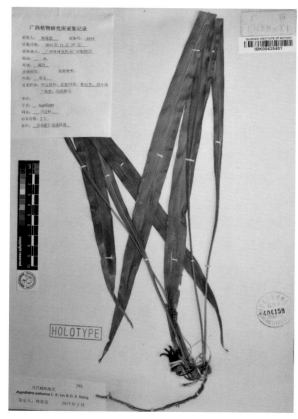

背药蜘蛛抱蛋 *Aspidistra extrorsa* 腊叶标本

老安蜘蛛抱蛋

Aspidistra laongamensis C. R. Lin & X. Y. Huang

· 模式标本 · LAOS. Saravan Province, Laongam City, Saesed natural reserve, 106°16′29″E, 15°29′42″N, alt. 198 m a. s. l., 12 December 2017, Wei-Bin Xu, et al. LAOS171212077 （holotype: IBK; isotype: GXMG）.

· 物种文献 · Huang Xueyan, Sosoulithanee Kosonh, Ke Fan, Xu Weibin, Sydara Kongmany, Thepkaysone Khamphanh, Hu Renchuan, Lin Chunrui. *Aspidistra laongamensis* （Asparagaceae）, a new species from Laos [J]. *Taiwania*, 2018, 63 (4): 393 - 396.

· 形态特征 · 多年生常绿草本。根状茎匍匐，近圆柱状，直径 8～10 mm，被鳞片，节密集。根多数。叶鞘 5～6，紫红色，长 2～6 cm，包裹叶柄基部，干燥时变成黑棕色。叶单生，彼此间隔 1～2 cm；叶柄刚硬直立，长 12～30 cm，直径 2～3 mm，正面具槽；叶片常长披针形至披针形，长 28～36 cm，宽 4～5 cm，深绿色，基部楔形，渐狭至叶柄，不等大，边缘全缘，先端长渐尖。花梗直立或下倾，紫色，长 6～9 cm，苞片 7～8，自基部至花梗顶部逐渐变宽，苞片紧接花被，宽卵形，青白色，长 6～7 mm，宽 10～12 mm，先端渐尖。花单生；花被稍壶形，肉质，长 12～15 mm，上端 (6)8 裂；裂片黄色，卵状三角形，近等长，长 6～8 mm，基部宽 5～7 mm，无毛，顶端圆形，常平展；花被筒长 8～10 mm，直径 16～20 mm，背面淡黄白色，正面紫红色。雄蕊 (6)8，与裂片对生，生于花被筒中部，位于柱头下面；花丝长约 1 mm；花药黄色，卵形，长约 2 mm，宽 2 mm。雌蕊蘑菇状，长 6～8 mm；子房不明显，花柱纤弱，紫红色，圆柱形，长 5～7 mm，直径约 1 mm；柱头盾形，直径 6～8 mm，上表面黄色，平坦或偶尔浅凹，中心具 (3～)4 不明显径向分叉线，边缘 (3～)4 浅裂，裂片端部微凹。花期 10～11 月。

· 分布生境 · 分布于老挝萨拉万省老安县。生于海拔 160～250 m 的常绿阔叶林中。

· 识别要点 · 老安蜘蛛抱蛋因花被裂片黄色、卵状三角形而与越南的 *A. lubae*、中国的南昆山蜘蛛抱蛋 *A. nankunshanensis* 相似，但老安蜘蛛抱蛋以微壶形花被筒外面黄白色，内部花被筒紫红色，裂片黄色，雌蕊蘑菇状，花柱长 5～7 mm，柱头直径 6～8 mm 而不同。

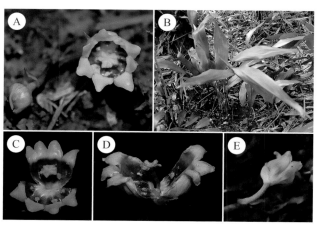

老安蜘蛛抱蛋 *Aspidistra laongamensis* 彩色图
(Huang, et al.; 2018)

A 花顶面观；B 花期植株；C～D 花纵切面；E 花背面观

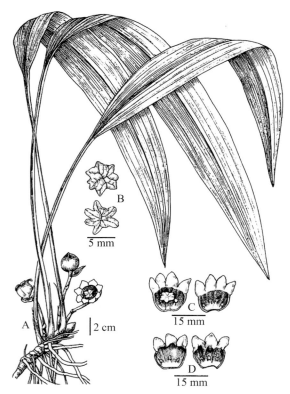

老安蜘蛛抱蛋 *Aspidistra laongamensis* 墨线图
(Huang, et al.; 2018)

A 花期植株；B 柱头；C～D 花纵切面,示雌蕊和雄蕊

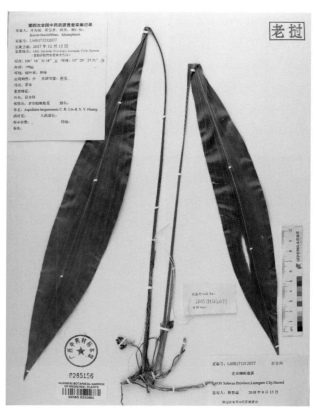

老安蜘蛛抱蛋 *Aspidistra laongamensis* 腊叶标本

灵川蜘蛛抱蛋

Aspidistra lingchuanensis C. R. Lin & L. F. Guo

· 模式标本 · CHINA. Guangxi Zhuang Autonomous Region, Lingchuan County, Lantian town, 25°38′9″N, 110°10′7″E, alt. 287 m, 22 March 2013, Lingchuan traditional Chinese medicine resources Investigation Team 450323130322085 (holotype: IBK; isotype: IBK)

· 物种文献 · Guo Lunfa, Han Mengqi, Bin Zhufang, Lin Chunrui. *Aspidistra lingchuanensis* (Asparagaceae), a new species from Guangxi, China [J]. *Phytotaxa*, 2015, 195(1):86 - 89.

· 形态特征 · 多年生常绿草本植物。根状茎匍匐,近圆柱状,直径 6～8 mm,被鳞片,节密集。鞘状叶 6～8,长 2～15 cm,淡绿色,包裹叶柄基部,干燥时变成黑褐色。叶 3～4 簇生;叶柄长 18～23 cm,直径 0.2～0.3 cm,正面具沟槽;叶片线形,长 60～82 cm,宽 1.8～3 cm,深绿色,基部渐狭至叶柄,先端渐尖,中脉明显,边缘近端部具细锯齿。花序梗斜卧或下垂,长 1.5～4 cm;苞片 5～6,顶端 3 或 4 枚苞片靠近花;位于花被基部的 2 枚苞片广卵形,白色,具紫红色斑点,长约 10 mm,宽 15～18 mm,顶端近钝形。花多数,排列密集;花被坛形,肉质,顶端 6 裂;裂片稍外翻,白色,具许多小的紫红色斑点,广卵形,基部长宽 6～8 mm,明显 2 轮,边缘具缺刻,顶端近钝形;花被筒长 11～13 mm,最大直径 20～22 mm,开口处直径缩小至 8～9 mm,背面白色,具自基部至端部逐渐浓密的紫红色斑点,内面黑紫色,管口处密生疣状突起,具 12 条延伸至花被筒中部的脊;雄蕊 6,与裂片对生,着生与花被筒基部约 2 mm 处,显著低于柱头;花药淡黄色,近球形,长和宽约 2 mm,花丝长约 1 mm;雌蕊蘑菇状,长约 7 mm,子房不明显,花柱圆柱形,长 2～3 mm,柱头盾形,圆六边形,直径约 15 mm,乳白色,上表面无毛,中部略凸起,边缘紫红色,微 3 裂,略向上弯曲。花期 3～4 月。

· 分布生境 · 分布于广西壮族自治区灵川县青狮潭自然保护区。生长于海拔 240～350 m 常绿阔叶林

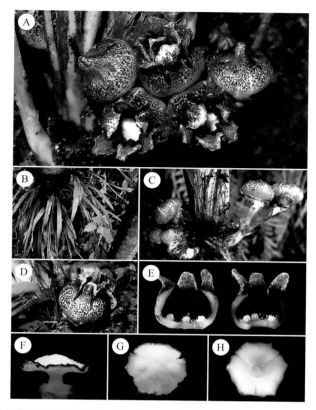

灵川蜘蛛抱蛋 *Aspidistra lingchuanensis* 彩色图（Guo, et al.；2015）

A 花；B 植株；C 花蕾；D 花侧面观；E 花纵切面；F 雌蕊；G～H 柱头

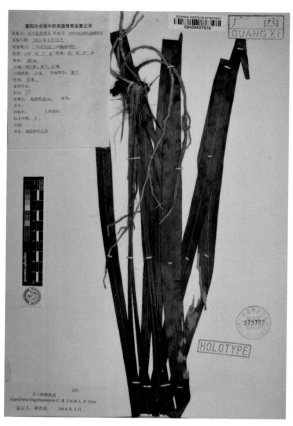

灵川蜘蛛抱蛋 *Aspidistra lingchuanensis* 腊叶标本

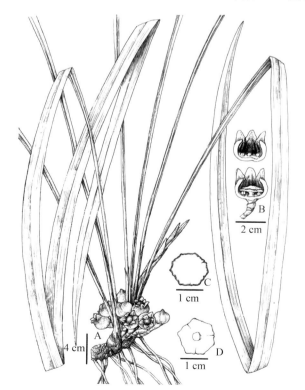

灵川蜘蛛抱蛋 *Aspidistra lingchuanensis* 墨线图（Guo, et al.；2015）

A 花期植株；B 花纵切面；C～D 柱头

下河谷。

·识别要点· 灵川蜘蛛抱蛋与丛生蜘蛛抱蛋 *A. caespitosa* 均具有线形叶及坛状花被,不同之处在于灵川蜘蛛抱蛋的花被筒裂片为广卵形、明显 2 轮、边缘具缺刻,花被筒上表面开口处密被疣状突起、脊状突起一直延伸至花被筒中部,柱头边缘微向上弯曲。灵川蜘蛛抱蛋亦与小花蜘蛛抱蛋 *A. minutiflora* 相似,不同之处在于后者花较小、花被筒单轮、全缘,柱头上表面紫色、中间具 3 条放射交分叉线。

弄岗蜘蛛抱蛋

Aspidistra longgangensis C. R. Lin, Y. S. Huang & Yan Liu

·模式标本· CHINA. Guangxi, Longzhou County, Longgang National Natural Reserve, limestone mountains, rare, 278 m a. s. l., 4 Jul 2011, Yu-Song Huang LZ0445 (holotype: IBK; isotype: IBK).

·物种文献· Lin Chunrui, Nong Zhengquan,

Huang Yusong, Meng Tao, Liu Yan. *Aspidistra longgangensis* sp. nov. （Asparagaceae） from limestone areas in Guangxi, China [J]. *Nordic Journal of Botany*，2015，33：377－380.

·形态特征· 多年生常绿草本。根状茎匍匐，近圆柱状，直径约 7 mm，被鳞片覆盖；节密集。鞘状叶 2～3，紫红色，长 2～7 cm，包裹叶柄基部，干燥时变成黑褐色；叶单生，彼此间隔 5～10 mm；叶柄坚挺直立，长 16～30 cm，宽 0.4～0.6 cm，正面具沟槽；叶片宽卵形至卵状长圆形，长 20～28 cm，宽 9～16 cm，深绿色，质厚，其基部近圆形，不对称，先端渐尖，边缘全缘。花序梗横卧或下倾，长 2～4 cm，苞片 5～6，自花梗基部至端部逐渐变宽，花被最基部的 2 枚苞片宽卵形，紫褐色，长 1.0～1.5 cm，宽 1 cm，先端渐尖。花单生；花被钟状，肉质；裂片 8（偶 6），平展，近等长，卵状披针形，渐尖，长 10～25 mm，宽 4～6 mm，背面淡黄色，密被紫红色斑点，正面淡黄色，但基部经常具紫红色斑纹，每个裂片基部内部具 1 附属物；附属物长圆形，长 3～5 mm，顶端向内弯曲，基部水平延伸超过管口，使管口直径缩小为 2～3 mm；花被管长 10～15 mm，宽 9～13 mm，外部淡黄色，具少量紫红色斑点，内部略带黑紫色；雄蕊 8（6），与裂片对生，近无柄，生于花被筒基部上方约 3 mm 处；花药长圆形，长 1～2 mm，宽 1 mm；雌蕊长 5～7 mm；子房不明显；花柱圆柱形，长 1～2 mm；柱头膨大、碗状，直径 8～11 mm，长 4～5 mm，上表面白色，无毛，中心部分稍凹，具 4（3）条径向分叉线，边缘 12～16 浅裂，背面紫红色，具 12～16 条纵脊。花期 6～7 月。

·分布生境· 分布于广西壮族自治区龙州县弄岗国家级自然保护区。生长于海拔 260～330 m 的山谷石灰岩背阴山坡。

·识别要点· 弄岗蜘蛛抱蛋花的形态与窄瓣蜘蛛抱蛋 *A. guangxiensis* 相似，主要区别在于弄岗蜘蛛抱蛋的叶片厚，更大，花被裂片基部具附属物，附属物长圆形，长 3～5 mm，顶端向内弯曲，柱头上表面白色，无毛，中心具 4（3）条径向分叉线；而窄瓣蜘蛛抱蛋每个裂片基部均具 1 个齿状物，先端具一个平展附属物，柱头上表面淡黄色，中央具 3 或 4 条紫色的

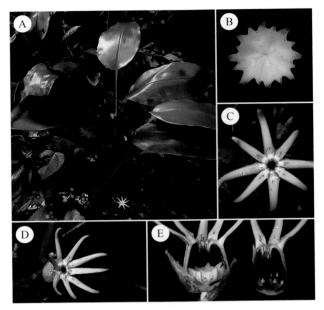

弄岗蜘蛛抱蛋 *Aspidistra longgangensis* 彩色图
（Lin, et al.；2015）

A 花期植株；B 柱头；C 花正面观；D 花侧面观；
E 花纵切面，示雌、雄蕊

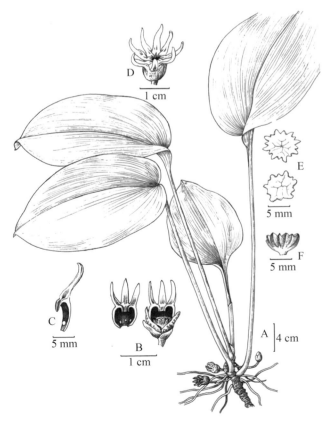

弄岗蜘蛛抱蛋 *Aspidistra longgangensis* 墨线图
（Lin, et al.；2015）

A 花期植株；B 花纵切面，示雌、雄蕊；C 花被片；D 花；E 柱头；F 雌蕊

脊。弄岗蜘蛛抱蛋亦与长瓣蜘蛛抱蛋 *A. longipetala* 相似,不同之处在于后者花被裂片通常具有内卷的顶端,每片裂片基部有两个齿状物,顶端具平展的附属物,柱头上表面明显呈4龟裂状。

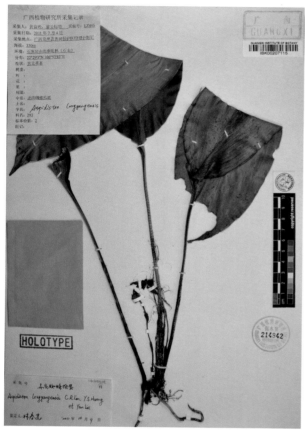

弄岗蜘蛛抱蛋 *Aspidistra longgangensis* 腊叶标本

隆回蜘蛛抱蛋

Aspidistra longhuiensis G. W. Hu, Zhi Wang & Q. F. Wang

· **模式标本** · CHINA. Hunan, Shaoyang prefecture, Longhui county, Xiyang township, Suheyuanshan village, elev. 450 m, 14 March, 2021, Z. Wang, et al. HGW - 001316 (holotype: HIB; isotypes: HIB, HNNU, IBK).

· **物种文献** · Wang Zhi, Peng Shuai, Peng Ying, Hu Guangwan, Wang Qingfeng. *Aspidistra longhuiensis* (Asparagaceae), a new species from Hunan, China [J]. *Phytotaxa*, 2021, 510(1): 89 - 93.

· **形态特征** · 多年生常绿草本,高 40~75 cm。根状茎匍匐,近圆柱状,被鳞片覆盖,直径 8~15 mm,节间长 10~15 mm。鞘状叶 3~5,在叶芽期明显。叶簇生于根状茎的节上,(1~)3~5 叶形成一簇,叶簇相隔 6~35 mm,叶片和叶柄的边界不易区分;叶柄硬而直,正面具槽,基部膨大,长 5~10 cm;叶片深绿色,中脉和次脉明显,正面凹陷,线形,长 30~60 cm,宽 1~2 cm,中部以上边缘具稀疏细锯齿,先端渐尖,向基部逐渐变窄。花梗生于根状茎顶端的节上,长 1~10 cm,白色至淡绿色;苞片 3~5,灰绿色,具小紫色斑点,三角状卵形,顶端圆钝,花基部具 2~3 枚。花单生于花序梗顶部;花被宽钟状至碗状,长 1.5~2.2 cm,内外深紫色,6~8 裂,裂片三角状卵形,紫色,带淡黄色斑点,稍下弯,近等长,长 7~11 mm,基部宽 6~9 mm,顶端钝,具 2~3 个脊,近边缘的脊从裂片中部延伸至花被筒基部,花被筒深 8~11 mm,深紫色,腹面在各裂片正下方凹陷;雄蕊 6~8 枚,与花被裂片同数,着生于裂片正下方的花被筒底部,低于柱头;花丝不明显,长约 1.5 mm,直径 2 mm,花药肾形;雌蕊蘑菇状,高约 7 mm,临近裂片基部,柱头凸,近圆形,直径 11~15 mm,3~4 裂,裂片近等长,边缘红紫色,中部带白色,上表面裂缝不明显,具流苏,粗糙,下表面缝隙明显,纯白色,边缘波状,具 6~8 强烈反折的软裂片;子房 3 或 4 室。果实和种子未见。花期 3~4 月。

· **分布生境** · 分布于湖南省隆回县。生长于海拔约 450 m 的常绿阔叶林下的悬崖裂缝中。

· **识别要点** · 隆回蜘蛛抱蛋形态上与 *A. longifolia*、海南蜘蛛抱蛋 *A. hainanensis* 最为相似,但隆回蜘蛛抱蛋的柱头近圆形,具流苏,红紫色,具 3~4 个带白色的区域,边缘波状,6~8 浅裂,裂片强烈反折而不同后两者。此外,隆回蜘蛛抱蛋还以花序梗长 1~10 cm,花被裂片卵状三角形,长 7~11 mm,宽 6~9 mm,雌蕊蘑菇状而与海南蜘蛛抱蛋有别。

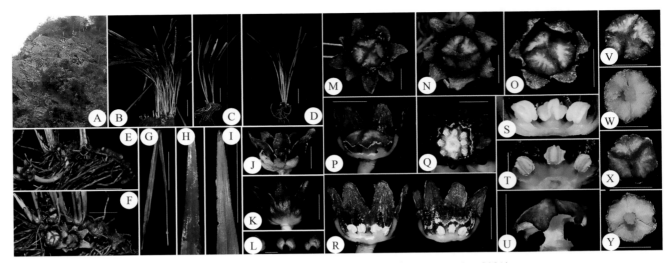

隆回蜘蛛抱蛋 *Aspidistra longhuiensis* 彩色图(Wang, et al.; 2021)

A 生境;B~D 植株;E~F 根及根茎;G~I 叶;J 花侧面观,带苞片;K 花侧面观,去苞片;L 苞片;
M~O、Q 花侧面观;P、R 花纵切面,示雌、雄蕊;S~T 雄蕊;U 雌蕊;V~Y 柱头

龙胜蜘蛛抱蛋

Aspidistra longshengensis C. R. Lin & W. B. Xu

· **模式标本** · CHINA. Guangxi, Longsheng County, Jiangdi town, alt. 365 m a. s. l., 12 August 2014, Longsheng traditional Chinese medicine resources Investigation Team 450328140812075 (holotype: IBK; isotype: IBK).

· **物种文献** · Lin Chunrui, Huang Xinyi, Bo Pan, Xu Weibin, Liu Yan. Two new species of *Aspidistra* (Asparagaceae) from Guangxi, China: *A. chunxiuensis* and *A. longshengensis* [J]. *Phytotaxa*, 2015, 208(2):163-169.

· **形态特征** · 多年生常绿草本。根状茎匍匐,近圆柱状,直径 6~8 mm,节密集。鞘状叶 4~5,暗红棕色,长达 10 cm,包裹着叶柄基部,枯萎时纤维化。叶单生,间隔 1~3 cm;叶柄硬挺直立,长 10~32 cm,宽 0.2~0.3 cm,上面具沟;叶片通常为椭圆形至椭圆状披针形,长 23~34 cm,宽 5~6.5 cm,两面深绿色,具小黄白色斑点,基部楔形,不对称,顶端渐尖,边缘全缘,叶面具明显的主脉和 4~5 条不明显的侧脉。花序梗紫红色,长 1~3 cm;苞片 4~5,花被基部的两枚苞片阔卵形,白色,带紫色斑点,长 4~5 mm,宽

6~8 mm,顶端稍钝形。花单生;花被坛状,肉质,紫红色;裂片 8 片(偶尔为 6 片),近直立,三角形,长 3~4 mm,基部宽 2~3 mm,上面具浅疣状突起,基部增厚;花被管长 4~5 mm,最宽处直径 9~11 mm,花被上部内侧深紫色,具浅疣状突起,花被下部内侧为白色;雄蕊 8,与裂片对生,着生于花被管中部,位置低于柱头;花药淡黄色,近球形,长宽约 1 mm,花丝长约 1 mm;雌蕊盾状,长约 4 mm,子房不明显,花柱白色,短圆柱形,高 1~2 mm,直径约 2 mm,柱头倒锥形,下部白色,上面紫红色,直径约 6 mm,中央具(3~)4 条明显的放射状脊,边缘 4 裂,裂片顶端微凹。花期 8~10 月。

· **分布生境** · 分布于广西壮族自治区龙胜县。生长于海拔 350~400 m 的常绿阔叶林下河谷中。

· **识别要点** · 龙胜蜘蛛抱蛋与平塘蜘蛛抱蛋 *A. pingtangensis* 的花形相似,主要区别在于龙胜蜘蛛抱蛋的花被为紫红色,花被裂片较大,长 3~4 mm,宽 2~3 mm。花冠筒内部从裂片至筒上部具浅疣状突起,雄蕊着生于花被筒中部。龙胜蜘蛛抱蛋亦与凤凰蜘蛛抱蛋 *A. fenghuangensis* 相似,不同之处在于后者花被为钟状,花被裂片反卷,长 6 mm,宽 3~4 mm,花冠裂片内部具 2 脊,脊上密被乳突。

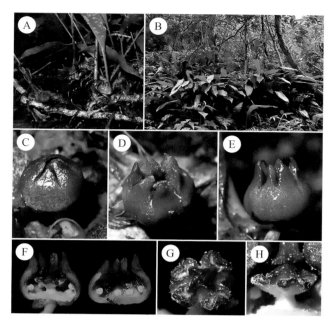

龙胜蜘蛛抱蛋 *Aspidistra longshengensis* 彩色图
（Lin, et al.; 2015）

A 根状茎及花；B 植株；C 花蕾；D 花顶面观；E 花侧面观；
F 花冠纵切，示雄蕊和柱头；G 柱头顶面观；H 雌蕊

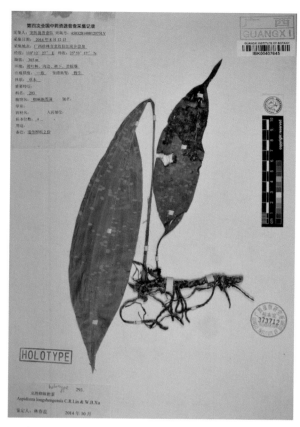

龙胜蜘蛛抱蛋 *Aspidistra longshengensis* 腊叶标本

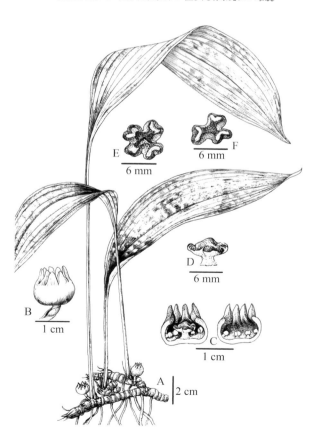

龙胜蜘蛛抱蛋 *Aspidistra longshengensis* 墨线图
（Lin, et al.; 2015）

A 花期植株；B 花侧面观；花冠纵切，示雄蕊和柱头；
D 雌蕊；E～F 柱头顶面观

罗城蜘蛛抱蛋

Aspidistra luochengensis B. Pan & C. R. Lin

· **模式标本** · CHINA. Guangxi: Luocheng county, Longan town, Wuhua village, elev. ca. 141 m, rare in a valley on limestone hill, 24 November 2017, Bo Pan PB20170028（holotype: IBK; isotypes: IBK, GXMG）

· **物种文献** · Pan Bo, Qin Ying, Lin Chunrui. *Aspidistra luochengensis*（Asparagaceae）, a new species from Guangxi, China ［J］. *Phytotaxa*, 2019,387（2）:172－176.

· **形态特征** · 多年生常绿草本。根状茎匍匐，近圆柱状，直径 5～8 mm，被鳞片，节密集。鞘状叶 5～6，紫红色，长 1～7 cm，包裹叶柄的基部，干燥时变成黑褐色。叶单生，彼此间隔 1～1.5 cm；叶柄长 1～5 cm，宽 0.2 cm，上面具沟槽；叶片通常狭长披针形，

长 28~42 cm,宽 2.5~3.5 cm,两面深绿色,具小黄白色斑点,基部楔形,渐狭成叶柄,两侧不对称,先端渐尖,边缘中上部疏生细锯齿。花序梗横卧或下斜,紫红色,长 1.5~4 cm;苞片 5~6,自基部至花序梗顶部逐渐变宽,花被最基部的苞片宽卵形,紫红色,长 6~8 mm,宽 6~7 mm,先端渐尖。花单生;花被倒圆锥状钟形,肉质,长 14~16 mm,顶端微 8 裂;裂片形状不等,深紫红色,卵状三角形,长 6~8 mm,宽 4~5 mm,先端渐变尖,通常下弯,内部粗糙,密具乳突,具刺状基部突起;花被筒长 11~12 mm,顶端开口直径 7~8 mm,紫红色,基部黄白色;雄蕊 8,与裂片对生,生于花被筒上部三分之一处,花丝长约 1 mm,花药线状,淡黄,长约 4 mm,宽 1 mm,上端与柱头平齐或稍低于柱头;雌蕊倒圆锥形,紫红色,基部白色,长约 10 mm,子房不明显,花柱上部逐渐加宽至柱头,柱头近圆形,直径 5~6 mm,正面白色,密被乳突,上表面微凹,具 4 条径向分叉状细沟,边缘 4 裂,裂片近等长,顶端微凹。花期 10~11 月。

· 分布生境 · 分布于广西壮族自治区罗城仫佬族自治县。生长于海拔 120~250 m 常绿阔叶林下的石灰岩斜坡的背阴岩石上。

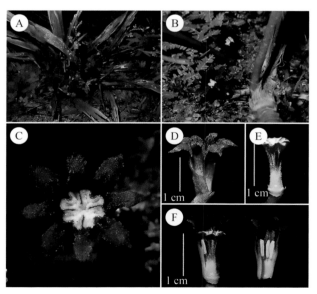

罗城蜘蛛抱蛋 *Aspidistra luochengensis* 彩色图
(Pan, et al.; 2019)

A 植株;B 花顶面观;C 花正面观;D 花侧面观;
E 雌蕊;F 花纵切面,示雌、雄蕊

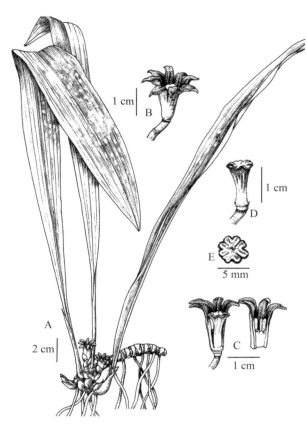

罗城蜘蛛抱蛋 *Aspidistra luochengensis* 墨线图
(Pan, et al.; 2019)

A 花期植株;B 花;C 花纵切面,示雌、雄蕊;D 雌蕊;E 柱头

· 识别要点 · 罗城蜘蛛抱蛋与锥花蜘蛛抱蛋 *A. obconica* 相似,两者花被均为倒圆锥状钟形,雄蕊着生于花被筒上部 1/3 处,不同之处在于:罗城蜘蛛抱蛋花被裂片长 6~8 mm,内部粗糙,密具乳突,先端渐变尖,1 轮,柱头上表面微凹;而锥花蜘蛛抱蛋花被裂片长 3~4 mm,内部光滑,先端圆形,2 轮,柱头上表面平坦。此外,罗城蜘蛛抱蛋花的性状亦与赤水蜘蛛抱蛋 *A. chishuiensis* 相似,但两者在叶形、花被片形状和长度、雄蕊大小等方面均明显不同。

拟卵叶蜘蛛抱蛋

Aspidistra ovatifolia Yan Liu & C. R. Lin

· 模式标本 · CHINA. Guangxi Zhuangzu Autonomous Region: Daxin Co., Leiping Township, on limestone in a valley, 260 m, 18 May 2007, Yan Liu L1456 (holotype: IBK; isotype: PE).

· 物种文献 · Lin Chunrui, Huang Yusong, Liu Yan. *Aspidistra ovatifolia* (Asparagaceae), a New Species from Guangxi, China [J]. *Novon*, 2014, 23(3): 287 - 290.

· 形态特征 · 多年生常绿草本。根状茎匍匐，近圆柱状，直径6～8 mm，被鳞片，节密集。鞘状叶4～5，紫红色，长1～7 cm，包裹叶柄的基部，干燥时鞘变黑褐色；叶单生，彼此间隔1 cm；叶柄坚硬直立，长10～18 cm，宽0.2～0.3 cm，上面具沟槽；叶片通常卵形到宽披针形，长9～16 cm，宽6～9.5 cm，两面深绿色，并具小黄色斑点，叶片基部宽楔形至近圆形，骤缩成叶柄，两侧不对称，先端骤尖至渐尖，边缘全缘。花序梗横卧，紫红色，长1.8～4 cm；苞片4～6，顶端3或4枚苞片接近花被；花被筒基部的2枚苞片宽卵形，白色，具紫红色斑点，长约1 cm，宽1～1.5 cm，先端稍圆钝；花被单列排列，坛形，肉质，顶端略呈8裂；花被筒长10～14 mm，宽15～20 mm，外部白色，具紫红色斑点，内部深紫色至近黑色，自雄蕊基部至花被筒口具8条纵沟槽；花被裂片近直立，三角形，基部长3～5 mm，宽3～3 mm，外部白色，密被紫色斑纹，内部白色，有时基部具紫红色斑点，每个裂片基部腹面具有一个白色的齿状附属物，长约2 mm，宽2 mm，顶端具2～3个小齿，附属物水平或斜向突出于花被管中央口，形成一个环，将花被筒开口缩小至直径4～5 mm；雄蕊8，与裂片对生，生

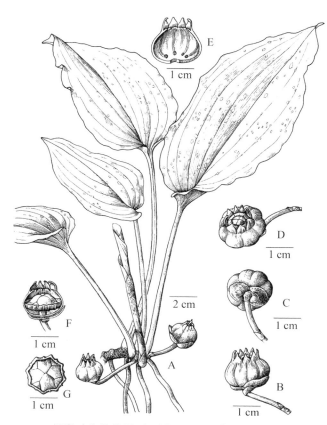

拟卵叶蜘蛛抱蛋 *Aspidistra ovatifolia* 墨线图
(Lin, et al.; 2014)

A 花期植株；B 花侧面观；C 花背面观；D 花顶面观；
E～F 花纵切面，示雌、雄蕊；G 柱头

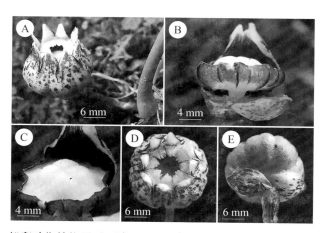

拟卵叶蜘蛛抱蛋 *Aspidistra ovatifolia* 图 (Lin, et al.; 2014)
A 花侧面观；B 花纵切面，示柱头；C 柱头；D 花顶面观；E 花背面观

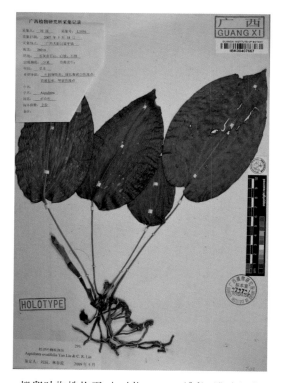

拟卵叶蜘蛛抱蛋 *Aspidistra ovatifolia* 腊叶标本

于花被筒基部约 2 mm 处,明显低于柱头的位置;花药近无柄,长圆形,长 1.2 mm,宽 0.8 mm,纵向开裂;雌蕊长 8～10 mm,子房不明显,花柱圆柱形,长 2～3 mm,柱头盾形,膨大,高 6～8 mm,直径 12～16 mm,上表面乳白色,光滑,中部微凸,具 4 径向分叉线,柱头边缘紫红色,向上弯曲,圆八角形,具 16 纵棱。花期 4～5 月。

·分布生境· 分布于广西壮族自治区崇左市大新县。生长于海拔 260 m 石灰岩山谷中的阴坡岩石。

·识别要点· 拟卵叶蜘蛛抱蛋与隆安蜘蛛抱蛋 A. longanensis 相似,区别在于拟卵叶蜘蛛抱蛋花坛状,花被裂片较小,长 3～5 mm,内部白色,柱头直径 12～16 mm;而隆安蜘蛛抱蛋花近钟状,花被裂片较大,长 9～10 mm,内部蓝紫色,柱头直径 10～12 mm。

平伐蜘蛛抱蛋
Aspidistra pingfaensis S. Z. He & Q. W. Sun

·模式标本· CHINA. Guizhou province, Guiding Country, Pingfa Township, under the shrub beside the valley, elevation ca. 780 m, 3 October 2008, S. Z. He et al. 081003 (holotype: HGCM).

·物种文献· Sun Qingwen, Xu Wenfen, He Shunzhi. A New Species of *Aspidistra* (Asparagaceae) from Guizhou, China [J]. *Phytotaxa*, 2014, 178(1):33-37.

·形态特征· 多年生草本。根状茎匍匐,近圆柱状,直径 5～8 mm,被鳞片覆盖。根长而细。鞘状叶 3～5,紫红色,长 5～12 cm,包裹叶柄基部,枯萎时呈纤维状;叶片单生,彼此间隔 1.3～2.5 cm,叶片线形,长 45～65 cm,宽 2～2.8 cm,先端逐渐渐尖,基部逐渐变成叶柄,中上缘具稀疏微齿,叶片略带黄白色斑点;叶柄长 8～26 cm。花序梗长 1.5～3.5 cm,苞片 3～4,宽卵形,紫红色,长 7～9 mm,宽 6～7 mm。花单生,直立;花被钟状,长 1.5～1.7 cm,宽 1.2～1.6 cm,8 裂,花被筒长 1.1～1.3 cm,宽 1.2～1.6 cm,外面黄白色,内部深紫色,基部白色,花被裂片狭三

角形,长 4～6 mm,基部宽约 2 mm,内外紫色,略外翻;雄蕊 8,生于花被筒基部上方约 4 mm 处,花丝长约 0.8 mm,水平突起,花药椭圆形,长约 1.6 mm,宽 1 mm,朝向子房;雌蕊长 7～8 mm,子房和花柱淡黄色,子房圆锥状,明显膨大,直径 4～5 mm,花柱逐渐变宽至柱头,柱头盾形,紫红色,直径 8～9 mm,边缘 8 裂,中心微凹,具 4 条白色径向分叉线;花粉球形,表面具疣状纹饰。浆果近球形,高 1～1.4 cm,直径 0.8～1.2 cm,具小刺。花期 10～11 月,果期翌年 9～10 月。

·分布生境· 分布于贵州省贵定县。生长于海拔 780～790 m 的山谷斜坡灌木下。

·识别要点· 平伐蜘蛛抱蛋与带叶蜘蛛抱蛋 A. fasciaria、峨边蜘蛛抱蛋 A. ebianensis、乐业蜘蛛抱蛋 A. leyeensis 相似,这些种的主要差异在于花被筒的毛、雄蕊着生位置、子房的形状和柱头上表面的特征。具体区别如下:平伐蜘蛛抱蛋花被中下部淡黄色,中上部紫红色,花被筒内部光滑,雄蕊生于花被筒基部上方约 4 mm 处,子房圆锥状,明显膨大,柱头上表面具 4 条白色径向分叉线,边缘 8 裂;而带叶蜘蛛抱蛋花被黄绿色,具紫色斑点,花被筒内部具乳突,雄蕊生于花被筒近基部,子房圆柱状,微膨大,柱头上表面明显凸起,具有 3～4(5) 个深裂缝,边缘 6～8(10) 裂;峨边蜘蛛抱蛋花被紫色或紫红色,花被筒内部具乳突,雄蕊生于花被筒基部,子房圆柱状,柱头上表面略凸起,具有 4 条放射状脊线,边缘 4 裂;乐业蜘蛛抱蛋花被上部紫色,下部百色,花被筒内部具乳突,雄蕊生于花被筒基部上方约 4 mm 处,子房圆柱状,微膨大,柱头上表面中央具 4 个凹陷,边缘 8 裂。

融安蜘蛛抱蛋
Aspidistra ronganensis C. R. Lin, J. Liu & W. B. Xu

·模式标本· CHINA. Guangxi Zhuang Autonomous Region, Rongan County, Dongqi Township, limestone mountains, alt. 338 m a.s.l., 5 September 2014, Wei-Bin Xu 12005 (holotype: IBK; isotype：IBK）。

· **物种文献**· Liu Jing, Huang Jie, Xu Weibin, Lin Chunrui. *Aspidistra ronganensis* (Asparagaceae), a new species from limestone areas in Guangxi, China [J]. *Phytotaxa*, 2016, 270(1)：63 - 68.

· **形态特征**· 多年生常绿草本。根状茎匍匐，近圆柱状，直径 8～10 mm，密被节，根多数。鞘状叶 6～8，紫红色，长 2～12 cm，包裹叶柄基部，干枯时纤维状；叶单生，间隔 2～3 cm；叶柄坚硬直立，长 20～48 cm，宽 0.2～0.3 cm，上面具沟槽；叶片长圆状披针形，长 30～45 cm，宽 6.5～10 cm，绿色，两侧不对称，先端渐尖，基部楔形，逐渐渐狭成叶柄，边缘全缘。花序梗直立或下倾，长 0.5～2 cm，具 5～6 淡色苞片，苞片从基部到花序梗顶部逐渐变宽，花被基部最上部的苞片宽卵形，长 8～10 mm，宽 14～16 mm，先端渐尖。花单生，花被管状，肉质，长 20～25 mm，顶端 8 裂；花被筒长 18～20 mm，宽 6～8 mm，白色；花被裂片形状不等，三角形披针形，基部长 4～5 mm，宽 2～3 mm，淡紫红色，先端渐尖，通常微外弯，基部具刺状突起；雄蕊 8，生于花被管的上中部，位置远高于柱头，花药淡黄色，线状，长约 5 mm，宽 0.5～1 mm；雌蕊狭倒圆锥形，白色，长 5～6 mm，柱头稍膨大，直径 2～3 mm，微凹，正面淡红色，边缘 4 浅裂，裂片不等长。花期 9～10 月。

· **分布生境**· 分布于广西壮族自治区融安县。生长于海拔 338 m 的阔叶林中阴暗的石灰岩斜坡上。

· **识别要点**· 融安蜘蛛抱蛋花的形状与广西蜘蛛抱蛋 *A. retusa* 相似，区别在于：融安蜘蛛抱蛋花被管状，长 20～25 mm，宽 6～8 mm，裂片三角状披针形，先端渐尖，基部具刺状突起，花药线状，长约 5 mm，宽 0.5～1 mm；而广西蜘蛛抱蛋花被钟状，裂片三角状卵形，先端微钝，基部无突起，花药卵形，长 1.8 mm，宽 1.8 mm。融安蜘蛛抱蛋也与黔南蜘蛛抱蛋 *A. australis* 相似，但后者的花较短，花被筒长 8～10 mm，宽 3.3～3.6 mm，雄蕊着生于花被筒中部以下，低于柱头。相反，融安蜘蛛抱蛋雄蕊显著高于柱头，这在蜘蛛抱蛋属中是一个罕见特征。

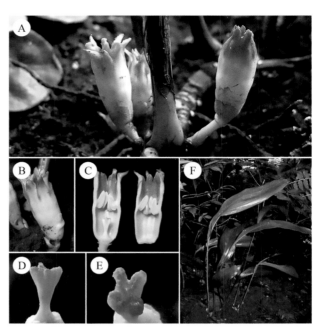

融安蜘蛛抱蛋 *Aspidistra ronganensis* 彩色图
(Liu, et al.；2016)

A～B 花；C 花纵切面，示雌、雄蕊；D 雌蕊；E 柱头；F 花期植株

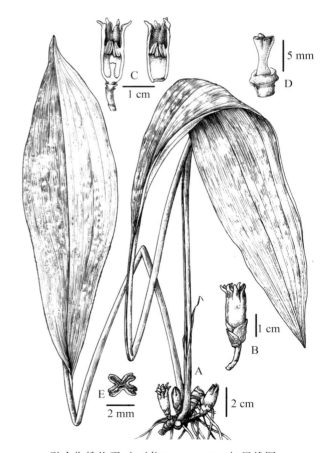

融安蜘蛛抱蛋 *Aspidistra ronganensis* 墨线图
(Liu, et al.；2016)

A 花期植株；B 花侧面观；C 花纵切面，示雌、雄蕊；D 雌蕊；E 柱头

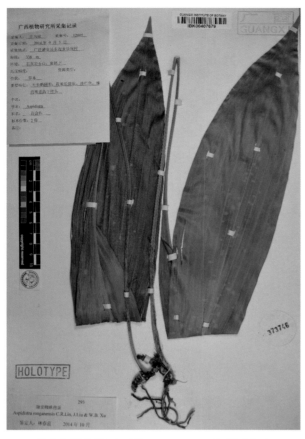

融安蜘蛛抱蛋 *Aspidistra ronganensis* 腊叶标本

囊花蜘蛛抱蛋

Aspidistra saccata X. Y. Huang, Y. D. Peng & D. X. Nong

· **模式标本** · CHINA. Guangxi Zhuang Autonomous Region, Daxin county, Xialei town, at the foot of a limestone mountain, alt. 390 m, not common, 2 Nov. 2021, Yu-De Peng, et al. 451424211102001LY (holotype: GXMG; isotype: GXMG).

· **物种文献** · Huang Xueyan, Peng Yude, Nong Dongxin, Huang Baoyou, Yu Liying. *Aspidistra saccata*（Asparagaceae）, a new species with erect stem from limestone areas in Guangxi, China［J］. *Phytotaxa*, 2022, 541(3):297 - 300.

· **形态特征** · 多年生常绿草本。茎直立,高 15～30 cm,由几根支柱根支撑;茎近圆柱状,直径 5～6 mm,节间短,长 2～6 mm。鞘状叶黄褐色,长 2～

3.2 cm,宽 1.5～1.8 cm,变成纤维状残余物覆盖于茎上。叶柄长(1.8～)2.5～3.6(～5.2)cm,正面具槽,基部略膨大。叶通常 2～4 枚簇生于茎上;叶片绿色,纸质,卵圆状椭圆形至长圆状披针形,长 6～8.5 cm,宽 2.2～3.2 cm,边缘全缘,基部楔形,先端渐尖,背面中脉中度凸出。花序梗长 6～10 mm;苞片 4～5,两枚贴生于花基部的较大,宽卵形,长约 6～8 mm,宽 5～8 mm,浅绿色。花单生,扁球形,高 12～16 mm,直径 15～18 mm;花被筒外面黄绿色,内部略带紫黑色,具 6 个突出的囊状脊;花被裂片 6,黄色,基部紫黑色,近等长,三角形,长 6～8 mm,基部宽 5～7 mm,向外弯曲;雄蕊 6,与花被裂片对生,着生于花被筒口下,花丝水平,紫黑色,长约 1 mm,花药浅黄色,椭圆形,长约 2 mm,宽 1.5 mm,两端呈钝角,稍弯曲;雌蕊蘑菇状,长 6～8 mm,略低于花被口;子房不明显,花柱圆筒状,长 4～6 mm,宽 2 mm,

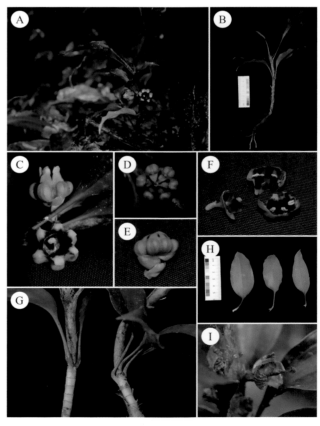

囊花蜘蛛抱蛋 *Aspidistra saccata* 彩色图
(Huang, et al.; 2022)

A～B 花期植株;C 花;D 花蕾顶面观;E 花蕾侧面观;
F 花纵切面,示雌、雄蕊;G 茎;H 叶;I 幼果

柱头稍膨大,直径约 2～3 mm,正面乳黄色,表面稍粗糙,中心具 3～4 条放射状条纹,边缘波状。浆果圆柱形,光滑。花期 10～11 月。

· 分布生境 · 分布于广西壮族自治区大新县。生长于海拔 390 m 的常绿阔叶林中的背阴石灰岩斜坡上。

· 识别要点 · 囊花蜘蛛抱蛋茎直立而与 A. globosa 在形态上相似,但囊花蜘蛛抱蛋叶片较小,花扁球形,花被筒具有 6 个突出的囊状脊,花柱圆柱形,柱头微扩大,直径 2～3 mm,浆果光滑而明显不同。

狭叶蜘蛛抱蛋
Aspidistra stenophylla C. R. Lin & R. C. Hu

· 模式标本 · CHINA. Guangxi Zhuang Autonomous Region, Jingxi County, Tongde town, limestone mountains, alt. 780 m, 12 May 2012, Chun-Rui Lin 1036 (holotype: IBK; isotype: IBK).

· 物种文献 · Hu Renchuan, Shen Xiaolin, Liu Jing, Lin Chunrui. *Aspidistra stenophylla* (Asparagaceae), a new species from Guangxi, China [J]. *Phytotaxa*, 2014,170(1):53 - 56.

· 形态特征 · 多年生常绿草本。根状茎匍匐,近圆柱状,直径 9～10 mm,被鳞片,节浓密。根多数。鞘状叶 4～5,长 2～6 cm,紫红色,干燥时变成黑褐色。叶单生;叶柄坚挺直立,长 9～22 mm,宽 0.2 mm,上面具沟槽;叶片线形,长 50～60 cm,宽 1.5～2.5 cm,深绿色,基部渐狭成叶柄,顶端渐尖,边缘全缘,中脉突出,侧脉干燥时明显可见。花序梗紫红色,长 1.5～3 cm,有 4～6 个苞片;苞片从花序梗底部逐渐加宽到顶部,白色,具紫红色斑点,长 3～5 mm,宽 5 mm,顶端钝圆。花单生;花被坛状,长约 15 mm,深紫色,内部具微小乳突;裂片 6 枚,三角形,略朝内弯曲,长 6～7 mm,基部宽 5～6 mm,内面紫红色,顶端浅黄色,自花被筒顶部至中央具两个明显隆脊;花被筒长 8～9 mm,宽 14～15 mm,内面暗紫色;雄蕊 6,与花被裂片对生,生于花被筒基部,明显低于柱头;花药长圆形,长约 2 mm,宽 1 mm,花丝长约 1 mm;雌蕊蘑菇状,紫红色,长约 1 cm,子房不明显,

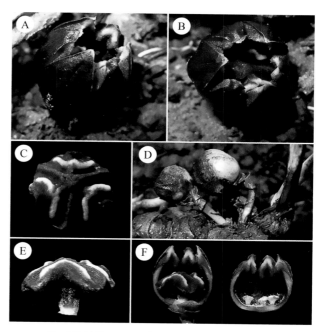

狭叶蜘蛛抱蛋 *Aspidistra stenophylla* 彩色图
(Hu, et al.; 2014)

A 花侧面观;B 花顶面观;C、E 柱头;D 果实;F 花纵切面,示雌、雄蕊

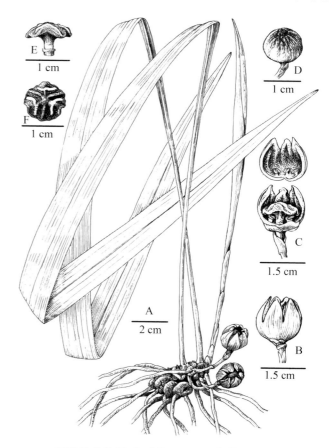

狭叶蜘蛛抱蛋 *Aspidistra stenophylla* 墨线图
(Hu, et al.; 2014)

A 花期植株;B 花;C 花纵切面,示雌、雄蕊;D 果实;F 雌蕊;F 柱头

柱头短,圆柱形,长约 2 mm,宽 1 mm,柱头盾形,近圆形,直径约 1 cm,上表面具 3 个白色高约 1 mm 的"V"形隆起和三条从中心辐射向边缘的紫红色脊,边缘微不规则波形。浆果近球形,直径 10～15 mm,稍具瘤。花期 5～6 月,果期翌年 2～4 月。

· **分布生境** · 分布于广西壮族自治区靖西市。生长于海拔 700～800 m 的常绿阔叶林下石灰岩山坡上。

· **识别要点** · 狭叶蜘蛛抱蛋与峨眉蜘蛛抱蛋 *A. omeiensis* 以及线叶蜘蛛抱蛋 *A. linearifolia* 相似,三者叶均线形,花被均为深紫色,主要区别在于狭叶蜘蛛抱蛋花被为坛状,内部具微小乳突,裂片略向里弯曲,柱头上表面具 3 个白色高约 1 mm 的"V"形隆起。

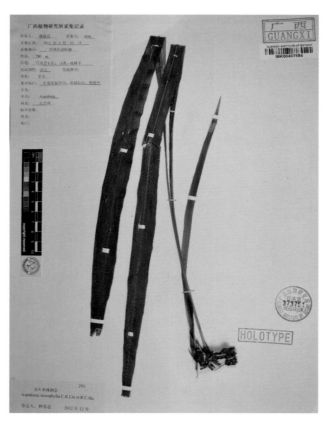

狭叶蜘蛛抱蛋 *Aspidistra stenophylla* 腊叶标本

细叶蜘蛛抱蛋

Aspidistra tenuifolia C. R. Lin & J. C. Yang

· **模式标本** · CHINA. Guangxi Zhuang Autonomous Region, Jingxi County, Ande town, alt. 880 m, in a valley on limestone hill, 21 November 2011, Chun-Rui Lin 1031 (holotype: IBK; isotype: IBK).

· **物种文献** · Meng Tao, Yang Jincai, Tang Wenxui, Pan Bo, Lin Chunrui. *Aspidistra tenuifolia* (Asparagaceae), a new species from China [J]. *Phytotaxa*, 2014, 161(4): 289 - 293.

· **形态特征** · 多年生常绿草本。根状茎匍匐,近圆柱状,直径 8～12 mm,被鳞片,节密集。鞘状叶 3～4,紫红色,长 2～10 cm,包裹叶柄基部,干燥时变成黑褐色;叶对生或偶单生,彼此间隔 5～15 mm;叶柄坚挺直立,长 12～20 cm,宽 0.2～0.3 cm,正面具沟槽;叶片通常狭长至带形,长 60～75 cm,宽 2～4 cm,深绿色,基部楔形,渐狭成叶柄,两侧不对称,先端渐尖,边缘全缘。花序梗横卧或下倾,紫红色至深紫色,长 3～6 cm,苞片 3～4,自花序梗基部至顶部逐渐变宽,花被筒基部最上面的 2 枚苞片宽卵形,紫红色,长 7～10 mm,宽 8～10 mm,顶端钝。花单生;花被钟状,长 2～2.5 cm,肉质,深紫色,顶端 6 裂;裂片稍微向外弯曲,宽卵形,先端圆形,明显 2 轮,外轮裂片长 10～13 mm,宽 8～10 mm,内轮裂片较小,内部密被紫红色斑纹,每个裂片具 6 个明显的高 1～2 mm 的隆脊,隆脊延伸至花被筒基部;花被筒长 12～14 mm,宽 13～15 mm,内部紫黑色;雄蕊 6,与花被裂片对生,生于花被筒底部,紧贴于雌蕊基部,花丝直立,膨大,约 1 mm,宽 2 mm,花药黄色,外向,近球形或近卵形,长 3～4 mm,宽 3 mm,药隔扩大并增厚,表面观呈倒三角形,基部宽约 1 mm;雌蕊长 5～6 mm,子房不明显,花柱短,圆柱形,直径约 2 mm,柱头膨大,倒圆锥形,直径 7～8 mm,上表面平整、光滑,紫红色,边缘黑紫色,中央具 3 条不明显的径向分叉线,边缘 3 深裂,裂片顶端微凹,背面白色。花期 11～12 月。

· **分布生境** · 分布于广西壮族自治区靖西市。生长于海拔 820～880 m 的山谷阴暗石灰岩山坡上。

· **识别要点** · 细叶蜘蛛抱蛋因叶线形,花被钟状、深紫色而与线叶蜘蛛抱蛋 *A. linearifolia* 及 *A. alata* 相似,但细叶蜘蛛抱蛋叶长 65～75 cm,宽 2～4 cm

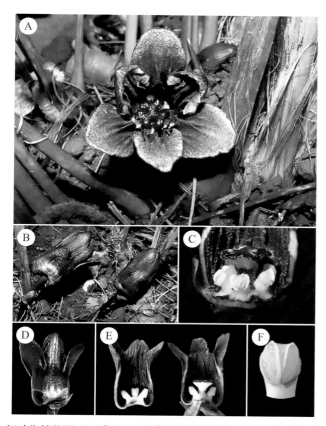

细叶蜘蛛抱蛋 *Aspidistra tenuifolia* 彩色图（Meng, et al.；2014）
A 花正面观；B 花蕾；C 雄蕊和雌蕊；D 花侧面观；
E 花纵切面，示雌、雄蕊；F 雄蕊

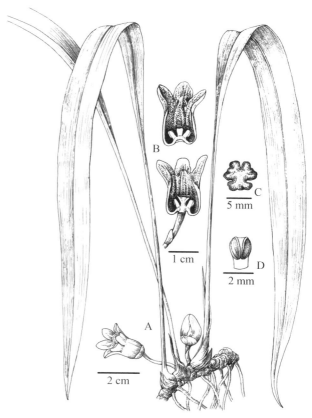

细叶蜘蛛抱蛋 *Aspidistra tenuifolia* 墨线图
（Meng, et al.；2014）
A 花期植株；B 花纵切面，示雌、雄蕊；C 柱头；D 雄蕊

叶柄长 15～20 cm；花被筒钟状，长 12～14 mm，宽 13～15 mm，花被裂片宽卵形，长 10～13 mm，稍短于花被筒，平展，明显 2 轮；花丝直立、膨大，长 1 mm，宽 2 mm，花药长 3～4 mm，宽 3 mm，药隔扩大并增厚，紧贴于雌蕊基部；柱头倒圆锥形，直径 7～8 mm，上表面平坦和无毛，边缘 3 深裂，裂片顶端微凹而不同。

宜州蜘蛛抱蛋

Aspidistra yizhouensis P. Pan & C. R. Lin

• 模式标本 • CHINA. Guangxi Zhuang Autonomous Region, Yizhou City, limestone mountains, rare, elev. 210 m, 24° 32′ 51″ N, 108° 17′ 6″ E, 20 May 2015, Bo Pan P253 (holotype: IBK; isotype: IBK).

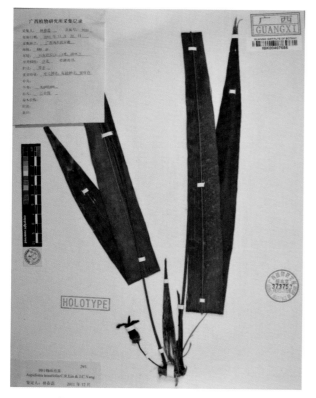

细叶蜘蛛抱蛋 *Aspidistra tenuifolia* 腊叶标本

· **物种文献** · Pan Bo, Lu Zhaocin, Ma Husheng, Lin Chunrui. *Aspidistra yizhouensis* sp. nov. (Asparagaceae) from limestone areas in Guangxi, China [J]. *Phytotaxa*, 2016, 246(1) : 85 - 89.

· **形态特征** · 多年生常绿草本。根状茎匍匐,近圆柱状,直径 8~10 mm,被鳞片,节密集。鞘状叶 4~5,紫红色,长 1~8 cm,包裹叶柄基部,干燥时变成黑褐色;叶单生,彼此间隔约 1 cm,叶柄坚挺直立,长 6~12 cm,宽 0.3~0.4 cm,正面具沟槽;叶片通常长圆形,长 19~23 cm,宽 5~6.5 cm,深绿色,基部楔形不对称,先端渐尖,边缘全缘。花序梗紫红色,匍匐或下垂,长 2~3 cm,具 5~6 个苞片,苞片自基部至花序梗顶部逐渐变宽,花被管基部的两枚苞片卵状舟形,紫红色,长 6~8 mm,宽 5~6 mm,先端稍钝。花单生,多数;花被坛形,长 13~15 mm,肉质,外部暗紫红色;裂片 6,通常平展,卵形,长 5~6 mm,基部宽 4~5 mm,顶端钝圆,内部黄色,自基部至花被筒底部具 2 明显隆脊;花被筒长 9~10 mm,直径 15~18 mm,内部紫红色,具疣状突起;雄蕊 6,与裂片对生,着生于花被筒基部,低于柱头,花丝水平,长约 0.6 mm,花药卵形,淡黄色,长 2~3 mm,宽 1~1.5 mm;雌蕊倒圆锥形,紫红色,基部黄色,长约 6 mm,子房不明显,柱头增大,光滑,直径约 10 mm,上表面微凸,具 3 条黄色的径向分叉线,边缘 6 浅裂,背面具 12 条纵脊。花期 5~6 月。

· **分布生境** · 分布于广西壮族自治区河池市宜州。生长于海拔 190~260 m 的阔叶林中遮蔽石灰岩山坡上。

· **识别要点** · 宜州蜘蛛抱蛋与伞柱蜘蛛抱蛋 *A. fungilliformis* 形态相似,主要区别在于:宜州蜘蛛抱蛋花被坛形,裂片内部黄色,雌蕊倒圆锥形,柱头上表面紫红色,具 3 条黄色的径向分叉线;而伞柱蜘蛛抱蛋花被钟形,裂片内部白色,雌蕊蘑菇形,柱头上表面白色,具 3 条径向分叉线。

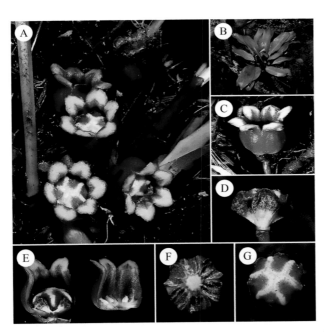

宜州蜘蛛抱蛋 *Aspidistra yizhouensis* 彩色图(Pan, et al.;2016)

A 花;B 花期植株;C 花侧面观;D 雌蕊;E 花切面图,示雌、雄蕊;
F 柱头,背面观;G 柱头,正面观

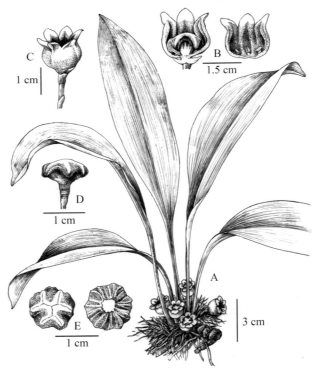

宜州蜘蛛抱蛋 *Aspidistra yizhouensis* 墨线图
(Pan, et al.;2016)

A 花期植株;B 花纵切面,示雌、雄蕊;C 花;D 雌蕊;E 柱头

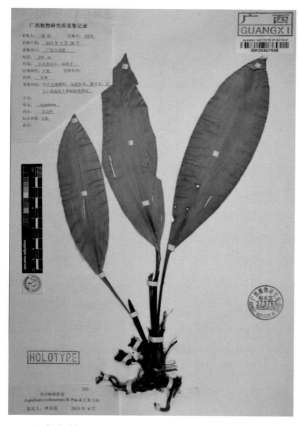

宜州蜘蛛抱蛋 *Aspidistra yizhouensis* 腊叶标本

硬叶沿阶草

Ophiopogon sclerophyllus D. X. Nong & H. Z. Lü

· 模式标本 · CHINA. Guangxi Zhuang Autonomous Region, Hechi city, Donglan county, Sannong town, Shuangsu village. Collected in nature in November 2019 by H. Z. Lü (Garden number: 20190601). Type specimen prepared from a living cultivated plant in May 2022 by D. X. Nong 451224220527001 (holotype: GXMG).

· 物种文献 · Nong Dongxin, Lü Huizhen, Huang Xueyan, Huang Baoyou. *Ophiopogon sclerophyllus*, a new species of *Ophiopogon* (Asparagaceae) from Guangxi, China [J]. *Phytotaxa*, 2023, 578 (2): 207 – 212.

· 形态特征 · 多年生陆生草本，全株无毛。根状茎短，多分枝，具数条褐色根。根直径 1～1.5 mm，被短柔毛，近中部或顶端通常具纺锤形或椭圆形块根。鞘状叶 3～5 枚，长 1.5～7 cm，宽 1～1.2 cm，边缘干膜质，白色；叶 8～12 枚，厚革质，线状倒披针形，长 15～40 cm，宽 0.7～2.2 cm，稍斜，基部逐渐变窄成叶柄状，顶端圆至钝，顶端微缺，边缘全缘，干燥时反折；表面具光泽，深绿色，背面浅绿色，具 7～14 条平行窄白色条纹；纵向主脉不明显，多数；侧脉几不可见。总状花序疏松，具 2～4 朵彼此远离的具花梗的花；花序梗直立，稍扁平，具 2(3) 棱或有角，长 14～22.5 cm，直径 2～3 mm，暗绿色至暗棕紫色；花轴扁平，具不明显的脊，长 6～19.5 cm；苞片狭三角形，渐尖，绿色，边缘干膜质；主轴上的苞片长 4～14 mm，宽 2～5 mm；花下苞片相似于聚伞花序下苞片，但小得多；花浅紫色至白色，下垂，极开放，直径 10～12 mm，芳香；花梗圆柱状，从苞片腋生，紫色，长 4～5 mm，直径 0.5～0.6 mm，与花基部的柄部等长，直或上部弯曲，与花基部接合形成一个明显的关节；花被片 6，2 轮，近相似，肉质，长圆形，下弯，顶端圆形，长 4.5～5 mm，宽 2～2.3 mm，外裂片比内裂片稍长，外部浅紫色，内部带白色；雄蕊 6，位于每个花被片的基部，离生；花药 6，浅绿色，具短柄，内向，狭圆锥形，长 2.5～3 mm，宽 0.5～0.6 mm，顶端锐尖；花丝短圆锥形，肉质，长宽 0.6～0.8 mm，白色；子房下位，3 室，平或在先端稍凸，基生胎座，每室具 2～3 枚胚珠；花柱纯白色，长 4.5～5 mm，基部直径 0.6～0.8 mm，超过花药，上部缩小，近中部明显弯曲，具 3 个沟槽；柱头不明显微 3 裂。成熟种子近圆形，长 7～8 mm，直径 6～7 mm，具光泽，蓝绿色。栽培时花期 5～6 月。

· 分布生境 · 分布于广西壮族自治区河池市。生长

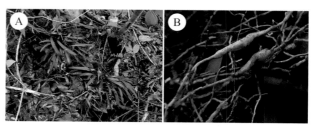

硬叶沿阶草 *Ophiopogon sclerophyllus* 彩色图
(Nong, et al.；2023)

A 生境；B 块根

于海拔 500～527 m 的原始常绿阔叶林下背阴的石灰岩斜坡上。

· **识别要点** · 硬叶沿阶草形态上与拟多花沿阶草 *O. pseudotonkinensis* 相似,但硬叶沿阶草的根具纺锤形或椭圆形块根,叶片厚革质,花序细而长,超过或等长于叶,花较小,花被片椭圆形、下弯,花药离生,花柱具 3 沟槽而与之明显不同。

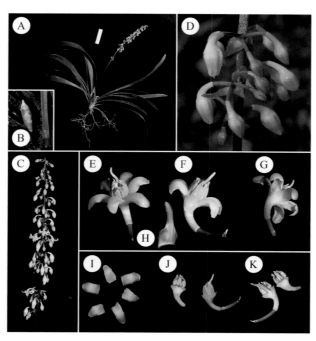

硬叶沿阶草 *Ophiopogon sclerophyllus* 彩色图
(Nong, et al.; 2023)

A 花期植株;B 花葶;C～D 花序;E～G 花;
H 苞片;I 花被片;J～K 子房及雄蕊

卷瓣球子草
Peliosanthes revoluta D. X. Nong & L. Y. Yu

· **模式标本** · CHINA. Guangxi Zhuangzu Autonomous Region, Chongzuo city, Fusui county, Changping town, Longhe village, primary evergreen broad-leaved forest on rocky limestone mountain, around point 22°39′58.04″N, 107°47′29.25″E, elevation 250 m a. s. l., locally common, 11 September 2015, D. X. Nong, et al. 451421150911070LY (holotype: GXMG; isotype: GXMG).

· **物种文献** · Nong Dongxin, Xie Yueying, Ke Fang, Yu Liying. *Peliosanthes revoluta* (Asparagaceae), a new species from limestone areas in southwestern Guangxi, China [J]. *Phytotaxa*, 2019, 418(1): 107 - 111.

· **形态特征** · 多年生常绿草本。根状茎短,上升至直立,直径 5～7 mm。初生叶紫色,长圆状卵形至三角状披针形,宽钝,纸质,长可达 8 cm。根黄褐色,细而硬,直径 2～3 mm,被褐色根毛。叶片表面亮深绿色,背面淡绿色,直立至弯曲,具叶柄;叶柄坚硬,直或弯曲,长 4～22 cm,直径 0.2～0.25 cm;叶片狭椭圆形至阔椭圆形,长 11～15.5 cm,宽 3～6 cm,无毛,多少革质,基部楔形,顶端短渐尖,边缘全缘,微波状,具 11～19 个明显纵脉和许多近垂直的细弱次脉。总状花序疏松,高 10～25 cm;花葶上升至直立,坚硬,长 2～8.5 cm,直径 0.15～0.2 cm,浅紫色至深紫色,无不育苞片;花轴具细弱纵脊,浅紫色,长 8～18 cm,生 20～55 花;花梗基部具 2 枚苞片,浅绿色,干燥时淡黄膜质,外苞片三角状卵形,凹陷,渐尖,长 6～7 mm,宽 3～4.5 mm,内苞片披针形,小得多;花梗紫色,直立至微拱,垂直于轴或斜升,圆柱状,长 5～8 mm,直径 0.5～0.8 mm;花 1～5 朵生花苞腋部,宽开,紫色,或多或少具绿色斑点,长 4～5 mm,宽 5～6 mm;花被筒宽倒圆锥形,直径 4.5～5 mm,长 1.2～1.6 mm,在基部与花梗连接处有关节;花被片 6,2 轮排列,近相似,狭三角形,长 3～3.3 mm,宽 2～2.2 mm,外轮苞片稍长,顶端钝圆,强烈外卷;花丝管紫色至近白色,极为凸起,阔卵球形,直径 3～3.2 mm,长 2～2.2 mm,顶部开口近圆形;花药 6,生于花丝管外缘的短花丝上,内向,长 0.5～0.7 mm,宽 0.3～0.5 mm,淡黄色;花柱圆锥状,长约 1.5 mm,柱头略带紫色,3 浅裂;子房上位,柱状,3 室,长 2～2.5 mm,直径 1.6～2 mm,向顶端扩大。种子卵球形,长 10～12 mm,宽 5～7 mm,幼时为绿白色。花期 9 月或 12 月。

· **分布生境** · 分布于广西壮族自治区崇左市扶绥县。生长于海拔 160～300 m 的原生或次生常绿阔叶林中阴处的石灰岩斜坡上。

· **识别要点** · 卷瓣球子草因花簇生苞腋而与簇花球

子草 *P. teta* 形态最为相似，主要区别在于：卷瓣球子草花被筒宽倒圆锥形，花被裂片强烈反卷，子房上位，花丝管阔卵球形，极为凸出，花药生于花丝管外缘；而簇花球子草花被筒倒圆锥形，花被裂片直立扩展或有时边缘微反卷，子房半下位，花丝管宽锥形，花药生于花丝管内侧。此外，簇花球子草往往具有长于叶子的更长的花序。

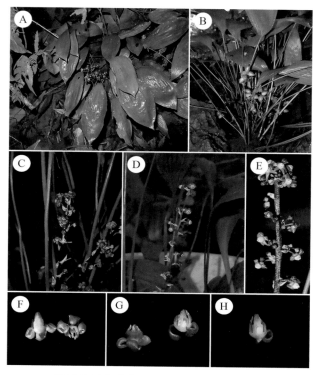

卷瓣球子草 *Peliosanthes revoluta* 彩色图
（Nong, et al.；2019）

A 花期植株；B 果期植株；C～D 栽培的花期植株；E 花序；F 花被筒展开示雌、雄蕊；G～H 花纵切面，示胚珠

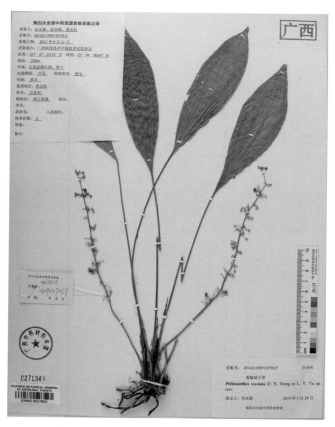

卷瓣球子草 *Peliosanthes revoluta* 腊叶标本

19. 鸭跖草科

Commelinaceae

二色鸭跖草

Commelina bicolor D. Q. Wang & M. E. Cheng

· 模式标本 · CHINA. Anhui, Feixi City, Daqian Shan, alt. 200 m, on grassly slope, June 29, 2019, D. Q. Wang, et al. W06291 (holotype: PE). [安徽肥西县大潜山，海拔 200 m，山坡草地，2019 年 6 月 29 日，王德群、陆业银、张玲 W06291]。

· 物种文献 · 王德群，庆兆，谢晋，程铭恩，张玲. 安徽有花植物四新种[J]. 皖西学院学报，2019，35（5）：67－73.

· 形态特征 · 一年生草本。茎高约 25 cm，下部粗约 1.5 mm，无毛，分枝。叶披针形，长 3～5 cm，宽 1～

1.5 cm,基部边缘和鞘顶部边缘被长缘毛,其他部分无毛。聚伞花序与叶对生,下部者具 1 花,上部者具 2～3 花;花序梗丝形,长 0.8～2 cm,无毛;总苞片佛焰苞状,对折,肾形,长 1～1.5 cm,宽 1.5～1.9 cm,顶端具短尖头,基部心形,背面在中部基出脉上被长柔毛;苞片斜椭圆形,长约 4 mm,无毛。花:花梗长约 5 mm,无毛;萼片 3,白色,膜质,无毛,上方 1 枚萼片披针形,长约 5 mm,宽 1 mm,2 下方萼片斜卵形,长和宽各约 4～5 mm;花瓣 3,无毛,2 上方花瓣圆卵形或宽卵形,长 8～13 mm,宽 9～14 mm,上方大部呈深蓝色,基部和长 3 mm 的爪呈白色,下方 1 枚花瓣白色,披针形,长 7 mm,宽 1 mm;能育雄蕊 3,无毛;花丝长约 10 mm;花药淡黄色,狭长圆形,长约 1.5 mm;不育雄蕊 3,无毛;花丝长 6～8 mm;花药橙色,蝴蝶形,长约 1.5 mm。雌蕊无毛;子房狭长圆形,长约 1.8 mm;花柱长约 1.3 mm。蒴果黑色,近倒卵球形,长 2～3 mm,上面截平,腹面平,有不规则窝孔。

· 分布生境 · 分布于安徽省肥西县、巢湖市和湖北省罗田县。生长于海拔 200～600 m 的山坡路旁、路边沟畔。

· 识别要点 · 二色鸭跖草在亲缘关系方面接近鸭跖草 C. communlis,与后者的区别在于本种的叶较狭窄,宽 1～1.5 cm,基部及叶鞘顶部被长缘毛,总苞片

肾形,背面中部脉上被长柔毛,花瓣上部深蓝色,基部连同爪部均呈白色。在鸭跖草,叶宽达 2.2 cm,无毛或其鞘边缘被短柔毛,总苞片心形,背面无毛,花瓣与爪均呈深蓝色。

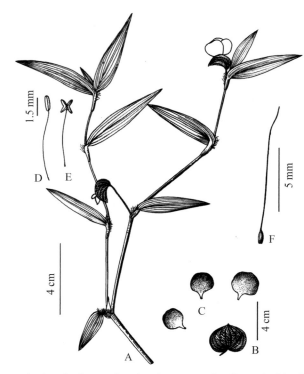

二色鸭跖草 Commelina bicolor 墨线图(王德群,等;2019)
A 植株;B 总苞片;C 花瓣;D 能育雄蕊;E 退化雄蕊;F 雌蕊

20. 姜科
Zingiberaceae

勐海姜黄
Curcuma tongii Y. H. Tan & L. X. Zhang

· 模式标本 · CHINA. Yunnan: Menghai, Bulang mountain conifer-broadleaf forests or evergreen broad leaved forests, alt. 948 m, 21°38′09.84″N,

100°18′01.68″E, 24 May 2013, Yun-Hong Tan 7168 (holotype: HITBC; isotype: IMDY).

· 物种文献 · Zhang Lixia, Ding Hongbo, Li Haitao, Zhang Zhonglian, Tan Yunhong. *Curcuma tongii*, a new species of *Curcuma* subgen. *Ecomatae* (Zingiberaceae) from southern Yunnan, China [J]. *Phytotaxa*, 2019, 395(3): 241－247.

· 形态特征 · 小型草本,高达 0.5 m,根茎卵球形,长 3~5 cm,宽 2~3 cm,不分枝,外部浅棕色,内部乳白色,略芳香;块根椭圆形,长 2~6 cm。叶状茎 2~4 片,常花后发育;假茎长 15~20(~25)cm,鞘苞片长 1~3 cm,宽 5~20 cm,密被白色短柔毛;叶鞘绿色,无毛;叶舌长达 4~5 mm,二裂,膜质;叶柄长 8~13 cm,无毛;叶片椭圆形,长 20~26 cm,宽 8.5~10 cm,表面沿脉疏生微柔毛,背面无毛,基部楔形至渐狭,先端渐狭至渐尖。花序侧生,长 10~15 cm;花序梗长 4~6 cm,乳白色至粉红色,鞘苞片多达 6 个,膜质,长 1.5~7.5 cm,宽 1.0~1.5 cm,卵形、长圆形至长圆形披针形,先端钝;花序穗长 4~11 cm,宽 4~5 cm;可育苞片 7~12(~15)枚,苞片宽卵形至卵形,长 4.5~5.0 cm,宽 3.0~3.5 cm,基部 1/4~1/3 合生;小苞片无。花长 5.5~6.0 cm,伸出;花萼长 16~18 mm,3 齿,一侧有长约 7 mm 的不对称裂口,

半透明白色,疏生微柔毛;花管长 3.5~4.0 cm,乳白色;背生花冠裂片长 22~24 mm,宽 6~7 mm,侧生花冠裂片长 20~22 mm,宽 5~6 mm,两者三角状卵形,内凹,半透明乳白色至粉红色;唇瓣长 20~22 mm,宽 12~13 mm,倒卵球形,乳白色,基部有时淡粉红色,中间两条亮黄色隆起条带,两侧具长 6~7 mm 的深紫红色或深红色条带,先端双裂,裂口长 8~9 mm;侧生退化雄蕊长 22~23 mm,宽 12~13 mm,不规则倒卵形,乳白色,无毛。雄蕊长 14~16 mm;花丝长 8~10 mm,乳白色,蜜腺短腺毛;花药长 6~6.5 mm,具距,距长 4~5 mm,宽 2~2.5 mm;花药长 1.2~1.5 mm;花粉白色,黏稠。子房上位,腺体 2,长 5~6 mm,乳白色;花柱白色,基部置于花管的背槽中;柱头长 1.0~1.2 mm,宽 1 mm,头状,乳白色,具缘毛。子房长 2.5~5 mm,三室,乳白色,密被柔毛。果未见。花期 6~7 月。

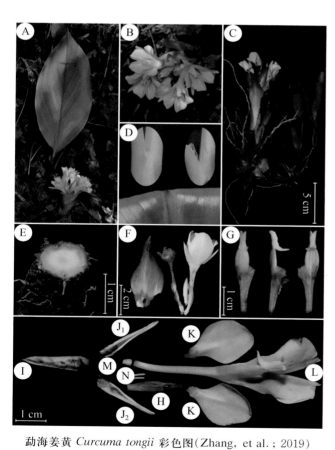

勐海姜黄 *Curcuma tongii* 彩色图(Zhang, et al.; 2019)

A 植株;B 花序;C 花期植株;D 叶及叶舌;E 块根;F 苞片及花;G 冠生雄蕊;H 萼片;I 背生花冠裂片;J₁、J₂侧生花冠裂片;K 侧生退化雄蕊;L 花管及唇瓣和雄蕊;M 子房;N 上位腺体

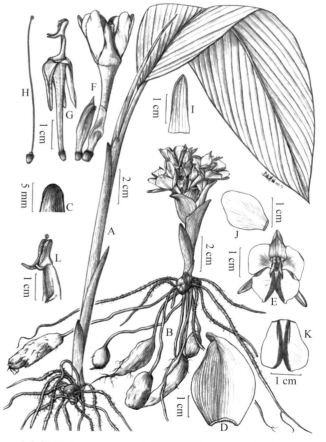

勐海姜黄 *Curcuma tongii* 墨线图(Zhang, et al.; 2019)

A~B 植株;C 叶舌;D 苞片;E 花正面观;F 花和花蕾背面观;G 花管、花管裂片及附生雄蕊;H 雌蕊;I 背生花冠裂片;J 侧生花冠裂片;K 唇瓣;L 含花柱和柱头的雄蕊

·分布生境·分布于云南省勐腊县和普洱市。生长于海拔 800～1 300 m 的针阔混交林、常绿阔叶林、草地和茶园林下。

·识别要点·形态上与 *C. singularis* 相似，主要区别在于勐海姜黄的唇瓣具有两条沿着中线延伸的亮黄色隆起条纹，两条长度为 6～7 mm 的深紫红色或暗红色条带位于黄色条纹旁边，侧生退化雄蕊纯乳白色，能育苞片基部乳白色，向顶部和边缘逐渐增加红色色调。

21. 莎草科
Cyperaceae

多节薹草
Carex nodosa S. R. Zhang, J. Zhang, Z. Y. Liu, S. Qu & R. G. Han

·模式标本·CHINA. Chongqing, Jiangjin District, Mt. Simianshan, Guanyinyan, 106°19′3.29″E, 28°37′32.30″N, 1 013 m a.s.l., under the montane evergreen broadleaf forests, 28 March 2017, S. R. Zhang, et al. 691 (holotype: PE; isotypes: IMC, PE).

·物种文献·Zhang Shuren, Zhang Jun, Liu Zhengyu, Qu Shang, Han Rugang. *Carex nodosa* (Cyperaceae), a new species of *C*. sect. *Occlusae* from southwest China [J]. *Nordic Journal of Botany*, 2018, 36(8): e01900.

·形态特征·根状茎具匍匐茎。秆高 49～83 cm，直径 1.2～1.5(～1.8) mm，三棱形，纤细，坚硬，多节，下部覆盖深紫棕色的叶鞘，叶鞘长 1.5～9.4 cm；上部叶等长或长于秆，叶片宽 2～3 mm，扁平，纵脉间具横隔节，具较长的叶鞘；叶鞘通常重叠，深紫棕色；最上面的叶苞片状，较小。总苞片鞘状，内藏于最上端叶鞘内或完全伸出，长可达 7 cm，通常顶部有一根刚毛，刚毛长 1～9.2 mm，上部的苞片鞘状，刚毛较短或无。穗状花序 3 或 4 个，疏远；顶生穗状花序雄性，线形，长 40～75 mm，宽 1.2～2 mm；侧生穗状花序雌性，具细线状花序梗，狭圆柱形，长 23～52 mm，宽 2.1～3.6 mm，具 14～32 个排列疏松的小穗。雄花鳞片黄褐色，倒披针形，长 7.1～8.6 mm，宽 1.5～1.9 mm，膜质，先端钝或钝锐尖。雌花鳞片褐色，倒卵状长圆形或长圆形，长 2.5～2.6 mm，宽 1.2～1.4 mm，膜质，中肋绿色，1 脉，先端锐尖；柱头 3。果囊绿色，有时下部红棕色，成熟时易脱落，长于鳞片，倒卵球状椭圆形或椭圆形，钝三棱形，长 3～3.6 mm，宽 1.1～1.5 mm，草质，仅喙具缘毛，侧面明显 2 脉，并有几条细脉，基部楔形，先端收缩成喙；喙长 0.7～1 mm，喙口短 2 齿。小坚果紧密包裹于果囊中，倒卵球形或椭圆形，具三棱，长 2～2.5 mm，宽 1.2～1.5 mm。

·分布生境·分布于四川省和重庆市。生长于海拔 450～1 013 m 的山地常绿阔叶林下。

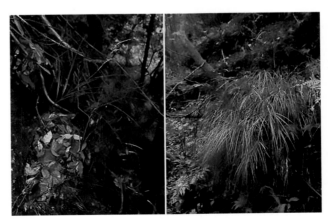

多节薹草 *Carex nodosa* 生境及植株彩色图
(Zhang, et al.; 2018)

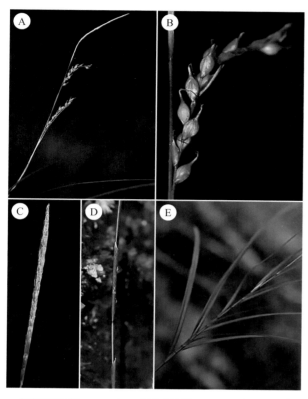

多节薹草 Carex nodosa 彩色图（Zhang, et al.；2018）

A 花序；B 雌花序；C 雄花序；D 叶鞘；E 叶

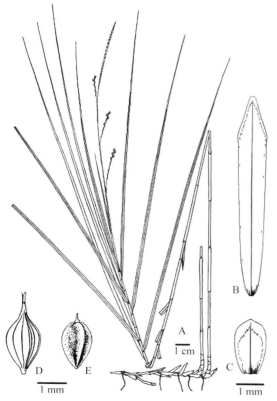

多节薹草 Carex nodosa 墨线图（Zhang, et al.；2018）

A 植株；B 雄花鳞片；C 雌花鳞片；D 果囊；E 小坚果

· **识别要点** · 多节薹草形态上与疏果薹草 *C. hebecarpa* 相近，主要区别在于多节薹草有苞片鞘状，雄穗状花序长 4～7.5 cm，雄花鳞片倒披针形，长 7.1～8.6 mm，果囊除喙具缘毛外，其余均无毛。

平乐薹草
Carex pingleensis Z.C.Lu, Y.F.Lu & X.F.Jin

· **模式标本** · CHINA. Guangxi: Guilin City, Pingle County, Yao Nationality Township of Dafa, Pingshan Village, in evergreen broad-leaved forests, elevation ca. 440 m, 20 May 2019, Yu-Lan Su, et al. LZC199（holotype: IBK00421264；isotype: IBK00421266, HTC）.

· **物种文献** · Lu Zhaocen, Su Yulan, Lu Yifei, Jin Xiaofeng. *Carex pingleensis*（*Carex* sect. *Mitratae*）, a new species of Cyperaceae from Guangxi, China [J]. *Taiwania*, 2020, 65(3): 391 - 395.

· **形态特征** · 多年生草本植物。根状茎短，木质，硬，具多数纤细须根。秆稀疏簇生，中央三棱形，细长，直立，光滑，高 6～9.5 cm。叶远远超过杆，密集簇生，边缘展开或微卷曲；叶片宽 1.2～2 mm，顶端渐尖，边缘和两侧粗糙，背面密被颗粒物。苞片叶状或针状，叶状苞片长于花序，无鞘。穗状花序 2 或 3，集生于秆的顶部；顶生穗状花序雄性，线状圆筒状，长 10～20 mm，宽 1～1.2 mm，无梗，花密；侧生穗状花序雌性，极短的圆柱形或卵圆柱形，长 4～5 mm，宽 3～4 mm，具 4～9 朵雌花，无梗。雄花鳞片宽卵形，淡黄褐色，长 2～2.2 mm，先端钝，两侧近基部合生，背面具短柔毛，具 3 条黄色脉。雌花鳞片卵形，黄色，长 1.2～1.5 mm，先端钝，背面具短柔毛，具 3 条黄绿色脉，向顶部延伸形成长 0.2～0.3 mm 的粗芒；花柱基部直，稍加厚；柱头 3。果囊淡黄绿色，长于颖片，卵状披针形或卵状纺锤形，具三棱，长 2.8～3.2 mm，密被短柔毛，多脉，先端骤缩成长 0.5 mm 的喙，喙口微呈 2 齿。小坚果栗色，紧密包裹于果囊中，菱卵状椭圆形，长约 2 mm，基部具直立柄，长约 0.2 mm，顶部成环状。

·**分布生境**·分布于广西壮族自治区平乐县。生长于海拔 400～500 m 的山谷常绿阔叶林下。

·**识别要点**·平乐薹草形态上与拟三穗薹草 *C. pseudotristachya* 和三穗薹草 *C. tristachya* 相近，区别在于平乐薹草茎高 6～9.5 cm，叶远远超过秆，雄花颖片背面具短柔毛，果囊长 2.8～3.2 mm，密被短柔毛；而拟三穗薹草茎高 15～20 cm，叶等于至超过秆，雄花颖片背面无毛，果囊长 4.5～5 mm，被微柔毛；三穗薹草茎高 20～45 cm，叶短于或接近等于秆，雄花颖片背面无毛，果囊长 3～3.2 mm，被微柔毛。

平乐薹草 *Carex pingleensis* 彩色图(Lu, et al.; 2020)
A 植株；B 花序；C 雌花序；D 果囊；E 叶；F 雌花鳞片；G 小坚果

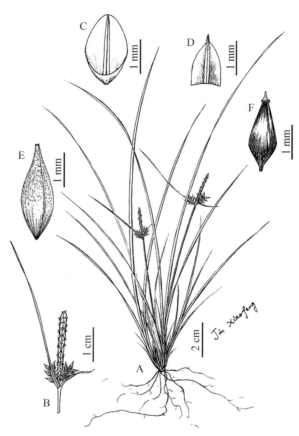

平乐薹草 *Carex pingleensis* 墨线图(Lu, et al.; 2020)
A 植株；B 花序；C 雄花鳞片；D 雌花鳞片；E 果囊；F 小坚果

22. 禾本科
Gramineae

窄序野古草
Arundinella stenostachya H. Peng & L. Q. Jiang

·**模式标本**·CHINA. Yunnan: Malipo County, Mengtung Township, Bazi Village, in the roadside grass, 22°54′33″N, 104°44′4″E, elev. Ca. 1 070 m, 23 November 2019, L. Q. Jiang, et al. jlq284 (holotype: KUN1511702; isotype: KUN, PE).

·**物种文献**·Jiang Liqiong, Liu Zhenwen, Liu

Ende, Teerawatananon Atchara, Wang Yuehua, Peng Hua. *Arundinella stenostachya* (Arundinella, Poaceae), a reevaluated new species from SE Asia [J]. *Turkish Journal of Botany*, 2022, 46:80-91.

· 形态特征 · 多年生草本植物。根状茎匍匐,具白色短柔毛和鳞片。秆单生或分枝,直立或短上升,高 1~2.5 m,直径 3.5~8 mm,节具髯毛或后脱落。叶鞘长 9~38 cm,背面无毛至被柔毛,边缘密生毛。叶舌短,膜质,长 0.5~1 mm;叶片宽线形,平,长 13~70 cm,宽 3~16 cm,两面具瘤状糙硬毛,极少近无毛,中脉宽,白色,顶端细渐尖。圆锥花序狭圆柱状,密集,长 9.5~42 cm,花序轴圆柱状,具条纹,粗糙,分枝腋间通常具长柔毛;分枝呈穗状,多数,直立,通常轮状密生,长 1.8~10(11.5)cm,常单生或偶有次级分枝,长 0.5~2 cm;小穗绿色至紫色,卵状长圆形,长 2.5~3.7 mm,无毛;花梗长 0.3~2.2 mm,粗糙或具糙硬毛;外颖卵形,长 1.9~3.1 mm,3~5 脉,脉上粗糙;内颖卵状长圆形至卵形,5 脉,无毛;下部小花雄性或不育,外稃卵状长圆形至卵状披针形,长 1.9~2.9 mm,锐尖,3~5 脉,内稃卵形,长 1.5~2.4 mm;上部小花外稃卵状长圆形,长 1.6~2.3 mm,顶端缩小成发育不良的芒或无芒,芒很快脱落,膝曲并具扭曲的褐色柱状物,长达 2 mm,内稃卵状长圆形,长 1.6~2.1 mm,锐尖;基盘毛长 0.2~0.4 mm,为稃体的 1/10~1/5;雄蕊 3,花药黄色至紫色,长 0.7~1.1 mm。花果期 7~12 月。

· 分布生境 · 分布于我国的广西壮族自治区、海南省、山西省、云南省以及泰国、老挝、越南和印度。生长于海拔 40~1 500 m 的路旁、平原、山脊、山坡、小山灌木丛和开阔的长满草的松林中。

· 识别要点 · 该种与丈野古草 *A. decempedalis*、孟加拉野古草 *A. bengalensis* 相似,与前者主要区别在于窄序野古草圆锥花序分枝直立,长 1.8~10(11.5)cm,节具髯毛或后脱落,花梗长 0.3~2.2 mm;而丈野古草圆锥花序分枝纤细,长 10~25 cm,节密被短柔毛,后脱落,花梗长 0.5~3.5 mm。与后者主要区别在于窄序野古草秆高 1~2.5 m,直径为 3.5~8 mm,叶片长 13~70 cm,宽 3~16 mm,花梗长 0.3~2.2 mm,圆锥花序长 9.5~42 cm,分枝长

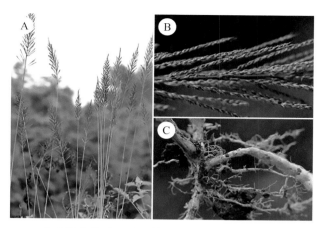

窄序野古草 *Arundinella stenostachya* 彩色图一
(Jiang, et al.; 2022)

A 植株;B 圆锥花序分支;C 根状茎

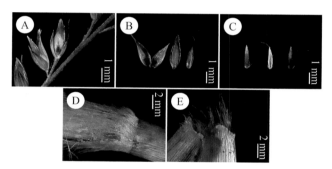

窄序野古草 *Arundinella stenostachya* 彩色图二
(Jiang, et al.; 2022)

A~B 小穗;C 上部小花;D 节;E 叶舌

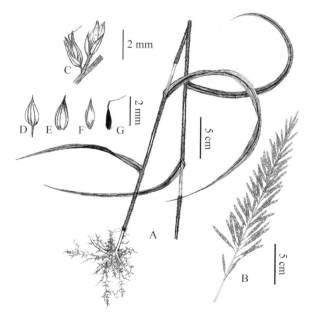

窄序野古草 *Arundinella stenostachya* 墨线图
(Jiang, et al.; 2022)

A 植株;B 花序;C 小穗;D 外颖;E 内颖;F 下部小花;G 上部小花

1.8～10(11.5)cm;而孟加拉野古草秆高 0.5～1.2 m,直径 1.5～4 mm,叶片长 1～33 cm,宽 3～8 mm,花梗长 0.3～3.5 mm,圆锥花序长 4～25 cm,分枝长 1～5 cm。

良智簕竹

Bambusa liangzhiana N. H. Xia, J. B. Ni & Y. H. Tong

· 模式标本 · CHINA. Guangdong: Jiangmen City, Jianghai District, Baishuidai Park, 22°34′47″N, 113°6′33″E, elev. 54 m, 3 December 2021, N. H. Xia, et al. LX101 (holotype: IBSC).〔广东江门市江海区白水带公园,113°6′33″E,22°34′47″N,海拔 54 m,2021 年 12 月 3 日,夏念和等,LX101〕。

· 物种文献 · 倪静波,童毅华,李星,夏念和. 广东簕竹属(禾本科)一新种——良智簕竹[J]. 竹子学报,2021,40(4):22-27.

· 形态特征 · 乔木状竹类;地下茎合轴丛生;秆直立,尾梢俯垂,高 12～15 m,直径 6～12 cm;节间圆筒形,基部稍鼓状隆起,分枝一侧稍凹,长 25～30 cm,绿色,幼时略被白粉,无毛;秆壁厚 1.2～3 cm;秆环不明显,无毛;箨痕隆起,无毛;秆芽卵形,先端具斜突尖,先出叶脊上部具短纤毛;分枝常自秆第 1～3 节开始,秆下部各节常仅具单分枝,中部和上部各节则为 3 至数个分枝,秆下部 3～4 m 的分枝向下弯曲,小枝常短缩为弯曲的锐利硬刺,并相互交织而成疏松刺丛,秆中部和上部的分枝角度约 30°,中央主枝略显粗长,长 1.5～2 m。箨鞘迟落,革质,长 17.5～22.0 cm,先端宽 6～13 cm,基部宽 21～26 cm,背面略带白粉,两面无毛,上部边缘具短纤毛,干时纵肋隆起,先端稍倾斜而呈不对称的宽拱形或稍呈山字形,有时近截平;箨耳显著,斜卵形或卵状长圆形,直立,不外翻,显著伸出箨鞘边缘,不相等,具波状皱褶,与箨片基部相连,两面被微糙硬毛,边缘密生弯

曲繸毛,繸毛长达 1.2 cm,大耳长 2.5～3.5 cm,宽 0.8～2.0 cm,小耳长 1.0～2.5 cm,宽 0.8～1.2 cm;箨舌高 3～5 mm,边缘齿裂,具易脱落的流苏状短毛,毛长达 5 mm;箨片直立,鲜时绿色,卵状三角形,长 4.4～10.6 cm,宽 2.5～6.6 cm,基部略作圆形收窄后即向两侧外延而成箨耳,边缘下部具短纤毛,上部无毛,上部边缘内卷,先端渐尖,腹面疏生褐色或黑色小刺毛,基部较密,背面无毛。末级小枝具(5～)8～13(～17)叶;叶鞘背部无毛,稀上部被短硬毛,外缘一侧被短纤毛;外叶舌明显,高约 0.5 mm,边缘具极短纤毛;叶耳椭圆形,宽 0.8～1 mm,0.3～0.5 mm,鞘口繸毛白色,长达 9 mm,直伸,易脱落;叶舌近截形,低矮,高约 0.2 mm,背面被微柔毛,边缘微齿裂并被极短的纤毛;假叶柄长 1～1.5 mm,上面基部被微柔毛,背面无毛;叶片带状披针形至披针形,纸质,长 5～20 cm,宽 1.2～2.3 cm,两面无毛,先端渐尖,基部楔形至钝圆,两侧边缘均具细锯齿,侧脉每边 5～7 条,小横脉未见;笋期 6～9 月;花枝未见。

· 分布生境 · 目前仅见于江海区,常生长于路边、村落附近。

· 识别要点 · 该种与鸡窦簕竹 *B. funghomii* 及车筒竹 *B. sinospinosa* 相近,三者均具有硬刺和相对较大的箨耳。该种与鸡窦簕竹的区别在于该种秆下部直立,节间无毛,箨鞘无毛,箨耳卵形或卵状长圆形,显著伸出箨鞘边缘,腹面被微糙硬毛,而鸡窦簕竹秆下部呈"之"字形曲折,下部节间密被纵行排列的暗棕色小刺毛,箨鞘背面基部至近中部疏生暗棕色刺毛,箨耳卵状长圆形至卵状披针形,不伸出箨鞘边缘,腹面或多或少被糙硬毛。该种与车筒竹的区别在于箨痕无毛,箨鞘无毛,箨耳直立,斜卵形或卵状长圆形,显著伸出箨鞘边缘,腹面被微糙硬毛,而车筒竹箨痕密被暗棕色刺毛,变无毛,箨鞘近底缘处密被暗棕色刺毛,箨耳常稍外翻,长圆形至倒卵形,不伸出箨鞘边缘,腹面常密被糙硬毛。

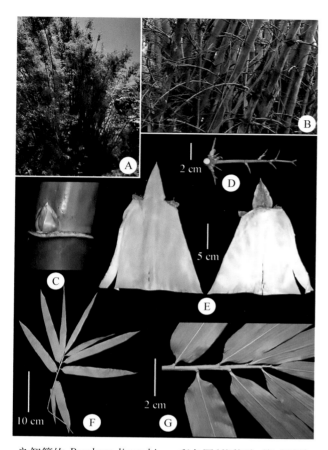

良智箣竹 *Bambusa liangzhiana* 彩色图(倪静波,等;2021)

A 竹丛;B 秆下部分支;C 秆芽及节;D 特化为反曲且
尖锐硬刺的小枝;E 秆箨;F 末级具叶小枝;
G 具叶小枝局部,示外叶舌、叶耳及鞘口繸毛

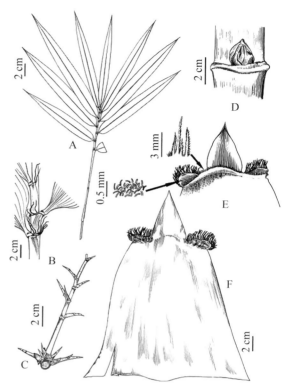

良智箣竹 *Bambusa liangzhiana* 墨线图(倪静波,等;2021)

A 末级具叶小枝;B 具叶小枝局部,示外叶舌、叶耳及鞘口繸毛;
C 特化为反曲且尖锐硬刺的小枝;D 秆芽及节;
E 秆箨腹面,示箨耳及箨舌先端毛被;F 秆箨背面

23. 罂粟科

Papaveraceae

黄山夏天无

Corydalis huangshanensis L. Q. Huang &. H. S. Peng

· **模式标本** · CHINA. Anhui, Huangshan City, Tangkou Town, Fuxi Village, 30°04′41. 64″N, 118°09′1.17″E, roadside and tea plantation, 600 m a. s. l., 17 Mar 2016, H. S. Peng, et al.

20160317001HS (holotype: ACM; isotypes: ACM, PE).

· **物种文献** · Cheng Mingen, Peng Huasheng, Wang Dequn, Huang Luqi. *Corydalis huang-shanensis* (Fumariaceae), a new species from Anhui, China [J]. *Nordic Journal of Botany*, 2018, 36(10):e01960.

· **形态特征** · 多年生草本植物。块茎角状或卵形,

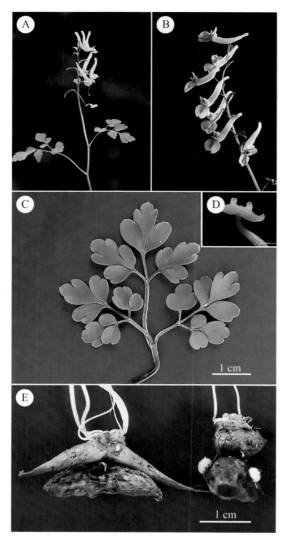

黄山夏天无 *Corydalis huangshanensis* 彩色图
(Cheng, et al.; 2018)
A 植株;B 花序;C 叶;D 柱头;E 块根

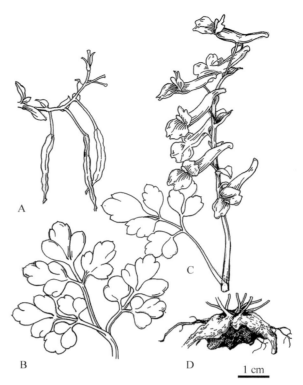

黄山夏天无 *Corydalis huangshanensis* 墨线图
(Cheng, et al.; 2018)
A 果实;B 叶;C 花序;D 块根

1/3,顶端尖锐;下花瓣宽匙形,基部无囊;内花瓣具超出顶端的宽圆形鸡冠状突起;柱头横向长圆形,具四个短柱状乳突,上缘有两个,两端各有一个。花期 3 月,果期 5 月。

·分布生境· 分布于安徽省黄山市。生长于海拔 320～600 m 的山腰路旁和森林下。

·识别要点· 黄山夏天无形态上与夏天无 *C. decumbens* 相似,但黄山夏天无以块茎具角,小叶裂片圆形至倒卵形,总状花序向一侧倾斜,花较大,上部花瓣长可达 22 mm 而不同于后者。

假圆萼紫堇
Corydalis pseudoamplisepala D. Wang

·模式标本· CHINA. Hubei, Zhuxi County, Quanxi town, Tang ping chun, 31°58′56.02″N, 109°39′51.64″E, 1 168 m a. s. l., 7May 2013, D. Wang 1304237 (holotype: CCNU; isotype: PE).

直径 4～20 mm,坚实;新块茎形成于老块茎顶端的分生组织和基生叶腋。茎常几根生于每个块茎,长 10～18 cm,柔软,直立,无分枝,具 2 枚互生叶;无匍匐茎和鳞叶。叶二至三回三出,小叶圆形、卵形或长圆形,全缘或浅裂至深裂,裂片圆形或倒卵形。总状花序疏松,花序长 2～7 cm,具 4～11 朵花,向一侧倾斜;苞片卵圆形,全缘,长 4～13 mm,宽 1～7 mm;花梗长 3～14 mm;花近白色或淡蓝紫色;花萼线形,顶端绿色,具锯齿,比花梗短或等长,在开花期存在或枯萎脱落;外花瓣顶端下凹,常具狭鸡冠状突起;上花瓣长 14～22 mm,略微向上弯曲;距稍短于瓣片,渐狭,平直或稍下弯;蜜腺体短,为距长的 1/4～

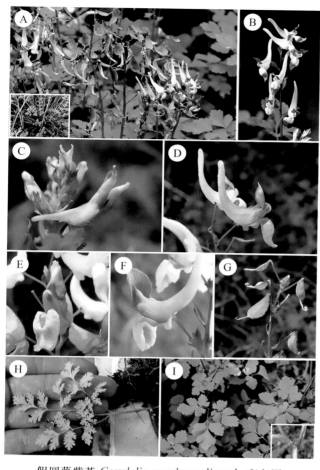

假圆萼紫堇 *Corydalis pseudoamplisepala* 彩色图
（Wang, et al.；2017）

A 植株；B 花序；C～F 花；G 果实；H 基生叶；I 茎生叶

• 物种文献 • Wang Dong，Xu Xiaodong，Gan Qiliang. *Corydalis pseudoamplisepala* (Papaveraceae)，a New Species from NW Hubei, China ［J］. *Annales Botanici Fennici*，2017，54：223 - 227.

• 形态特征 • 两年生直立草本植物，高 30～55 cm。直根具线状的纤维根和叶柄残基。茎基生，少或多数，具分枝。基生叶数枚，具鞘的叶柄长 10～12 cm，早期凋零；茎生叶 3 或 4 枚，散生；叶柄长 2～12 cm（上部较短，下部较长），基部具膜质的全缘鞘或微具啮蚀状齿的耳状结构；叶片长 3～7 cm，宽 3～6 cm，二回羽状分裂；小叶具柄，末回小叶基部楔形，具深圆锯齿或浅裂成椭圆状钝尖齿。总状花序具 7～11 朵花，果时非常疏松；下部苞片似叶状，长 1.9～4.5 cm，其中柄长 0.2～1 cm，基部具耳；上部苞片简单，菱形至倒披针形，长 0.6～1 cm，有锯齿；下部花梗长 1.5～3 cm，上部花梗长 1～1.5 cm，直，果时变长；萼片宿存或早落，白色，肾形，长 1.5～2 mm，宽 1～1.5 mm，具深条裂状锯齿；花瓣粉红色、淡紫色或白色，先端常紫红色或浅蓝色，外花瓣檐部阔，微具齿或近全缘，反折，背面无脊，顶端钝尖；上花瓣强烈上翘，长 22～25 mm（沿曲线测量）；距上翘，逐渐变狭，顶端钝尖，长 14～16 mm，花蜜腺长约为距的 1/4；下花瓣长 15～17 mm，中部阔囊状，基部具明显囊袋；内花瓣 8～9 mm，内面末端较黑，爪约与檐部等长；

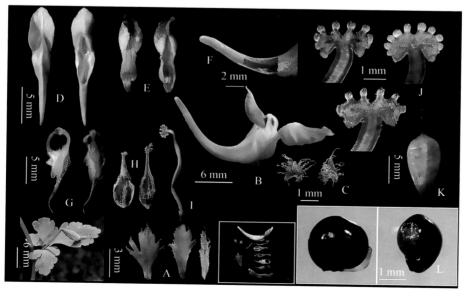

假圆萼紫堇 *Corydalis pseudoamplisepala* 解剖图（Wang, et al.；2017）

A 苞片；B 花；C 萼片；D 上花瓣；E 下花瓣；F 蜜腺；G 内花瓣；H 雄蕊；I 子房；J 柱头；K 果实；L 种子

花柱长 4～5 mm,柱头宽大于长,微裂或深裂,边缘具 6～8(10) 个明显单一的乳突;成双的乳突侧生。蒴果宽倒卵球形,长 8～12 mm,宽 4～6.5 mm,7～9 枚种子,炸裂开。种子排列成 2 行,黑色,微具小凸起,扁平,长 2～2.3 mm,宽 2～2.3 mm,具小胚乳。花期 4～5 月,果期 4～6 月。

・分布生境・分布于湖北省竹溪县。生长于海拔 790～1 350 mm 的湿润山谷或湿润混交林边缘和林下。

・识别要点・假圆萼紫堇与圆萼紫堇 *C. amplisepala* 相似,但假圆萼紫堇萼片肾形,长 1.5～2 mm,宽 1～1.5 mm,深裂齿状,外花瓣无脊,下花瓣中央囊状,基部具明显囊袋;而圆萼紫堇萼片广卵形至半圆形,长 5～7 mm,宽 4～6 mm,密流苏状,外花瓣具脊,下花瓣直或中央微囊状,基部囊袋不明显。

24. 小檗科
Berberidaceae

木黄淫羊藿
Epimedium muhuangense S. Z. He & Y. Y. Wang

・模式标本・CHINA. Guizhou, Yinjiang County, Muhuang Town, in shrubs on a hill, ca. 800 m a. s. l., 23 April 2010, Y. Y. Wang 100423 (holotype: GZTM).

・物种文献・Wang Yueyun, Xu Wenfen, He Shunzhi. *Epimedium muhuangense* (Berberidaceae), a new species from China [J]. *Phytotaxa*, 2017, 319(3):277–282.

・形态特征・多年生草本,地下根茎短,直径 2～5 mm;须根较多。叶基生和茎生,宽卵形,通常长 5～7 cm,宽 3～5 cm,顶端渐尖,边缘具刺状细锯齿,基部心形,裂片近等长,正面深绿色,背面具粉霜,两面无毛。花茎高 25～40 cm,具两枚对生单叶;圆锥花序光滑无毛,长 10～18 cm,具 25～50 朵花;花梗长约 1 cm;苞片卵形,长约 1.5 mm;外部萼片具深紫色条纹,边缘透明,外部两枚狭卵形,长约 2 mm,宽约 1.2 mm,内部两枚卵形,长约 3 mm,宽约 2 mm;内部萼片狭长圆形,近白色,长约 4.5 mm,宽约 2 mm;

花瓣具距,短于内部萼片,长约 2 mm,宽约 2 mm;距黄棕色,直;瓣片黄色,长约 1 mm;雄蕊挺直;花药黄色,长约 2 mm,瓣裂,裂瓣外卷;花丝略带黄色,长约 1 mm;雌蕊长约 3 mm,花柱长约 1.7 mm。蒴果长约 1 cm,花柱宿存,长约 3 mm。花期 4～5 月,果期 5～6 月。

・分布生境・分布于贵州省印江土家族苗族自治县和江口县。生长于海拔 800～1 200 m 的山坡灌木林下。

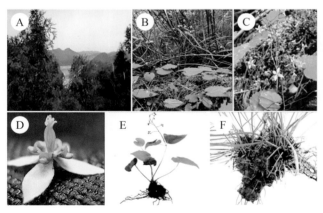

木黄淫羊藿 *Epimedium muhuangense* 彩色图
(Wang, et al.; 2017)

A 生境;B 植株;C 花序及叶;D 花;E 具根状茎的植株;F 根状茎

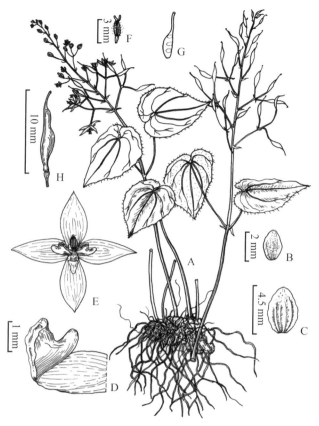

木黄淫羊藿 *Epimedium muhuangense* 墨线图
（Wang, et al.; 2017）

A 植株；B 外萼片；C 内萼片；D 花瓣；
E 花；F 雄蕊；G 雌蕊；H 蒴果

• 识别要点 • 木黄淫羊藿与小叶淫羊藿 *E. parvifolium* 最为近缘,二者同为淫羊藿属中极少见的单叶种类,且花瓣均短于内萼片,花直径小于 10 mm,花粉形态也表明两种植物颇为近缘。但木黄淫羊藿的花茎具 2 枚对生单叶,叶两面均光滑无毛,花序圆锥状,花瓣距状等特征不同于小叶淫羊藿。

天门山淫羊藿

Epimedium tianmenshanensis T. Deng, D. G. Zhang & H. Sun

• 模式标本 • CHINA. NW Hunan, Zhangjiajie City, Tianmenshan National Geological Park （29°34′N, 110°28′E）, wet slopes under or on the edge of mixed forests, alt. 1 457 m, 16 May 2007, T. Deng, et al. 544（holotype: KUN）.

• 物种文献 • Zhang Daigui, Deng Tao, Kim Changkyun, Zhang Jianwen, Nie Zelong, Sun Hang. *Epimedium tianmenshanensis* (Berberidaceae), a new species from Hunan, China [J]. *Phytotaxa*, 2015,222(1):33 – 43.

• 形态特征 • 多年生草本植物。高 28~45 cm;茎直立,圆柱状,中空,光滑,直径 4~8 mm。叶基生和茎生,小叶三枚,厚革质,卵形至狭卵形,长 4~9.3 cm,宽 2.1~3.9 cm,基部深心形,两面均光滑无毛;顶生小叶两侧对称,裂片圆形,侧生小叶偏斜,叶基内侧斜,外侧较大且圆,叶缘具细刺齿,先端渐尖。花茎具 2 枚对生叶,总状花序,具 13~19 朵花,密被腺毛;花梗长 0.7~2 cm。花小,黄色,直径 0.2~0.4 cm;外部萼片 4 枚,卵形,早落;内萼片卵形至宽卵形,有时狭卵形,白色,有的略带深紫色或紫色,长 3.9~4.6 cm,宽 2.1~2.3 mm,边缘波状;花瓣向内弯曲,与内萼片等长或稍短,稍弯曲或不弯曲,长约 5 mm,黄色,具极短的距;雄蕊黄色,长约 3 mm,稍伸出花瓣;雄蕊花丝直立,长约 0.7 mm,黄色;花药镊合状,外卷。蒴果长约 1.2 cm;宿存花柱长约 2.5 mm;种子 2,长椭圆形至长圆柱形,长约 2 mm,宽 1.6 mm。花果期 4~6 月。

• 分布生境 • 分布于湖南省张家界天门山国家地质公园。生长于海拔 1 457 m 的混交林下或林缘的潮湿斜坡上。

• 识别要点 • 天门山淫羊藿与保靖淫羊藿 *E. baojingense*,木鱼坪淫羊藿 *E. franchetii* 相似,主要区别在于天门山淫羊藿的花较小,花瓣具极短的钝距。

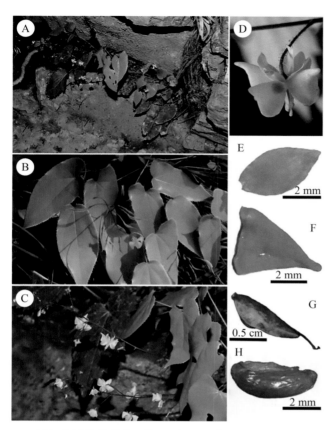

天门山淫羊藿 *Epimedium tianmenshanensis* 彩色图
(Zhang, et al.；2015)

A 生境；B 植株；C 花序；D 花；E 内萼片；F 花瓣；G 蒴果；H 种子

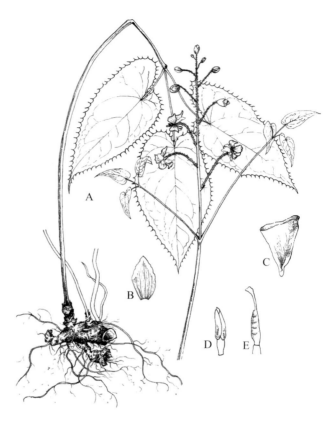

天门山淫羊藿 *Epimedium tianmenshanensis* 墨线图
(Zhang, et al.；2015)

A 植株；B 内萼片；C 花瓣；D 雄蕊；E 幼果

25. 毛茛科
Ranunculaceae

安徽乌头

Aconitum anhuiense L. Q. Huang, H. S. Peng & M. Z. Yin

· 模式标本 · CHINA. Anhui, Huangshan City, Tangkou Town, Fuxi Village, 30°04′N, 118°09′E, wet places on mountains, 1 000 m a. s. l., 3 Oct 2020, Peng HS2020100301 (holotype: ACM; isotype: ACM).

· 物种文献 · Yin Minzhen, Peng Huasheng, Huang Luqi. *Aconitum anhuiense* sp. nov. (Ranunculaceae), a new species from Anhui, China [J]. *Nordic Journal of Botany*, 2021：e03413.

· 形态特征 · 块根圆锥形，通常 2 个，长 3～5 cm，直径 1～2 cm。茎缠绕，无毛。叶具长叶柄，无毛；茎中部叶片五角形或卵状五角形，长 5～11 cm，宽 6～15 cm，基部心形或近截形，背面叶脉疏生微柔毛，3 深裂至距基部 2～4 cm；中央裂片梯状菱形或卵菱

形,3 浅裂,裂片具少数小裂片或边缘具齿,侧裂片斜扇形,不等 2 裂。花序顶生或腋生;花序轴及花梗无毛;花梗通常下垂,长 2～4 cm,下部或上部具 2 个小苞片;下部苞片叶状或宽椭圆形;上部苞片线形,小,无毛。萼片蓝紫色,背面无毛,内侧具长柔毛;上部萼片高盔状或圆筒盔状,高约 2 cm,其下缘宽约 2 cm,稍凹或近直立,具不明显喙;侧萼片近圆形,长 1.6～1.7 cm;唇瓣长圆形,长 1.2～1.5 cm,宽 0.6～0.8 cm;花瓣无毛,瓣片长约 6 mm,宽 3 mm,唇长约 4 mm,距环形,长约 4 mm;雄蕊无毛,花丝全缘;心皮 3,无毛。蓇葖果,长约 1.7 cm。种子三棱形,长约 6 mm,沿边缘具窄翅和横向膜质翅。花果期 8～10 月。

· **分布生境** · 分布于安徽省黄山市。生长于海拔 780～1 200 m 的山谷中潮湿陡峭的岩石缝隙中。

· **识别要点** · 安徽乌头形态上相似于川鄂乌头 A. henryi,不同处在于安徽乌头叶片 3 裂,花瓣唇长约 4 mm;而川鄂乌头叶片 3 全裂,花瓣唇长约 8 mm。此外,本种形态上与瓜叶乌头 A. hemsleyanum 亦相

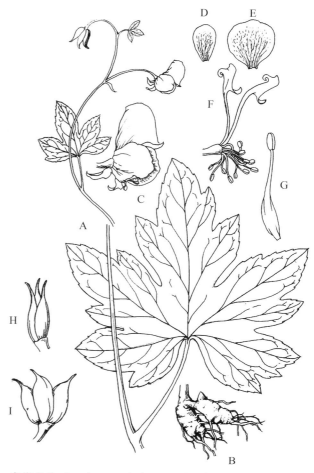

安徽乌头 *Aconitum anhuiense* 墨线图(Yin, et al.; 2021)
A 植株;B 块根;C 花;D 下萼片;E 侧萼片;F 花瓣;
G 雄蕊;H 心皮;I 聚合蓇葖果

似,两者均具多年生块根,茎扭曲,叶深裂,苞片形状相似,种子具横向膜状翅,不同之处在于安徽乌头叶片背面叶脉疏生微柔毛,3 深裂至距基部 2～4 cm,花瓣距长约 4 mm,旋卷,瓣片长约 6 mm,宽 3 mm,唇长约 4 mm,无毛,心皮 3,种子长约 6 mm;而瓜叶乌头叶片背面叶脉无毛,3 深裂至距基部 0.9～3.2 cm,花瓣距长约 2 mm,不旋卷,瓣片长约 10 mm,宽 4 mm,唇长约 5 mm,疏生短柔毛,心皮 5,种子长约 3 mm。

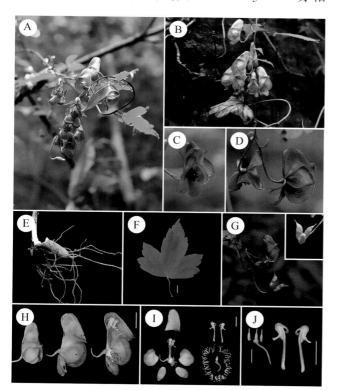

安徽乌头 *Aconitum anhuiense* 彩色图(Yin, et al.; 2021)
A～B 植株;C～D 花;E 块根;F 叶;G 花及聚合蓇葖果;
H～I 花解剖照;J 心皮及花瓣

巢湖铁线莲
Clematis chaohuensis W. T. Wang & L. Q. Huang

· **模式标本** · CHINA. Anhui, ChaohuShi, Yinping

Shan, Lüpodian, alt. 150 m, on rocks at forests edge on slope, flowers white, 1995 - 08 - 28, D. Q. Wang70543 (holo-type: PE).［安徽巢湖市银屏山吕婆店山坡林缘多石处,海拔约150 m,花白色,1995年8月28日,王德群70543］。

· **物种文献** · 王文采,黄璐琦. 巢湖铁线莲,安徽毛茛科一新种[J]. 植物研究,2014,34(3):289 - 291.

· **形态特征** · 小木质藤本植物。茎长约1.8 m,粗约3 mm,无毛,具6条浅纵槽,上部分枝;枝条细,长7~28 cm,粗0.6~1 mm。叶对生,无毛;基生叶多为二回羽状复叶,长10~14 cm,每叶具3对羽毛,最下部羽毛具3小叶,其他羽毛简单或具2小叶,小叶革质、卵形、棱形、狭椭圆形或宽卵形,长2~4 cm,宽1.2~3 cm,顶端渐尖或急尖,基部宽楔形,边缘具尖锐锯齿,不分裂或1~3浅裂,稀不等2深裂,具三出脉,基出脉和二、三回脉两面均强烈隆起,形成明显脉网;上部茎生叶和枝生叶较小,为奇数羽状复叶,长3~8.5 cm,具5~7小叶,小叶长0.3~2cm,宽0.2~2 cm,顶端急尖,边缘2~3浅裂或深裂,或不分裂,具少数锯齿或全缘;叶柄长1~4.2 cm,具4~6条纵棱或近圆柱形。聚伞花序无毛;顶生聚伞花序二回分枝,约有9花;苞片2,对生,长约1.8 mm;花梗长5~20 mm,腋生聚伞花序通常单生,稀成对着生,具1~3花;花序梗长6~12 mm;苞片2,对生,条形,长1~1.6 mm,有时不存在;花梗长3~11 mm;小苞片条形,长1~1.2 mm。花小;萼片4,白色,开展,狭长圆形或宽倒披针形,长6.5~7 mm,宽1.5~1.8 mm,腹面无毛,背面沿边缘被短绒毛,具3条纵脉,顶端近圆形或近截形。雄蕊约14,长2.5~3 mm,无毛;花丝条形;花药长圆形或狭长圆形,长1~1.2 mm,顶端钝。心皮2~3,长3.8 mm;子房长约0.7 mm,近顶端疏被绢毛;花柱长约3 mm,下部密被长绢毛,顶端稍变宽,具柱头。

· **分布生境** · 分布于安徽省巢湖市银屏山吕婆店和散兵镇。生长于海拔150~200 m的山坡林缘多石处。

· **识别要点** · 巢湖铁线莲形态上与短毛铁线莲 *C. puberula* 相近,区别在于本种的植株干燥后不变黑色,小叶革质,无毛,叶脉两面隆起形成明显脉网,萼片有3条纵脉,雄蕊14枚,很短,长2.5~3 mm,心皮很少,只2~3枚,也很短,花柱长约3 mm。在短毛铁线莲,植株干燥后变为黑色,小叶纸质,被短柔毛,叶脉平,不形成明显脉网,萼片有4~5条纵脉,花的雄蕊多数,长6~11 mm,心皮亦为多数,花柱长5~7 mm。

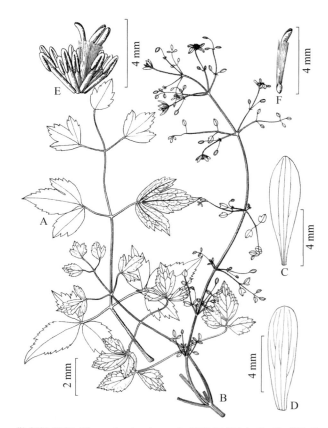

巢湖铁线莲 *Clematis chaohuensis* 墨线图(王文采,等;2014)

A 中部茎生叶;B 上部茎生叶和腋生枝;C~D 萼片;
E 雄蕊群和雌蕊群;F 心皮

牯牛铁线莲

Clematis guniuensis W. Y. Ni, R. B. Wang & S. B. Zhou

· **模式标本** · CHINA. Anhui Province: Qimeng County, Guniujiang National Nature Reserve, Huangshan City, 30°0′57.02″N, 117°29′37.17″E, 550 m a. s. l., 15 May 2018, flowering, Rong-Bin Wang WRB201805068 (holotype: ANUB; isotypes: AHU, PE, WUH).

· 物种文献 · Wang Rongbin, Ni Weiyong, Xu Wenjing, Gui Zhengwen, Zhou Shoubiao. *Clematis guniuensis* (Ranunculaceae), a new species from Eastern China [J]. *PhytoKeys*, 2019, 128: 47 – 55.

· 形态特征 · 多年生草质藤本, 茎近圆柱形, 具 6 条浅纵槽, 幼嫩时被淡黄色柔毛, 成熟茎无毛。根纤维状。叶对生, 三出复叶, 叶柄长 7～10 cm; 小叶 3 浅裂, 卵形或狭卵形; 中央裂片长 6～7.5 cm, 宽 3.5～4 cm, 侧裂片长 4～5 cm, 宽 2.8～3.5 cm, 边缘具粗锯齿或全缘, 先端渐尖或有时尾状, 基部宽楔形或圆形, 纸质, 正面深绿色, 密被紧贴的白柔毛, 背面淡绿色, 疏被毛或无毛, 主脉微隆起; 小叶柄长 1～2 cm。腋生聚伞花序, 花单生, 花梗长 3～6 cm, 密被微柔毛; 苞片对生, 近无柄, 近卵圆形, 长 1.2～1.7 mm, 宽 5～7 mm, 边缘全缘, 两面被微柔毛。花直径 6～8 cm; 花梗长 2 cm, 圆锥形, 具槽, 绿色, 密被微柔毛; 萼片 4 枚, 平展, 浅绿色, 卵形、卵状披针形或宽披针形, 长 3.5～4.5 cm, 宽 1.8～2.3 cm, 先端锐尖, 正面无毛, 背面疏被白色短柔毛, 具三脉; 雄蕊多数, 长 1～3 cm, 花丝线形, 无毛, 长为花药长度的 3～5 倍, 花药狭长圆形, 长约 6 mm, 白色, 无毛, 先端具细尖; 子房椭圆形, 被短柔毛, 花柱密被黄色长柔毛。瘦果深棕色, 扁平, 卵形或宽椭圆形, 长约 3 mm, 宽 1 mm, 被短柔毛; 宿存花柱长 1.5～2 cm, 黄色羽状。花期 4～5 月, 果期 10～11 月。

· 分布生境 · 分布于安徽省黄山市牯牛降国家级自然保护区。生长于海拔 1 500 m 的茶园或山谷常绿阔叶林的林缘。

· 识别要点 · 牯牛铁线莲形态上与铁线莲 *C. florida* 和吴兴铁线莲 *C. huchouensis* 相似, 与铁线莲的主要区别在于小叶叶片被微柔毛, 叶柄较长, 花较大, 并具浅绿色萼片, 雄蕊较长, 花丝白色; 与吴兴铁线莲的主要区别在于叶柄较长, 小叶叶片 3 裂, 花梗较短, 花更大, 萼片 4 枚, 花丝为花药长度的 3～5 倍, 宿存花柱长 1.5～2 cm, 黄色羽状。

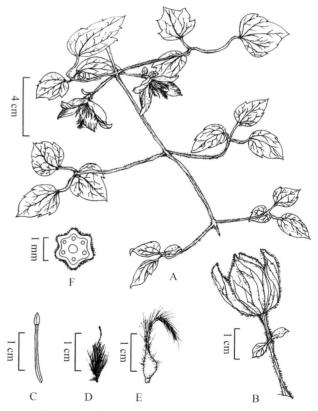

牯牛铁线莲 *Clematis guniuensis* 墨线图 (Wang, et al.; 2019)

A 花期植株; B 花及苞片; C 雄蕊; D 雌蕊; E 瘦果; F 茎横切面

牯牛铁线莲 *Clematis guniuensis* 彩色图 (Wang, et al.; 2019)

A 生境; B 幼枝; C 花序; D～E 花; F 聚合瘦果; G 瘦果

环江黄连

Coptis huanjiangensis L. Q. Huang, Q. J. Yuan & Y. H. Wang

· **模式标本** · CHIINA. Guangxi: Huanjiang County, Jiuwanshan National Natural Reserve, 1 082 m, 25°12′1.07″N, 108°38′28.32″E, valleys, 24 January 2022, HJ220124I02 (holotype: CMMI; isotype: CMMI)

· **物种文献** · Wang Yiheng, Sun Jiahui, Wang Jingyi, Mao Qiang, Dong Wenpan, Yuan Qingjun, Guo Lanping, Huang Luqi. *Coptis huanjiangensis*, a new species of Ranunculaceae from Guangxi, China [J]. *PhytoKeys*, 2022, 213:131 - 141.

· **形态特征** · 多年生草本。根状茎分枝,无匍匐茎。叶基生,叶柄长 15～40 cm,无毛;叶片卵状三角形,长 12～22 cm,宽 9～22 cm,三全裂,纸质至近革质,背面无毛,正面在叶脉上近无毛,基部心形,边缘具稀疏上翘刺毛;中央裂片具长 2.5～4 cm 的小叶柄,卵状菱形,长 11～18 cm,宽 7～14 cm,4～10 深裂,裂片彼此远离,末回裂片边缘具锐尖锯齿,先端锐尖或钝;侧裂片类似于或稍短于中心裂片,斜卵形,不等二裂。花葶一至数个,直立,长于或短于叶,高 20～32 cm,无毛,具槽。单歧聚伞花序顶生,常具 5～10 朵花;花小,辐射对称,两性;苞片披针形,掌状全裂;萼片 5 或 6,绿黄色或红黄色,长椭圆形或披针形,长 5.5～9.0 mm,宽 1.8～3.5 mm,疏生微柔毛;花瓣匙形,长 2～5 mm,无毛,先端圆形至钝,长至 1/3～1/2 萼片;雄蕊多数,无毛,长 2～4 mm,外轮稍短于花瓣;雌蕊 8～14 枚,长 3～5 mm。蓇葖果长 4.5～9.0 mm,具柄。种子椭圆形,长 1～2 mm,棕色。花期 2～3 月,果期 4～6 月。

· **分布生境** · 分布于广西壮族自治区环江毛南族自治县九万山国家级自然保护区。生长于海拔 800～

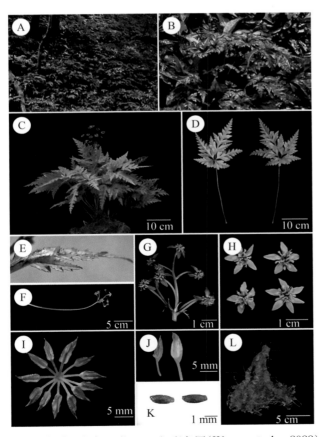

环江黄连 *Coptis huanjiangensis* 彩色图(Wang, et al.; 2022)

A 生境;B 花期植株;C 果期植株;D～E 叶;F～G 花序;
H 花;I 聚合蓇葖果;J 蓇葖果;K 种子;L 根状茎

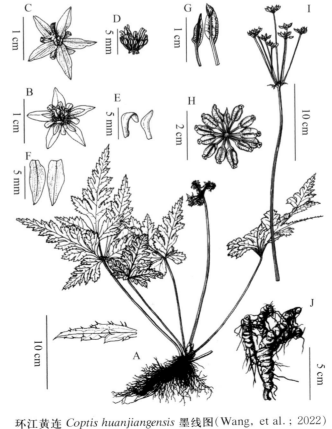

环江黄连 *Coptis huanjiangensis* 墨线图(Wang, et al.; 2022)

A 植株;B～C 花;D 雄蕊群;E 花瓣;F 萼片;
G～H 蓇葖果;I 花序;J 根状茎

1 200 m 的山谷阴处。

· 识别要点 · 环江黄连形态上与黄连 *C. chinensis*、三角叶黄连 *C. deltoidea* 和峨眉黄连 *C. omeiensis* 相似,但环江黄连叶柄明显较长,长 15～40 cm,花葶明显较长,长 20～32 cm,叶片较大,裂片明显远离而不同。

竹溪还亮草

Delphinium callichromum Q. L. Gan & X. W. Li

· 模式标本 · CHINA. Hubei: Zhuxi Co., Bingying Town, Lancaiguou Village, 32° 05′ 05. 79″ N, 109°55′09.93″E, 508 m, 22 Mar. 2015, X. W. Li 15031 (holotype: HIB).

· 物种文献 · Gan Qiliang, Li Xinwei. A New Species of *Delphinium* (Ranunculaceae) from Hubei, China [J]. *Novon*, 2017,25(4):430 - 432.

· 形态特征 · 一年生植物。茎高 12～75 cm,密被长柔毛,分枝。叶片菱状卵形或三角状卵形,长 5～15 cm,宽 8～28 cm,基部宽楔形;叶片 3～4 回羽状分裂,初级裂片卵状披针形;中央裂片三角状卵形,近中脉分裂,上部全缘或具锯齿,先端渐尖;末回裂片狭卵形或倒卵形;近端叶不枯萎。总状花序长 15～30 cm,被长柔毛,12～30 朵花,下部具叶状苞片,上部无。花梗长 1.5～2 cm;小苞片 3,生于花梗下部,披针状线形,长 3～5 mm。萼片蓝紫色,背面疏被微柔毛,距钻形,长 12～20 mm,基部直径 1.5～2.2 mm;上部萼片狭卵形或卵状披针形,长 6～8 mm,中部缢缩;侧生和下部萼片具宽卵形瓣片,长 6～8 mm,宽 5～7 mm,爪长 5～6 mm;下部 2 片萼片宽离生。花瓣 2,倒卵形,长 3 mm,宽 2 mm,无毛。退化雄蕊瓣片长圆形,长于或等长于萼片,不分裂,先端钝,基部宽楔形,中脉突出。花丝 49～53,线形,无毛,长 5～9 mm,花药成熟前红棕色,成熟时颜色变深;心皮 3,被微柔毛,狭卵形,长 4 mm,直径 1.1 mm。蒴果长 1.1～1.6 cm,被微柔毛。花期 3～4 月,果期 4～5 月。

· 分布生境 · 分布于湖北省竹溪县兵营镇。生长于

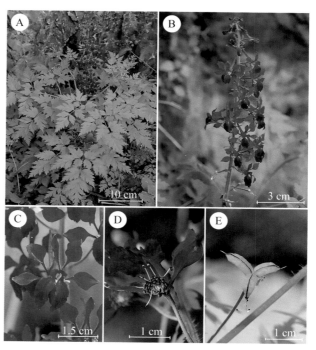

竹溪还亮草 *Delphinium callichromum* 彩色图
(Gan, et al.; 2017)

A 花期植株;B 花序;C 花;D 花药;E 聚合蓇葖果

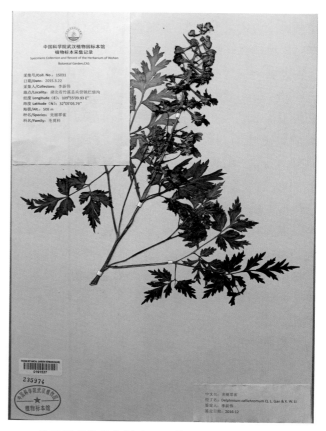

竹溪还亮草 *Delphinium callichromum* 腊叶标本

海拔 400～500 m 的阴凉山路附近或潮湿长满草的山坡上。

· 识别要点 · 竹溪还亮草形态上与还亮草 *D. anthriscifolium* 相似,区别在于竹溪还亮草的茎密被长柔毛,总状花序具 12～30 朵花,未成熟花药红棕色,退化雄蕊瓣片长椭圆形,萼片爪几乎等长于瓣片;而还亮草茎无毛或上部疏被反曲的短柔毛,总状花序具 1～10 朵花,成熟花药黄色,退化雄蕊瓣片叶状或卵形,萼片具短爪或无。

平武翠雀花
Delphinium pingwuense W. T. Wang

· 模式标本 · CHINA. Sichuan Province, Pingwu County, Laohegou Nature Reserve, 2013 - 09 - 26, S. Z. Zhang, et al. 1072 (holotype: PE).[四川省平武县老河沟保护区,2013 年 9 月 26 日,张寿洲、王忠涛、杨建芬 1072]。

· 物种文献 · 王文采. 平武翠雀花,四川毛茛科一新种[J]. 植物科学学报,2015,33(1):33 - 35.

· 形态特征 · 多年生草本植物。茎高约 45 cm,基部直径约 2 mm,密被开展短柔毛,具 3 分枝。基生叶和最下面的茎生叶在花期枯萎,其他茎生叶约 4 枚,具长或短叶柄;叶片纸质,五边形,长 2～3 cm,宽 4.8～6 cm,3 深裂至基部以上 3～5 mm,基部深心形,中央初级裂片菱形,宽约 2 cm,羽状深裂,二级裂片线形或狭三角形,具 1～2 小齿,具缘毛,侧生初级裂片大,斜扇形,近基部不等 2 深裂,二级裂片狭菱形,3 裂;叶片两面被微柔毛;叶柄长 2～5.5 cm,密被短柔毛,基部具狭鞘。伞房花序生茎和分枝顶端,具 2～4 朵花;苞片具短叶柄,3 全裂,裂片线形,或不裂,线形,长 6～9 mm;花梗细长,长 3～7 cm,密被微柔毛,近中部有 2 个小苞片;小苞片钻形或丝状,长 2.5～4 mm,无毛;萼片蓝色,正面无毛,背面疏生微柔毛;上萼片宽卵形,长约 1.1 cm,宽约 1 cm;距锥形,长 2.2～2.4 cm,下弯,基部长约 3.5 mm;侧萼片宽倒卵形,长约 1.1 cm,宽约 1 cm;唇瓣长椭圆形,长约 1.5 cm,宽约 0.8 cm;花瓣无毛,先端钝,不裂;退化雄蕊长约 1.3 cm;瓣片蓝色,长方形,长 8 mm,2 深裂,正面基部以上疏生白色微柔毛,裂片线状三角形,具缘毛;爪白色,长约 5.5 mm,无毛;雄蕊长约 6 mm,无毛;花丝白色,披针状线形;花药深蓝色,长方形,长约 1.8 mm;心皮 3,无毛;子房绿白色,长 2 mm;花柱长 1 mm,深蓝色。幼果狭长圆形,长约 1.4 cm,无毛。

· 分布生境 · 分布于四川省平武县老河沟保护区。

· 识别要点 · 平武翠雀花形态上与毛梗翠雀花 *D. eriostylum* 相似,两者均具有少花的伞房花序以及与萼片同为蓝色的退化雄蕊,主要区别在于平武翠雀花茎密被柔毛,叶较小,叶片宽 4.8～6 cm,分裂程度较大,末回裂片呈条形或狭三角形,花梗密被短柔毛,花瓣顶端钝,不分裂,退化雄蕊腹面基部以上疏被白色短柔毛;而毛梗翠雀花的茎无毛或只在近基

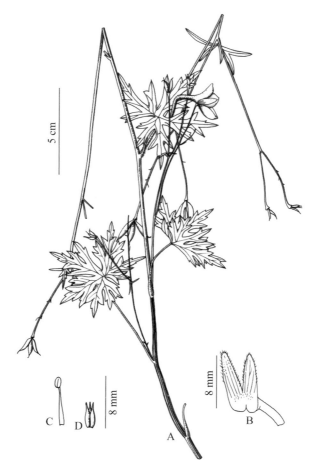

平武翠雀花 *Delphinium pingwuense* 墨线图(王文采;2015)
A 植株全形;B 退化雄蕊;C 雄蕊;D 雌蕊群

部疏被糙硬毛,叶较大,叶片宽 7~16 cm,分裂程度较小,末回裂片呈卵形,花梗被腺毛,花瓣顶端微 2裂,退化雄蕊腹面基部以上被黄色髯毛。

务川人字果
Dichocarpum wuchuanense S. Z. He

· 模式标本 · CHINA. Guizhou: Wuchuan, Yangxi, Woyang Valley, on limestone in a bushy ravine, elev. 650 m, 28°31′14.32″~28°31′14.37″N, 107°52′22.50″~107°52′22.51″E, 20 April 2008, Y. C. Li 080420 (holotype: GZTM; isotype: GZTM).

· 物种文献 · Jiang WeiKe, Ding Ling, Zhou Tao, He Shunzhi, Li Yunchao, Huang Luqi. A new species of *Dichocarpum* (Ranunculaceae) from Guizhou, China [J]. *Phytotaxa*, 2015, 227(1):66 - 74.

· 形态特征 · 多年生草本,无毛。根状茎粗壮,长2~8 cm,直径 0.4~1 cm,不分枝或很少分枝,具许多纤维状根。叶 2~3 枚,基生,鸟足状复叶,具 3(~5)小叶,纸质,叶柄长 20~25 cm,叶片长 6~14 cm,宽 3~6.5 cm,中央小叶菱状卵形,基部楔形或卵形,中下缘以上具 3~8 对浅粗齿,先端渐狭,小叶叶柄长 1.6~5 cm;侧生小叶 1~2 枚,斜卵状,长 5~12 cm,宽 3~5 cm。花茎高 18~38 cm;单歧或二歧聚伞花序,具 2~11 朵花;苞片倒卵形,3 浅裂,下部苞片长 0.6~1.8 cm,具短叶柄,上部苞片不分裂且较小;花梗长 2~4 cm。萼片 5 枚,卵状长圆形,白色,长 0.6~1.4 cm,宽 0.4~0.7 cm,先端锐尖;花瓣圆形或扇形,金黄色,具爪,先端弯曲,长 1.5~2 mm,爪长 2~3 mm;雄蕊 15~20 个,花药狭长圆形,约 1.2 mm,花丝约 6.5 mm;子房狭倒卵形,长 0.7~1.2 cm,宿存花柱长约 2 mm。蓇葖果披针形,长 0.95~1.5 cm,喙长 2.5~3 mm。种子卵形,棕色,长约 1 mm,种脐近圆形,中缝显著突起。花期4~5 月,果期 5~6 月。

· 分布生境 · 分布于贵州省务川仡佬族苗族自治

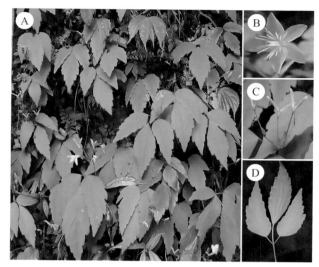

务川人字果 *Dichocarpum wuchuanense* 彩色图
(Jiang, et al.; 2015)
A 花果期植株;B 花;C 果实;D 叶

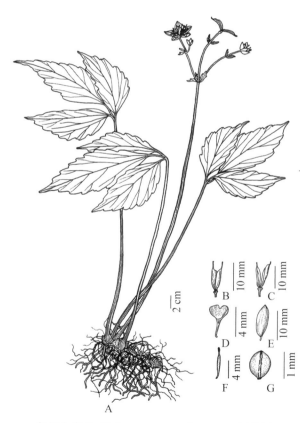

务川人字果 *Dichocarpum wuchuanense* 墨线图
(Jiang, et al.; 2015)
A 花果期植株;B 子房;C 果实;D 花瓣;E 花瓣;F 雄蕊;G 种子

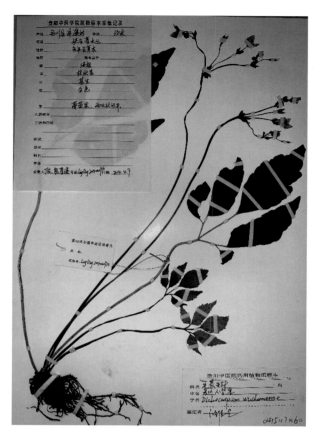

务川人字果 *Dichocarpum wuchuanense* 腊叶标本

县。生长于海拔 650～1 100 m 的沟壑、峡谷。

· 识别要点 · 务川人字果形态上与粉背叶人字果 *D. hypoglaucum* 相似,区别在于务川人字果小叶 3 (～5)枚,背面无粉霜,根茎细长,种子较小。

岩生白头翁

Pulsatilla saxatilis L. Xu & T. G. Kang

· 模式标本 · CHINA. Liaoning, Fengcheng, Baiyun Mountain, on rocky cliffs, ca. 1 100 m, 26 May 2015, L. Xu, et al. 21682150526013LY (holotype: LNCM; isotypes: IFP, IMD, LNCM, PE).

· 物种文献 · Zhang Tingting, Zhang Shumei, Xu Liang, Kang Tingguo. *Pulsatilla saxatilis* (Ranunculaceae), a new species from north-east China [J]. *Phytotaxa*, 2022, 539(2):195 - 202.

· 形态特征 · 多年生草本,高 9～20 cm。根状茎粗 0.5～1 cm。基生叶 6～11,叶片卵形,长 2～3.5 cm,宽 1.5～3 cm,具 3 小叶或三出羽状复叶;中央叶片具长柄,长 0.5～2 cm,心形,3 全裂;中心裂片具柄,3 深裂,末回裂片楔形,宽 0.3～0.6 cm,顶端具 2～3 齿,背面疏生长柔毛,正面无毛;叶柄长 2～7.5 cm,密被白色长柔毛。花葶单生或 2,偶 3,直立,具白色长柔毛;总苞片 3 或 4,长 1～2.4 cm,基部合生成管状,顶端掌状 3 裂;顶端掌状裂片披针形,背面密被长柔毛。花单生,直立,直径 2～4 cm;萼片 6～11,浅蓝色、白蓝色或白色,椭圆状卵形,长 1.5～2.5 cm,宽 0.4～1.4 cm,背面被微柔毛;雄蕊多数,长约为萼片的 1/2;心皮多数,花柱黄绿色,柱头浅紫色。瘦果长 2.5～3 mm,具长柔毛。宿存花柱长 2～2.5 cm,疏生长柔毛。花期 5 月,果期 6 月。

· 分布生境 · 分布于辽宁省凤城市白云山。生长于海拔约 110 m 的岩石峭壁上。

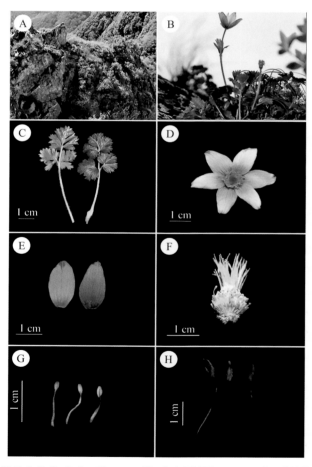

岩生白头翁 *Pulsatilla saxatilis* 彩色图(Zhang, et al.; 2022)
A 生境;B 植株;C 基生叶;D 花;E 萼片;F 去掉萼片的花;G 雄蕊;H 瘦果

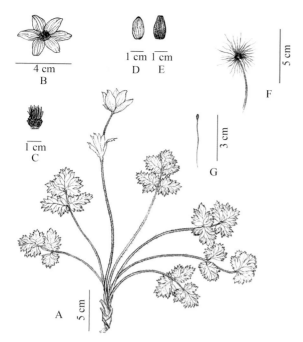

岩生白头翁 *Pulsatilla saxatilis* 墨线图（Zhang, et al.；2022）

A 植株；B 花；C 去掉萼片的花；D～E 萼片；F 聚合瘦果；G 瘦果

· 识别要点 · 岩生白头翁与白头翁 *P. chinensis* 相似，区别在于其萼片为浅蓝色、灰蓝色或白色，宿存花柱长 2～2.5 cm；而白头翁萼片为紫色，宿存花柱长 3.5～6.5 cm。

怀宁毛茛

Ranunculus huainingensis W. T. Wang, Z. Yang & J. Xie

· 模式标本 · CHINA. Anhui, Huaining County, Shijing Town, Denglin Village, alt. 85 m, in sparse forest on slope, herbs in clumps growing, fls. yellow, 2015 - 03 - 29, D. Q. Wang 150329032 (holotype: PE; isotype: ACM).［安徽怀宁县石镜镇邓林村，海拔 85 m，山坡疏林，草本植物成片生长，花黄色，2015 年 3 月 29 日，王德群 150329032］。

· 物种文献 · 王文采，杨俊，谢晋. 怀宁毛茛，安徽毛茛科一新种［J］. 广西植物，2019，39(3)：288 - 290.

· 形态特征 · 多年生草本植物。块根 2～4 个，倒圆锥形，长 0.5～1 cm。匍匐茎丝状，节间长 0.8～3 cm，直径约 0.1 mm，无毛，节上有 1～2 个块根，长 0.4～0.6 cm。茎 1～2，高 15～25 cm，无毛，很少分枝。叶片少，基生叶约 6 枚，具长叶柄，无毛，单叶或三出复叶；单叶薄纸质，五边形，长 0.6～1.2 cm，宽 0.7～2 cm，先端钝圆形，基部近截形，3 浅裂至 3 深裂，中央裂片再裂为 3 叶或不分裂，侧裂片较大，不对称地分为 2 小叶，有时略呈锯齿状；三出复叶的叶片呈菱形，长 1.2～4.5 cm，宽 2.4～6.5 cm，小叶具叶柄，小叶柄长 0.3～3.2 cm，全部小叶似单叶，或侧生小叶不等 2 分裂，或全裂成具小叶柄的不等 2 小叶；叶柄长 5～13 cm，基部稍膨大。茎生叶 1～2 枚，三出，无梗，长 1.6～4 cm，宽 2～5 cm；小叶具小叶柄，其叶片 2～3 深裂，裂片斜狭卵形或近线形，少齿或全缘，无毛或疏生纤毛。单岐聚伞花序顶生，花 2～4 朵，无毛；苞片似茎叶，但较小；花梗长 1～5 cm。花直径 1～1.5 cm，无毛；花托无毛；萼片 5，淡黄绿色，狭椭圆形，长 3～3.4 mm，宽 1.2～1.6 mm，先端截形，具 3 条脉；花瓣 5，黄色，倒卵形或广倒卵形，长 5～7 mm，宽 3.5～5 mm，先端圆形，基部上方

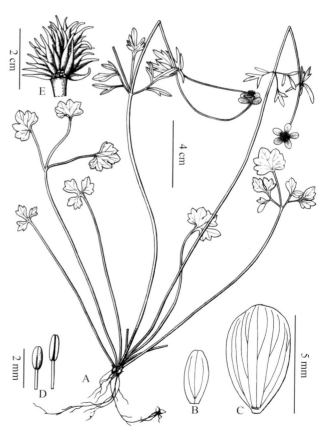

怀宁毛茛 *Ranunculus huainingensis* 墨线图（王文采，等；2019）

A 植株；B 萼片；C 花瓣；D 雄蕊；E 雌蕊群

有微小的蜜腺凹陷,爪不明显;雄蕊约 30 枚,长 2~4 mm,丝状花丝,长 1~1.8 mm;花药长圆形,长 1~2 mm。雌蕊卵圆形,长约 2.5 mm,心皮约 25 枚,长 1~1.5 mm;子房狭卵圆形,长 0.6~0.9 mm;花柱稍短于或等长于子房,细针形,长 0.3~0.8 mm。

· 分布生境 · 分布于安徽省怀宁县石镜镇。生长于海拔 85 m 的山坡疏林。

· 识别要点 · 怀宁毛茛与猫爪草 R. ternatus 在亲缘关系上相近,两者的区别在于怀宁毛茛植株具丝形、有块根的匍匐茎,基生叶为三出复叶,其二侧生小叶二不等大分裂成小叶,心皮的花柱比子房稍短或与子房等长;而猫爪草无匍匐茎,基生叶虽为三出复叶,但其二侧生小叶不再分裂成小叶,心皮的花柱比子房短约 5 倍。

庐江毛茛

Ranunculus lujiangensis W. T. Wang & D. Q. Wang

· 模式标本 · CHINA. Anhui Province, Lu-jiang Xian, Tangchi, alt. 150 m, in forest near the town of Tangchi, 2018 - 03 - 19, Wang De-Qun W1804 (holotype: PE; isotype: PE).[安徽省庐江县汤池,海拔 150 m,镇边林中,2018 年 3 月 19 日,王德群 W1804]。

· 物种文献 · 王文采. 庐江毛茛,安徽毛茛科一新种[J]. 植物研究,2018,38(6):801 - 803.

· 形态特征 · 多年生草本植物,高 20~25 cm。块根约 3 个,圆锥形,长约 3 mm。叶片约 4 枚,全部基生,单叶或为三出复叶,具长叶柄,叶柄纤细,长 6.5~10.5 cm,无毛;单叶的叶片膜质,肾形或近五边形,长(0.6~)0.8~1.2 cm,宽(0.9~)1.1~1.8 cm,先端圆形,基部浅心形,分裂为 3 小叶或 3 深裂,中央裂片不分裂且全缘,侧生裂片再次分裂为不等 2 小裂片,小裂片全缘或具不明显圆齿;三出复叶较大,长 1.6~2.6 cm,宽 2 cm,顶生小叶的小叶柄长 0.7~1.3 cm,叶片倒卵形、宽倒卵形或近圆形,长 1 cm,宽 0.7~1 cm,再次分裂为 3 小叶或 3 浅裂,裂片全缘或具 1 圆齿,侧生小叶的小叶柄短,长 3~

4 mm,似顶生小叶或不相等 2 深裂,其倒卵圆形裂片顶端具 2~3 小裂片。花茎 1~2,纤细,长 13~15 cm,无毛;单歧聚伞花序,(1~)2~4 朵花,无毛;苞片 3,中部苞片具长叶柄,狭倒卵形,在每侧近先端具 1 小齿,侧生苞片具长或短柄,3 裂;花梗纤细,长 1.8~8 cm。花:萼片 5,白色,宽船状椭圆形,长约 3 mm,宽 2 mm,纵向具 3 条绿色短条纹,边缘有 3~4 条细毛;花瓣 5,黄色,倒卵形,长约 7.2 mm,宽 5 mm,先端圆形,基部以上具一个微小的脱落蜜腺凹陷,爪不明显;雄蕊约 25,无毛;花丝白色,窄线形,长 1.2~1.5 mm;花药淡黄,近椭圆形或长圆形,长 1~1.2 mm,宽 0.5~1 mm;雌蕊心皮 24,近卵球形,长约 2 mm;子房绿色,近斜卵形,长约 0.7 mm,长 0.5 mm,无毛;花柱白色,长约 0.5 mm。

· 分布生境 · 分布于安徽省庐江县汤池。生长于海拔 150 m 的镇边林中。

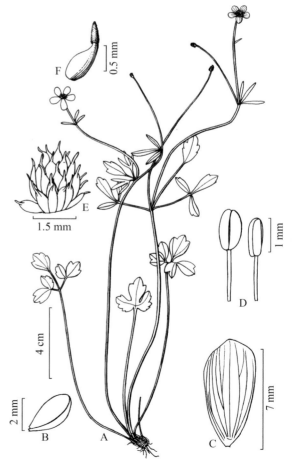

庐江毛茛 *Ranunculus lujiangensis* 墨线图(王文采;2018)

A 植株;B 萼片;C 花瓣;D 雄蕊;E 雌蕊群;F 心皮

· 识别要点 · 庐江毛茛与怀宁毛茛 R. huainingen-sis 在亲缘关系上甚为相近，区别在于本种的叶或小叶的裂片全缘或具不明显的浅齿，萼片呈宽船状椭圆形，无脉，边缘有 3～4 根毛，子房呈宽卵形。而怀宁毛茛的叶或小叶的裂片边缘有 1～3 小齿，萼片平，狭椭圆形，具 3 条纵脉，子房呈披针形而不同。

广西天葵

Semiaquilegia guangxiensis Yan Liu & Y. S. Huang

· 模式标本 · CHINA. Guangxi Zhuang Autono-mous Region: Yongfu County, Jiangyue Village, on limestone hillside, rare, elev. 191 m, 110°5″E, 24°57″N, 9 March 2013, Yu-Song Huang Y13030901（holotype: IBK00383980; isotypes: IBK, PE）.

· 物种文献 · Huang Yusong, Guo Jing, Zhang Qiang, Lu Zhaocen, Liu Yan. *Semiaquilegia guangxiensis*（Ranunculaceae）, a new species from the limestone areas of Guangxi, China, based on morphological and molecular evidence ［J］. *Phytotaxa*，2017, 292（2）:180－188.

· 形态特征 · 多年生草本植物。块茎厚，黑褐色，长 2～5 cm，直径 0.5～2 cm。茎 3～10，高 15～45 cm，直径 1～2 mm，分枝具平展的白毛。基生叶多数，三出羽状，很少二回三出；叶柄长 4～25 cm，具平展的白毛，基部叶柄具鞘；叶片卵形到三角状卵形，长宽均为 3～9.5 cm；小叶扇状菱形至倒卵状圆形，长 2～6 cm，宽 2～5.5 cm，3 深裂；裂片再不等浅裂，表面绿色，背面紫色，两面无毛；中间小叶的小叶柄长于侧生小叶，长 1～4.5 cm。茎生叶具短叶柄，类似于基生叶但较小。单歧聚伞花序，花 2 或 3 朵，苞片倒披针形至倒卵形，全缘，3 裂。花直径 1.5～2.5 cm，花梗长 2.5～12 cm，密被白色短柔毛；萼片白色，近椭圆形或倒卵形，长 1～2 cm，宽 0.5～1 cm，先端圆形或钝，背面常略带紫色；花瓣匙形，长 4～6 mm，中间黄色，先端近截形，微凹，沿下边缘反折，基部筒状，无毛。雄蕊 20～30，花药长约 1 mm，花丝

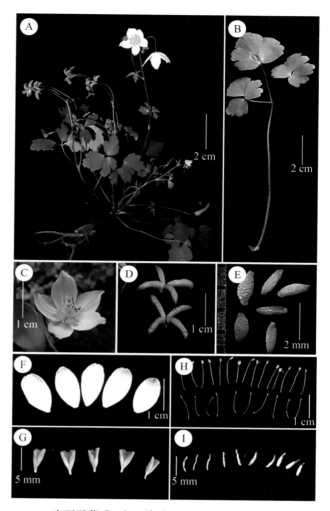

广西天葵 *Semiaquilegia guangxiensis* 彩色图
（Huang, et al.; 2017）
A 植株；B 基生叶；C 花；D 果实；E 种子；F 萼片；
G 花瓣；H 雄蕊；I 退化雄蕊

长 5～8 mm；退化雄蕊约 10，白色，披针形，膜质，无毛，长 2.5～4 mm；雌蕊 4～5（～6），无毛。蓇葖果卵状长圆形，长约 1 cm，直径约 3 mm，条纹横向隆起；宿存花柱内弯，长 3～5 mm，无毛。种子椭圆形，长约 1.5 mm，表面具疣状突起。

· 分布生境 · 分布于广西壮族自治区永福县。生长于海拔 150～300 m 的石灰岩山坡阔叶林中。

· 识别要点 · 广西天葵在形态上与天葵 S. adoxoides 极为相似，两者的主要区别在于广西天葵雄蕊 20～30，退化雄蕊 10 且仅为花丝长度的一半，蓇葖果长约 1 cm，直径约 3 mm，而天葵雄蕊常 8～14，退化雄蕊 2 且与花丝等长，蓇葖果长 6～7 mm，直径约 2 mm。

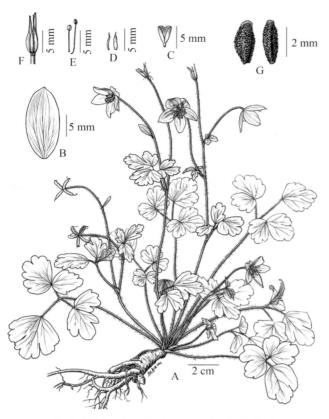

广西天葵 *Semiaquilegia guangxiensis* 墨线图
(Huang, et al.；2017)

A 植株；B 萼片；C 花瓣；D 退化雄蕊；E 雄蕊；F 雌蕊；G 种子

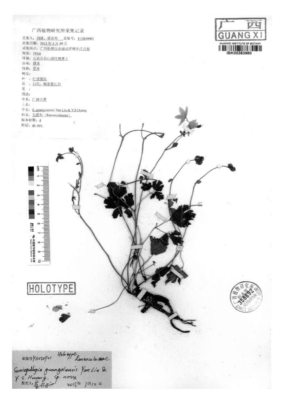

广西天葵 *Semiaquilegia guangxiensis* 腊叶标本

岳西唐松草

Thalictrum yuexiense W. T. Wang

·模式标本· CHINA. Anhui Province, Yuexi County, alt. 1 670 m, in fissures of rocks, fls. purple-red, 1997 – 08 – 13, Z. W. Xie, et al. 97021 (holotype: PE).〔安徽省岳西县，海拔 1 670 m，石缝，花紫红色，1997 年 8 月 13 日，谢中稳、郑鹿邻 97021〕。

·物种文献· 王文采.岳西唐草,安徽毛茛科一新种〔J〕.植物科学学报,2014,32(6):567 – 569.

·形态特征· 小型多年生草本。茎高约 20 cm，基部直径约 1 mm，无毛，1～3 分枝。基生叶约 2 枚，三回三出复叶，具长叶柄，无毛；叶片轮廓近五角形或宽菱形，长 2.5～5 cm，宽 4.5～7 cm；小叶具短叶柄，纸质，倒卵形或狭倒卵形，稀宽倒卵形或卵形，长 0.6～1.3 cm，宽 0.4～0.9 cm，基部宽楔形，稀圆形，

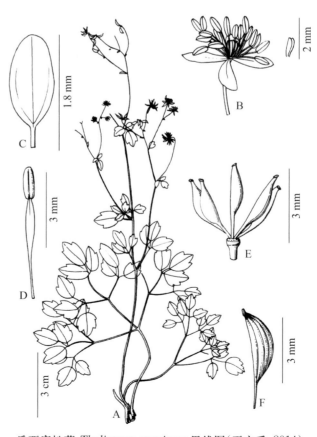

岳西唐松草 *Thalictrum yuexiense* 墨线图(王文采；2014)

A 植株；B 花；C 萼片；D 雄蕊；E 雌蕊群；F 瘦果

先端具 3 裂片,3 齿或 3 浅裂,稀具齿;叶脉 3,在叶面平,在叶背不明显凸出;叶柄长 3～3.8 cm,直径 0.8～1.2 mm。茎生叶约 3 枚,近无柄,无毛,最上部一枚为一回三出复叶,另外两枚为二回三出复叶,长 1～2.5 cm。复单歧聚伞花序顶生于茎和枝顶,近伞房状,具 5～8 花;苞片为一回三出复叶,近无柄,无毛,小叶倒卵形或卵形,长 2.5～5 mm,具三齿或全缘;小苞片叶柄极短,狭椭圆形,长 1～2.5 mm,全缘,无毛;萼片长 4～7 mm,无毛;花直径约 3.2 mm;萼片 4,早落,紫红色,长椭圆形,长约 1.6 mm,宽约 0.4 mm,无毛,顶端圆形,基部宽楔形,基出脉 3,爪长约 0.3 mm;雄蕊 20～24,无毛;花丝白色,狭倒披针形,与花药近等宽,下部丝状,长约 3 mm;花药淡黄色,椭圆形,长 0.6～1 mm;心皮(2～)3～5,无毛;心皮柄长 0.5～0.8 mm;子房新月形,长 1.2～

2 mm;花柱长 0.2～0.3 mm,顶端具凹陷的头状柱头。瘦果紫红色,强烈两侧压扁,宽新月形,长约 3 mm,宽约 1.1 mm,无毛,每侧具 3 条纵向薄肋。

· 分布生境 · 分布于安徽省岳西县。生长于海拔 1 670 m 的石缝中。

· 识别要点 · 岳西唐松草在亲缘关系方面接近尖叶唐松草 *T. acutifolium*,与后者区别在于:岳西唐松草的茎较低矮,高约 20 cm,基生叶为三回三出复叶,小叶较小,多为倒卵形,长 0.6～1.3 cm,宽 4～9 mm,雄蕊花丝狭倒披针形,与花药等宽,雌蕊群由(2～)3～5 枚心皮组成,瘦果宽新月形;而尖叶唐松草的茎高 25～65 cm,基生叶为二回三出复叶,小叶较大,多呈卵形,长 2.3～5 cm,宽 1～3 cm,雄蕊花丝倒披针形,比花药宽,雌蕊群由 6～12 枚心皮组成,瘦果多呈狭长圆形。

26. 虎皮楠科
Daphniphyllaceae

盾叶虎皮楠
Daphniphyllum peltatum Yan Liu & T. Meng

· 模式标本 · CHINA. Guangxi Zhuang Autonomous Region: Jingxi City, Ande Town, Sanhe Country, rare, elev. 1 100 m, 23°11″N, 106°3″E, 24 June 2012, Y. S. Huang, et al. 20120624Y1592 (holotype: IBK; isotypes: IBK, GXMG).

· 物种文献 · Meng Tao, Nong Dongxin, Yuan Quan, Liu Yan. *Daphniphyllum peltatum*, a new species of Daphniphyllaceae from limestone areas in southwestern Guangxi, China [J]. *Taiwania*, 2020, 65(2): 232 - 236.

· 形态特征 · 灌木或小乔木,高 3～6 m。小枝蓝绿

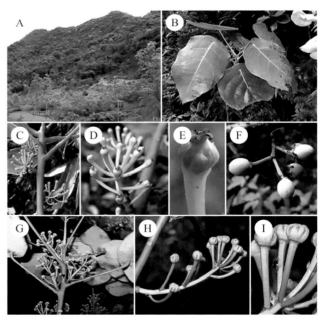

盾叶虎皮楠 *Daphniphyllum peltatum* 彩色图
(Meng, et al.; 2020)

A 生境;B 枝条及叶;C 雌花分枝;D 雌花序;E 雌花;F 幼果;
G 雄花分枝;H 雄花序;I 雄花

色,具稀疏皮孔。叶片纸质或微革质,宽椭圆形或圆形,长 6～22 cm,宽 6～18 cm,先端锐尖或圆形,通常具短突,基部圆形,盾形,边缘全缘,两面无毛,正面有光泽,背面被白霜具细小乳突体,中脉两面凸起,侧脉 6～10 对,两面清晰;叶柄长 4～13 cm,基部稍膨大。雄花序长 2.5～3.5 cm;花梗长 1～1.5 cm;花萼 4～6 深裂,裂片三角状卵形,长 1～2 mm,无毛;雄蕊 8～12;花药月形,侧向压扁,长 3～4 mm,宽 1～1.5 mm;花丝极短。雌花序长 1.2～2.5 cm,无毛;花梗长 1～1.3 cm;花萼 4～6 深裂;裂片三角状卵形,无毛,长 1～2 mm;子房椭圆形,长约 3 mm,宽

2.5～3 mm;花柱 2,极短;柱头 2,下弯或环状。果序长 2～4 cm;核果椭圆形,长约 0.9 cm,直径约 0.7 cm,被白霜和小疣状突起;花柱分枝宿存。花期 3～4 月,果期 6～7 月。

· 分布生境· 分布于广西壮族自治区西部。生长于海拔 1 000～1 100 m 石灰岩山坡阔叶林中。

· 识别要点· 盾叶虎皮楠与牛耳枫 D. calycinum 相似,主要区别在于其小枝蓝绿色,叶盾形,中脉和侧脉两面明显凸起,雌花花梗较短仅有 1～1.3 cm,而子房较长,核果较大,花期早至 3 月,果期早至 6 月。

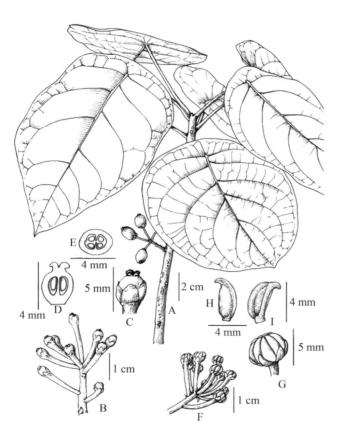

盾叶虎皮楠 *Daphniphyllum peltatum* 墨线图（Meng, et al.; 2020）

A 果枝;B 雌花序;C 雌花;D 子房纵切;E 子房横切;
F 雄花序;G 雄花;H、I 雄蕊

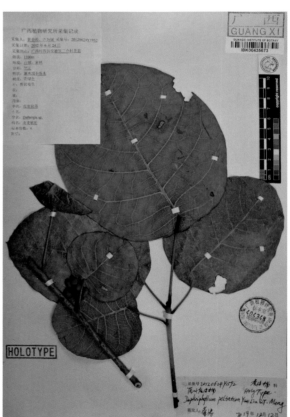

盾叶虎皮楠 *Daphniphyllum peltatum* 腊叶标本

27. 虎耳草科

Saxifragaceae

大明山虎耳草

Saxifraga damingshanensis W. B. Liao, W. Y.
Zhao & J. H. Jin

· **模式标本** · CHINA. Guangxi: Nanning city,
Damingshan Nature Reserve, Longtou Peak,
23°22′58.48″N, 108°30′21.56″E, 1 542 m alt., 19
September 2018, W. Y. Zhao 1208 (holotype:
SYS; isotypes: SYS, IBSC).

· **物种文献** · Zhao Wanyi, Meng Kaikai, Fan
Qiang, Jin Jianhua, Liao Wenbo. *Saxifraga daming-
shanensis* (S. sect. *Irregulares*, Saxifragaceae),
a new species from Guangxi, China [J]. *Phyto-
Keys*, 2019, 133:95 - 103.

· **形态特征** · 多年生草本,高 15～30 cm。无匍匐
茎。根状茎短,长 0.3～0.7 cm,疏生腺毛。基生叶
莲座状,叶柄长 5～15 cm,肉质、半透明,疏生短腺
毛,腺毛长约 2 mm;叶柄基部具鞘,边缘疏生腺毛;
叶片圆形或卵形,基部心形至深心形,纸质或革质,
长 2～5.7 cm,宽 2.5～5.5 cm,先端钝,边缘不明显
7～15 浅裂并疏生腺毛,裂片全缘,正面深绿色,密
被腺毛,腺毛长 2.5～4 mm,背面灰色,疏生腺毛,腺
毛长 1.5～2.5 mm,密被紫色斑点;掌状脉 7～11,两
面均不明显。茎生叶 1～2,三角状披针形,长 5～
6 mm,宽 1.5～2 mm,边缘疏生腺毛。圆锥花序长
15～30 cm,花 10～35 朵;花序分枝长 4～5 cm,疏生
短腺毛,腺毛长 0.5～1 mm,具 2～6(8) 朵花;花梗纤
细,长 1.5～2.5 cm,疏生短腺毛,腺毛长约 0.5 mm;
苞片线形,长 1.5～2.5 mm,宽 0.5～0.8 mm,边缘
具短腺毛。花两侧对称;萼片 5,扩展,狭卵形,长
2.0～2.5 mm,宽 1 mm,先端钝,基部合生,正面无
毛,背面和边缘疏生短腺毛,近端更密集,具不明显

的 3 脉。花瓣 5,白色;最短 3 枚花瓣等大,卵形,基
部有黄色斑点,长 3～3.5 mm,宽 1.5 mm,先端急
尖,基部圆形,具 3 脉;另外两枚长花瓣中,一枚花瓣
披针形,长 18～22 mm,宽 1.5～2.5 mm,先端渐尖,
边缘全缘,无毛,具 3 脉;另一枚花瓣狭卵形,长 13～
17 mm,宽 2 mm,先端渐尖,边缘全缘,无毛,具 3
脉。雄蕊 10,花丝棍棒状,长 3.5～4.5 mm。子房卵
形,长 1.5～2.5 mm;花盘不明显;心皮 2,近端约

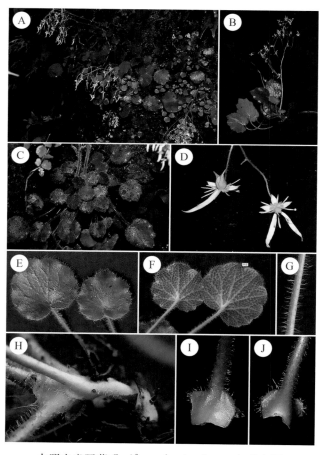

大明山虎耳草 *Saxifraga damingshanensis* 彩色图
(Zhao, et al.; 2019)

A～B 植株;C 基生叶;D 花和果实;E～F 叶;
G 叶柄;H 根状茎及叶鞘;I～J 叶鞘

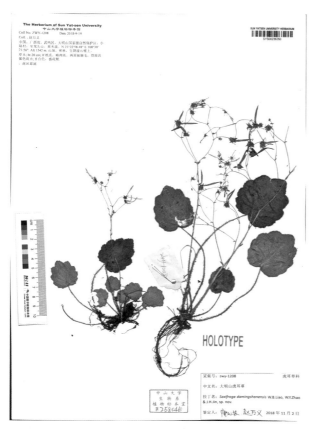

大明山虎耳草 *Saxifraga damingshanensis* 腊叶标本

3/4 合生。蒴果卵形,长 4~5 mm,宽 3~4 mm。种子长椭圆形,黄褐色或深棕色,两端微弯曲,约 0.6 mm,表面具 3 肋。花期 8~10 月,果期 9~11 月。

· 分布生境 · 分布于广西壮族自治区大明山国家级自然保护区。生长于海拔 1 300~1 650 m 的阔叶林中潮湿的悬崖或岩石上。

· 识别要点 · 大明山虎耳草形态上与蒙自虎耳草 *S. mengtzeana* 相似,但大明山虎耳草叶片非盾状,成熟叶两面均被白色腺毛,花瓣具 3 脉,边缘全缘而不同。

克纲虎耳草
Saxifraga kegangii D. G. Zhang, Y. Meng & M. H. Zhang

· 模式标本 · CHINA. NW Hunan, Baojing county, Lüdong Mountain, wet limestone under of gully, 28°27′N, 109°39′E, elev. 990 m, 20 April 2016,

D. G. Zhang, et al. BJ4668 (holotype: JIU).

· 物种文献 · Zhang Menghua, Zhang Xiaoshuang, Nie Zelong, Zhang Daigui, Meng Ying. *Saxifraga kegangii* (Saxifragaceae), a new species from Hunan province of central China [J]. *Phytotaxa*, 2017, 309(2):159-165.

· 形态特征 · 多年生草本,高 8~45 cm。匍匐茎无。茎无毛或疏被腺毛。所有基生叶形成紧凑的连座状叶丛。基生叶叶柄长达 10 cm,无毛或具短腺毛;叶片扇形至圆形,长 1~10 cm,宽 1~13 cm,基部浅心形或近圆形,边缘全缘或具 8~10 圆齿,先端波状,裂片边缘具不规则牙齿 1~4。叶革质、稍多汁。幼叶两面具腺毛;成熟叶正面无毛,深绿色,具蜡状光泽;背面灰绿色,无毛或疏生糙硬毛和黄绿色斑点。背面叶脉掌状延伸到叶边缘,稍突出。茎生叶披针形,长 1~4 mm,宽 1~2 mm。圆锥花序,长 7~38 cm,具 7~56 花;花序分枝长 2.4~14 cm,疏生腺状短柔毛,具 2 或 3 朵花,花左右对称;花梗纤细,长 0.5~4 cm,具腺状短柔毛。萼片展开至反折,三角状披针形,长 1.5~5 mm,宽 1~1.8 mm,背面和边缘具腺毛,3 脉;脉于先端汇合。花瓣 5,白色,最大的两片披针状长圆形,3~7 脉,基部具爪,先端急尖,具羽状脉;较长的花瓣长 20~25 mm,宽 2~4 mm;最长花瓣长 7~20 mm,宽 2~4 mm;最小的三枚花瓣卵形,具黄色斑点,长 2~4 mm,宽 1.3~

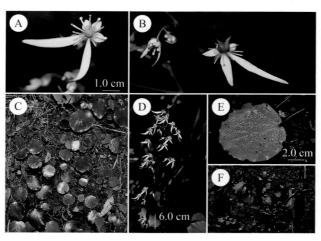

克纲虎耳草 *Saxifraga kegangii* 彩色图(Zhang, et al.; 2017)
A 花;B 果实;C 生境;D 花序;E 叶;F 植株

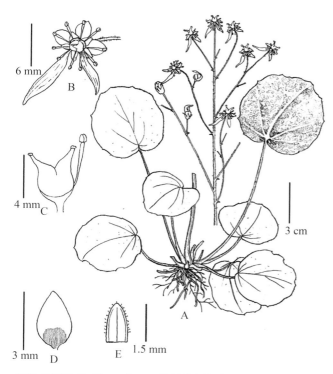

克纲虎耳草 *Saxifraga kegangii* 墨线图（Zhang, et al.；2017）
A 植株；B 花；C 果实；D 花瓣；E 萼片

2 mm，2～4 脉。雄蕊长 4～5.2 mm。子房卵圆形，具半环形花盘；花柱叉开，长 1～4 mm。花果期 4～5 月。

· 分布生境 · 分布于湖南省武夷山。生长于海拔约 1 000 m 的沟下潮湿石灰岩上。

· 识别要点 · 克纲虎耳草的叶形和围绕子房一侧的半环状花盘可将其区别于该属其他种。

阳朔虎耳草

Saxifraga yangshuoensis Hai L. Chen, W. B. Xu & Yan Liu

· 模式标本 · CHINA. Guangxi. Guilin City, YangShuo County, JinBao Town, 110. 254 2° E, 24. 818 2° N, 566 m alt., 10 Oct 2021, Hailing Chen, et al. YS0038 (holotype: IBK; isotypes: IBK, PE, SYS).

· 物种文献 · Chen Hailing, Xu Weibin, Zhao Wanyi, Liu Yan. Morphological and molecular identification for *Saxifraga yangshuoensis* (sect. Irregulares, Saxifragaceae), a new species from Guangxi, China [J]. *Taiwania*, 2022,67(4):603 - 608.

· 形态特征 · 多年生草本，高 20～40 cm。无匍匐茎，根状茎非常短。基生叶莲座状，叶柄长 5～10 (15)cm，肉质，密被短腺毛（长约 1 mm），叶柄基部具鞘，无毛，边缘疏生短腺毛（长约 0.3 mm）或近无毛；叶片圆形或卵形，先端圆形或钝，基部深心形，厚纸质，长 3.0～5.0(8.3)cm，宽 2.5～5.5(7.5)cm，边缘近全缘，稍波状，偶不明显 7～13 裂，疏生腺毛，干燥时稍外卷，叶面绿色，密被硬腺毛（长 2～3.5 mm），背面淡绿色，疏生腺毛（长 1～2 mm），密被浅绿色(偶紫色)斑点；掌状脉 7～9，叶两面均不明显。花序圆锥状，长 20～40 cm，花 10～40 朵；花序分枝长 4～17 cm，疏生短腺毛(0.5～1 mm)，2～8 花；花梗纤细，长 1～2 cm，疏生短腺毛（长 0.3～0.5 mm）；苞片 4～8，披针形至狭三角形，长 3.0～1.0 mm，宽 1.0～2.5 mm，边缘疏生腺毛。花两侧对称；萼片 5，反折，狭卵形，长 2.0～3.0 mm，宽 1.0～1.5 mm，表面无毛，背面和边缘疏生短腺毛，具不明显 3 脉；花瓣 5，白色，先端带绿色；最短的 3 枚花瓣卵形，基部具黄色斑点，长 3.5～5 mm，宽 1.5～2 mm，先端锐尖，基部具爪，爪长约 0.5 mm，具 3 脉；另外两枚花瓣披针形，先端钝至近尖，边缘全缘，无毛，具 3 脉；较长的花瓣长 10～17 mm，宽 1.5～2 mm；最长的花瓣长 12～21 mm，宽 1.5～2 mm；雄蕊 10，花丝棍棒状，长约 0.4 mm；子房卵圆形，长 1.5～2.5 mm；花柱 2，分叉，长 1.5～2 mm。蒴果卵球形，长约 3.5 mm，直径约 3 mm。种子长椭圆形，暗褐色，长约 0.3 mm。花期 9～12 月，果期 11～1 月。

· 分布生境 · 分布于广西壮族自治区桂林市。生长于海拔 370～570 m 的阔叶林山谷附近的潮湿悬崖和岩石上。

· 识别要点 · 阳朔虎耳草形态上与大明山虎耳草 *S. damingshanensis* 和神农氏虎耳草 *S. shennongii* 相似，但阳朔虎耳草叶片厚纸质，干燥时稍外卷，边缘近全缘，叶柄基部边缘疏生非常短的腺毛或近无毛，花瓣先端带绿色而不同。

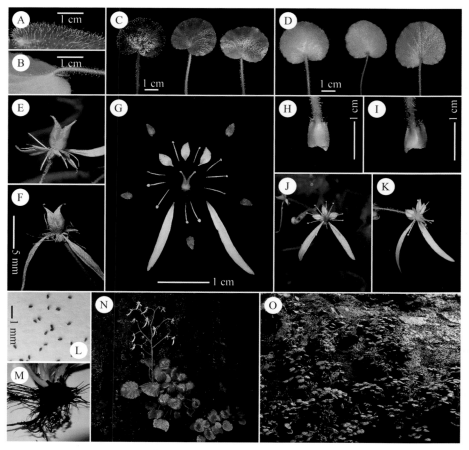

阳朔虎耳草 *Saxifraga yangshuoensis* 彩色图(Chen, et al.；2022)
A~D 叶；E~F 果实；G 花解剖照；H~I 叶鞘；J~K 花；L 种子；M 根状茎；N 植株；O 生境

28. 景天科
Crassulaceae

阳山费菜
Phedimus yangshanicus Z. Chao

· **模式标本** · CHINA. Guangdong Province: Yangshan county, Changfudong, growing on limestone rocks, 24° 30′ 7″ N, 112° 53′ 14″ E, elevation 380 m, 6 April 2019 (fl. & fr.), Chao Zhi 2019040601 (holotype: Southern Medical University herbarium, SMU).

· **物种文献** · Chao Zhi. *Phedimus yangshanicus* (Crassulaceae), a new species from limestone hills in Guangdong, China [J]. *Phytotaxa*, 2020, 429 (2):148-156.

· **形态特征** · 多年生草本植物。根茎短，有时长而明显，基部具几个纤细的根，顶部具 1~2 分枝。叶

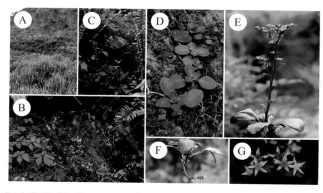

阳山费菜 *Phedimus yangshanicus* 彩色图（Chao, et al.; 2019）

A 生境；B 种群；C 植株；D 幼株；E 花期植株；
F 基生叶、根茎及根；G 花序局部

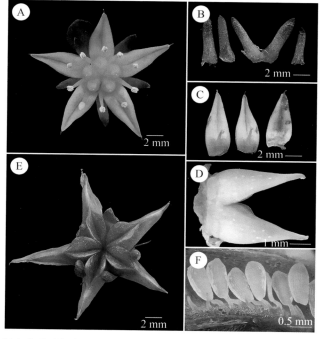

阳山费菜 *Phedimus yangshanicus* 解剖图（Chao, et al.; 2019）

A 花正面观；B 萼片；C 花瓣及雄蕊；D 心皮及基部的蜜鳞；
E 聚合蓇葖果；F 胚珠

互生；基生叶在花期宿存，由于茎节缩短而近对生；叶片卵形、椭圆形、长椭圆形或倒卵形，长 3.5～7 cm，宽 2.5～3.5 cm，软革质，常紫红色，中脉明显，在叶的背面稍突出，先端钝或急尖，边缘近全缘或稍波状，基部缩小成明显的假叶柄，长 3～5 cm。主茎于花期伸出，单一，直立，高约 20 cm，常紫红色，节间显著伸长。花茎上的叶明显小于基部的叶，明显互生，叶片近圆形，直径约 1.2 cm，边缘具浅齿，假叶柄逐渐变短，长 0.5～1.2 cm。聚伞花序顶生，有时亦

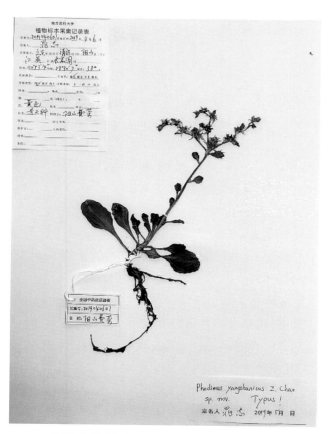

阳山费菜 *Phedimus yangshanicus* 腊叶标本

腋生，下托以苞片，大多呈 3 分枝，斜展开或展开，分枝蝎尾状。花无柄，小苞片叶状。萼片 5，三角形线形，长 5～7 mm，先端钝，基部扩大。花瓣 5，金黄色，披针状长圆形，长 7～10 mm，宽 2～3 mm，先端长短尖，基部稍窄。雄蕊 10，短于花瓣。花蜜鳞片 5，矩形，宽 1.0～1.5 mm，高 0.8～1 mm，先端微凹。心皮 5，近直立，卵状长圆形，长 4～5 mm，基部合生 0.5～0.7 mm。蓇葖果呈星状水平，成熟时常紫红色，长约 7 mm，基部合生约 1 mm，正面凸出。种子多，具条纹。花果期 3～4 月。

• **分布生境** • 分布于广东省阳山县。生长于海拔 200～500 m 的石灰岩山丘和岩石上。

• **识别要点** • 本种形态上较为独特，其二型叶非常具有鉴别性。该种植株具有明显的带假叶柄的大基生叶，基生叶因节间缩短而呈近对生且在花期宿存，花茎上小叶互生。

嘉黎红景天

Rhodiola humilis var. *jialiensis* H. Wang, X. Z. Lan & H. P. Deng

· 模式标本 · CHINA. Tibet, Jiali County, Aza Town, alt. 4 479. 1 m, in the shrubland, 2014 – 08 – 05, X. Z. Lan 542422140805227LY (holotype: SWNTU).〔西藏自治区嘉黎县阿扎镇，海拔4 479. 1 m，林下灌丛中，2014 年 8 月 5 日，兰小中542422140805227LY〕。

· 物种文献 · 汪豪，兰小中，邓洪平. 西藏红景天属一新变种——嘉黎红景天[J]. 西北植物学报，2020，40(1)：174 – 180.

· 形态特征 · 多年生草本。主根粗，根颈直立，短，不分枝，先端被长三角形的鳞片。基生叶发达，叶柄线形，叶片椭圆状披针形或线状倒披针形，先端锐尖，具深粉红色浅囊；茎生叶互生，线状椭圆形，先端急尖，具深粉红色浅囊，基部无柄，全缘。花茎多数，7～13 枝，长 2.8～5.5 cm；花序顶端伞房状，稀单生；萼片 5，长三角形，先端微急尖，具深粉红色浅囊；花瓣 5，卵形，向上渐狭，花柱短。花期 8 月。

· 分布生境 · 分布于西藏自治区嘉黎县和芒康县。生长于海拔 4 000～5 000 m 林下灌木丛中的石灰岩上。

· 识别要点 · 嘉黎红景天形态上与原变种矮生红景天 *R. humilis* 相近，但花茎 7～13 枝，花序顶端伞房状或稀单生，基生叶先端锐尖，萼片长三角形，叶片和萼片先端具深粉红色浅囊等特征而区别于后者。

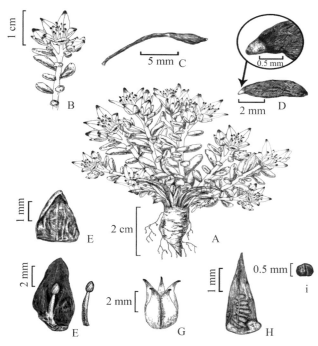

嘉黎红景天 *Rhodiola humilis* var. *jialiensis* 墨线图
（汪豪，等；2020）

A 植株；B 花序；C 基生叶；D 茎生叶；E 萼片；
F 花瓣及雄蕊；G 5 枚心皮；H 心皮；I 鳞片

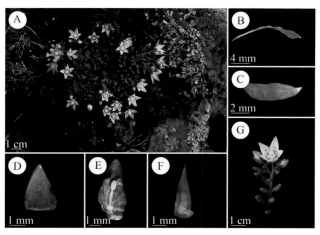

嘉黎红景天 *Rhodiola humilis* var. *jialiensis* 彩色图
（汪豪，等；2020）

A 生境；B 基生叶；C 茎生叶；D 萼片；E 花瓣及雄蕊；F 心皮；G 花序

玉树红景天

Rhodiola yushuensis S. Y. Meng et J. Zhang

· 模式标本 · CHINA. Qinghai, Yushu, Sanjiangyuan, N33°1′34. 20″E, 97°12′54. 48″, 3 478 m, 28 June 2020, J. Zhang C046 (holotype: PEY; isotypes: PEY, PE).

· 物种文献 · Rong Yulin, Li Guodong, Zheng Hailei, Zhang Jun, Meng Shiyong. *Rhodiola yushuensis*, a new species of *Rhodiola* (Crassulaceae) from Qinghai, China [J]. *Phytotaxa*, 2022, 548 (1)：63 – 72.

· 形态特征 · 多年生低矮小草本，高 2～4 cm。茎近直立，极少分枝，粗壮，通常直径 6～10 mm；顶部常短,分枝、增大,被宿存的老花茎覆盖。基生叶有两种类型,外面的鳞片状,宽三角形,黄色至褐红色,长1.8～2 mm,宽2.5～3.0 mm;里面的叶状,长倒卵状三角形,全缘,顶端锐尖至钝,长12～25 mm,宽3～8 mm,叶柄长6～35 mm。花茎1～3生每茎枝顶端,落叶,长11～30 mm,直立、单一、圆柱状,光滑;茎叶互生,少而分散,叶柄长1～3 mm,无距,倒卵状三角形,长6～11 mm,宽2～5 mm,全缘,无毛;花序顶生,4～5个花芽形成聚伞花序,花芽粉红色,开花时粉红色至红色;苞片叶状;花5数;花萼5,基部合生达0.5 mm,长三角形,顶端渐尖,全缘,绿色,肉质,长2.5～3 mm,宽0.8～1.0 mm;花瓣5,离生,长圆形,粉红色至红色,先端短渐尖,长6～8 mm,宽1.5～2.0 mm;雄蕊10,稍短于花瓣,与花瓣对生者着生于具花瓣基部约0.5 mm处,长6～8 mm,与花萼对生者长6～8 mm,花药红色;花蜜鳞片5,黄色,宽四棱形,先端微缺,长约0.7 mm,宽0.5 mm;心皮5,直立,长椭圆形,长5～7 mm,基部分离;花柱长约2.5 mm。蓇葖果长6～8 mm,直立,具向外弯曲花柱,具4～8粒种子。种子长圆状披针形,长0.4～1.2 mm,宽0.2～0.4 mm。花期6～7月,果期7～10月。

· 分布生境 · 分布于青海省玉树市。生长于海拔3 800～4 000 m的山谷岩石裂缝。

· 识别要点 · 玉树红景天与异鳞红景天 R. smithii 相似,不同在于玉树红景天外面的基生叶宽三角形,里面的基生叶具明显叶柄,倒卵状三角形。

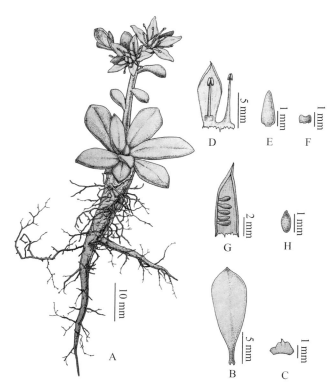

玉树红景天 *Rhodiola yushuensis* 墨线图(Rong, et al.; 2022)
A 植株;B 内层基生叶;C 外层基生叶;D 花瓣及雄蕊;
E 萼片;F 蜜鳞;G 果实;H 种子

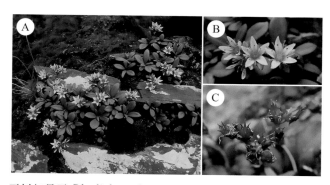

玉树红景天 *Rhodiola yushuensis* 彩色图(Rong, et al.; 2022)
A 植株生境;B 伞形花序;C 果实

宜昌景天
Sedum ichangensis Y. B. Wang

· 模式标本 · CHINA. Hubei Province, Yichang city, Changyang County, Longzhouping Town, on rocks, alt. 130 m. 30°28′N, 111°11′E, 19 Jul 2017, ycmy032 (holotype: CTGU; isotypes: HIB, PE).

· 物种文献 · Wang Yubing, Xiong Xingjun. *Sedum ichangensis*, a new species of Crassulaceae from Hubei, China [J]. *PhytoKeys*, 2019, 132: 91－98.

· 形态特征 · 多年生草本植物。根纤维状。茎平卧,广分枝,直径1～2 mm,长度可达35 cm,具散在的红色斑点。叶4～6轮生,全缘,无柄,狭椭圆形,长5～12 mm,宽1.5～2.5 mm,基部渐狭,顶端锐尖。花5数,单生在上部叶腋内,直径5～8 mm;花梗长1.5～2.5 cm;萼片5,长披针形,长1.5～

2 mm,顶端锐尖;花瓣 5,白色,向顶部逐渐粉红色,长披针形,长 4~5 mm,宽 1~2 mm,顶端锐尖;雄蕊 10 枚,2 轮,略短于花瓣,萼片前的雄蕊花丝长约 4 mm,花瓣前的雄蕊花丝长约 3 mm,着生于花瓣基部上方约 1 mm 处,花丝白色,长 1.6~2.4 mm,花药长约 0.4 mm,呈红色;花蜜鳞片状披针形,长约 0.4 mm;心皮 5,白色,近直立,背面有微乳头状突起,广卵形,长约 2 mm,基部相连长约 0.2 mm,花柱长约 1.5 mm。蓇葖果开展,长 0.8~1.1 mm,散生红色斑点。种子多数,褐色,长 0.5~1 mm,具乳突。

花期 5~7 月,果期 8~10 月。

· 分布生境 · 分布于湖北省宜昌市。生长于海拔 100~280 m 的道路两侧的岩石上,尤其是在填满土壤的裂缝中。

· 识别要点 · 宜昌景天心皮具乳突,形态上与细叶景天 S. elatinoides、南川景天 S. rosthornianum 相似,与前者的区别在于宜昌景天是多年生植物,花单生,而细叶景天是一年生植物,花组成总状花序;与后者的区别在于宜昌景天叶全缘,茎分枝,花单生,而南川景天叶具齿状,茎单一,花组成圆锥状聚伞花序。

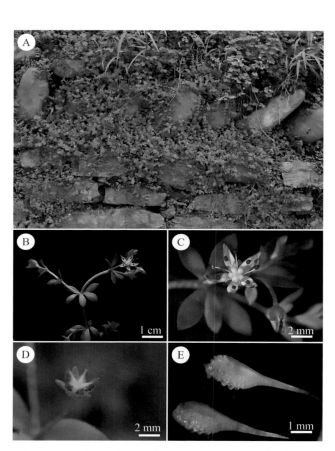

宜昌景天 Sedum ichangensis 彩色图(Wang, et al.;2019)
A 生境;B 花茎;C 花;D 果实;E 心皮

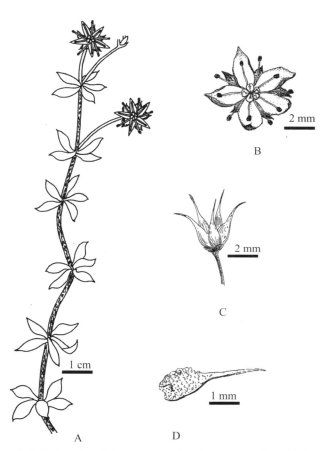

宜昌景天 Sedum ichangensis 墨线图(Wang, et al.;2019)
A 植株;B 花;C~D 心皮

南岭景天
Sedum nanlingense Yan Liu & C. Y. Zou

· 模式标本 · CHINA. Guangxi Zhuang Autonomous Region, Guilin City, Maoershan National Nature Reserve, elev. 2 105 m, 25°51′57″N, 110°24′46″E, 12 August 2016, 450329160812022LY (holotype: IBK).

· 物种文献 · Zou Chunyu, Meng Shiyong, Lu Zhaocen, Liu Yan. *Sedum nanlingense* (Crassulaceae), a new species from Guangxi, China [J].

Phytotaxa，2020，447(3)：176－184.

·形态特征·二年生草本植物，无毛，高 8～13 cm。根纤维状。花茎单生或簇生，基部分枝，下端倾斜或向上，上端直立。不孕枝在茎的上部形成密集排列的叶。茎绿色或淡栗褐色，具红色的点或线。叶互生，线状披针形，长 1～1.5 cm，宽 0.3～0.5 cm，常绿色或带有红色的点或线，基部截形并有距，边缘全缘，顶端钝尖。穗状聚伞花序，顶生，常二或三分枝，分枝通常蝎尾状，很少呈伞形，花较少；基部的花有时具花柄。花常为不等 3 基数花；萼片 3，三角形，长 2～2.5 mm，宽 1.5～2 mm，绿色，基部离生，具距；花瓣 3，长 3.5～4.5 mm，宽 2～2.5 mm，卵形，基部渐狭，先端锐尖，黄色，花后期逐步反折；雄蕊 6，与萼片对生的花丝 3 枚，长 2～2.5 mm；与花瓣对生的花丝 3 枚，长 1～1.5 mm，着生于距花瓣基部 1 mm 处，花药退化；蜜鳞近方形，长约 0.5 mm，宽 0.4 mm；心皮 3，无毛，卵状披针形，长 2.5 mm，成熟时大部分分离呈星状扩张，有时直立，内面隆起，基部连合长 1 mm，顶端突出。蓇葖果常向外散开，有

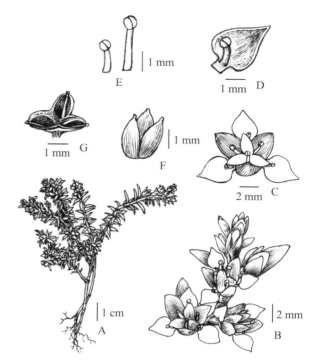

南岭景天 *Sedum nanlingense* 墨线图(Zou，et al.；2020)

A 植株；B 花序；C 花顶面观；D 花瓣及雄蕊；E 雄蕊；
F 心皮；G 开裂蓇葖果

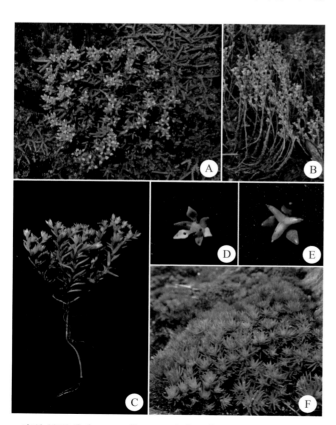

南岭景天 *Sedum nanlingense* 彩色图(Zou，et al.；2020)

A 生境；B 枯萎的植株；C 植株；D 花；E 果实；F 不育植株

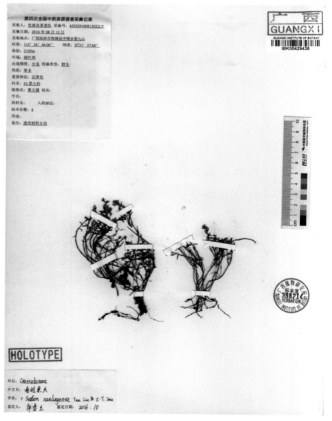

南岭景天 *Sedum nanlingense* 腊叶标本

时直立,内面隆起,种子少,成熟时呈卵形深黄色或棕色。花期7～8月,果期8～9月。

・**分布生境**・分布于广西壮族自治区桂林市猫儿山国家级自然保护区。与垂盆草 *S. sarmentosum* 及苔藓植物一起生长于海拔 2 105 m 的亚热带落叶林裸露岩石上。

・**识别要点**・南岭景天形态上与爪瓣景天 *S. onychopetalum* 和江南景天 *S. kiangnanense* 较为相似,主要以叶互生、花 3 基数相区别。

旋枝景天

Sedum spiralifolium D. Q. Wang, D. M. Xie & L. Q. Huang

・**模式标本**・CHINA. Anhui Province, Lu'an City, Shucheng County, Shucha Township, on rocks and along road banks, elevation ca. 50～100 m, 20 April 2012, D. Q. Wang & D. M. Xie 120420(fl.)(holotype: ACM; isotype: ACM, PE).

・**物种文献**・Xie Dongmei, Peng Daiyin, Fang Chengwu, Qin Minjian, Wang Dequn, Huang Luqi. *Sedum spiralifolium* (Crassulaceae): a new species from Anhui Province, China [J]. *Phytotaxa*, 2014, 183(3):171–182.

・**形态特征**・多年生草本植物。具须根。不育茎直立,高5～20 cm,花茎直立或轻微弯曲,10～30 cm。3 叶轮生,叶片线形披针形,长 10～25 mm,宽 2～3 mm,先端近锐尖,基部具短距,大部分 3 裂,中部歪斜 1 mm。聚伞花序多花,3～5 分枝,直径 4～7 cm。除中央花具花梗,长 4～5 mm 外,其余花无梗,花呈不等 5 基数。苞片似茎生叶,长 5～15 mm;萼片线状披针形,基部具短距,3～6 mm,先端近锐尖;花瓣黄色,狭卵形或宽披针形,长 4～7 mm,宽 1～2 mm,先端锐尖,尖头长 0.2～0.5 mm。雄蕊 10 mm,长 4～5 mm,其中与花瓣对生者长约 4 mm,着生于具花瓣基部 1 mm 处,与花萼对生者长约 5 mm;花蜜鳞近扇形,顶端钝,呈黄白色,长约 0.2 mm,宽 0.5 mm;雌蕊分离,长披针形,顶端稍微分裂,约

5 mm,基部连合约 1 mm,顶端稍微分散;花柱长约 2 mm;心皮分离,具许多种子。种子呈棕色,卵形,长 0.3～0.8 mm,直径 0.2～0.4 mm。花期 4 月,果期 4～5 月。

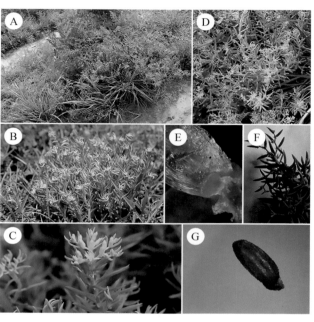

旋枝景天 *Sedum spiralifolium* 彩色图(Xie, et al.; 2014)
A 生境;B 不育枝;C 花序;D 花期植株;E 蜜鳞;F 果实;G 种子

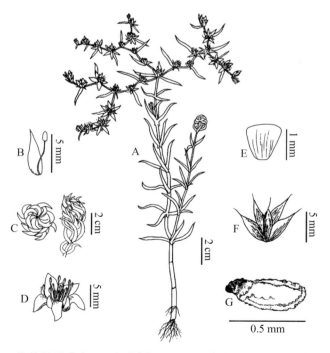

旋枝景天 *Sedum spiralifolium* 墨线图(Xie, et al.; 2014)
A 花期植株;B 花瓣及雄蕊;C 不育枝的旋转叶;
D 花;E 蜜鳞;F 心皮;G 种子

- **分布生境** · 分布于安徽省安庆市枞阳县和舒城县。生长于海拔 50～100 m 的河谷岩石上或岸边。
- **识别要点** · 旋枝景天形态上与垂盆草 S. *sarmentosum* 最相似,不同之处在于:旋枝景天叶片呈线状披针形,开花较早,不育茎直立,顶部的叶片呈扭曲状。

29. 豆科
Fabaceae

石山皂荚
Gleditsia saxatilis Z. C. Lu, Y. S. Huang & Yan Liu

- **模式标本** · CHINA. Guangxi: Liuzhou City, Liujiang County, Baipeng Township, Bie Village, in limestone evergreen broad-leaved forests, elev. ca. 130, 8 August 2018, Liujiang Exped. 450221180808024LY (holotype: IBK00430264; isotype: IBK00430265).
- **物种文献** · Lu Zhaocen, Huang Zhangping, Yang Ping, Huang Yusong, Liu Yan. *Gleditsia saxatilis* (Fabaceae), a new species from limestone areas of Guangxi, China based on morphological and molecular evidence [J]. *Phytotaxa*, 2021, 508 (2):213 - 220.
- **形态特征** · 乔木或小乔木,不落叶,高达 15 m。枝浅灰色至浅棕色,无毛,散布白色皮孔。冬芽球形或近球形,先端圆形;鳞片少至多,浅棕色,覆瓦状。刺粗壮、圆柱状、圆锥状,长达 10 cm,通常分枝。一回羽状复叶,长 10～17(25)cm;叶柄长 3～5 mm,近无毛或无毛;小叶 2～4 对,卵状椭圆形、长椭圆形至倒卵状椭圆形,长 3.3～11.5 cm,宽 1.8～6 cm,革质,两面无毛,网脉两面明显凸起,基部圆形或楔形,边缘有锯齿,先端锐尖或渐尖,具短尖。花杂性,绿白色,总状花序长 2.5～7 cm,腋生或顶生,被微柔毛。雄花:直径 8～9 mm;花梗长 2～3 mm;花托浅棕色,长 2～3 mm,外面被短柔毛;萼片 4,三角形或三角状披针形,长 1.5～2 mm,两面被短柔毛;花瓣 4,长圆形,长 3～4 mm,两面被短柔毛;雄蕊 6～8(9),长 3～4 mm,中部至下部密被长毛;退化雌蕊长 1～1.5 mm。两性花:直径 9～10 mm;花梗长 2～3 mm;萼片与花瓣与雄花相似,但更长;雄蕊 6～8,中部至下部密被柔毛,子房无毛;胚珠多数;柱头膨大,浅 2 裂。荚果长 11～23 cm,宽 3.5～4 cm,稍呈镰刀形,

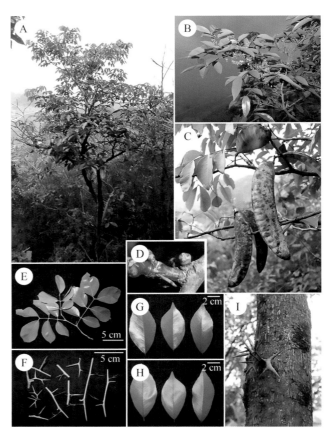

石山皂荚 *Gleditsia saxatilis* 彩色图(Lu, et al.; 2021)
A 植株;B 花枝;C 果枝;D 冬芽;E 小枝;F 刺;G～H 叶;I 树干

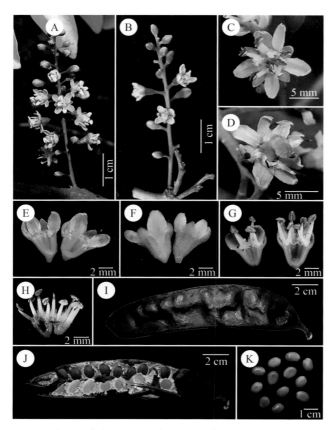

石山皂荚 *Gleditsia saxatilis* 解剖图(Lu, et al.;2021)

A 雄花序;B 两性花序;C 雄花;D 两性花;E~F 去雄蕊的雄花;
G 雄花纵切;H 雄花的雄蕊;I~J 荚果;K 种子

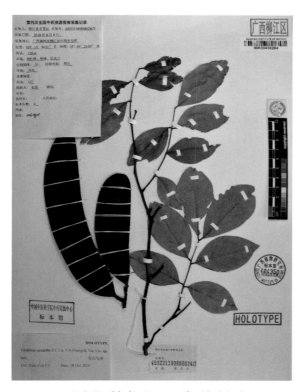

石山皂荚 *Gleditsia saxatilis* 腊叶标本

果肉稍厚,两面臌起;干燥时变为深棕色至黑棕色,先端无喙,柄长 3~8 mm;果瓣革质,常被粉霜。种子多数,棕色,有光泽,长圆形或椭圆形,长 10~13 mm,宽 8~9 mm。花期 3~5 月,果期 5~10 月。

· 分布生境 · 分布于广西壮族自治区南部与西部。生长于海拔 120~800 m 的石灰岩丘陵阔叶林或灌木丛中。

· 识别要点 · 石山皂荚与皂荚 *G. sinensis* 相似,但与后者不同的是,石山皂荚不为落叶习性,冬芽球形或近球形,顶端圆形,叶柄微有绒毛至无毛,小叶 2~4 对,革质,双面无毛,花序较短,长 2.5~7 cm,子房无毛,豆荚稍微弯曲,柄长 3~8 mm。

丹霞铁马鞭

Lespedeza danxiaensis Q. Fan, W. Y. Zhao &. K. W. Jiang

· 模式标本 · CHINA. Guangdong: Renhua County, Danxiashan National Nature Reserve, 2456′N, 11345′E, 290 m a. s. l., 30 Sept 2020, Q. Fan 18409(holotype: SYS; isotypes: IBSC, NPH, SWFC, SYS)。

· 物种文献 · Zhao Wanyi, Jiang Kaiwen, Chen Zaixiong, Tian Bin, Fan Qiang. *Lespedeza danxiaensis* (Fabaceae), a new species from Guangdong, China, based on molecular and morphological data [J]. *PhytoKeys*, 2021, 185:43 - 53.

· 形态特征 · 多年生常绿草本,全株密被直立或上升长柔毛,老时毛变少。茎平卧或上升,基部木质,高 50 cm。叶互生,具 3 小叶;托叶宿存,卵状三角形至三角状披针形,先端锐尖,长 3.5~4.5 mm,疏被短柔毛;叶柄长 1.4~3.8 cm,密被短柔毛;小叶革质,正面绿色,具多少贴伏的柔毛,沿边缘更密,背面灰绿色,更密被多少贴伏的柔毛,沿脉更密,侧脉 8~12 对,正面明显凹陷,背面突出;顶生小叶稍大于侧生,卵形至倒卵形,长 2.2~3.8 cm,宽 1.5~2.5 cm,先端钝,具细尖,基部圆形;侧生小叶卵形至近圆形,长 1.7~3.0 cm,宽 1.4~2.3 cm;花枝上的叶明显变小。假总状花序,1~2 腋生,每花序具 2~

4花,每节具2花;花序梗纤细且被短柔毛,长(0.2~)1.1~2.8 cm,闭锁花的花序梗退化至1~4 mm;每节苞片2,狭卵状三角形至宽三角形,先端锐尖,长1.5~3.3 mm,正面疏生短柔毛,背面无毛;花梗长0.5~2.0 mm,被短柔毛;小苞片2,贴生于花萼基部,短于萼筒,长圆状卵形至卵状披针形,长3.5~5.5 mm,疏被短柔毛;花萼5深裂,几裂至基部,正面密被短柔毛,背面无毛;萼筒长1 mm,裂片披针形,近等长,长7~8 mm,先端锐尖;花冠外露(闭锁花中无),粉红色至浅紫色;旗瓣浅紫色,基部有深紫色斑点,长于翼瓣和龙骨瓣,基部内折呈耳形,瓣片长7.5~8.0 mm,宽6.5~7.0 mm,宽椭圆形至近圆形,先端钝或微缺,基部爪1 mm;翼瓣淡紫白色,稍短于龙骨瓣,长7.5~8.3 mm,瓣片长5.5~6.0 mm,宽2.3~2.6 mm,狭卵形,先端钝,基部稍耳形,基部爪长约2.5 mm;龙骨瓣白色至浅紫白色,长7.5~8.5 mm,瓣片长5.5~6.0 mm,宽2.8~3.0 mm,倒

卵形至椭圆形,先端钝,基部爪约2.5 mm;雄蕊无毛,二体雄蕊(9+1),长约9 mm;雌蕊长10 mm,长于雄蕊(短于闭锁花中雄蕊);子房狭椭圆形,具短柄;花柱丝状;柱头顶生,头状。荚果褐色,内具1种子,椭圆形,端部花柱宿存,具喙,长7~9 mm,宽约3 mm,密被上升短柔毛;闭锁花果未见。种子卵形,长约3.0 mm,宽约1.4 mm。花期6~10月,果期9~12月。

· 分布生境 · 分布于广东省仁化县。生长于海拔270~310 m的丹霞地貌山顶的灌木丛中。

· 识别要点 · 丹霞山铁马鞭形态上与铁马鞭 *L. pilosa* 非常相似,都是密被主要区别在于丹霞山铁马鞭小叶革质,具明显的凹脉,花冠粉红色至淡紫色,花梗较长,1.1~2.8 cm;而铁马鞭小叶纸质,叶脉略凹,花冠黄白色至白色,基部具紫色斑点,花梗非常短,0.5~1.0 mm。

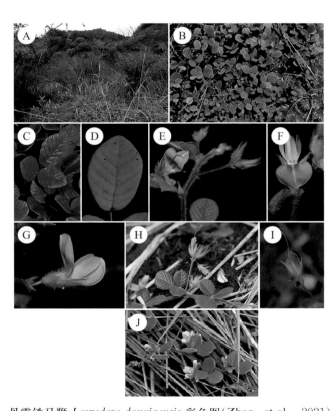

丹霞铁马鞭 *Lespedeza danxiaensis* 彩色图(Zhao, et al.; 2021)

A 生境;B 植株;C~D 叶;E 花序分枝;F~G 花;
H 果枝;I 果实;J 花期植株

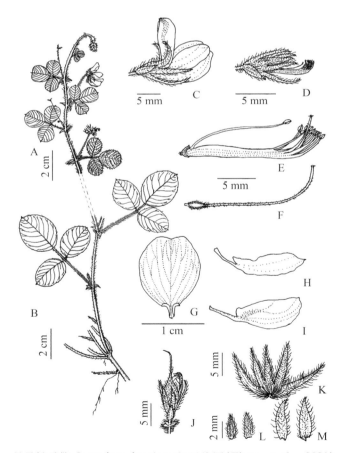

丹霞铁马鞭 *Lespedeza danxiaensis* 墨线图(Zhao, et al.; 2021)

A 植株上部;B 植株下部;C 开花受精花;D 闭花受精花;
E 雄蕊管;F 雌蕊;G 旗瓣;H 翼瓣;I 龙骨瓣;J 开花受精果;
K 萼片;L 苞片;M 小苞片

广西油麻藤
Mucuna guangxiensis K. W. Jiang & Y. F. Huang

· 模式标本 · CHINA. Guangxi Zhuang Autonomous Region: Nanning Prefecture, Mashan County, Baishan Town, 13th April 2019(fl.), Huang Yun-Feng, et al. 31405(holotype: CSH; isotypes: CSH, GXMI, SWFC).

· 物种文献 · Jiang Kaiwen, Huang Yunfeng, Moura M. Tânia. *Mucuna guangxiensis*, a new species of *Mucuna* subg. *Macrocarpa* (Leguminosae-Papilionoideae) from China [J]. *Phytotaxa*, 2020, 433(2):145–152.

· 形态特征 · 大型木质藤本,长达 15 m。老茎干时具细沟;茎皮灰褐色,具皮孔;断面有红色汁液。枝条纤细,疏生短柔毛。叶长 27～38 cm;叶柄长 11～21 cm,基部叶枕长 1 cm;托叶有或无;小叶柄长 6～7 mm,密被紧贴的淡黄色绢毛;叶轴长 3.5～5.5 cm,疏被短柔毛;小叶薄纸质或纸质,正面有大量贴伏的淡柔毛,脉上更密集,小叶背面则被更密集和较长、多少展开的灰白色绢毛;侧脉常 6～7 对,先端稍弯曲;顶生小叶宽菱状卵形至宽卵形,长 11.3～17 cm,宽 7.0～9.3 cm,基部宽楔形或微截形,先端常渐尖,具长约 4 mm 的短尖头,很少钝或微缺;侧生小叶极偏斜,长 8.3～15.1 cm,宽 6.5～10.3 cm,基部截形或微宽楔形。假总状花序常由老茎生出,轴长 1～10 cm,细管状,密被棕色细毛,每节 2～3 花;花梗长约 1.2 cm,被毛。花长 6.5～8.0 cm;花萼两面被毛;萼筒长约 17 mm,直径 8～9 mm;花冠淡黄或绿白色,干燥时发黑,每瓣先端具缘毛,旗瓣长 2.7～3.4 cm,宽 3.0～3.3 cm,无毛,先端圆形,基部有爪和耳,爪长 6～7 mm,耳长约 0.3 mm;翼瓣 2 枚,长 6 cm,宽 1.3 cm,先端钝,基部有爪和耳,基部正面密布铺展细毛,爪长 0.9～1.0 cm,耳长约 5 mm;龙骨瓣长 6.0～7.0 cm,宽 0.8～1.1 cm,无毛,基部有爪,长 0.6～1.0 cm,无耳。二体雄蕊(9＋1),花药二型,5 个较大,近基着药,5 个较小,背着药。雌蕊稍长于雄蕊,长约 9 cm,单心皮;子房线形,无柄,长约

2.5 cm,干燥时有明显的凹槽,密被浅色毛;花柱长约 5.5 cm,线形,疏被毛;柱头顶生。荚果大,木质,带形,长 22～70 cm,宽 4.5～5.5 cm,种子间不或多少缢缩,荚果表面密被黄褐色短柔毛,老时稍早落,未见刚毛,近缘有纵纹,有时基部具柄,先端具喙。每荚有种子 6～15 粒,种子深棕色至黑色,扁平,在荚果中时被海绵状的种阜包围,长约 3.0 cm,宽 2.5 cm,厚 0.8 cm,黑色。花期 3～4 月,果期 9～10 月。

· 分布生境 · 分布于广西壮族自治区南宁市马山镇。生长于海拔 250 m 的石头山山脚至山腰的稀疏森林中。

· 识别要点 · 广西油麻藤大体与白花油麻藤 *M. birdwoodiana* 相似,不同在于其小叶叶背密被丝状毛,果实长达 70 cm,有直立短黄毛但无刺或翅。此外,该新种还与大果油麻藤 *M. macrocarpus* 相似,但以其花瓣完全黄白色或绿白色而不同。

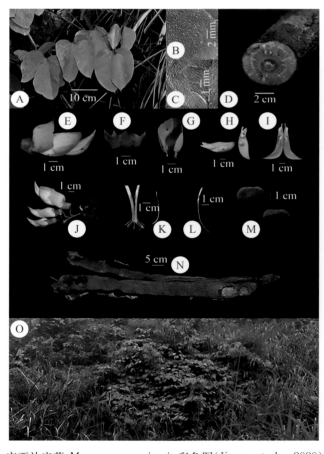

广西油麻藤 *Mucuna guangxiensis* 彩色图(Jiang, et al.; 2020)

A 营养枝;B～C 小叶毛被;D 老茎横切;E 花;F 花萼;G 旗瓣;
H 翼瓣;I 龙骨瓣;J 花序;K 雄蕊;L 雌蕊;M 种子;O 植株

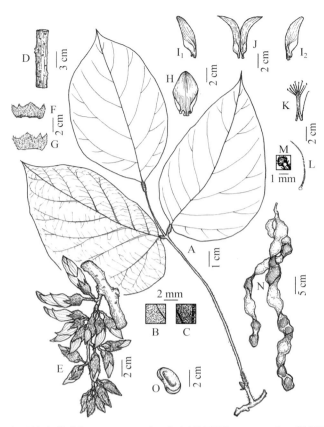

广西油麻藤 *Mucuna guangxiensis* 墨线图(Jiang, et al.; 2020)

A 叶;B~C 小叶毛被;D 茎;E 花序;F~G 花萼;H 旗瓣;
I₁、I₂翼瓣;J 龙骨瓣;K 雄蕊;L 雌蕊;M 柱头;N 荚果;O 种子

大花葛

Pueraria grandiflora Bo Pan & Bing Liu

· 模式标本 · CHINA. Sichuan: Panzhihua Cycad Reserve, on montane slopes, 1 500 m, 20 Aug. 2014, Bo Pan 2014001 (holotype: HITBC; isotypes: KUN).

· 物种文献 · Pan Bo, Liu Bing, Yu Zhixiang, Yang Yongqiong. *Pueraria grandiflora* (Fabaceae), a new species from Southwest China [J]. *Phytotaxa*, 2015, 203(3): 287 – 291.

· 形态特征 · 藤本植物,长 3~8 m。具块根,卵圆形,长或扁平,长 2.5~8 cm,宽 3~9 cm,于地下 4 至多数簇生。茎基部常木质,嫩茎具灰色短柔毛,有时无毛。叶互生,具三小叶;托叶中部着生于叶柄基部,基部开裂,成箭头形,长 8~16 mm,具条纹;小托叶线状披针形,长 5~8 mm;叶柄长 5~12 cm,具贴伏短毛;小叶柄长 5~8 mm;小叶宽卵形或扁卵形,全缘或 2~3 裂,侧脉 4~6 对,两面被短柔毛;顶生小叶长 4~11 cm,宽 3~10.5 cm,基部圆形或宽楔形,先端渐尖;侧生小叶偏斜,有时显著不等长,稍小,长 3~10.5 cm,宽 3~9.5 cm,基部宽楔形至截形。假总状花序腋生或顶生,不分枝或具 1 分枝,长 15~40 cm,直立或稍上升;花序梗长 4~14 cm,具贴伏毛;花梗长约 7 mm;每节花 3 朵,外有卵形苞片;苞片每节 4 个,基着,每节的外部苞片大于其他三个,背面具长毛,长 4~7 mm,开花后不久脱落;小苞片 2,卵形,具条纹,长约 3 mm;花瓣长 22~25 mm;花萼长 10 mm,紫灰色,被短柔毛;萼裂片 4,披针形,渐尖,上部两齿完全合生,长 5~6 mm,略长于筒部,下部裂片略长于其他裂片;花冠双色,旗瓣倒卵形,白色至浅蓝色,中央具黄色斑点,长 22~25 mm,基部耳形,具 1 对胼胝质,爪短;翼瓣紫蓝色,颜色比旗瓣紫色深,镰刀形,长约 2.3 cm,宽约 7 mm,基部具线形叶耳;龙骨瓣颜色同翼瓣,镰状长圆形,具非常小且尖锐的叶耳,与翼瓣近等长;雄蕊 10 枚,对旗瓣对生的那枚雄蕊与其他 9 枚雄蕊于中间合生,两端离生;子房线形,有毛。荚果长椭圆形,长约 5.5 cm,宽约 10 mm,扁平,成熟时不扭曲,具 4~5 粒种子,种子间缢缩,密被棕色长硬毛。种子肾形,扁,光滑,棕色,长约 4 mm,宽约 2.5 mm;假种皮在脐周围具一个短的圆形边缘;珠柄纤细、圆柱状,长约 2 mm。花期 6~9 月,果期 8~10 月。

· 分布生境 · 分布于四川省攀枝花市、金阳县和云南省禄劝彝族苗族自治县、南华县、元江哈尼族彝族傣族自治县。生长于海拔 700~1 600 m 的干热河谷山坡。

· 识别要点 · 大花葛花长 22~25 mm,在葛属中花最大,其他种的花较小,长 8~22 mm。形态上,大花葛与块茎葛 *P. tuberosa* 最为相似,两者均具成束的块茎,但大花葛小叶浅裂,花较大,假总状花序单生或具 1 分枝,花期 7~9 月而不同。

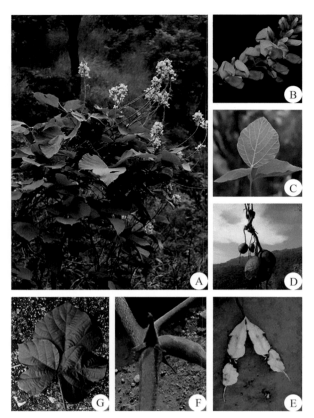

大花葛 *Pueraria grandiflora* 彩色图(Pan, et al.；2015)

A 植株；B 花；C 全缘小叶；D～E 块根；F 托叶；G 分裂小叶

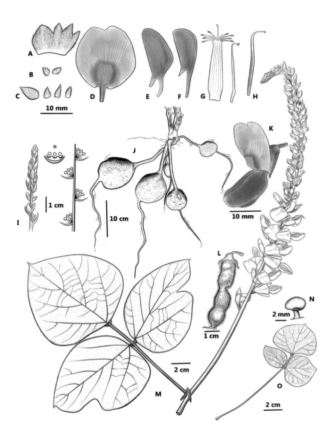

大花葛 *Pueraria grandiflora* 墨线图(Pan, et al.；2015)

A 花萼；B 小苞片；C 苞片；D 旗瓣；E 翼瓣；F 龙骨瓣；G 雄蕊；
H 雌蕊；I 花序；J 块根；K 花；L 荚果；M 花枝；N 种子；O 全缘小叶

30. 蔷薇科

Rosaceae

垂花樱桃

Prunus nutantiflora D. G. Zhang & Z. H. Xiang

·模式标本· CHINA. NW Hunan Province, Longshan County, Wanbao Village, in alpine shrubbery, 29°35′39″N, 109°39′35″E, elev. 1 557 m a. s. l., 10 April 2016, Dai-gui Zhang, et al. zdg160410001 (holotype: JIU; isotypes: HNNU).

·物种文献· Wu Yu, Xiang Zuheng, Xie Dan, Liu Yingdi, Zhang Daigui. *Prunus nutantiflora* (Rosaceae), a New Species from Hunan Province, China [J]. *Annales Botanici Fennici*, 2018, 55: 359 – 362.

·形态特征· 落叶灌木或小乔木。树干和小枝浅灰棕色,幼枝绿色至棕绿色,具柔毛。冬芽长圆状卵球形,无毛,腋生冬芽 3 个(两侧为花芽,中央为叶芽)、两个或单生。托叶椭圆形,有时扇形,长 5~9 mm,边缘具腺状锯齿,果期早落;叶柄长 1~1.5 cm,无毛或具柔毛;叶卵形至倒卵状椭圆形,长 3~9 cm,宽 2~4 cm,背面浅绿色,无毛或沿脉具柔毛,表面绿色,无毛,基部宽楔形至圆形,先端渐尖,边缘具尖锐锯齿或稀重锯齿,齿端具圆锥形腺体,侧脉 8~12 对。花序伞形或近伞形,开花后向下弯曲,具 2~5 朵花,与叶同时开发或先叶开放;总苞棕色,匙形,长约 5 mm,宽约 3 mm,外面无毛,里面具柔毛;花序梗长 2~3 mm,疏生柔毛,在果期伸长至 10 mm;苞片绿色,近圆形,2~5 mm,在果期逐渐脱落,边缘具锯齿,疏生棍棒状腺体;花梗长 1~2 cm,无毛;萼筒钟状,长 4~5 mm,宽 2.5 mm,外面无毛;萼片卵状三角形,长约 3 mm,宽约 1.5 mm,边缘疏生锯齿或全缘,先端渐尖,花后反折(短于萼筒);花瓣白色或粉红色,卵形或近圆形,长 5~7 mm,宽 4 mm,顶端缺刻状,稀 2 裂;雄蕊 21~30 枚,长 4~10 mm;花药黄;花柱长约 1 cm,基部密被柔毛;柱头头状。核果红色,椭球形,无毛,长 7~10 mm,直径 3~4 mm,内果皮具不明显刻纹。花期 4~5 月,果期 6~7 月。

· 分布生境 · 分布于湖南省龙山县。生长于海拔 1 200~1 557 m 的高山灌木林中。

· 识别要点 · 垂花樱桃核果与雪落寨樱花 *P. xueluoensis* 相似,主要区别在于垂花樱桃萼筒钟状,长约 4 mm,花柱长约 1 cm,常短于雄蕊,花瓣长 5~7 mm,顶端缺刻状,稀 2 裂,花序梗长 2~3 mm,在果期伸长至 10 mm,叶背面浅绿色,侧脉 8~12 对,萼片长 3 mm,花后反折,苞片长 2~5 mm,果期时逐渐脱落;而雪落寨樱花萼筒狭管状,长 6~10 mm,花柱长约 2 cm,显著长于雄蕊,花瓣长 10~15 mm,顶端 2 裂,极少具缺刻,花序梗不明显,叶背面灰白色,侧脉 6~8 对,萼片长 3~5 mm,直立或花后稍反折,苞片长 5~7 mm,宿存。

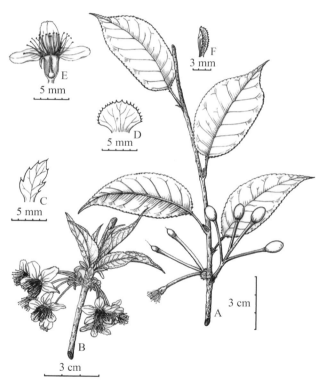

垂花樱桃 *Prunus nutantiflora* 墨线图(Wu, et al.;2018)
A 果枝;B 花枝;C 托叶;D 苞片;E 花纵切;F 总苞

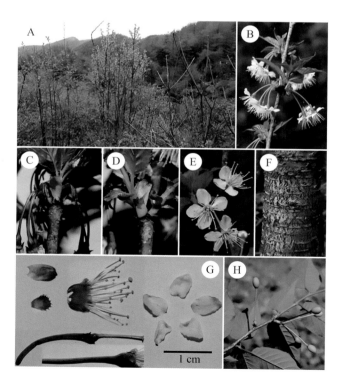

垂花樱桃 *Prunus nutantiflora* 彩色图(Wu, et al.;2018)
A 生境;B 花枝;C~D 腋生芽;E 花;F 树皮;G 花解剖照;H 果枝

孙航樱桃
Prunus sunhangii D. G. Zhang & T. Deng

· 模式标本 · CHINA. Hunan, Yong Shun, XiaoXi

National Nature Reserve, along the roadside, 28°46′27.10″N, 110°15′21.18″E, 319 m, 17 March 2016, D. G. Zhang, et al. 107 (holotype: KUN).

· 物种文献 · Zhang Xiaoshuang, Jiang Zhilin, Yusupov Ziyoviddin, Zhang Menghua, Zhang Daigui, Tojibaev Komiljon, Meng Ying, Deng Tao. *Prunus sunhangii*: A new species of Prunus from central China [J]. *Plant Diversity*, 2019, 41 (1): 19 - 25.

· 形态特征 · 树高 20～25 m,茎粗 40 cm。树皮灰色,纵向裂开。幼枝绿色,具灰色柔毛。托叶棕色,线形,短于叶柄,边缘具腺齿;叶柄长 0.9～1.2 cm,密被白色短柔毛;叶片卵形,长 7～12 cm,宽 3～4 cm,背面浅绿色,沿中脉密被贴伏白色柔毛,表面深绿色,脉上无毛或具贴伏柔毛,边缘具锐重锯齿,先端渐尖;侧脉 12～19,直且平行。伞形花序,具 3 或 5 朵花,少有 2 朵花;总苞倒卵形,外面具柔毛,开花后不久脱落;花与叶同时开放;花序梗短,长 0.19～0.35 cm;花梗长 0.68～1.90 cm,密被柔毛;萼筒棕色,瓶状,长 3.2～5.5 mm,宽 2.0～3.9 mm,外面密被短柔毛;萼片卵形或长圆状三角形,长 1.9～3.0 mm,宽 1.0～2.0 mm,与萼筒近等长或稍短于萼筒,平展,边缘疏具齿,先端锐尖;花瓣白色,先端纵向 2 裂(少数微缺),长 0.75～1.21 cm,宽 0.47～0.80 cm;雄蕊 17～25 枚。核果黑色,卵圆形。花期 3～4 月,果期 4～5 月。

· 分布生境 · 分布于湖南省永顺县和湖北省五峰土家族自治县。生长于海拔 300～600 m 或 1 000～1 200 m 的山谷附近斜坡上的石灰岩土壤中。

· 识别要点 · 孙航樱桃形态上与高盆樱桃 *P. cerasoides* 相似,但孙航樱桃花瓣顶部纵向 2 裂,花白色,核果黑色,雄蕊 17～25 枚,萼筒棕色及花期 3～4 月,果期 4～5 月而不同。

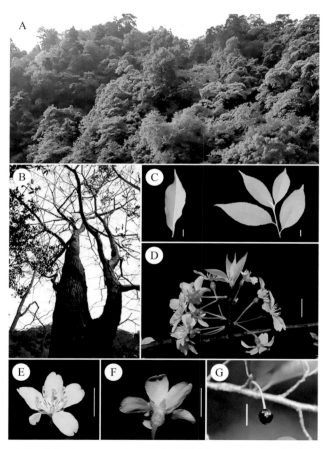

孙航樱桃 *Prunus sunhangii* 彩色图(Zhang, et al.; 2019)
A 生境;B 茎;C 叶;D 花序;E～F 花;G 果实

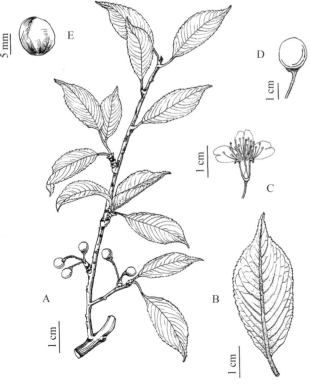

孙航樱桃 *Prunus sunhangii* 墨线图(Zhang, et al.; 2019)
A 果枝;B 叶;C 花;D～E 果实

文采樱桃

Prunus wangii Q. L. Gan, Z. Y. Li & S. Z. Xu

· **模式标本** · CHINA. Hubei Province, Zhuxi County, Quanxi Town, Zhangjiashan Village, in mixed forest on hillside, alt. 700 m, 26 February 2021, Q. L. Gan 3237‑1 (holotype: PE; isotype: PE)

· **物种文献** · Xu Songzhi, Gan Qiliang, Li Zhenyu. A new species of *Prunus* subgen. *Cerasus* from Central China [J]. *PhytoKeys*, 2022, 199: 1‑7.

· **形态特征** · 落叶乔木,高达 21 m,胸径 30 cm。树皮暗灰色,皮孔明显,横向椭圆形,密集排列成水平线;树冠卵圆形。小枝灰色或灰褐色,幼时疏生柔毛,后期毛脱落。冬芽卵球形,长约 2.5 mm,内部芽鳞棕色,外侧无毛,内侧密被柔毛。托叶线形,长 6～8 mm,具锯齿状或撕裂状的腺尖裂片,早落。叶互生,幼时褐绿色;叶柄长 8～12 mm,疏生短柔毛,正面淡紫棕色,具纵槽;叶片椭圆形或倒卵形,长 5～11 cm,宽 3～6.4 cm,基部浅心形、圆形或有时斜楔形,叶片基部或叶柄顶端有或有时无 1～3 个紫色盘状腺体,边缘有细锯齿,锯齿锐尖,齿端具小腺体,顶端骤尖或渐尖;表面深绿色,无毛,背面苍绿色,沿脉具白色短柔毛,边缘具缘毛;侧脉 6～9 对,直,叶脉表面稍凹陷,背面凸起。花序伞房状具 4～6 朵花,或伞形具 2～3 朵花;总苞绿色,卵圆形,长 2～5 mm,宽 2～4 mm,背面无毛,正面密被柔毛;花序梗长 2～11 mm,近无毛或疏生白色短柔毛;苞片绿色,干燥时带褐色,扇形,稀线形,长 2～7 mm,宽 0.5～3.5 mm,近端部的较大,边缘具腺齿,果期宿存。花和叶同时或几乎同时开放。花梗长 0.9～1.2 cm,在果期长 1.3～2 cm,直,顶端加厚,密被白色柔毛;萼筒钟状,长 5～6 mm,直径 2.5～3 mm,外侧具柔毛;萼裂片三角形,长 2.5～3 mm,边缘全缘,先端圆形或近尖,外面无毛或被柔毛,初时开放,花完全开放时反折;花瓣初时粉红色,后期白色或略带粉红色,宽卵形,长 7～11 mm,宽 5～9 mm,先端 2 裂,凹缺狭三角形;雄蕊 34～38,等长或短于花瓣,

无毛,长 6～11 mm;花丝白色,花药暗黄色,宽椭圆形,长 0.65～0.75 mm;子房绿色,无毛;花柱短于雄蕊,中间以下稀被开展白色柔毛。核果宽椭圆形,长 10～12 mm,直径 8～10 mm,无毛,成熟时红色,有光泽,酸甜可口;果核扁卵球形,长 8～8.5 mm,宽 5～5.5 mm,厚约 4 mm,浅黄褐色,表面近光滑,一侧有棱纹。花期 2～3 月,果期 4～5 月。

· **分布生境** · 分布于湖北省竹溪县。生长于海拔 600～800 m 的山坡混交林中。

· **识别要点** · 文采樱桃形态上与微毛樱桃 *P. clarofolia* 和樱桃 *P. pseudocerasus* 相似,但文采樱桃为较高大的树,皮孔密集呈水平排列,叶侧脉直,褐色苞片宿存,花瓣 2 裂,具狭三角形的凹缺,果实宽椭圆形而不同。

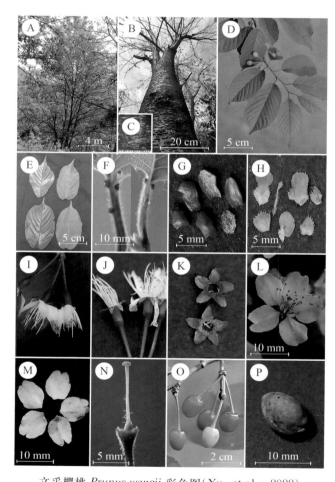

文采樱桃 *Prunus wangii* 彩色图(Xu, et al.; 2022)

A 树冠;B 树干;C 树皮;D 果枝;E 叶;F 叶柄和腺体;G 内部芽鳞;
H 总苞片和苞片;I 花序;J 花梗和萼筒;K 花萼;L 花冠;
M 花瓣;N 子房和花柱;O 果实;P 种子

卵萼悬钩子
Rubus ovatisepalus Huan C. Wang

· 模式标本 · CHINA. Yunnan Province: Gongshan County, Bing zhongluo village, Gaoligongshan Mountains, in forest, 2 700~2 800 m a. s. l., 22 August 2011, H. C. Wang, et al. GONGSHAN - 01956 (holotype: YUKU; isotypes: YUKU).

· 物种文献 · Wang Huanchong, Wang Qiuping. *Rubus ovatisepalus*（Rosaceae）, a new species from Yunnan and Xizang, southwest China [J]. *Annales Botanici Fennici*, 2019, 56: 227 - 230.

· 形态特征 · 拱形灌木, 高达 2 m, 落叶或半常绿。小枝圆柱状, 灰绿色, 通常长超过 20 cm, 密被柔毛, 有直立的腺毛和稀疏的弯曲刺。羽状复叶, 常具 3 小叶, 有时具 5 小叶。托叶宿存, 纸质, 线形, 长 8~15 mm, 宽 0.8~1 mm, 具柔毛和腺毛, 基部与叶柄短合生。叶柄长 3~6 cm, 密被柔毛, 具腺毛和 4~12 个弯曲的皮刺。叶片心形, 纸质, 表面被短柔毛, 具或多或少的腺毛, 背面淡绿色, 疏生短柔毛, 具腺毛。顶生小叶卵形、心形或长圆形, 长 5~7 cm, 宽 3.5~5 cm, 小叶柄长 2~3 cm, 先端锐尖到渐尖, 基部心形、近心形或截形, 边缘有或无重锯齿; 羽状脉, 侧脉 6~9 对; 侧生小叶近无柄, 卵形或椭圆形, 长 3~4 cm, 宽 1.5~2.5 cm, 先端钝或锐尖, 基部通常斜, 边缘具重锯齿, 侧脉 5~7 对。总状聚伞花序, 顶生或腋生。顶生花序通常具 6~10 朵花, 腋生的向下逐渐减少; 苞片披针形至线形, 长 0.7~1.2 cm, 密被柔毛和腺毛; 花梗长 0.7~1.5 cm; 花直径 0.8~1.2 cm; 花萼背面密具柔毛和腺毛; 萼筒直径 0.3~0.4 cm, 萼片通常卵形或三角状卵形, 全缘, 长 0.6~0.7 cm, 宽 0.2~0.4 cm, 先端长渐尖至尾状; 花瓣白色或稍粉红色, 倒卵形, 长 0.4~0.5 cm, 宽 0.3~0.5 cm, 无毛, 基部有爪, 先端圆形, 全缘或波状; 雄蕊多数, 长 0.4~0.6 cm, 花丝无毛; 花托被毛; 雌蕊卵球形至圆锥形, 长约 0.2 cm, 子房无毛或疏生柔毛。果实圆锥形, 红色。

· 分布生境 · 分布于云南省西北部和西藏自治区东

南部。生长于海拔 2 700~3 300 m 的森林和灌木中。

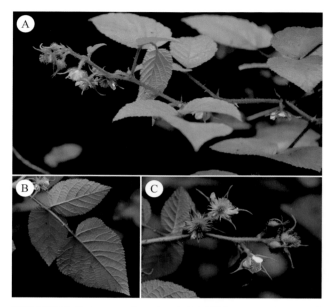

卵萼悬钩子 *Rubus ovatisepalus* 彩色图（Wang, et al.；2019）
A 植株；B 叶；C 顶生花序

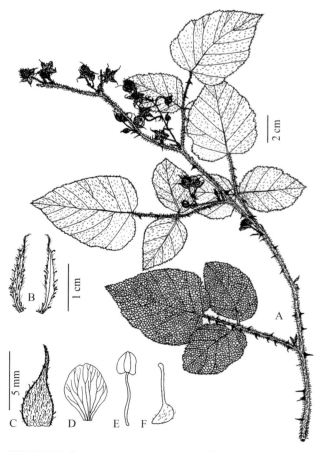

卵萼悬钩子 *Rubus ovatisepalus* 墨线图（Wang, et al.；2019）
A 植株；B 托叶；C 萼片；D 花瓣；E 雄蕊；F 心皮

· 识别要点 · 卵萼悬钩子与直立悬钩子 *R. stans* 相似,主要区别在于卵萼悬钩子茎呈拱形或散生式,小枝长 20 cm 以上,顶生小叶长 5～7 cm,宽 3.5～5 cm,顶生花序有 6～10 朵花,总状聚伞花序,萼片表面被绒毛,先端长渐尖或尾状渐尖,花瓣白色或浅粉色,雌蕊群卵球形到圆锥形;而直立悬钩子茎直立,花枝短于 20 cm,顶生小叶长 2～3 cm,宽 1.8～3.0 cm,顶生花序有 3～4 朵花,伞形花序,萼片披针形,表面被长毛,先端渐尖,花瓣紫红色、略带紫色或白色,雌蕊群近球形。

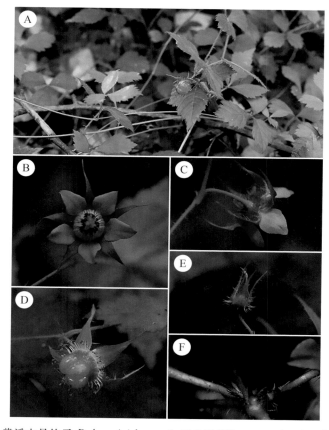

紫溪山悬钩子 *Rubus zixishanensis* 彩色图(Wang, et al.; 2019)
A 植株;B、C 花;D 果实;E 花萼;F 托叶

紫溪山悬钩子
Rubus zixishanensis Huan C. Wang & Q. P. Wang

· 模式标本 · CHINA. Yunnan Province: Chuxiong City, Zixishan Forest Park, near Zijin village, 25°01′28.16″N, 101°24′20.28″E, elev. 2 400～2 450 m a.s.l., 20 June 2018, H. C. Wang, et al. CX3199 (holotype: YUKU; isotypes: CDBI, PE, MO, YUKU).

· 物种文献 · Wang Qiuping, Yang Feng, Wang Huanchong. A new species and new synonym in *Rubus* subgenus *Cylactis* (Rosaceae) [J]. *Phytotaxa*, 2019, 400(1): 43 – 47.

· 形态特征 · 多年生草本或亚灌木,匍匐或外倾,高 10～30 cm。茎绿色,圆柱状,纤细,长可达 1 m,节上不生根,疏生柔毛,具刺;小枝绿色,平展具柔毛,具长 0.5～2 mm 的刺。叶通常具三小叶,稀单叶或三裂;托叶狭披针形至线形,宿存,表面无毛,背面具柔毛和稀微腺毛,全缘或稍裂,长 3～8 mm,宽 0.5～1.5 mm,基部短贴生于叶柄;叶柄长 1.5～5 cm,具长柔毛和稀疏腺毛,具弯曲的皮刺;叶片心形,草质,长 1.5～7.5 cm,宽 1.5～7 cm,两面具长柔毛,疏生黄色腺毛;顶生小叶近无柄,卵形至菱形,长 1.3～6.5 cm,宽 1～2.5 cm,先端锐尖至渐尖,基部楔形,上面 2/3 边缘锐裂,具重锯齿,下面 1/3 部分全缘;羽状脉,中脉两边各有 3～5 条侧脉;侧生小叶卵形或椭圆形,长 1～3 cm,宽 1～2 cm,先端锐尖,基部偏

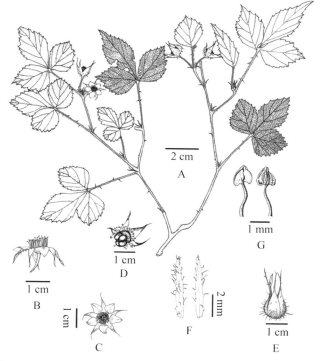

紫溪山悬钩子 *Rubus zixishanensis* 墨线图(Wang, et al.; 2019)
A 植株;B～C 花;D 果实;E 花萼;F 托叶;G 雄蕊

斜,边缘锐裂,具重锯齿,侧脉 2~4 对。花序生于小枝顶端,单生或 2~4 朵花排成聚伞花序;花梗被长柔毛,长 9~17 mm;苞片线形至披针形,长 2~3 mm,全缘或顶端分成 3~4 个裂片;花辐射对称,两性,直径 1.5~2 cm;花萼红色或紫色,背面具刚毛、柔毛和腺毛,正面密被微柔毛;萼片 5,三角状披针形至狭披针形,长 0.8~1.5 cm,宽 3~4 mm,全缘,先端长渐尖;花瓣深红色,宽卵形至卵状菱形,无毛,与萼片互生;雄蕊直,多数,无毛,长 3~4 mm,花丝线形;花托具柔毛;雌蕊 5~9,稍长于雄蕊;子房和花柱无毛。聚合果,成熟时红色,近球形,直径

10~15 mm,无毛;小核果肾形,长约 2 mm,具明显褶皱。花期 6~7 月,果期 8~9 月。

· **分布生境** · 分布于云南省楚雄市。生长于海拔 2 400~2 450 m 的华山松林中。

· **识别要点** · 紫溪山悬钩子形态上与北悬钩子 *R. arcticus* 相似,但明紫溪山悬钩子全株具微小的腺毛,茎匍匐或外倾,托叶狭披针形至线形,基部短贴生于叶柄,花萼背面具刚毛和柔毛,萼片 5,花瓣深红色,雌蕊 5~9;而北悬钩子茎直立,全株无腺毛,托叶卵形或长圆形,基部与叶柄离生,花萼背面具短柔毛,萼片通常 5~10,花瓣通常粉红色,雌蕊约 20。

31. 荨麻科

Urticaceae

稀柱毛楼梯草

Elatostema oligotrichum W. T. Wang

· **模式标本** · CHINA. Chongqing Shi, Jiangjin Qu, Simian Shan, Wolonggou, alt. 1 009 m, on shady wet stony cliff, fls. yellow-green, 2016 - 03 - 09, Z. Y. Liu, et al. S - 0112 (holotype: PE).[重庆市江津区四面山卧龙沟,海拔 1 009 m,阴湿岩壁上,花黄绿色,2016 年 3 月 9 日,刘正宇,张军等 S - 0112]。

· **物种文献** · 王文采. 重庆赤车属一新种和楼梯草属二新种[J]. 植物研究,2017,37(5):641 - 644.

· **形态特征** · 多年生草本植物。茎高 20~25 cm,近基部直径 3 mm,通常在基部以上 3 分枝,枝上近无毛或疏被短柔毛,毛长约 0.1 mm。叶互生,具短柄或无柄;叶片纸质,卵形、狭卵形、披针形,偶尔近圆形,长 1~5 cm,宽 0.5~1.6 cm,顶端稍急尖、钝或渐尖,基部狭侧近楔形,宽侧圆形或耳状,在边缘具小齿或具圆齿,具缘毛,毛长 0.3~0.5 mm,叶面无毛,

半离基三出脉,侧脉在狭侧 1~2 条,在宽侧约 3 条,钟乳体稍密,线状,长 0.1~0.25 mm;叶柄长 0~1 mm;托叶膜质,披针状线形,长约 1.5 mm,宽 0.3 mm,无毛,先端尖锐。雄头状花序单生叶腋,具长花序梗,宽 5~7 mm,具花 5~8 朵;总花梗长 0.8~2.5 cm,被少量短毛;花序托小;总苞片 2 列,无毛或有短睫毛,外苞片 2,宽卵形,长约 3 mm,宽 3 mm,内苞片 8,长圆形,长 3~3.5 mm,宽 1.2~1.8 mm,外侧具纵向绿肋;小苞片密集,条状船形,长约 3 mm,宽 0.8 mm,有睫毛,背面具龙骨状突起;花梗长 1~2 mm,无毛;雄株花蕾阔倒卵球形,直径约 2 mm,近无毛,先端具 5 个角状突起,长约 0.6 mm。雌头状花序单生叶腋,无柄,直径约 3 mm,具多数密集花;花序托明显,直径约 2 mm,无毛;总苞片约 20,膜质,白色,无毛,三角形,长约 1.5 mm,宽 0.6 mm,背面具绿色龙骨状突起,部分苞片三角状,长 1 mm,宽 1.5 mm;小苞片密集,条状船形,长约 1 mm,宽 0.4 mm,被睫毛,背面具龙骨状突起;雌花 3~5 密集成簇,无梗;花被片无;子房白色,椭球形,长约 0.4 mm,顶端具 3~4 根长 0.2~0.3 mm 的柱头毛。

· 分布生境 · 分布于重庆市江津区四面山。生长于海拔约 1 000 m 的阔叶林下或阴湿岩壁上。

· 识别要点 · 稀柱毛楼梯草的叶具半离基三出脉，雄头状花序具长柄，雌头状花序无柄，与托叶楼梯草 E. nasutum 可能有亲缘关系，与后者的区别在于本种的叶较小，长 5 cm，宽 1.6 cm，不具三出脉，雌总苞苞片以及雄、雌小苞片均在背面具龙骨状突起，无角状突起，柱头只由 3～4 根柱头毛组成；而托叶楼梯草叶较大，长 15.5 cm，宽 6.5 cm，具三出脉或离基三出脉，雌总苞苞片以及雄、雌小苞片均在顶端具角状突起，无龙骨状突起，柱头具多数密集的柱头毛。

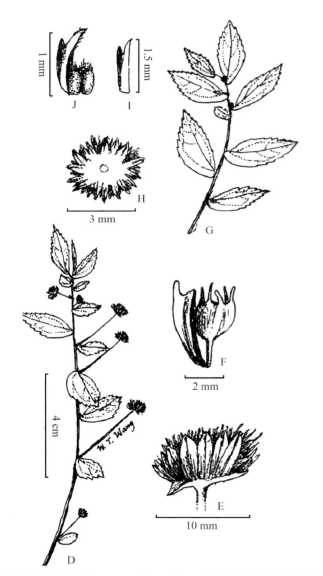

稀柱毛楼梯草 *Elatostema oligotrichum* 墨线图（王文采；2017）

D 具雄头状花序的枝条；E 雄头状花序；F 雄花蕾及雄小苞片；G 具雌头状花序的枝条；H 雌头状花序；I 雌总苞苞片；J 3 雌花和 1 雌小苞片

四面山楼梯草
Elatostema simianshanicum W. T. Wang

· 模式标本 · CHINA. Chongqing Shi, Jiangjin Qu, Simian Shan, Heshanglao, alt. 859 m, under needle-leaved forest, fls. yellowish-greenish, 2016 - 03 - 09, Z. Y. Liu, et al. S - 0519 (holotype: PE).〔重庆市江津区四面山和尚脑，海拔 859 m，针叶林下，花淡黄绿色，2016 年 3 月 9 日，刘正宇，林茂祥等 S - 0519〕。

· 物种文献 · 王文采. 重庆赤车属一新种和楼梯草属二新种[J]. 植物研究，2017，37(5)：641 - 644.

· 形态特征 · 多年生草本植物。茎高约 32 cm，近基部直径 2 mm，不分枝或 2 分枝，茎顶端被微柔毛，毛长 0.1 mm。叶互生，具短柄或无柄，无毛；叶片纸质，斜倒披针形，长 3.2～10 cm，宽 1.2～3.2 cm，先端骤尖，基部在狭侧楔形，宽侧耳状，边缘具钝齿，羽状脉，侧脉在狭侧 4 条，宽侧 6 条，叶面平坦，叶背稍突出，钟乳体稍密，杆状，长 0.1～0.2 mm；叶柄长 0～2 mm；托叶钻形，长约 1.2 mm。雄头状花序单个腋生，长约 5 mm，宽 8 mm，花 4～6，无毛，具花序梗，长 4～9 mm；花序托小；总苞片约 7，联合，条状船形，大小不等，长 1.5～3 mm，宽 0.5～1 mm，顶端锐尖，背面具 1 龙骨状突起，突起顶端形成一个三角形的突出，长约 0.5 mm；小苞片很少，类似于总苞片，比总苞片小；花梗长 1～3 mm；雄花无毛，花被片 5，白色，膜质，倒卵圆形或卵形，长 2 mm，宽 1.5～2.2 mm，顶端长角状，具角状突起，长约 2 mm；雄蕊 5，白色；花丝近线状披针状，长约 2 mm；花药长圆形，长约 0.8 mm；雌蕊退化，极小，钻状，长约 0.3 mm。雌头状花序和雌花未见。

· 分布生境 · 分布于重庆市江津区四面山。生长于海拔 714～859 m 的针叶林下或林中岩壁上。

· 识别要点 · 四面山楼梯草与长尖楼梯草 E. longicuspe 在亲缘关系上接近，与后者的区别在于本种的茎顶端被短柔毛，雄头状花序的花序梗较短，长仅 4～9 mm，雄总苞苞片呈条状船形，背面具 1 龙骨状突起，无角状突起；而长尖楼梯草茎无毛，雄头状花序的花序梗较长,长 1.5～2.3 cm,雄总苞苞片呈长圆形,背面顶端之下有角状突起,无龙骨状突起。

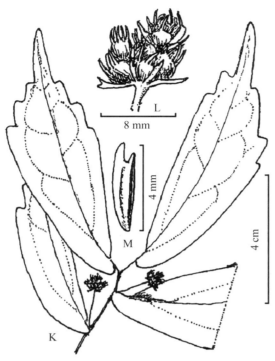

四面山楼梯草 *Elatostema simianshanicum* 墨线图
(王文采;2017)
K 具雄头状花序的枝条上部;L 雄头状花序;M 雄总苞苞片

四面山赤车
Pellionia simianshanica W. T. Wang

· 模式标本 · CHINA. Chongqing Shi, Jiangjin Qu, Simian Shan, Qianshayan, alt. 1 002 m, under broad-leaved forest, 2016 - 03 - 11, Z. Y. Liu, et al. S - 0590 (holotype: PE).[重庆市江津区四面山千砂岩,海拔 1 002 m,阔叶林下,2016 年 3 月 11 日,刘正宇,林茂祥等 S - 0590]。

· 物种文献 · 王文采. 重庆赤车属一新种和楼梯草属二新种[J]. 植物研究,2017,37(5):641 - 644.

· 形态特征 · 多年生草本植物。茎高约 20 cm,近基部直径约 2 mm,基部以上 1 分枝,近先端密被微柔毛,毛长 0.05～0.1 mm,其余无毛。叶互生,无毛,具极短柄;叶片纸质,倒披针形或狭倒披针形,长

5.5～12 cm,宽 1.8～2.6 cm,顶端长渐尖或尾状渐尖,基部在狭侧楔形,在宽侧耳形,边缘齿状,羽状脉,侧脉在狭侧 4 条,在宽侧 6 条,两面平整,钟乳体密集,杆状,长 0.1～0.4 mm;叶柄长 1.5～3 mm;托叶钻形,长约 1.5 mm。花序单个腋生,直径约 5 mm,两次分枝,具花梗,总花梗纤细,长 2～8 mm,无毛;苞片线状披针形,长 1～1.4 mm,宽 0.4 mm,无毛;主分支较粗,长 0.5～1 mm,宽 0.8 mm,密被微柔毛,毛长约 0.5 mm,次分枝合生;无小花梗。瘦果多数,密集,无柄,长圆形,长 0.6～0.7 mm,宽 0.35～0.5 mm,具小瘤状突起;宿存花被片 4,绿色,先端具 1～2 短毛或无毛,两花被片线状披针形,长 0.7 mm,宽 0.35 mm,无突起,另两花被片条状船形,长约 0.7 mm,宽 0.5 mm,先端锐尖,背面顶端之下短角状,具长 0.1～0.2 mm 的角状突起。雄聚伞花序和雄蕊花未见。

· 分布生境 · 分布于重庆市江津区四面山。生长于海拔 1 002 m 的阔叶林下。

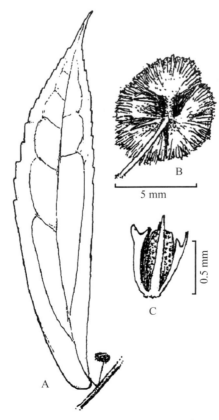

四面山赤车 *Pellionia simianshanica* 墨线图(王文采;2017)
A 叶和果序;B 果序;C 瘦果和宿存花被片

·识别要点· 四面山赤车的叶具短柄和羽状脉,雌花的 2 枚花被片无任何突起,因此与融安赤车 *P. ronganensis* 相近缘,区别特征在于本种叶的二级脉(侧脉)较少,在叶狭侧 4 条,在宽侧 6 条,雌花的 2 枚花被片在背面顶端之下有一短角状突起,瘦果呈长圆形;而融安赤车叶有 8 对二级脉,雌花的 4 枚花被片均无角状突起,瘦果呈披针形。

维明冷水花
Pilea weimingii Huan C. Wang

·模式标本· CHINA. Yunnan Province: Yuxi, Eshan County, Dalong tan Village, hill behind Fawu village, 24°28′35.41″N, 102°4′14.13″E, on rocks and cliffs in evergreen broad leaved forests, elev. 1 400 m a. s. l., 17 September 2017, H. C. Wang, et al. YM2454 (holotype: YUKU; isotypes: PE, KUN, YUKU).

·物种文献· Yang Feng, Wang Yuehua, Qiao Di, Wang Huanchong. *Pilea weimingii* (Urticaceae), a New Species from Yunnan, Southwest China [J]. *Annales Botanici Fennici*, 2018, 55: 99 - 103.

·形态特征· 多年生草本植物,具短匍匐茎,雌雄同株或纯雌株,很少纯雄株。茎直立,高 10~35 cm,直径 1~6 mm,紫色至深绿色,肉质,无毛,有棱,不分枝或少分枝,具狭梭形钟乳体。叶稍肉质,对生,稍不等大;托叶宿存,膜质,三角形,有鳞,长约 1 mm;叶柄紫色,长 0.2~1.5 cm,正面具一轻微沟;叶片不对称,披针形至线状披针形,长 2~7 cm,宽 0.4~1 cm,基部楔形,边缘全缘或少圆齿,先端渐尖至长渐尖;叶面深绿色,具密集狭梭形长约 0.1 mm 钟乳体,背面稍紫色,蜂窝状;基出脉三条,具几对上侧脉;下部茎叶通常比上部小,卵形至狭卵形。花序腋生。雄花序穗状,长 1.5~5 cm,花序轴之字形,不分枝或少分枝,2~4 朵簇生于花序轴上;花序梗纤细,长 1~1.5 cm,长于叶柄;雄花近无柄,在芽时倒卵形,粉红色至紫色;花被片 4,镊合状,在基部合生,顶端角状;雄蕊 4,与花被片对生,花丝基部贴生于花被片上;雌蕊退化。雌花序为蝎状聚伞形,分枝或不分枝,长 0.4~1.2 cm,着生 4~13 簇生的花;花序梗长 0.25~0.5 mm,无毛;苞片三角形,长 0.1~0.2 mm,有鳞;雌花近无柄,小;花被片 3,离生,近等长,背侧花被片长 0.2~0.4 mm,长圆形,侧面两花被片长 0.1~0.3 mm,狭卵形;子房直立,先端稍斜,密被乳突;柱头呈刷状。瘦果部分被宿存花被片包围,凸透镜状,呈褐色、疣状,长 0.6~1.5 mm,顶端微倾斜。花果期 4~10 月。

·分布生境· 分布于云南省玉溪市。生长于海拔 1 300~2 100 m 的常绿阔叶林下岩石、悬崖或岩石裂缝中。

·识别要点· 维明冷水花与石林冷水花 *P. elegantissima* 和竹叶冷水花 *P. bambusifolia* 最相似,主要区别在于维明冷水花的叶基楔形,叶的长宽比更大,为 5~10,瘦果为双凸透镜状;而石林冷水

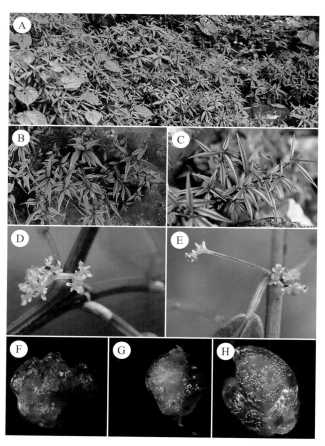

维明冷水花 *Pilea weimingii* 彩色图(Yang, et al.; 2018)
A 生境;B~C 植株;D 雌花序;E 雄花序和雌花序;
F 雄花;G 雌花;H 具宿存花被片的瘦果

花叶基部宽楔形或近圆形,叶的长宽比 2～3,瘦果宽卵形,偏斜双凸透镜状;竹叶冷水花叶基部钝或近圆形,叶的长宽比 3～7,瘦果卵形,稍扁,顶端稍歪斜。

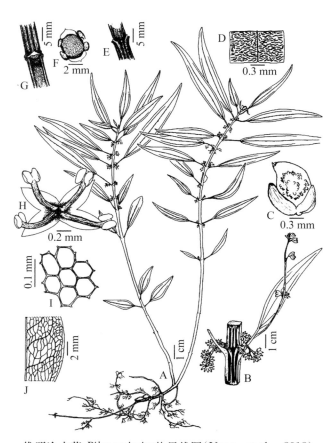

维明冷水花 *Pilea weimingii* 墨线图(Yang, et al.; 2018)

A 植株;B 植株上部,示雌、雄花序;C 具宿存花被片的瘦果;
D 叶背钟乳体;E 茎节;F 花序基部横切,示托叶和苞片;G 茎,
示叶痕和托叶;H 雄花;I 叶背表面的蜂窝状结构;J 叶脉

征镒麻

Zhengyia shennongensis T. Deng, D. G. Zhang & H. Sun

· 模式标本 · CHINA. Central China, Hubei province, Shennongjia Forest District (SNNR), Yangri town, Wushanhu, 31°32′37″N, 110°50′35″E, 450 m alt, 4 Sep 2011, T. Deng, D. G. Zhang & H. Sun 2295 (holotype: KUN; isotypes: A, K, MO, PE).

· 物种文献 · Deng Tao, Kim Changkyun, Zhang Daigui, Zhang Jiangwen, Li Zhiming, Nie Zelong, Sun Hang. *Zhengyia shennongensis*: A new bul-

biliferous genus and species of the nettle family (Urticaceae) from central China exhibiting parallel evolution of the bulbil trait [J]. *Taxon*, 2013, 62 (1): 89 - 99.

· 形态特征 · 多年生粗壮草本植物,具长刺毛。根状茎匍匐,长可达 2 m。茎直立,高 1～3 m,圆柱状,不具纵向角或沟槽,基部轻度木质化,直径约 2 cm。不育叶腋通常具 13 个木质小球茎,浅黄褐色,球状或卵球形,直径 3～6 mm,通常具不定根;上部茎和叶柄密被刺毛和白色短柔毛;托叶绿色,叶状,草质,宿存,单生于叶腋,基部抱茎;托叶心形或三角状卵形,长 3～4 cm,边缘近全缘或具细疏圆齿,基部具耳,先端长尾状渐尖,2 浅裂,基脉 3 条;叶互生;叶片宽卵形,长 13～27 cm,宽 10～26 cm,基部浅心形至心形,边缘齿状或浅裂;裂片三角状,具小齿,微镰刀形,顶端短渐尖;钟乳体细点状;侧基脉达叶片中部,侧脉每侧 4～6 条,直达齿间或在边缘前汇合,叶面具稀疏刺和刚毛,背面密被刚毛,叶脉上疏被刺毛;叶柄长 12～16 cm。花序单性,成对腋生;圆锥花序具许多长分枝;雄花序在下,圆锥状,直立,长 15～25 cm;雌花序顶生或近顶生叶腋,下垂,长 20～30 cm,花序梗 2～4 cm;雄花长约 1.5 mm,有短柄或近无柄;花被片中部以下合生,先端不呈角状;雄蕊 4,花丝内曲,长于花被,花药盾状;雌蕊圆柱状,长约 0.3 mm。雌花长约 1.3 mm,近无柄;花被裂片 4,在基部合生,明显不等长,2 枚背片较大,包围子房,长卵形,具刚毛,与瘦果等长;侧片较小,卵状披针形,约为背片 1/2 倍;子房长约 1.1 mm,具短柄,不对称卵球形;柱头螺旋缠绕,短棍棒状,长约 0.4 mm。瘦果黄绿色,椭球形或近球形,长 1.2～1.5 mm,明显倾斜,表面密被乳突,被宿存、增大的背腹花被片包围;果柄长约 0.1 mm。花期 9 月,果期 10～11 月。

· 分布生境 · 分布于湖北省神农架国家森林公园。生长于海拔 500～600 m 阴凉潮湿、土壤富含腐殖质的山谷和石灰岩山坡上。

· 识别要点 · 征镒麻属以瘦果椭球形或近球形,不压扁,表面密被乳突和托叶大、叶状,基部具耳,抱茎而易与荨麻属 *Urtica*、西海麻属 *Hesperocnide* 和艾麻属 *Laportea* 区分。

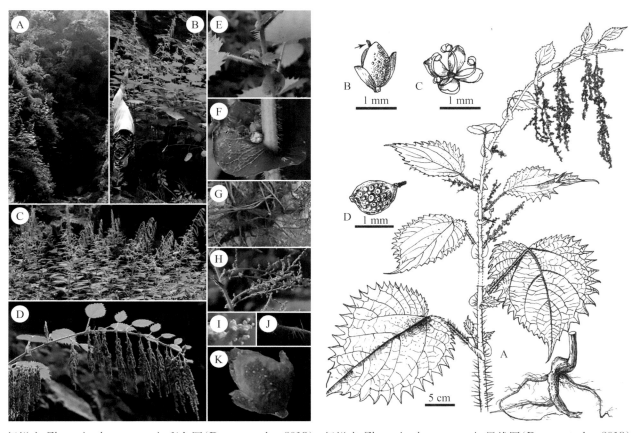

征镒麻 *Zhengyia shennongensis* 彩色图（Deng，et al.；2013）

A 生境；B 植株；C 种群；D 花序枝；E 托叶；F 珠芽；
G 根；H 花序；I 雄花；J 花梗；K 果实

征镒麻 *Zhengyia shennongensis* 墨线图（Deng，et al.；2013）

A 植株；B 雌花（箭头示柱头）；C 雄花；D 瘦果

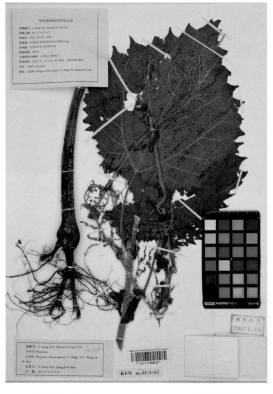

征镒麻 *Zhengyia shennongensis* 腊叶标本

32. 葫芦科
Cucurbitaceae

海南锥形果
Gomphogyne hainanensis X. L. Zheng

·**模式标本**· CHINA. Hainan Province, Baoting County, Maogan, Xian'an Shilin, 18°35′N, 109°25′E, in shady evergreen rainforest on limestone, elevation 600~700 m a. s. l., 25 October 2013, Zheng 8001 (holotype: IBSC; isotype: IMD).

·**物种文献**· Zheng Xilong, Xiao Yan, Sun Wei, Chen Yizhang, Wang Jun, Qin Xinsheng. Gomphogyne *hainanensis* (Cucurbitaceae), a New Species from Hainan Island, China [J]. *Annales Botanici Fennici*, 2017, 54: 7 - 11.

·**形态特征**· 一年生攀缘草本。根纤维状,无块根。卷须纤细,2 分叉,光滑。鸟足状复叶,小叶 3~5,膜质或纸质,主脉有毛,其余无毛,上面草绿色,下面深绿色;叶柄长 1.5~3.5 cm;侧脉 4~6 对,细脉明显,沿脉被白毛;小叶边缘具锯齿,小叶柄长 2~4 mm;中间小叶长圆形,长 4~9 cm,宽 2~3.5 cm,基部渐狭,先端尾状渐尖;侧生小叶较小,卵状长圆形,长 3~7 cm,宽 1.5~2.5 cm,基部不对称,先端尾状渐尖。雌雄异株。雄花:花序排列成总状,腋生;长 10~15 cm,2 或 3 分枝;花序梗长 4~6 cm;花梗纤细,长 4~8 mm;花被开展,旋转,淡黄绿色,无毛,直径 7~8 mm;萼片 5,钻形,先端具细尖,外卷,长约 1 mm;花瓣 5,卵状披针形,长 2.5~3 mm,宽 1 mm,先端锐尖;雄蕊 5,花丝长约 1 mm,花药白色,微小,直径约 0.5 mm。雌花:花序单生,多为 1 或 2 花;花梗长 10~15 mm;萼片 5,线状披针形,外卷,长约 3 mm,宽 0.5 mm;花冠外翻,淡黄绿色,直径 15~16 mm。花瓣 5,线状披针形,稍外卷,长约 8 mm,宽

1 mm;萼片和花瓣明显比雄花的更长、更窄;花柱 3,短,长 0.5~0.8 mm,柱头在先端分叉;子房窄圆筒状,基部渐狭。果圆锥形,具 8~10 纵向条纹,近平滑,长 2.5~3.5 cm,宽 0.6~1 cm,先端开裂,每室种子 2;果梗弯曲,长 1~1.5 cm,基部具 1 稍螺旋卷须;顶角长 1~3 mm。种子 6 粒,黑褐色,表面具瘤,长圆形,扁平,长 8~12 mm,宽 3~4 mm,具木质翅;种子两端翅长 2~3 mm,种体椭圆形。花期 6~10 月,果期 8~12 月。

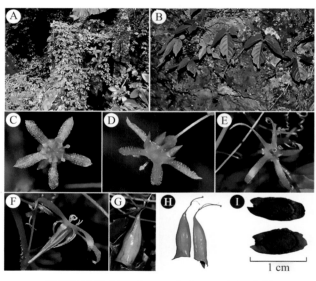

海南锥形果 *Gomphogyne hainanensis* 彩色图
(Zheng, et al.; 2017)

A 生境;B 雄株;C 雄花正面观;D 雄花侧面观;E 雌花正面观;
F 雌花侧面观;G~H 果实;I 种子

·**分布生境**· 分布于海南岛。生长于海拔 600~700 m 的石灰岩地区开阔的常绿雨林或灌木丛中。

·**识别要点**· 海南锥形果形态上与泰国分布的 *Gomphogyne cirromitrata* 最为相似,主要区别在于海南锥形果仅有鸟足状小叶 3~5;雄花花梗长 4~8 mm,花被直径 7~8 mm,花瓣长 2.5~3 mm;雌花花瓣长约

8 mm,萼片和花瓣明显比雄花长和窄；果实有 8～10 条纵纹，果梗基部有一卷须，种子 6，长 8～12 mm。

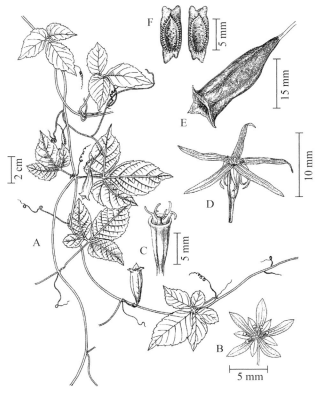

海南锥形果 *Gomphogyne hainanensis* 墨线图
(Zheng, et al.; 2017)

A 雌株；B 雄花；C 雌花(示柱头)；D 雌花；E 果实；F 种子

反卷雪胆

Hemsleya revoluta Q. Luo, X. W. Li & Q. L. Gan

· 模式标本 · CHINA. Hubei, Zhuxi County, Fengxi Town, Yunwuxi Farm, on moist mountain slope under sparse forest, 1 693 m a. s. l., 31°49′22.57″N, 109°49′16.50″E, 1 September 2020, Q. Luo 2003 (with fruits) (holotype: HIB).

· 物种文献 · Luo Qiong, Li Xinwei, Gan Qiliang. *Hemsleya revoluta* (Cucurbitaceae), a new species from Hubei, China [J]. *Annales Botanici Fennici*, 2022, 59: 29 - 32.

· 形态特征 · 多年生攀缘状草本植物，长 4～7 m，雌雄异株。块茎膨大，直径可达 30 cm，具疣状突起。

茎纤细，无毛；卷须长 5～10 cm，上部 2 分枝。叶为鸟足状(5～)7(～9)小叶；叶柄长 3～6 cm；小叶表面绿色，背面淡绿色，卵状披针形或宽披针形，中间小叶长 5～14 cm，宽 2～5 cm，其他小叶更小；仅沿脉具刚毛，边缘具粗齿和小刚毛；小叶柄长 0.4～1.4 cm。雄花序二歧聚伞状或圆锥状，花序梗细长，无毛，长 5～8 cm，基部 0.4～1.2 cm 处具 1～2 个卷须状苞片，花梗丝状，长 1.5～2 cm；花萼裂片 5，长圆形，先端锐尖，长 6～7 mm，宽 4～5 mm，反卷；花冠黄绿色，球状，反卷包围花萼，直径 1.2～1.6 cm；裂片背面密被短柔毛，腹面无毛，宽卵形或倒卵形，长 1.2～1.5 cm，宽 1～1.3 cm，反卷；雄蕊 5，花丝长约 2 mm，上部弯曲，花药卵形。雌花序总状或圆锥状；花序梗细长，长 2～5 cm，花稍大于雄花，花冠直径可达 1.7 cm；子房绿色，无毛，圆筒状，长 0.5～1.1 cm，宽 2～3 mm，具 10 条棱纹，被反卷的花冠和花萼包围；花柱 3，柱头 2 裂，花柱基长 2～6 mm。果单生，长椭球形，长 3.5～5 cm，宽 1～1.6 cm，基部渐狭，先端截形，具 3 个突起；果壁薄；果梗无毛，丝状，长 2～3 cm。种子棕色，透镜状，近圆形或长圆形，直径 7～9 mm，厚 3～4 mm，边缘光滑，宽 1～2 mm。花果期 8～9 月。

· 分布生境 · 分布于湖北省竹溪县。生长于海拔约 1 690 m 的亚热带落叶阔叶林和山沟草丛中。

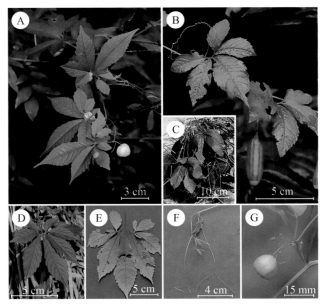

反卷雪胆 *Hemsleya revoluta* 彩色图(Luo, et al.; 2022)

A 花期雌株；B 果期植株；C 块茎；D～E 叶；F 幼嫩卷须；G 花

·**识别要点**·反卷雪胆形态上与椭圆果雪胆 *H. ellipsoidea* 相似,但反卷雪胆花萼裂片椭圆形,花冠裂片宽卵形或宽倒卵形,背面密被短柔毛,子房圆柱状,花丝长 2 mm,果实基部纤细,种子直径 7～9 mm,边缘宽 1～2 mm,光滑;而椭圆果雪胆花萼裂片披针状,花冠裂片宽卵状披针形,无毛,子房卵圆形,花丝长 1 mm,果实基部钝圆,种子直径 15 mm,边缘宽 3～4 mm,密生疣突。

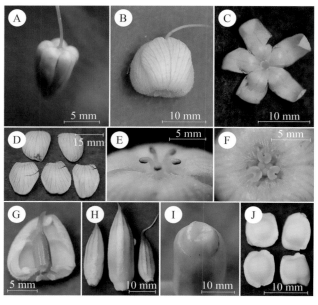

反卷雪胆 *Hemsleya revoluta* 解剖图(Luo, et al.; 2022)

A 雌花蕾;B 雌花花冠;C 雌花花萼;D 雌花花冠裂片;
E 雄蕊;F 柱头;G 子房;H 果实;I 果实顶端;J 种子

那坡栝楼
Trichosanthes napoensis D. X. Nong & L. Q. Huang

·**模式标本**·CHINA. Guangxi Zhuangzu Autonomous Region, Baise City, Napo County, Pingmeng Town, Nianjing Village, Xima Tun, Roadside and shrub of Limestone foothills, alt. 978 m, 12 October 2014, D. X. Nong 451026141012021LY (holotype: GXMG; isotypes: GXMG, CMMI).

·**物种文献**·Nong Dongxin, Huang Baoyou, Lan Zuzai, Xie Dongmei, Yu Liying, Huang Luqi. *Trichosanthes napoensis* (Cucurbitaceae), a new species from Guangxi, China [J]. *Phytotaxa*, 2015, 207(3): 297-300.

·**形态特征**·木质藤本。茎粗壮,具纵棱,无毛,密被皮孔。卷须常 3 裂。鸟足状复叶,小叶 5,叶片薄革质,叶正面深绿色,背面淡绿色,叶片粗糙,两面密被白色糙点,叶缘具波状齿;叶柄长 7～9 cm,无毛;中央小叶长圆状倒卵形,基部近截形,长 7～10 cm,宽 3.5～4 cm,小叶柄长 0.5～0.8 cm;两侧小叶宽镰刀形,长 4～5 cm,宽 2.5～3 cm,基部近凹陷,侧生小叶叶柄合生,长 0.8～1 cm;侧脉 3～5 对,凸起。花未见。果梗粗壮,长约 1.5 cm;果红色,球状,直径 6～7 cm,无毛,先端具突起,长约 0.2 cm。种子多数,黄棕色,扁平,长圆状椭圆形,边缘具脊,长 1.4～1.6 cm,宽 0.7～0.9 cm,近基部凹陷,先端截形并呈四边形。果期 9～12 月。

·**分布生境**·分布于广西壮族自治区百色市那坡县。生长于海拔 900～1 000 m 的路旁和石灰岩山麓的灌木丛中。

·**识别要点**·那坡栝楼与趾叶栝楼 *T. pedata* 形态上相似,主要区别在于其茎粗壮,茎上卷须 3 裂,中央小叶长圆状倒卵形,果实顶端有一明显突起物,种子长圆状椭圆形,边缘具脊,近基部凹陷,先端截形并呈四边形。

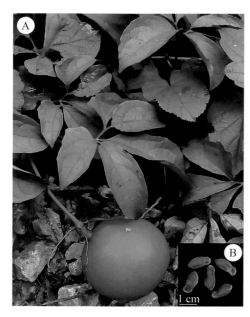

那坡栝楼 *Trichosanthes napoensis* 彩色图(Nong, et al.; 2015)

A 植株;B 种子

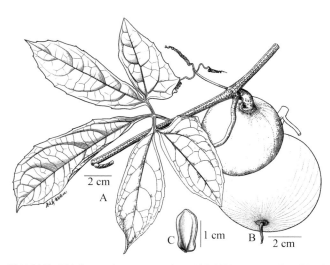

那坡栝楼 *Trichosanthes napoensis* 墨线图(Nong, et al.；2015)

A 植株；B 果实；C 种子

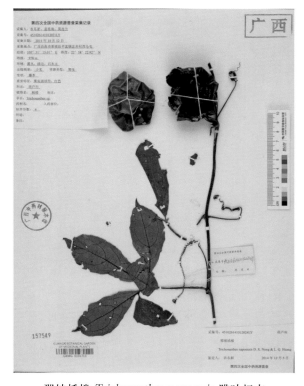

那坡栝楼 *Trichosanthes napoensis* 腊叶标本

疣茎绞股蓝

Gynostemma verrucosum L. Q. Huang, D. X. Nong & X. Y. Huang

·模式标本·CHINA. Guangxi Zhuang Autonomous Region, Longlin county, Deer town, Tianba village, at moist places along small stream valleys,

alt. 1600 – 1700 m, 18 July 2022, Dong-Xin Nong et al. 451031220718027LY (holotype: GXMG；isotype: GXMG).

·物种文献·XUE-YAN HUANG, DONG-XIN NONG, BAO-YOU HUANG, LI-XIANG YAO, JI-JUN YAO, LI-YING YU, LU-QI HUANG. *Gynostemma verrucosum* (Cucurbitaceae), a new species with verrucose stem from Guangxi, China [J]. *Phytotaxa*, 2024, 649(3)：293 – 300.

·形态特征·多年生攀援草本。茎粗壮，长 3～10 m，直径 3～5 mm，分枝，节上稀疏短柔毛，有显著疣状，疣点半圆形，(1～3)×(1～2)mm。卷须丝状，顶端二裂。叶片掌状，(5)～9～(11)小叶；叶柄 10～22 cm，无毛，有沟槽；小叶柄短，有毛，有沟槽；小叶长圆形或倒卵椭圆形，纸质，两面均稀疏有毛，基部楔形，边缘锯齿状，顶端渐尖，有小尖头；中央小叶(7～15)×(2～4)cm；侧脉 10～12 对，上面凹陷，

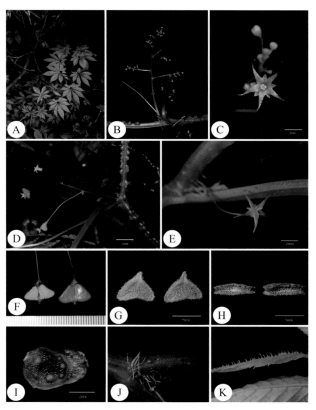

疣茎绞股蓝 *Gynostemma verrucosum* 彩色图片
(Huang et al. 2024)

A 植株形状；B 雄性花序；C 雄性花；D 雌性花序和幼果；
E 雌性花；F 果实；G 种子；H 种子顶视图；
I 茎的横截面；J 节；K 小叶的侧视图

下面稍微凸起；侧生小叶较小。雌雄异株，圆锥花序，腋生。雄花序长 4～11 cm；苞片线形，5～8 mm；花柄 4～5 mm；萼片 5，三角形，(1～1.5)×(0.5～0.8)mm；花瓣 5，卵形至披针形，(1.5～2)×(0.8～1.0)mm，两面微疣状；雄蕊短，合生；花药卵形。雌花花梗无毛或稀疏短柔毛；花柄 1～2 cm，有 1 线形苞片；萼片 5，三角形，(1～1.5)×(0.8～1.0)mm；花瓣 5，卵形至披针形，(2～3)×(1～1.5)mm，顶端渐尖；子房 2 室，每室有 1 胚珠；花柱 2，分离；柱头二裂。果实为肉质蒴果，三角形，(8～10)×(14～18)mm，顶端有宿存的花被和花柱。种子 2 粒，黄褐色，三角形，5～6 mm，顶端直径 6～7 mm，两面尖锐疣状，边缘锯齿状或沟槽状，有尖锐的疣点；脐部收缩圆形并有小点，略偏斜。花期 6～8 月，果期 7～9 月。

·**分布生境**·仅在模式产地及附近村庄被发现，分布较为稀少。生长于海拔 1 600～1 700 m 的湿润小山谷的常绿阔叶林中。

·**识别要点**·非球形蒴果和非喙状宿存的花柱是本种的一个罕见特征。到目前为止只有广西绞股蓝 *G. guangxiense*、扁果绞股蓝 *G. compressum* 和翅茎绞股蓝 *G. caulopterum* 3 种物种具有这一特征。新物种在果实形状、种子形状和种子数量上最接近扁果绞股蓝，但新种的茎更粗壮、小叶更大、果实和种子表面的疣状更大。新种在叶片形状和大小上类似于翅茎绞股蓝，但新种在茎的形态上有所不同。新种有类似于广西绞股蓝的 7 小叶的复叶，但在果实形状和叶片大小上差异显著。

33. 卫矛科
Celastraceae

四面山梅花草
Parnassia simianshanensis M. X. Ren, J. Zhang & Z. Y. Liu

·**模式标本**·CHINA. Chongqing City: Jiangjin County, Mt Simian, Xiaohuanggou, 14 Nov 2018, M. X. Ren REN20181114 – 53 (holotype: HUTB; isotype: HUTB, KUN).

·**物种文献**·Zhang Yajing, Zhang Jun, Liu Zhengyu, Ren Mingxun. *Parnassia zhengyuana* sp. nov. and *P. simianshanensis* sp. nov.: two new species of *Parnassia* (Celastraceae) from karst caves and Danxia landform in southwest China [J]. *Nordic Journal of Botany*, 2019:e02414.

·**形态特征**·多年生草本植物，高 6～7(～15)cm。根状茎发达，具多数纤维根。基生叶近地面簇生，叶柄长 1.5～5 cm，与叶片相同或更长，基部常具几个锈褐色附属物，长约 7 mm；叶片直立，革质，近菱形、狭椭圆形或椭圆状披针形，形状基本相同但大小差异较大，长 1.5～5.5 cm，宽 0.8～2.5 cm，基部钝，顶端渐尖，边缘全缘，两面无毛；背面叶脉明显凸出，有几个侧脉与主脉基部略有交叉，表面绿色，背面浅绿色。花茎 4～6，无分枝，茎叶 1，偶无。茎叶位置可变，离茎基 2/5～4/5 处着生，无柄，半抱茎，卵形，长约 1 mm，宽 1 cm，基部具有明显的浅绿色主脉和几个锈褐色附属物。花单生茎顶，直径 2～3 cm；萼片披针形，长 5～8 mm，宽 2.4～4.0 mm，顶端锐尖，有一个苍绿色的透明主脉和几个平行的侧脉；花瓣白色，基部 1/4 为绿色，光滑，椭圆形，长 8～11 mm，宽 3.5～4.5 mm，爪长约 1 mm，花瓣中下部边缘长流苏状，流苏长 0.5～2.5 mm，顶端膨大；主脉和侧脉在绿色部分的基部位置分支；雄蕊 5 枚，长 2.5～6.0 mm，因延长顺序不同而长短不一；花丝长 1～4 mm；花药黄色，椭圆形，长约 2 mm；花粉粒黄色。每花具 5 枚

退化雄蕊,绿色,长约 2.5 mm,(4～)5 分裂达 1/2,每个裂片顶端具一个不明显的腺体;子房上位,卵状

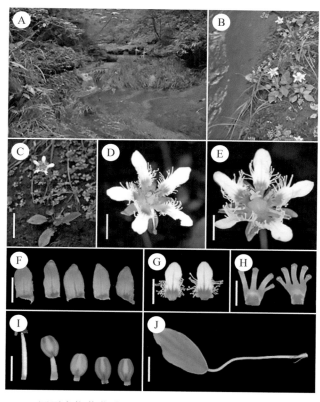

四面山梅花草 Parnassia simianshanensis 彩色图
(Zhang, et al.; 2019)

A 生境;B 种群;C 植株;D～E 花;F 萼片;G 花瓣;
H 退化雄蕊;I 雄蕊;J 叶

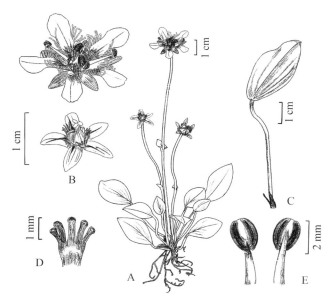

四面山梅花草 Parnassia simianshanensis 墨线图
(Zhang, et al.; 2019)

A 植株;B 花和果实;C 叶;D 退化雄蕊;E 雄蕊

三棱形,有明显的棱角,4 室,胚珠大多为狭卵形,生长在隔膜上;花柱成熟时长约 2 mm,柱头初时不分裂,后来 3～4 裂,裂片长约 1 mm,顶端向外反卷。蒴果 3 或 4 瓣,瓣片长达 10 mm。花期 10 月,果期 11～12 月。

• 分布生境 • 分布于重庆市江津区四面山。生长于丹霞红色砾岩溪边潮湿地带。

• 识别要点 • 四面山梅花草形态上与倒卵叶梅花草 P. obovata 相似,但四面山梅花草退化雄蕊明显深裂为 4 或 5 个裂片,花瓣无斑点,叶片菱形、狭椭圆形或椭圆状披针形,基部钝而不同。

正宇梅花草
Parnassia zhengyuana M. X. Ren & J. Zhang

• 模式标本 • CHINA. Chongqing City: Nanchuan District, Mountain Jinfo, Dianchanggou, 670 m, moist limestone cave near a small road, 14 Oct 2018, M. X. Ren REN20181014 - 50 (holotype: HUTB; isotypes: HUTB, KUN).

• 物种文献 • Zhang Yajing, Zhang Jun, Liu Zhengyu, Ren Mingxun. *Parnassia zhengyuana* sp. nov. and *P. simianshanensis* sp. nov.: two new species of *Parnassia* (Celastraceae) from karst caves and Danxia landform in southwest China [J]. *Nordic Journal of Botany*, 2019: e02414.

• 形态特征 • 多年生小型草本植物。茎 1 或 2 条,每条高 2～4 cm。根状茎近圆柱形或块状,具多数须根。基生叶超过 20 片,匙形,聚生成莲座状;叶柄长 3～6 mm,具狭翼;叶片绿色至翠绿色,宽卵形,基部楔形,顶端圆形或钝形,长 3～8 mm,宽 2.8～6.0 mm,边缘全缘,叶脉明显,基出脉 3。花葶 1～2,不分枝,近端生;茎生叶单生,无柄,心形或菱形,长约 1 mm,宽 3 mm,基部半抱茎,无非棕色附属物;单花顶生,直径约 9 mm;花托不明显;花萼 5,卵形或椭圆形,长约 2 mm,宽 1.0～1.2 mm,顶端钝圆,边缘全缘,具一条明显主脉,有时背面有小棕色斑点;花瓣 5,明显离生,白色,宽椭圆形,常长 4～5 mm,宽 2～3 mm,基部突然收缩成长 0.5 mm 的爪,边缘全缘,在爪的侧

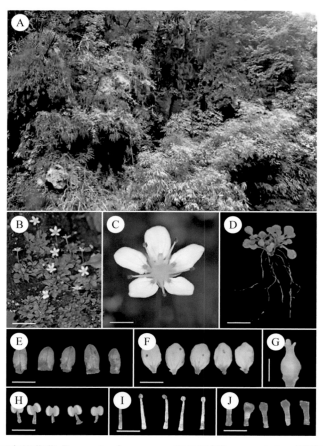

正宇梅花草 *Parnassia zhengyuana* 彩色图(Zhang, et al.;2019)

A 生境;B 种群;C 花;D 根;E 萼片;F 花瓣;G 雌蕊;
H 未成熟雄蕊;I 成熟雄蕊;J 退化雄蕊

面偶有小凸起;具三脉;雄蕊 5,大小不同,最长的达 3.2 mm,最短的仅 1 mm;花丝向基部逐渐变宽;花药椭圆形,长约 0.9 mm;退化雄蕊 5,长 1.3～1.5 mm,肉质,不分裂,其柄白色,顶端绿色,肿胀,有时顶端具两

个唇状突起物;子房上位,卵形或椭圆形,在横截面上明显呈三角形,3 室,胚珠近圆盘形;花柱明显,长 0.7～1.2 mm;柱头 3 裂,每裂片长约 0.4 mm。蒴果具 3 个果瓣,瓣片长 3～5 mm。花期 9～10 月,果期 11 月。

· 分布生境 · 分布于重庆市南川区金佛山。生长于海拔 670 m 的喀斯特洞穴的滴水悬壁上。

· 识别要点 · 正宇梅花草形态上与峨眉梅花草 *P. faberi* 和南川梅花草 *P. amoena* 相似,三者花瓣均全缘,退化雄蕊形态相似,蒴果近球形,但正宇梅花草植株要小得多,高仅 2～4 cm;茎 1～2 条,不分枝;叶片匙形;花瓣离生,不重叠,基部偶有突起;雄蕊退化短而厚,常不分裂,有时顶端具两个唇形突起物而不同。

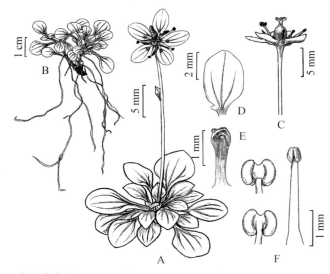

正宇梅花草 *Parnassia zhengyuana* 墨线图(Zhang, et al.;2019)

A 植株;B 根;C 花侧面观;D 花瓣;E 退化雄蕊;F 雄蕊

34. 酢浆草科

Oxalidaceae

武陵酢浆草

Oxalis wulingensis T. Deng, D. G. Zhang & Z. L. Nie

· 模式标本 · CHINA. Hunan Province: Sangzhi, Badagongshan National Nature Reserve, moist limestone rocks in valley and Cavern, ca. 250 m, 2 April 2007, Deng Tao, et al. 544 (holotype: KUN; isotype: PE).

· 物种文献 · Deng Tao, Zhang Daigui, Liu

Zhiwei, Tucker C. Gordon, Sun Hang, Wen Jun, Nie Zelong. *Oxalis wulingensis* (Oxalidaceae), an Unusual New Species from Central China [J]. *Systematic Botany*, 2013, 38(1):154 - 161.

· 形态特征 · 多年生草本植物,茎不明显,8～10 cm 高;根状茎地下匍匐,密被深褐色鳞片状叶柄残基,包括鳞片和细弱不定根在内直径约 11 mm。叶基生,具 3 小叶,两个侧生小叶呈 180°角排列;叶柄长 5～7 cm,密被棕色长柔毛;小叶长倒三角形,长 2.2～3.1 cm,宽 1.6～2.5 cm(长宽比 1.3～1.6),两面密被棕色长柔毛,有时背面脱落,仅成熟叶的小叶边缘和叶脉有柔毛,先端阔,微缺,基部楔形,裂片先端钝。花单生,低垂;花梗长 10～12 cm,长于叶;花茎中部具苞片,宽三角形,长约 3.0 mm,中脉和边缘具紧密的毛状体。花具萼片,无突起,长圆状披针形,长约 5.0 mm,宽 2.0 mm,绿色,表面和边缘具一些毛,宿存;花瓣粉红色,具淡紫色条纹,长圆形,长约 2.5 cm,宽 1.0 cm,先端钝或不规则齿状,具 3～5 齿;雄蕊 10,长短交替,较长的约 1.5 cm,较短的约 1.0 cm,基部合生,花丝紫红色,无毛,花药白色;雌蕊长约 2.0 cm,子房无毛,5 室,每室 1 胚珠,花柱 5,离生,柱头绿色,头状。蒴果椭圆形,长 5.0～7.0 mm,下垂,具 5 翼状脊。种子卵球形,长约 2.1 mm,两面具 4～5 个肋,干燥时深棕色。

· 分布生境 · 分布于湖南省西北部和湖北省西南部的局部武陵山区。零星生长于海拔 250～1 200 m 的山谷潮湿岩石或岩石下的阴凉裂缝中。

· 识别要点 · 武陵酢浆草类似于山酢浆草 *Oxalis griffithii*,但其叶片长倒三角形,呈 180°角排列,枝条两侧具棕色绒毛,花瓣玫瑰色,顶端钝或呈 3～5 不规则齿状,三月开花而不同。

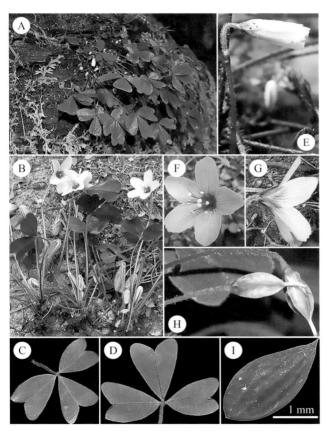

武陵酢浆草 *Oxalis wulingensis* 彩色图(Deng, et al.; 2013)
A 生境;B 植株;C 叶正面观;D 叶背面观;E 花序;
F 花正面观;G 花侧面观;H 果实;I 种子

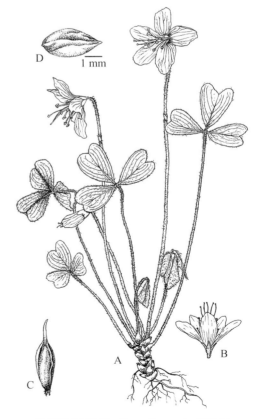

武陵酢浆草 *Oxalis wulingensis* 墨线图
(Deng, et al.; 2013)
A 生境;B 花;C 果实;D 种子

35. 古柯科
Erythroxylaceae

南粤古柯
Erythroxylum austroguangdongense C. M. He, X. X. Zhou & Y. H. Tong

·模式标本· CHINA. Guangdong Province: Taishan, Chaliao Ao, 22°12′54.87″N, 112°57′34.84″E, 563 m a.s.l., 3 April 2021(fl.), Xin-Xin Zhou et al. LSX303 (holotype: IBSC; isotypes: IBSC).

·物种文献· He Chunmei, Zhou Xinxin, Ye Xuehe, Chen Weijun, Tong Yihua. *Erythroxylum austroguangdongense* (Erythroxylaceae), a new species from Guangdong, China [J]. *PhytoKeys*, 2022, 202: 133 – 138.

·形态特征· 落叶灌木,高1.5～2 m,雌雄异株。嫩枝绿色,老枝红棕色至灰棕色,具皮孔。托叶三角形至狭三角形,长1.8～3 mm,宽0.7～0.8 mm,幼时边缘全缘,后逐渐成流苏状,或多裂,老时早落。单叶互生,叶柄长3.5～6 mm;叶片椭圆形或披针形,长4～7.7 cm,宽1.6～2.5 cm,革质,顶端渐尖,尖长5 mm,基部楔形或渐狭,边缘全缘,正面深绿色,有光泽,背面浅绿色,表面主脉凹陷,背面主脉凸出,浅黄色至棕黄色,侧脉6～8对,近平,叶两面隐约可见,细脉网状,正面不明显,背面隐约可见。花单生于当年分枝基部的无叶节上,花梗长1～1.5 cm;小苞片三角形,长约0.8 mm,边缘流苏状或锯齿状;花萼长1.6～1.8 mm,裂片5,卵状三角形,长约1 mm,顶端褐色,锐尖;花瓣5,白色,长圆形,长3.7～4 mm,先端钝或圆,正面基部以上1.5 mm具一附属物,附属物近矩形,长约1.6 mm,宽约1 mm,全体具乳突,上下边缘略凹;雄蕊或退化雄蕊10。雄花:雄蕊花丝长度不等,交替排列,短花丝长约3.7 mm,长花丝长约4 mm,基部合生成筒,筒长约2 mm,密被乳头状毛;花药长约1.1 mm;不育的雌蕊长约4 mm。雌花:退化雄蕊长约1.2 mm,退化雄蕊管长约1 mm,无花药;子房椭圆形,长2～2.5 mm,直径1～1.3 mm,3室,1室可育;花柱3,基部完全离生,包括柱头长约1 mm,柱头棍棒状,长约0.5 mm,反折,具乳突。幼果绿色,逐渐变黄,成熟时红色,卵球形至肾形,先端偏斜,长7～9 mm,直径2.5～3 mm。花期3～4月,果期4～8月。

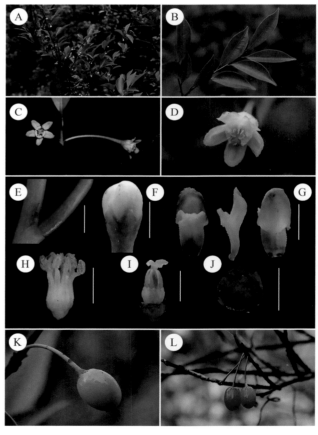

南粤古柯 *Erythroxylum austroguangdongense* 彩色图
(He, et al.; 2022)

A 花枝;B 叶枝;C 雌花;D 雄花;E 托叶;F 花蕾(示花萼);
G 花瓣;H 雄蕊;I 退化雄蕊和雌蕊;J 子房横切;K～L 果实

· 分布生境 · 分布于广东省台山市、阳春市、珠海市。生长于海拔 170～800 m 的常绿阔叶林中。

· 识别要点 · 南粤古柯因枝红棕色至灰褐色,具密集的皮孔,花瓣白色,具附属物而与 *E. calyptratum* 相似,主要区别在于南粤古柯叶片革

质,侧脉 6～8 对,花着生于当前分枝基部的无叶节上,花梗较长,1～1.5 cm,花瓣附属物近矩形;而 *E. calyptratum* 叶片薄如纸,侧脉 11～15 对,花着生与叶腋处,花梗长 5.2～7 mm,花瓣附属物 2 裂,每个裂片由一个短的前叶耳和一个大的后叶耳组成。

36. 堇菜科
Violaceae

安徽堇菜
Viola anhuiensis M. E. Cheng, D. Q. Wang & K. Zhang

· 模式标本 · CHINA. Anhui: Huang Shan, Tangkou Town, Fuxi Village, in shady wet grassy places by streams under forest in valley, alt. 700 m, July 8, 2014, D. Q. Wang W140708（holotype: PE).[安徽黄山汤口镇浮溪村,山谷林下溪边阴湿草地,王德群 W140708]。

· 物种文献 · 王德群,庆兆,谢晋,程铭恩,张玲. 安徽有花植物四新种[J]. 皖西学院学报,2019,35(5):67-73.

· 形态特征 · 多年生草本,无地上茎。根状茎近圆柱形,粗约 2.5 mm,生有多数细长根,顶端常叉状分枝;匍匐茎细长,白色,在节上生根。叶多数,均基生,具长柄;叶片纸质,肾形,稀肾状心形,长 0.6～4 cm,宽 1～6 cm,顶端圆形,稀稍急尖,基部心形,边缘具圆齿或小牙齿,两面密被贴伏短柔毛(毛长 0.2～0.6 m);叶柄长 3～14 cm,被反曲短柔毛;托叶膜质,条形,长约 1 cm,基部与叶柄贴生,边缘有稀疏流苏状小齿。花梗纤细,长 3～6 cm,无毛,具 2 对生条形苞片。花左右对称:萼片 5,长圆形,长 5.5 mm,宽 2 mm,无毛,具 3 条纵脉,附属物正三角形,长约 1 mm。花瓣 5,淡蓝色,狭倒卵形,长 10 mm,宽 5 mm,无毛,距长约 6 mm。雄蕊 5,无毛,无花丝,花药长圆形,长

2 mm,药隔突起卵形,长 1.4～1.8 mm;距长 4 mm。雌蕊内藏;子房宽卵球形,长约 1.2 mm,直径 1.6 mm,有密腺体;花柱棒状,长约 2.2 mm,无毛,顶端具钩状小柱头。蒴果近球形,直径 5～6 mm,有紫色斑块,被短柔毛。种子卵球形或球形,长 2.5 mm,黄白色。

· 分布生境 · 分布于安徽省黄山市、宁国市、霍山县、金寨县。生长于海拔 320～900 m 的山谷林下溪边阴湿草地中。

· 识别要点 · 安徽堇菜在亲缘关系方面与球果堇菜

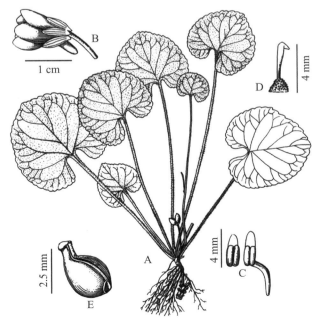

安徽堇菜 *Viola anhuiensis* 墨线图(王德群,等;2019)
A 植株全形;B 花;C 一无距雄蕊和一具距雄蕊;D 雌蕊;E 种子

V. collina 甚为相近,与后者的区别在于本种生于山谷溪畔湿地,具匍匐茎,叶片呈肾形或肾状心形,顶端圆形,稀稍急尖,花梗长 3～6 cm,具闭花受精花。而球果堇菜生于丘陵地区山坡林地中生环境,无匍匐茎,叶片心形,顶端急尖,花梗长 3～4 cm,不具闭花受精花。

惠州堇菜

Viola huizhouensis Y. S. Huang & Q. Fan

· **模式标本** · CHINA. Guangdong: Huizhou City, Xiangtoushan National Nature Reserve, Darenyan, 23°15.99′N, 114°22.27′E, 535 m a.s.l., 29 March 2018, Y. S. Huang, et al. 1803 (holotype: SYS; isotypes: IBSC, SYS).

· **物种文献** · Huang Yanshuang, Kang Ning, Zhong Xiangjing, Liao Wenbo, Fan Qiang. A new species of *Viola* (Violaceae) from Guangdong Province, China [J]. *PhytoKeys*, 2021, 176:67 - 76.

· **形态特征** · 多年生草本,高 10～15 cm。根状茎直立或斜直立,较粗壮,粗 4～7 mm;匍匐茎顶端簇生莲座状基生叶,通常生不定根。叶互生;托叶叶状,基部贴生于叶柄,密被短柔毛,披针形,长 6～8 mm,宽 1～1.5 mm,先端渐尖,边缘疏流苏状或流苏状;叶柄密被短柔毛,长 3～5 cm,具下延的狭翅;叶片狭卵形至卵形,先端钝,长 1.5～3 cm,宽 1～2 cm,薄革质或革质,密被短柔毛,背面深紫色,中脉两侧各具 5～7 脉,边缘具粗锯齿,基部楔形。花直径 15～18 mm,花梗细长,6～10 cm,被短柔毛,通常超过叶,中部以上具两个对生小苞片;小苞片披针形,被短柔毛,长 4～8 mm,边缘全缘,先端钝;萼片绿色,被短柔毛,线状披针形,长 2.7～3.7 mm,宽 0.5～1 mm,边缘全缘,先端钝,基部截形或圆形;花瓣白色至浅紫色,具明显的紫色条纹,花瓣基部具黄色至绿色斑;上部花瓣长圆形至线状披针形,长 2.5～3 mm,宽 0.5～0.8 mm,无毛,边缘全缘,先端钝或啮蚀状;侧方花瓣基部腹面具腺毛,长圆形,长 4.5～

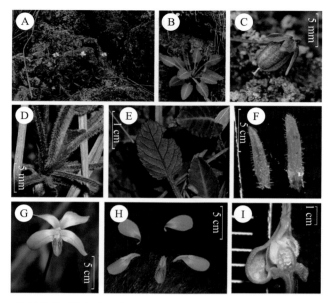

惠州堇菜 *Viola huizhouensis* 彩色图(Huang, et al.；2021)
A 生境;B 植株;C 幼果;D 茎的托叶;E 叶背面观;F 苞片;
G 花;H 花瓣;I 柱头和子房纵切面

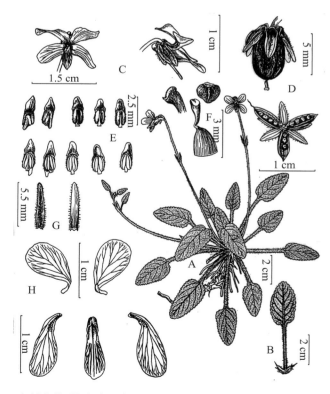

惠州堇菜 *Viola huizhouensis* 墨线图(Huang, et al.；2021)
A 花期植株;B 叶和托叶;C 花正面观和侧面观;D 幼果;
E 雄蕊正面观(下)和背面观(上);F 柱头和雌蕊;G 小苞片;H 花瓣

5 mm,宽约1.5 mm,边缘全缘,先端钝或啮蚀状;下方花瓣基部具一短囊状的距,宽匙形或扇形,边缘全缘至稍波状,先端钝;雄蕊5,不等长,被微柔毛,花粉囊长约1 mm,末端附属物长约0.7 mm,两个前雄蕊的后附属物(蜜腺距)长0.7~1 mm;子房卵球形至椭圆形,直径约0.7 mm,被微柔毛;花柱长约1.0 mm,基部明显弯曲;柱头侧面边缘增厚,中央稍凸起,先端具短喙。蒴果成熟时具褐色条纹,卵球

形,长6~8 mm。种子棕色,卵球形,长1~1.5 mm。花期3~6月,果期4~7月。

· 分布生境 · 分布于广东省惠州市。生长于在海拔400~800 m的潮湿悬崖和阔叶林中的岩石上。

· 识别要点 · 惠州堇菜形态上与广州堇菜 V. guangzhouensis 最为相似,但惠州堇菜根茎更粗壮,没有地上茎,叶片狭卵形至卵形,先端钝,边缘具粗锯齿,基部楔形,基部花梗和全株密生柔毛而不同。

37. 大戟科
Euphorbiaceae

蒙古大戟
Euphorbia mongoliensis M. H. Li & C. H. Zhang

· 模式标本 · CHINA. Inner Mongolia: Ordos City, Dongsheng District, Jilao Qingchuan Wetland Park, 1 431 m, 39°48′52.47″N, 109°53′33.57″E. 20 May 2020, M. H. Li, et al. 1506022200520001LY (holotype: PE; isotype: HIMC).

· 物种文献 · Zang Erhuan, Zhang Mingxu, Wang Wenle, Zhang Chunhong, Li Minhui. *Euphorbia mongoliensis* (Euphorbiaceae), a new species from Inner Mongolia, China [J]. *Phytotaxa*, 2021, 501 (1):151 - 161.

· 形态特征 · 多年生草本。根圆柱状,长20~55 cm,直径1.5~3 mm,分枝或不分枝,棕色。茎直立,单生或基部分枝,高2~10(~12)cm,通常小于10 cm,直径1.2~3 mm,有或无浅棱,略带白色粉末,被微柔毛。叶卵状三角形或卵状披针形,长1.2~1.5 cm,宽0.2~0.5 cm;先端渐尖或稍钝,基部逐渐变宽呈耳形,全缘且稍下弯,两面略带白粉,无叶柄;中脉突出。总苞叶6~10枚,卵圆状三角形或卵状披针形,长0.4~0.7 cm,宽0.2~0.4 cm,先

端钝或渐尖,基部稍具耳形,无柄,半抱茎;顶生伞幅6~10条(有时腋生),伞幅与总苞叶同数,距离总苞叶基部0.5~1.5 cm。每伞梗顶端通常二歧分枝。花序单生于二歧分枝的顶端,基部无柄。顶生伞梗基部有1对苞叶,三角状宽卵形,长0.3~0.55 cm,宽0.35~0.65 cm,先端短渐尖至圆形,基部截形;杯状聚伞花序的总苞钟状,高2~3 mm,直径1.5~2.5 mm,光滑,无毛,边缘5裂,裂片圆形至椭圆状三角形,边缘及内侧被绒毛;腺体4个,半圆形、长椭圆形、肾形或新月形,两端有或无角,黄褐色或暗褐色;雄蕊2~3,外露;子房柄露出总苞外,子房卵球形,三室,花柱3,完全分离,柱头先端2深裂。蒴果

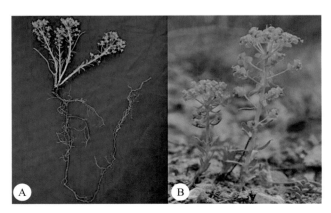

蒙古大戟 *Euphorbia mongoliensis* 彩色图(Zang, et al.; 2021)
A~B 植株

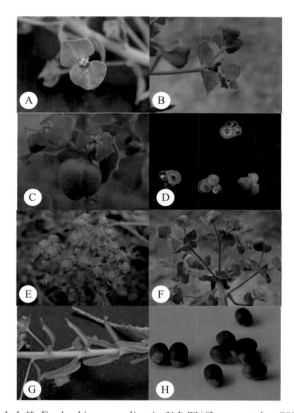

蒙古大戟 *Euphorbia mongoliensis* 彩色图（Zang, et al.；2021）

A 叶正面观；B 叶背面观；C 成熟果实；D 果实横切；E 花序正面观；
F 花序侧面观；G 叶和茎；H 种子

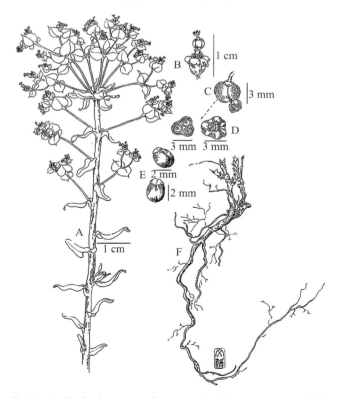

蒙古大戟 *Euphorbia mongoliensis* 墨线图（Zang, et al.；2021）

A 植株；B 杯状聚伞花序；C 果实；D 果实横切；E 种子；F 根

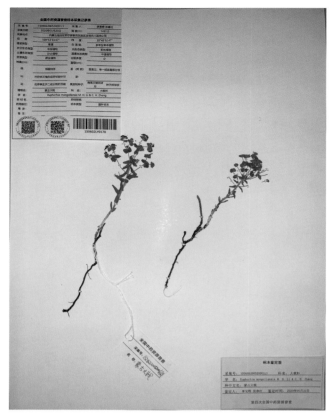

蒙古大戟 *Euphorbia mongoliensis* 腊叶标本

三棱球形，高 2.5～3.5 mm，直径 3.0～4.0 mm，具 3 个纵沟，无毛，具瘤，有柄，柄长 1.5 mm；花柱宿存。种子卵球形，高 2.0～2.5 mm，直径 1.0～1.5 mm，黄棕色；种阜盾状，无柄。花果期 5～6 月。

· **分布生境** · 分布于内蒙古自治区鄂尔多斯市。生长于干燥山坡上。

· **识别要点** · 蒙古大戟与乳浆大戟 *E. esula* 和 *E. caesia* 形态上相似，可以茎较矮，茎高 2～10（～12）cm，常小于 10 cm；叶全缘且稍下弯，基部耳形，两侧略带白粉；蒴果表面有瘤相区别。

墨脱大戟

Euphorbia motuogensis M. T. Li, X. Z. Lan, H. P. Deng & W. L. Zheng

· **模式标本** · CHINA. Tibet: Motuo, the fourth national survey on Chinese materia medica resources, coniferous forest, meadows；29°41′46.4″N, 95°32′03.95″E, ca. 2 600 m a. s. l.，2 July 2016,

M. T. Li, et al. 542624150702036LY (holotype: SWU).

·**物种文献**· Li Manting, Lan Xiaozhong, Zuo Youwei, Deng Hongping. *Euphorbia motuogensis* (Euphorbiaceae), a new species from Xizang, China [J]. *Phytotaxa*, 2021,527(2):107 – 116.

·**形态特征**· 草本,高 20～80 cm。根圆柱状,长 20～40 cm,直径 3～5 mm。茎单生或簇生,直径 3～7 mm,多数不分枝,被毛。叶互生,除最下部外其余叶片大小一致;无托叶;叶柄极短至无;叶片卵状长圆形至椭圆形,长 3～6 cm,宽 1.5～2.5 cm,无毛,基部渐狭成楔形,边缘全缘,先端钝;中脉于叶两面明显,侧脉纤细,不达边缘。假伞形花序顶生;初级总苞叶通常 1 轮,5 片,甚至 2 轮,第 2 轮总苞叶通常 3 片,绿色,苞叶长椭圆形至卵状椭圆形,略不等长,长 3～4 cm,宽 1.5～2.5 cm,基部楔形,先端钝;初级伞辐 7(8),长 2～4 cm,无次级总苞叶;苞片 3,黄绿色,宽卵形,长 1～1.4 cm,宽 1～1.2 cm,边缘全缘或中间凹陷,基部和先端圆形;杯状聚伞花序;总苞钟状,

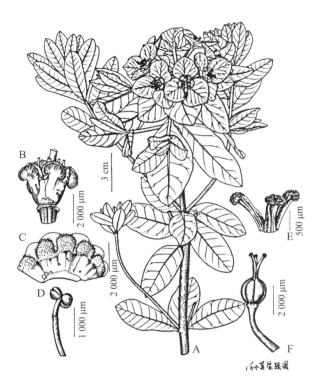

墨脱大戟 *Euphorbia motuogensis* 墨线图(Li, et al.; 2021)
A 花期植株;B 花序;C 腺体;D 雄花;E 柱头;F 雌花

长 3.5～5 mm,宽 5～5.5 mm,裂片 5,圆形;腺体 5,圆形,里面密被柔毛;雄花多数,常外露;雌花子房有花梗,伸出杯外,平滑,无毛,子房 3 室,侧膜胎座;花柱离生,花柱臂稍 2 裂。蒴果球状,长约 5 mm,宽约 5 mm,光滑,无毛。花果期 6～10 月。

·**分布生境**· 分布于西藏自治区墨脱县。生长于海拔约 2 600 m 的针叶林和草甸中。

·**识别要点**· 墨脱大戟形态上与黄苞大戟 *E. sikkimensis* 相似,但墨脱大戟茎多毛,无次级总苞叶,苞叶 3,黄绿色,边缘全缘或中间凹陷,5 枚腺体形态相似而不同。

仙霞岭大戟
Euphorbia xianxialingensis F. Y. Zhang, W. Y. Xie & Z. H. Chen

·**模式标本**· CHINA. Zhejiang, Jiangshan, Xianxialing Provincial Nature Reserve, Nianbadu, Zhoucun village, 118°36′18.75″E, 28°18′24.61″N, in the grass by the roadside, alt. 530 m, 14 Jul. 2015, Z.

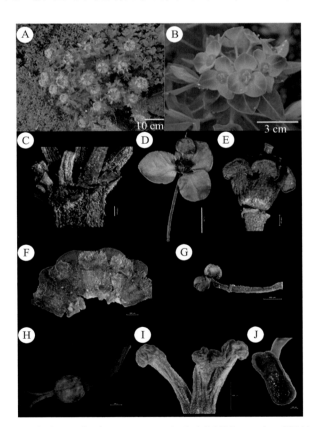

墨脱大戟 *Euphorbia motuogensis* 彩色图(Li, et al.; 2021)

A 花期植株;B 花序;C 茎;D 苞片和杯状聚伞花序;
E 杯状聚伞花序;F 腺体;G 雄花;H 雌花;I 柱头;J 蒴果

H. Chen, et al. JS20150714022（holotype: ZM; isotype: ZM）.[浙江江山仙霞岭省级自然保护区廿八都周村村,路边草地,海拔 530 m,2015 年 7 月 14 日,陈征海等 JS20150714022]。

· 物种文献 · 张芬耀,陈锋,谢文远,郑志鑫,毛美红,陈征海.浙江大戟科一新种——仙霞岭大戟[J].浙江林业科技,2020,40(1):82-85.

· 形态特征 · 多年生草本。无主根;根状茎纤细,横走,淡褐色或褐色,具不定根,长 5~15 cm,直径 1~4 mm。茎单生,或 2~3 丛生,不分枝,紫红色或淡紫红色,高 30~80 cm,直径 2~4 mm,中上部被柔毛。叶互生;叶片长椭圆形或披针状椭圆形,长 3~7 cm,宽 4~13 mm,上面无毛,下面疏被长柔毛,先端圆钝或具短尖,基部宽楔形,边缘反卷,具不规则的软骨质微齿,侧脉羽状;叶柄长 0.5~3 mm,下面被柔毛;总苞叶 4 或 5 枚,椭圆形或卵状椭圆形,长 2.2~3.0 cm,宽 1.0~1.5 cm,先端钝尖,基部近平截,边缘反卷,具不规则的软骨质微齿;伞幅(3)4~5 条,长 3~6 cm;苞叶 2 枚,肾圆形,稀卵状三角形,长 1.0~1.7 cm,宽 1.5~2.2 cm,先端常圆钝,基部近平截,边缘具不规则的软骨质微齿。花序单生于二歧分枝的顶端,基部无柄;总苞杯状,高 2.7~3.3 mm,直径 3~4 mm,边缘 4 裂,裂片卵状三角形,内侧密被短柔毛;腺体 4 枚,新月形,黄绿色,两端急剧收缩并延伸成长角,角纤细,刺状或线状,淡绿色或黄绿色;雄花 2~4 枚,伸出总苞外;雌花 1 枚,子房柄伸出总苞外,子房光滑无毛,花柱 3 枚,分离,柱头 2 裂。蒴果三棱状球形,长 3.5~4.5 mm,直径 4.5~5.5 mm,具不明显的疣状突起,成熟时分裂为 3 个分果爿;花柱宿存。种子长球状,长约 2.7 mm,直径约 2 mm,黄褐色,具不明显的圆形凹穴纹饰;种阜无柄。花果期 4~7 月。

· 分布生境 · 分布于浙江省江山市。生长于海拔 530 m 路边的草地上。

· 识别要点 · 仙霞岭大戟与钩腺大戟 E. sieboldiana 近似,不同在于:仙霞岭大戟根状茎纤细,直径 1~4 mm,茎紫红色,中上部被柔毛,叶片长 3~7 cm,宽 4~13 mm,背面被长柔毛,叶缘背卷,具不规则的软骨质微齿,总苞叶边缘具不规则的软骨质微齿,苞叶

肾圆形,先端常圆钝,边缘具不规则的软骨质微齿,腺体两端的角纤细,刺状或线状,淡绿色;而钩腺大戟根状茎较粗壮,直径 4~15 mm,茎绿色或中下部稍带紫色,无毛,叶片长 2~5 cm,宽 5~15 mm,无

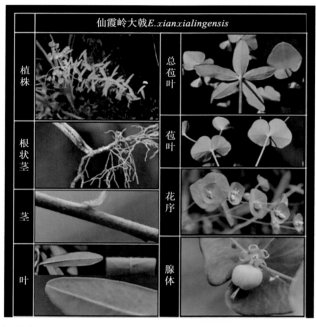

仙霞岭大戟 Euphorbia xianxialingensis 彩色图(张芬耀,等;2020)

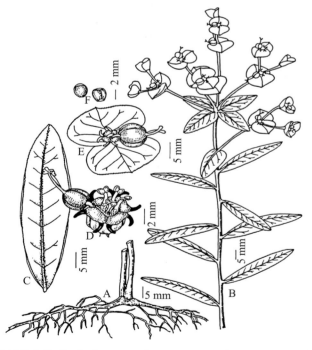

仙霞岭大戟 Euphorbia xianxialingensis 墨线图(张芬耀,等;2020)
A 根状茎;B 植株;C 叶片;D 杯状聚伞花序;E 苞片和蒴果;F 种子

毛,全缘,总苞叶边缘全缘,苞叶卵状三角形,先端具短尖,全缘,腺体两端具长角,角钝尖或渐尖,白色。

希陶木

Tsaiodendron dioicum Y. H. Tan, Z. Zhou & B. J. Gu

· 模式标本 · CHINA. Yunnan, Yuanjiang, Pupiao, elevation 497 m, 23°28′17″N, 102°10′58″E, dry-hot valley with savanna vegetation, 5 August 2014, Yun-Hong Tan 11205 (holotype: HITBC; isotypes: KUN, IMDY).

· 物种文献 · Zhou Zhuo, Gu Bojian, Sun Hang, Zhu Hua, Tan Yunhong. Molecular phylogenetic analyses of Euphorbiaceae tribe Epiprineae, with the description of a new genus, *Tsaiodendron* gen. nov., from south-western China [J]. *Botanical Journal of Linnean Society*, 2017, 184: 167–184.

· 形态特征 · 落叶灌木,雌雄异株,高 0.5～1.5 m,多分支;树皮暗灰棕色,稍具条纹;枝纤细,带褐色,幼时密被星状微柔毛,节间长 1～3 cm,腋生多个多叶短枝。叶片密集簇生于短枝上,有时在主轴上开展,互生,单叶,革质。托叶小,长 0.8～1 mm,常早落。叶柄短,长 1.5～2.5 mm,具毛。叶片菱状椭圆形、菱状卵形、倒卵形或卵形,长 0.5～3.5 cm,宽(0.2～)0.3～2.3(～2.9)cm,顶端圆,基部钝,圆形至近心形,边缘具腺圆齿,侧脉 3～5 对,基部具三出脉,同等发育,从叶柄近顶端发出,侧脉与中脉约成 45°,朝边缘向上弯曲延伸;叶片完全无腺体,下表面密被星状毛,上表面疏被星状毛。花序顶生于叶状短枝上,无柄,常退化成一朵或几朵花。雄花序一花或多花,多花时花依次开放;雌花序 1～3 朵花,多花时花依次开放。花辐射对称,密被星状毛;花瓣无。

希陶木 *Tsaiodendron dioicum* 彩色图(Zhou, et al.; 2017)

A 植株;B 小枝(示叶片下表面);C 叶片;D 雄花;
E～G 雌花;H～I 果实

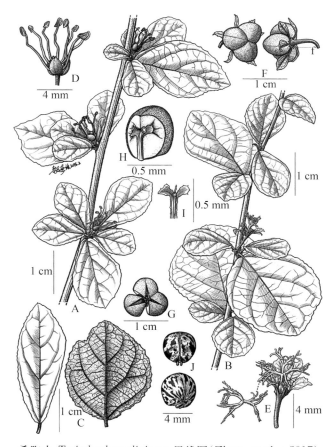

希陶木 *Tsaiodendron dioicum* 墨线图(Zhou, et al.; 2017)

A～B 植株;C 叶片;D 雄花;E 雌花(示柱头);F 果实;G 开裂的果实;
H 分果爿;I 中柱;J 种子

雄花:花梗长 2~2.6 mm;萼片 2~4(5),卵形,长约 2 mm,宽 2~2.5 mm,合生;无花盘;雄蕊(5)6~9,花丝离生,长 6~7 mm,花药淡黄色,背腹扁平,长 0.8~1 mm,宽 0.5 mm,侧向开裂,两个花粉室相对,药隔扩大、扁平;雌蕊退化。雌花:花梗长 4~4.5 mm;萼片 5~6,叶状,具柄,倒卵形至倒披针形,长 3~5 mm,宽 1.5~2 mm,顶端急尖,基部楔形,边缘具腺齿;盘状腺体萼片状,与萼片相间排列,比萼片小,长约 1 mm;子房 3(4)室,被绒毛,长 1.8~2 mm;每室 1 胚珠;花柱 3(4)个,基部合生,长 1.8~2 mm,柱头延长,具乳突,顶端分枝或多裂,长达 4.5~5 mm。果实 3 裂状球形,长 5~5.5 mm,宽 8.5~9 mm,被绒毛,裂成三个 2 分果片;果瓣完全裂开,外果皮薄;内果皮坚硬,中柱宿存。种子近球形,长 4~4.5 mm,宽 3.5 mm,种皮坚硬,呈黑白大理石状,光滑;种阜或者假种皮无。

· 分布生境 · 分布于云南省元江哈尼族彝族傣族自治县。生长于海拔 400~500 m,具热带稀树草原植被的干热河谷。

· 识别要点 · 希陶木属与同属风轮桐族 Tribe Epirineae 的白大凤属 Cladogynos、蝴蝶果属 Cleidiocarpon 和头花巴豆属 Cephalocroton 等亲缘关系较近,最大的区别在于希陶木为落叶灌木,雌雄异株,雌雄花着生于退化的短枝上,雄花序无梗,单花或多花,依次开放;雌花序单花,雌花具花盘。

38. 叶下珠科
Phyllanthaceae

马岭河算盘子
Glochidion malingheense C. Y. Deng & Gang Yao

· 模式标本 · CHINA. Guizhou Province: Xingyi, Malinghe Canyon, C. Y. Deng, et al. 2021082101 (holotype: IBSC).

· 物种文献 · Yao Gang, Liu Zengcai, Lang Yuanxing, Liao Desheng, Xu Junbo, Luo Shixiao, Deng Chaoyi. *Glochidion malingheense* (Phyllanthaceae), a new species from Guizhou, China [J]. *Phytotaxa*,2022,561(1):104-110.

· 形态特征 · 小乔木,雌雄同株,高 3.5 m。小枝具棱,直,被短柔毛。叶片椭圆形至长圆形,长 6~12 cm,宽 2.5~4.5 cm,革质,两面无毛,基部楔形,稍不对称,先端锐尖或钝,边缘全缘;背面中脉凸起,侧脉 5~8 对;托叶三角形至狭三角形,顶端稍钻形,长 2~4 mm;叶柄长 5~7 mm,无毛。花序生于叶腋处,雌雄同株或异株。雄花腋生,沿小枝着生,单生或簇生,花梗长 5~8.5 mm,疏生短柔毛或近无毛;萼片 6,肉质,2 轮(3＋3),背面疏生短柔毛,外轮 3 枚萼片近圆形至宽椭圆形,长 2.5~3 mm,宽 2~2.5 mm,内轮 3 枚萼片匙形,长 2 mm,宽 1.5 mm,先端圆形或偶锐尖;雄蕊 3,合生,花粉囊纵向开裂。雌花腋生,沿小枝着生,单生或偶 2~3 簇生,花梗长 3 mm,密被短柔毛;萼片 6,肉质,2 轮,长方形,先端锐尖,背面疏生短柔毛;子房扁球形,上部 1/4 密被微绒毛,直径约 1 mm,4~6 室;花柱合生成一短圆筒,长约 1 mm,下部被微绒毛,先端 4~6 裂,每裂片浅 2 裂。蒴果通常单生或 2~3 簇生,扁球形,直径约 10 mm,高 5 mm,通常近无毛或疏生短柔毛,具 8~12 浅槽或槽不明显,果皮通常厚 0.5~2 mm,干燥时多少木质化;顶端花柱宿存,短柱状;果梗粗壮,长 6~8 mm。种子外壳橙色至红色,种子半球形,直径 2~3 mm。花期 5~8 月,果期 8~11 月。

· 分布生境 · 分布于贵州省兴义市。生长于海拔约

1 000 m 的森林和路旁。

· 识别要点 · 马岭河算盘子形态上与宽果算盘子 *G. oblatum* 最为相似,但马岭河算盘子雌花的长花梗长达 3 mm,雌花的萼片长圆形,花柱短圆柱形,雄花的萼片近圆形至宽椭圆形,雄蕊 3 枚,蒴果直径约 10 mm 而不同。

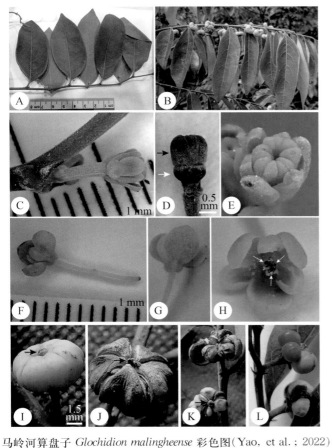

马岭河算盘子 *Glochidion malingheense* 彩色图(Yao, et al.; 2022)

A~B 嫩枝;C 雌花;D 合生花柱(黑色箭头)和子房(白色箭头);
E 合生花柱正面观;F~H 雄花(白色箭头示"H"形雄蕊);
I~K 果实(黑色箭头示宿存花柱);L 种子

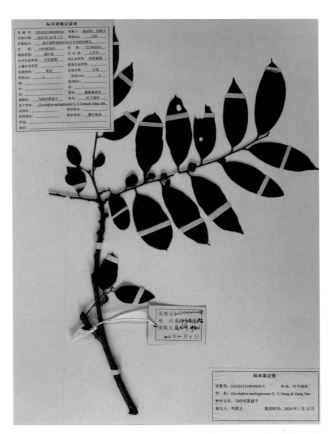

马岭河算盘子 *Glochidion malingheense* 腊叶标本

39. 漆树科

Anacardiaceae

少叶漆

Toxicodendron oligophyllum S. L. Tang, Liang Ma & S. P. Chen

· 模式标本 · CHINA. Fujian: Yongtai County, terrestrial in evergreen broad-leaved forests on cliffs formed by weathering of volcanic rocks, alt. 733 m, May 2019, MA 20190519 (holotype: FJFC; isotype: CSH).

· 物种文献 · Tang Shuling, Chen Xinyan, Ma

Liang, Ni Biyong, Pan Biaozhi, Chen Shipin. *Toxicodendron oligophyllum* (Anacardiaceae), a new species from Fujian, China: evidence from morphological and molecular analyses〔J〕. *Phytotaxa*, 2022:539(1):55-61.

·形态特征·落叶乔木或小乔木,高 12 m;韧皮部具白乳胶,暴露在空气中变黑;小枝和芽紫棕色,无毛。叶柄长 3～5 cm,叶柄和叶轴纤细,无毛;叶片为羽状复叶,长 10～15 cm;小叶 3～5,对生;小叶柄不明显或长 2～7 mm;小叶片卵形至卵状椭圆形,长 5～7 cm,宽 2～4 cm,薄革质,两面无毛,表面深绿色,背面具白霜,边缘全缘,基部偏斜,宽楔形或圆形,先端渐尖至尾状渐尖;侧脉 15～20 对,两面稍凸出。圆锥花序,长 10～15 cm,多分枝,无毛;花梗长 4～5 mm;花黄绿色,直径约 2 mm;花萼无毛,裂片宽卵形,长约 1 mm,宽约 0.8 mm,顶端钝;花瓣长圆形,长约 2 mm,宽约 1.5 mm,顶端钝,具明显羽状脉,开花时外卷;雄蕊外露;花丝线形,长约 2 mm;花药卵状椭圆形,长约 1 mm;花盘 5 裂;子房球状,直径约 8 mm,无毛。核果大,不对称,直径约 8 mm,压扁,顶端偏斜;外果皮薄,无毛,透明,开裂;中果皮厚,蜡质,具棕色的纵向树脂导管;内果皮压缩,长约 3 mm,宽约 5 mm。

·分布生境·分布于福建省永泰县。生长于海拔 300～900 m 的火山岩风化形成的悬崖峭壁上。

·识别要点·少叶漆与尖叶漆 *T. acuminatum*、野漆 *T. succedaneum*、木蜡树 *T. sylvestre* 相似,但以其小枝无毛,羽状复叶具 3～5 个小叶,花序与叶等长而不同。

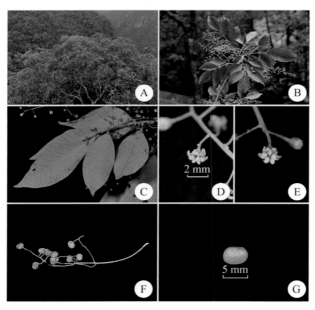

少叶漆 *Toxicodendron oligophyllum* 彩色图
(Tang, et al.; 2022)

A 生境;B 花枝;C 叶背面观;D～E 花;F 花序;G 种子

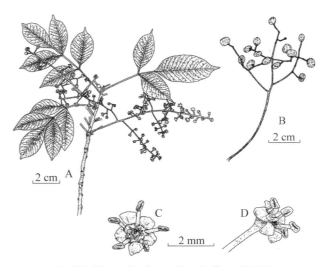

少叶漆 *Toxicodendron oligophyllum* 墨线图
(Tang, et al.; 2022)

A 花枝;B 花序;C 花正面观;D 花侧面观

40. 芸香科
Rutaceae

华中枳

Citrus × *pubinervia* D. G. Zhang & Z. H. Xiang, Y. Wu

· 模式标本 · CHINA. Hunan Province, Longshan County, Shuitianba Town, Feixiang Village, Bamboo forest, 29.527412°N, 109.598525°E, alt. 1055 m, 10 April 2019, D. G. Zhang 2019041001 (holotype: JIU; isotype: HNU).

· 物种文献 · Wu Yu, Liu Qun, Xiang Zuheng, Zhang Daigui. *Citrus* × *pubinervia*, a new natural hybrid species from central China [J]. *Phytotaxa*, 2021:523(3):239–246.

· 形态特征 · 常绿小树。树干绿色至棕色。幼枝绿色,三角形,随着树龄增加变为圆柱形,叶腋处通常具单生刺;刺长 0.1～0.6 cm,基部扁平,顶端红褐色。叶具掌状 3 小叶;叶柄长 1～2 cm,具狭翅;小叶革质,边缘具细圆齿,表面深绿色,沿主脉具柔毛,背面黄绿色,无毛,主脉明显,侧脉不明显;中央小叶椭圆形至卵状披针形,长 12～25 mm,宽 49～73 mm,侧生小叶长 11～19 mm,宽 31～43 mm,基部宽楔形,不对称。花两性,单一或成对生第 2 年枝上,花梗长 1～4 mm;萼裂片 5,长 2～3 mm,宽约 5 mm,先端具细锯齿,基部合生;花瓣 5,覆瓦状,白色或略带紫红色,倒卵形,长 2～3 cm,宽 1.2～1.8 cm;雄蕊 22～28 枚;花丝长 5～10 mm,带粉红色,不等长;花药黄色,顶部具一突起;子房 8～10 室,无毛,近球形;花柱短而粗;柱头顶端凹陷。柑果长圆形或倒卵球形,无毛,成熟时暗黄色,果瓣片具果肉小泡。种子未见。花期 5～6 月,果期 10～11 月。

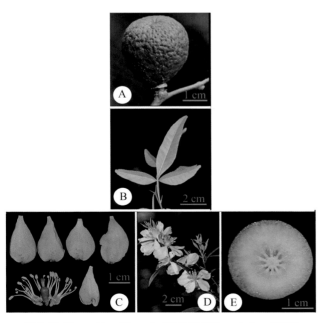

华中枳 *Citrus* × *pubinervia* 彩色图(Wu, et al.; 2021)

A 果实;B 叶;C 花解剖;D 花枝;E 幼果横切

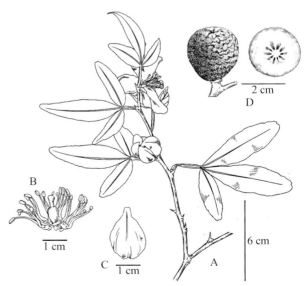

华中枳 *Citrus* × *pubinervia* 墨线图(Wu, et al.; 2021)

A 花枝;B 雌蕊和雄蕊;C 花瓣;D 果实和果实横切

· **分布生境** · 分布于湖南省龙山县、永顺县、石门县、永定区和湖北省长阳土家族自治县。生长于海拔 900～1 400 m 的山区。

· **识别要点** · 华中枳在形态上与富民枳 *C. × polytrifolia*、枳 *C. trifoliata* 相似,但华中枳为常绿木本,叶具 3 掌状小叶,叶柄的翅退化,花瓣白色,倒卵形,长 2～3 cm,宽 1.2～1.8 cm,无毛,子房 8～10 室,无毛,果长圆形或倒卵球形,顶部稍凹,无毛,分布海拔 900～1 400 m;而富民枳花瓣白色,宽椭圆形,长 3.2～3.4 cm,宽 1.6～1.9 cm,边缘具毛,子房10 室,被绒毛,果倒卵球形,顶部深凹,被绒毛,分布海拔高于 2 000 m;枳为落叶小乔木或灌木,叶具掌状 3 小叶,叶柄的翅明显,花瓣白色,倒卵形,长 1.5～3 cm,子房 6～8 室,被绒毛,果球形,被绒毛,分布海拔 0～1 800 m。

41. 十字花科
Cruciferae

东川葶苈
Draba dongchuanensis Al-Shehbaz, J.P. Yue, T. Deng & H.L. Chen

· **模式标本** · CHINA. Yunnan: Dongchuan, Shekuai Xiang, 26°09′21.5″N, 102°55′40.2″E, 4 020 m, 18 Jul 2009, alpine meadow, Ende Liu, et al. 2105 (holotype: KUN; isotype: KUN).

· **物种文献** · Al-Shehbaz A. Ihsan, Yue Jipei, Deng Tao, Chen Hongliang. *Draba dongchuanensis* (Brassicaceae), a new species from Yunnan, China [J]. *Phytotaxa*, 2014, 175(5): 298 - 300.

· **形态特征** · 多年生草本,丛生;根状茎细长,少分枝,覆有上年叶柄残余物,顶生分枝末端成莲座状。茎高 8～13 cm,直立,基部多分枝,茸毛状,混生长 0.4～1.0 mm 的单毛及小得多的贴伏近无柄的 2 或 3 分枝毛,上部单一,顶端近茸毛状,常被贴伏近无柄的 2 分枝毛,混生少量单毛。基生叶莲座状,无柄;叶片倒卵形或倒披针形至狭长圆形,长 5～10 mm,宽 2.0～2.5 mm,背面被长 0.7～1.0 mm 的单毛,有时混生少量较小的 4 射线的星状毛,表面近无毛,有时上部被单毛,边缘全缘,具长 0.8～1.5 mm 的单毛构成的刚毛状缘毛,先端钝;茎生叶 5～8 枚,无柄,长圆形至长圆状披针形,中部叶长 7～13 mm,宽 1.5～2.8 mm,被毛与基生叶相同,基部微耳状,上部叶变窄,叶基不呈耳状。总状花序 6～30 小花,最下部的一或二花具苞片,在果期显著伸长;花序轴直,被短柔毛;中下部果梗长 8～12 mm,向外展开,向上微弯曲,外侧具近无柄叉状或近星状短柔毛,混生少量单毛,内侧毛;萼片黄色,宽卵形,长 1.8～2.5 mm,上升,背面疏生短柔毛,侧面稍呈囊状,边缘膜质;花瓣黄色,倒卵形,长 3～4 mm,宽 1.5～2.0 mm,先端微缺;爪长达 0.5 mm;花丝黄色,近等长,长 1.5～2.0 mm,基部膨大;花药卵形,长 0.3～0.4 mm;子房无毛,具 4～8 枚胚珠。果实披针状线形,长 7～10 mm,宽 2.0～2.5 mm,上升,具隔膜,无毛,不扭曲;果瓣无毛,脉不明显,基部钝,先端锐尖;雌蕊柄长 0.2～0.5 mm;花柱长 0.3～0.5 mm。种子棕色,卵形,长 1.5～2.0 mm,宽 0.7～1.0 mm。

· **分布生境** · 分布于云南省昆明市东川区。生长于海拔 4 020 m 的高山草甸。

· **识别要点** · 东川葶苈以花黄色,花丝基部明显膨大而易与喜马拉雅其他葶苈属植物相区别,唯一与其上述形态特征相似的物种是分布于甘肃省和青海省的穴丝荠 *D. draboides*,但穴丝荠具有发达的匍

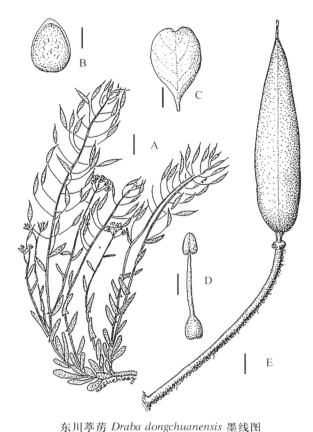

东川葶苈 *Draba dongchuanensis* 墨线图
（Al-Shehbaz, et al.; 2014）

A 植株；B 花萼；C 花瓣；D 雄蕊；E 果实和果梗

匍茎，毛卷曲，茎常无叶，果实广卵形至卵状椭圆形
而不同。

珠芽山萮菜

Eutrema bulbiferum Y. Xiao & D. K. Tian

· 模式标本 · CHINA. Hunan: Longshan, Oolong Mountain National Geopark, 29°10′32″N, 109°28′23″E, 847 m, 15 April 2013, LS - 1634 (holotype: CSH0072379; isotypes: JIU, MO, TAI, A, HAST).

· 物种文献 · Xiao Yan, Li Chun, Hsieh Tungyu, Tian Daike, Zhou Jianjun, Zhang Daigui, Chen Gongxi. *Eutrema bulbiferum* (Brassicaceae), a new species with bulbils from Hunan, China [J]. *Phytotaxa*, 2015, 2015, 219(3):233 - 242.

· 形态特征 · 多年生草本，高 50～90 cm，植株上部无毛或疏生柔毛，根状茎不肉质。茎外倾，中部和上部叶腋处或基部具莲座状肉质珠芽。基生叶具叶柄，长 7～15 cm，叶片心形至卵形，长 3～6 cm，宽 3～6 cm，基部心形，边缘稍波状或近全缘，掌状脉，脉末端具明显短细尖胼胝体，先端圆形或钝，无毛或具单毛；茎生叶互生，叶柄长 1.5～4.0 cm，叶片宽卵形至卵状心形，长 2～4 cm，宽 2～4 cm，掌状脉，基部和边缘与基生叶相同，先端锐尖。总状花序只在最下部的花上具苞片，在果期显著变长；果梗有时下弯，近贴于茎，长 1.0～1.5 cm；萼片卵形，长 1.5～2.5 mm，宽 1.0～2.0 mm；花瓣白色，长圆形，长 3.5～6.0 mm，宽 1.5～3.0 mm，先端钝至圆形；具爪，爪长 0.5～1.1 mm；雄蕊 6，四强雄蕊，外部 2 枚短于内部 4 枚；花丝白色，长 2.0～2.5 mm，窄圆锥形；花药卵形，长 0.3～0.5 mm，先端钝；雌蕊长

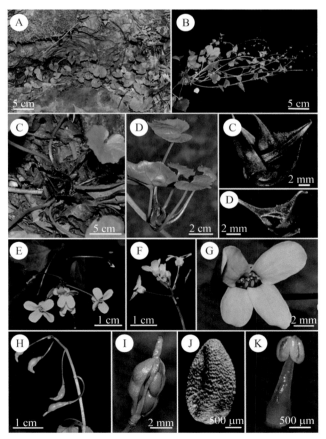

珠芽山萮菜 *Eutrema bulbiferum* 彩色图（Xiao, et al.; 2015）

A 生境；B 植株；C 茎基部珠芽；D 叶腋处珠芽；E 花序正面观；F 花序侧面观；G 花正面观；H 果序；I 开裂的角果和种子；J 种子；K 雄蕊

1.5～2.0 mm,子房每室 1～4 枚胚珠,雌蕊柄明显或不明显,隔膜完整;柱头头状,不裂或稀 2 裂。长角果开裂,短棒状,略呈四棱形,长 5～8 mm,宽 2～3 mm,顶端弯曲,具喙,喙长 2.5 mm。种子双列,长圆形至卵形,丰满无翅,长 2.5～3.5 mm,宽 1.5～2.0 mm;种皮不明显网状至蜂窝状,潮湿时有点黏。花期 3～4 月,果期 4～5 月。

·**分布生境**·分布于湖南省龙山县和吉首市。生长于海拔 410～847 m 的溪边石灰石墙或瀑布下的潮湿斜坡上。

·**识别要点**·珠芽山萮菜形态上与日本山萮菜 *E. tenue* 和山萮菜 *E. yunnanense* 相似,但珠芽山萮菜的叶腋或茎基部附近具莲座状肉质珠芽,子房每室胚珠较少,1～4 枚,长角果顶端弯曲,具长达 0.25 mm 的长喙而不同。

竹溪山萮菜
Eutrema zhuxiense Q. L. Gan & X. W. Li

·**模式标本**·CHINA. Hubei: Zhuxi Co., Taoyuan, Liu-shu-ping, Wangjiashan, 1 100 m, 28 Mar. 2007, Q. L. Gan 1890 (holotype: HIB).

·**物种文献**·Gan Qiliang, Li Xinwei. A New Species of *Eutrema* (Brassicaceae) from Central China [J]. *Novon*, 2014, 23(2): 162 - 164.

·**形态特征**·多年生草本,高 10～55 cm;根状茎肉质,茎直立,单一,或末端 2 至 4 分枝,多叶,基部几枚至多数,无毛,具白霜。基生叶 5～16,莲座状;叶柄长 5～19 cm,光滑,紫色或绿色;叶片卵形或宽卵形,长 3～16 cm,宽 3～16 cm,两面均无毛,叶面绿

珠芽山萮菜 *Eutrema bulbiferum* 墨线图(Xiao, et al.; 2015)

A 植株;B 果序;C 叶腋处珠芽;D 花序;E 花正面观;F 花瓣;
G 茎基部珠芽;H 雄蕊正面观;I 雄蕊背面观;J 雌蕊;K 种子

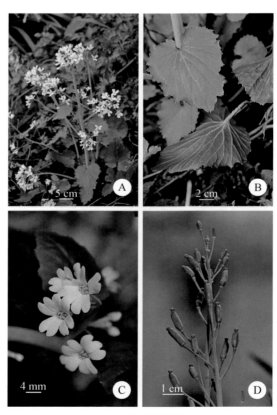

竹溪山萮菜 *Eutrema zhuxiense* 彩色图(Gan, et al.; 2014)

A 果期植株;B 叶;C 花;D 成熟的果和果梗

色,背面紫绿色,纸质,基部心形,边缘波状或粗锯齿状,具细尖胼胝质,顶端钝,微缺;中部茎叶2或3,有时多,与基生叶相似但略小,叶缘具粗齿。总状花序,具10~30朵花,无毛,无苞片;花梗丝状,长1~3 cm,在果期上升;花萼卵形至匙形,长2.8~3 mm,宽2.5 mm,白色或背面中间绿色边缘白色,易枯萎;花瓣白色,倒卵形,长6~7 mm,宽4~5.5 mm;花丝白色,长2~2.2 mm;花药卵形,长1.5 mm;子房长圆形,无花柱,柱头圆,扁平;每室6~20枚胚珠。果椭圆形或线形,长5~12 mm,宽1.5~3 mm,圆柱状或略扁,非球形;果瓣无明显中脉。种子菱形,长1 mm。

· 分布生境 · 分布于湖北省竹溪县。生长于海拔700~1 500 m处的潮湿地或山地森林的岩石中。

· 识别要点 · 竹溪山萮菜与永顺堇叶芥 E. yungshunense 相似,主要区别在于竹溪山萮菜茎灰绿色,叶片更大,叶背紫色,萼片和花瓣较大,果实较长,种子较少。

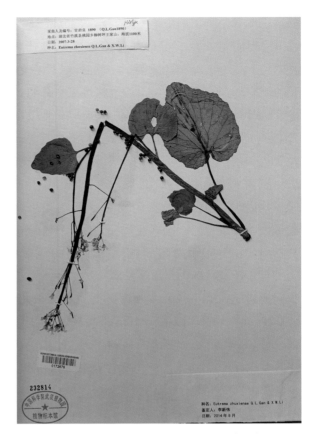

竹溪山萮菜 *Eutrema zhuxiense* 腊叶标本

42. 石竹科
Caryophyllaceae

武夷山孩儿参
Pseudostellaria wuyishanensis X. Luo & Q. Y. Yang

· 模式标本 · CHINA. Fujian: Wuyishan National Park, on rocks along a stream, ca. 1700 m a.s.l, 1 May 2019, Xiao Luo, et al. 20190501 (holotype: FAFU; isotype: FAFU)

· 物种文献 · Luo Xiao, Yang Qiyi, Zhang Zhe, Zhu Pan, Ma Liang, Chen Xinyan, Lin Shuyi, Chen Shipin. *Pseudostellaria wuyishanensis*, a new species of Caryophyllaceae from Fujian, China [J]. *PhytoKeys*, 2021, 181:21 - 28.

· 形态特征 · 多年生植物。块根绿色,纺锤形,长0.4~0.6 cm,宽0.2~0.3 cm。茎直立,高6~7 cm,纤细,基部不分枝,顶端假二叉状分枝,具匍匐茎,具一排绒毛。叶对生,全缘,长1~1.6 cm,宽0.5~0.7 cm;近中部叶片倒披针形,基部变狭成柄,顶端锐尖;上部叶卵形,具短柄,膜质,两面无毛,正面绿色,背面淡绿色,顶端锐尖,基部疏生缘毛,通常具约

0.5 mm 的小尖刺,基部稀疏睫毛状,羽状脉,侧脉 3～4 对,不明显。开放受精花单生于顶部或叶腋;花梗直立,长约 2 cm,具柔毛;花萼 5,绿色,披针形,长约 3 mm,外面稍具柔毛,边缘膜质,无毛;花瓣 5,长圆形,稍长于萼片,长约 4 mm,顶部微缺,基部具一短爪;雄蕊 10,稍短于花瓣,长约 4 mm;花丝无毛;花药紫红色,肾形;子房圆锥状,长约 2 mm,宽 0.9 mm,花柱 2,细长,长约 3 mm,反卷,长于子房,胚珠多数。未见闭锁花受精花和果实。花期 6 月。

· 分布生境 · 分布于福建省南平市武夷山国家公园。生长于海拔 2 000 m 的落叶阔叶林中。

· 识别要点 · 武夷山孩儿参在形态上与异花孩儿参 *P. heterantha* 相似,但武夷山孩儿参具有匍匐茎,顶部分枝,高 6～7 cm,茎上有一排绒毛,叶片更小,长 1～1.6 cm,宽 0.5～0.7 cm,花梗更短,长约 2 cm,花萼外面稍具柔毛,边缘膜质,花柱 2 等特点而不同。

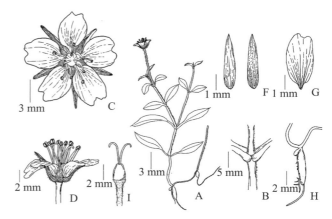

武夷山孩儿参 *Pseudostellaria wuyishanensis* 墨线图
(Luo, et al.; 2021)

A 植株;B 茎;C 花;D 花侧面观;F 花萼;G 花瓣;H 块根;I 雌蕊

俯卧繁缕
Stellaria procumbens Huan C. Wang & Feng Yang

· 模式标本 · CHINA. Yunnan Province: Luquan County, Zhuanlong town, Jiaozishan National Nature Reserve, 26°04′58″N, 102°51′04″E, elev. 3 380 m, 12 July 2019, H. C. Wang, et al. LQ 7217 (holotype: YUKU; isotypes: YUKU).

· 物种文献 · Yang Feng, Liu Xiaolan, Li Yuran, Tian Ye, Wang Huanchong. *Stellaria procumbens* sp. nov. and *S. amplexicaulis* comb. & stat. nov. (Caryophyllaceae) from Southwest China [J]. *Phytotaxa*, 2020, 435(2): 192-202.

· 形态特征 · 多年生草本,全株无毛。茎匍匐,纤细,长 5～10 cm,多分枝,扩散或稍上升,有时具不定根。叶无柄,线形或针形,常稍下倾,长 4～15 mm,宽 0.3～0.7 mm,先端渐尖,基部稍窄,叶面深绿色,背面稍浅绿。叶面中脉稍凹陷。花序腋生,聚伞状,1～2(～5)花;花序梗不等长,纤细,无毛,长 0.3～2.5 cm;苞片狭披针形,长 1～2 mm,边缘白色,膜质;花梗纤细,长 1～2.5 cm;萼片 5,卵形,长 2～3 mm,宽 0.5～1.5 mm,顶端稍渐尖,边缘膜质;花瓣 5,长 2.5～3.5 mm,近相等或稍长于萼片,近基部 2 裂,裂片近线形;雄蕊 10,花丝线形,花药稍紫色,短于花瓣;子房卵球形;花柱 3～5。蒴果黄至棕黑色,卵

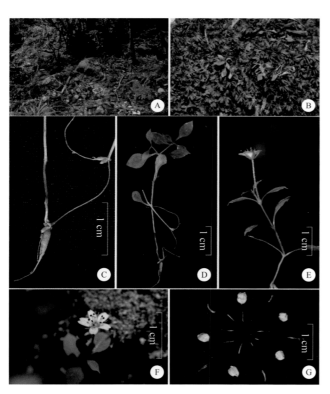

武夷山孩儿参 *Pseudostellaria wuyishanensis* 彩色图
(Luo, et al.; 2021)

A 生境;B 植株;C 块根;D 植株;E 花期植株;F 花;G 花解剖

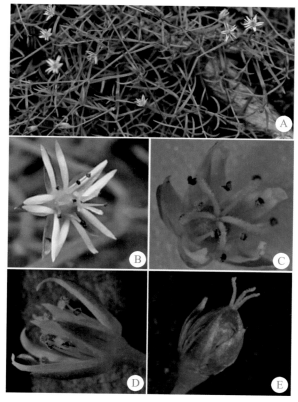

圆形,长 3～4 mm,稍长于宿存萼片。种子多数,扁圆形,深红棕色至褐色,长 0.5～0.7 mm,直径 0.4～0.5 mm。花果期 6～8 月。

· 分布生境 · 分布于四川省雷波县、越西县、峨眉山市、天全县和云南省禄劝彝族苗族自治县、维西傈僳族自治县、泸水市、大理市。生长于海拔 2 100～3 800 m 的潮湿草地、溪边岩坡及亚高山森林下。

· 识别要点 · 俯卧繁缕与长叶繁缕 S. longifolia 形态上最相似,主要区别在于其茎圆柱形,长 5～10 cm,叶长 0.4～1.5 cm,宽 0.3～0.7 mm,叶的长宽比为 13～23,聚伞花序通常具 1～2 朵花,花序梗长 0.3～2.5 cm。

俯卧繁缕 *Stellaria procumbens* 彩色图(Yang, et al.; 2020)

A 植株;B 花;C 花顶面观;D 花侧面观(示萼片);E 果实

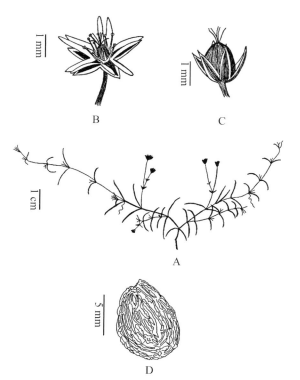

俯卧繁缕 *Stellaria procumbens* 墨线图(Yang, et al.; 2020)

A 植株;B 花;C 果实;D 种子

竹溪繁缕
Stellaria zhuxiensis Q. L. Gan & X. W. Li

· 模式标本 · CHINA. Hubei, Zhuxi County, Jiangjiayan Town, Longyang Village, in the grassland by the mountain road, altitude 800 m, 109°31′55.57″E, 32°17′03.06″N, 23 May 2013, X. W. Li 550 (holotype: HIB).

· 物种文献 · Gan Qiliang, Li Xinwei. *Stellaria zhuxiensis* (Caryophyllaceae), a New Species from Hubei, China [J]. *Annales Botanici Fennici*, 2014, 51:22 - 24.

· 形态特征 · 多年生草本,被星状毛。根纤维状。茎铺散,绿色或略带紫色,长 0.3～1 m 或更长,直径 1～2 mm,下部分枝,密被灰色星状毛,下部茎节处生不定根。叶对生,绿色或略带紫色,两面密被星状毛,阔卵形或卵状心形,长 0.6～3.9 cm,宽 0.5～3.5 cm,顶端急尖,基部圆形或心形,中脉表面凹陷,背面明显,侧脉 4～5 对,边缘网结;叶柄长 1～3 mm,被星状毛。由稀少的花组成聚伞花序,花 3～12 或更多,密被星状毛;苞片卵形,先端钝,两面密被星状毛,花梗不等长,长 3～6.5 cm;花白色;萼片 5,披针形,长 6～7 mm,宽 1.5 mm,顶端渐尖,外面被星状毛,边缘膜质;花瓣 5,白色,倒卵形,2 深裂至近基部,长为萼片 1.5～2 倍,无毛;雄蕊 10,短于花

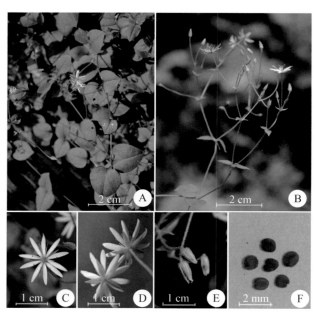

竹溪繁缕 *Stellaria zhuxiensis* 彩色图(Gan, et al.; 2014)

A 植株;B 花序;C 花正面观;D 花背面观;E 蒴果;F 种子

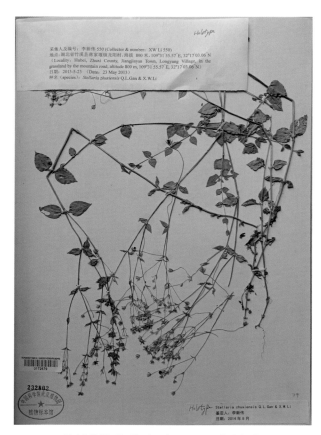

竹溪繁缕 *Stellaria zhuxiensis* 腊叶标本

瓣,花丝白色,花药橙色;花柱 3,粗壮,略弯,不反折。蒴果狭卵形,长 7～8 mm。种子多数,肾形,细小。花期 4～6 月,果期 6～7 月。

· 分布生境 · 分布于湖北省竹溪县。生长于海拔约 800 m 的山路边和山坡草地中。

· 识别要点 · 中国繁缕属仅竹溪繁缕、箐姑草 *S. vestita* 和内弯繁缕 *S. infracta* 3 个种的茎、花序、叶、花萼被星状毛,其中内弯繁缕以叶片披针形或线状披针形,稀狭卵形,长 3～5(～9)mm 宽而不同于另外两个物种,而竹溪繁缕与箐姑草的区别主要在于竹溪繁缕叶片阔卵形或卵状心形,花瓣长 9～11 mm,而箐姑草叶片卵形或椭圆状披针形,花瓣 4～6 mm。

43. 商陆科

Phytolaccaceae

鄂西商陆

Phytolacca exiensis D. G. Zhang, L. Q. Huang & D. Xie

· 模式标本 · CHINA. W Hubei, Shennongjia National Nature Reserve, Hongping Town, Hongpinhualang, 31°40′N, 110°25′E, 1856 m a. s. l., 8 July 2014, Zhang et al., zdg10065 (holotype: JIU64443; isotypes: PE02108408, CMMI025250)

· 物种文献 · Xie Dan, Qian Dan, Zhang Menghua, Wang Yeqing, Wu Yu, Huang Luqi, Zhang Daigui. *Phytolacca exiensis*, a new species of Phytolaccaceae from west of Hubei province, China[J]. *Phytotaxa*, 2017, 331(2): 224 - 232.

· 形态特征 · 多年生草本植物, 高达 2 m, 除了叶柄和叶片外其余部分不具白色针晶。根锥形, 直立, 肉质, 直径达 14 cm。嫩芽红色, 粗壮, 没有鳞片。初生叶小, 鳞片状。茎直立, 肉质, 圆柱形, 中空, 分枝多, 具棱线, 绿色, 底部有时呈紫红色。叶互生, 椭圆形或卵状披针形, 顶端渐尖, 基部楔形, 边缘全缘, 长 7～40 cm, 宽 5～16 cm, 表面散布白色针晶。叶柄近圆形, 上面有凹槽, 长 1～4 cm, 无托叶。叶面中脉平坦, 侧脉 7～10 对, 不达叶缘, 彼此连接成网状, 之间具短脉, 背面叶脉隆起。植物雌雄异株。花序直立, 顶生或侧生。花被片 5, 有时 6 或 7, 对称, 卵状长椭圆形或近圆形, 微后翻, 顶端圆。雄花序: 花序轴长 25～30 cm, 密被白色针晶。花序梗长 3～4 cm, 花梗长 1～2 cm, 中部以下近基部常具 1 枚长 0.4～0.6 cm 的钻形小苞片。花被片黄绿色, 长约 0.5 cm。雄蕊 12～19, 两轮排列。花丝扁平, 三角状披针形, 外轮花丝长 3～4 mm, 内轮花丝长约 2 mm。花药长椭圆形, 白色, 背着生, 长约 1 mm。退化子房近圆形, 退化花柱 5, 偶 4, 长约 0.5 mm, 近直立。雌花序: 花序轴长 15～35 cm, 密被白色针晶。花序梗长 3～4 cm, 花梗长 6～8 mm, 中部常具 1 枚长 0.4～0.6 cm 的钻形小苞片。花被黄绿色, 长约 0.3 cm。子房上位, 球形, 绿色, 由 4～5 枚具边缘的心皮复合而成。花柱 5, 稀 4, 反曲, 长约 1.5 mm。退化雄蕊宿存, 长约 1.6 mm, 退化雄蕊的花丝比花药短。果序直立, 浆果扁球形, 直径约 0.7 cm, 成熟时呈紫黑色, 具 5 个明显的边缘。有时只有 2 或 3 枚心皮正常发育。残存的花被呈紫红色, 位于果实的基部。花期 5～7 月, 果期 7～9 月。

· 分布生境 · 分布于湖北省五峰土家族自治县后河国家级自然保护区和红坪镇神农架国家级自然保护区红坪画廊。生长于海拔 1353～1600 m 的混交林缘、阔叶林下或陡坡上砍伐后的山毛榉、栎、桦林中。

· 识别要点 · 鄂西商陆与东非和马达加斯加分布的十蕊商陆 *P. dodecandra* 相近, 但鄂西商陆心皮合生, 苞片钻形, 长 0.4～0.6 cm, 雄花中外轮花丝长 3～4 mm, 内轮花丝长约 2 mm, 雌花中退化雄蕊的花丝比花药短, 雄蕊 12～19。此外, 鄂西商陆与国内的多雄蕊商陆 *P. polyandra* 形态上也具有一些相似之处, 但鄂西商陆花被早期为绿色, 心皮 5, 钻形苞片较长, 长 0.4～0.6 cm, 雌雄异株而易于区分。

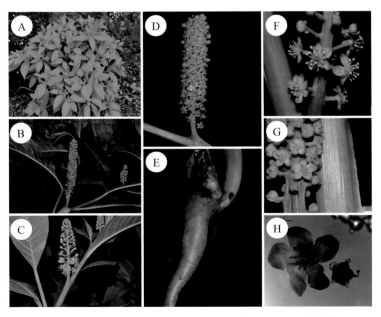

鄂西商陆 *Phytolacca exiensis* 彩色图片 (Xie et al.; 2017)
A 生境; B 果序; C 雄花序; D 雌花序; E 根; F 雄花; G 雌花; H 心皮

44. 凤仙花科
Balsaminaceae

保康凤仙花
Impatiens baokangensis Q. L. Gan & X. W. Li

· **模式标本** · CHINA. Hubei, Baokang County, Longping Town, Dashui Forest Farm, roadside ditch, altitude 1 430 m a. s. l., 31°41′15.036″N, 111°20′32.283 6″E, 29 September 2015, X. W. Li 15901 (holotype: HIB).

· **物种文献** · Gan Qianliang, Li Xinwei. *Impatiens baokangensis* (Balsaminaceae), a New Species from Hubei, China [J]. *Annales Botanici Fennici*, 2016,53(3):145-148.

· **形态特征** · 一年生草本,高 50～230 cm,光滑无毛。茎直立,粗壮,基部直径可达 4 cm,茎节膨大,茎下部裸露,上部分枝;分枝扩展,纤细。叶互生,膜质;叶柄长 0.3～6 cm;叶片背面淡绿色,正面深绿色,卵形或卵形长圆形,长 5～12.5 cm,宽 4～8.4 cm,侧脉 5～9 对,近基部具柄腺纤毛,基部宽楔形或浅心形,边缘具粗圆齿,齿微凹,先端钝或短急尖。花序生上部叶腋,1～3(5)朵;总花梗长 1～2.5 cm;花梗长 1～2 cm,纤细,在上部具苞片;苞片绿色,宿存,披针形,长 1.5～2 mm,宽 1 mm。花浅紫蓝色,长 3.5～5 cm;侧生萼片 2,圆形或卵圆形,长 7～9 mm,宽 6～8 mm,不等边三角形,具网脉,先端骤尖,背面黄色具棕色斑点;唇瓣深囊状,深 1～1.8 cm,基部凹,背面具紫红色斑点,骤缩成弯曲的距;距绿色,长 7～9 mm,浅二裂;唇瓣口部斜,长 7～10 mm,宽 9～13 mm,尖端渐尖;旗瓣圆形,长 9～11 mm,宽 15～17 mm,背面中脉具宽峭,高达 3～5 mm;翼瓣不成爪状,伸长,长 2.5～3.2 cm,2 裂;上部裂片倒卵状长圆形或卵形,长 5～6 mm,宽 4.5～5 mm;下部裂片反折,爪状,倒卵状长圆形,先端急尖;花丝粗壮,圆柱形,长 1～1.5 mm,花药成熟后伸长;花药卵球形,长 3～4 mm,宽 2.5～3 mm,先端急尖,成熟时彼此附着;子房直立,梭状,长 3 mm,宽 1 mm,无毛。蒴果线形,长 4～6 cm,宽 0.4～0.5 cm。种子 5～9,长圆形,长 3～5 mm,干燥时棕色。花果期 9～10 月。

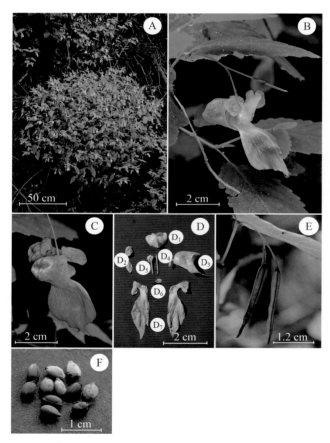

保康凤仙花 *Impatiens baokangensis* 彩色图
(Gan, et al.; 2016)

A 植株;B 花侧面观(示旗瓣中脉具宽峭);C 花背面观(示唇瓣基部截形,具凹陷);D 花解剖(D_1旗瓣;D_2侧萼片;D_3唇瓣;D_4子房;D_5成熟雄蕊;D_6未成熟雄蕊;D_7翼瓣);E 果实;F 种子

·分布生境· 分布于湖北省保康县龙坪镇大水林场。生长于海拔 1 430 m 的林缘、路边沟中。

·识别要点· 与顶喙凤仙花 I. compta 相似,主要区别在于保康凤仙花旗瓣背部中肋具明显的鸡冠状凸起,唇瓣基部凹,翼瓣下裂片成爪。此外,本种还和大鼻凤仙花 I. nasuta 相近,主要区别在于保康凤仙花旗瓣背部中肋具半圆形鸡冠状凸起,翼瓣上裂片较窄,蒴果更长。

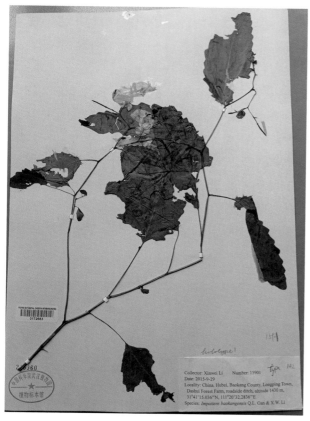

保康凤仙花 Impatiens baokangensis 腊叶标本

毛旗凤仙花
Impatiens dasyvexilla Q. L. Gan & X. W. Li

·模式标本· CHINA. Hubei: Zhuxi, Taoyuan Town, Duiwoping Village, Wuhuya, along the path near the forestmargin, 31°42′35″N, 109°50′13″E, 1 477 m, 24 Sep. 2019, X. W. Li 191721 (holotype: HIB).

·物种文献· Gan Qiliang, Li Xinwei. *Impatiens dasyvexilla*, a New Species of Impatiens (Balsaminaceae) from Hubei, China [J]. *Novon*, 2020, 28 (4):253 - 255.

·形态特征· 一年生草本,高 25～60 cm。茎直立,自基部分枝,节膨大,基部直径可达 10 mm,无毛,中部直径 4～7 mm,顶部具白色短柔毛和软刺。叶互生,膜质,茎顶部密集;叶柄长 0.5～4.5 cm,被微柔毛;叶片宽卵形或卵形,长 2～9.5 cm,宽 1.5～5.5 cm,先端渐尖,基部楔形,渐狭成叶柄,具 1～2 对圆锥状腺体,边缘具圆齿,齿具小短尖,中脉在背面凸出,侧脉 4～7 对,表面被微柔毛,背面仅沿中脉具粗毛。单花腋生,蓝紫色,长 2.3～3.5 cm;花梗长 2～3.5 cm,纤细,密被短柔毛,苞片 1,着生于花梗中部以上,线形,长 4～5 mm,宽 1 mm,具柔毛,宿存;侧生萼片 2,淡黄色,卵形,长 3～5 mm,宽 1.5～2.5 mm,具柔毛,先端渐尖或尾状,边缘具缘毛,全缘,中脉不明显;唇瓣有时具紫色斑点,狭漏斗状,包括距长 2.4～2.8 cm,基部缩小成距,距长 1.2～1.5 cm,弯曲,纤细,先端 2 裂;唇瓣口稍偏斜,长 11～13 mm,宽 4～6 mm,外表面被短柔毛;旗瓣蓝紫色,宽卵形,长 8～11 mm,宽 7～10 mm,先端圆形或微缺,腹面中部密被长硬毛,背面中脉具狭窄龙骨状突起,龙骨突先端圆形;翼瓣 3 裂,不具爪;基部裂片具紫色斑点,耳状,长 3～4 mm,宽 2.5～3 mm,先端圆形;上部裂片离生,蓝紫色,具紫色条纹,宽长圆形,长 13～15 mm,宽 12～14 mm,在内侧半裂;花丝圆柱状,长 2～4 mm,宽 1～1.5 mm;花药宽卵形,顶部锐尖,长 1 mm,宽 1 mm;子房线形,长 3～4 mm。蒴果线形,长 3～4 cm。种子 6～10,干燥时黑色,卵状椭圆形,长 2～2.5 mm,宽 2 mm,具瘤。

·分布生境· 分布于湖北省竹溪县。生长于海拔 700～1 480 m 的路边沟渠和林缘。

·识别要点· 毛旗凤仙花形态上与睫毛萼凤仙花 I. blepharosepala 相似,主要区别在于毛旗凤仙花茎具柔软的皮刺,花梗密被短柔毛,旗瓣具长硬毛,侧生萼片具柔毛,翼瓣上部裂片内侧半裂;而睫毛萼凤仙花茎无皮刺,花梗无毛,旗瓣无毛,侧生萼片仅边缘具缘毛,翼瓣上部裂片全缘或在边缘具小齿。

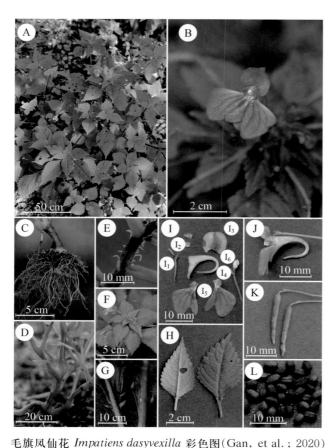

毛旗凤仙花 *Impatiens dasyvexilla* 彩色图(Gan, et al.; 2020)

A 种群；B 花顶面观；C 根；D 下部茎；E 茎刺；F 花序；G 叶基腺体；
H 叶；I 花解剖(I₁花梗和子房；I₂侧萼片；I₃旗瓣；I₄唇瓣；
I₅翼瓣；I₆花药)；J 花侧面观；K 果实；L 种子

琴叶凤仙花

Impatiens pandurata Y. H. Tan & S. X. Yu

· **模式标本** · CHINA. Yunnan, Malipo County, Tianbao, Bajiaoping, limestone forests, elev. 1250m, 22°57′44″N, 104°51′45″E, 30 Oct 2012, Yun-Hong Tan 5728 (holotype: HITBC; isotype: PE).

· **物种文献** · Tan Yunhong, Liu Yannan, Hong Jiang, Zhu Xinxin, Zhang Wei & Yu Shengxiang. *Impatiens pandurata*, (Balsaminaceae), a new species from Yunnan, China [J]. *Botanical Studies*, 2015, 56:29.

· **形态特征** · 多年生草本植物。高 20～30 cm, 光滑无毛。茎直立, 肉质, 不分枝或分枝, 下部节不明显。

叶轮生, 在茎的顶端簇生, 叶片倒披针形至线状披针形, 长 5～7 cm, 宽 1～1.5 cm, 先端渐尖, 基部楔形, 上面深绿色, 下面淡绿色, 有时具灰色斑块, 边缘为具尖刺的深圆齿；叶脉不明显；叶柄 0.8～1.2 cm。总状花序单生在上部叶腋, 长 5～7 cm, 具 2～3(一5)花。花梗细, 长 15～20 mm；苞片卵形到披针形, 长 7～9 mm, 锐尖；花冠淡黄色或奶油色, 侧生萼片 4, 外层 2 枚较大, 卵状披针形, 两侧不对称, 具 2～3 条脉, 黄绿色, 基部圆形, 先端渐尖至尾尖, 长 7.8～9.1 mm, 宽 3.3～3.7 mm；内层 2 枚较小, 长 10.7～11.4 mm, 宽 1.2～1.6 mm, 两侧不对称, 先端渐尖, 下萼片不含距长 2.5～3 cm, 囊状, 距长 5～5.6 mm；旗瓣长 12.5～13.5 mm, 宽 11.6～12.3 mm, 圆形, 顶端圆钝, 基部宽楔形, 急狭成柄, 中脉明显, 中肋龙骨状突起；翼瓣长 2.1～长 2.4 cm, 下裂片长 11.5～12.5 mm, 宽 5～5.5 mm, 长圆形, 上裂片长 21～24 mm, 宽 4.5～5.5 mm, 椭圆形, 先端微缺, 内侧缘无附属物；雄蕊 5, 花丝线形, 长 2～3 mm；花药钝；子房棒状, 顶端膨大。蒴果锤状, 种子椭圆形。花果期 9～12 月。

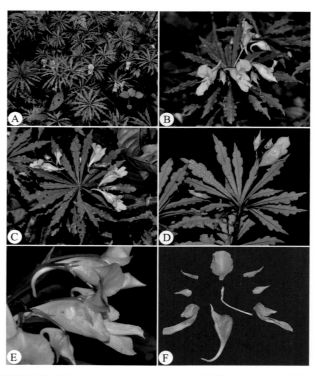

琴叶凤仙花 *Impatiens pandurata* 彩色图(Tan, et al.; 2015)

A 生境；B 植株；C 叶正面观；D 叶背面观；E 花侧面观；F 花解剖

· 分布生境 · 分布于云南省麻栗坡县和金平苗族瑶族傣族自治县。生长于海拔 1 000～1 200 m 的常绿阔叶林下。

· 识别要点 · 琴叶凤仙花与大叶凤仙花 I. apalophylla 和棒凤仙花 I. claviger 形态上较为相似,均具总状花序,花萼侧裂片 4,棒状蒴果及椭圆形种子,但琴叶凤仙花叶片倒披针形并聚生枝顶,花黄色,旗瓣具柄,中肋龙骨状突起而不同。

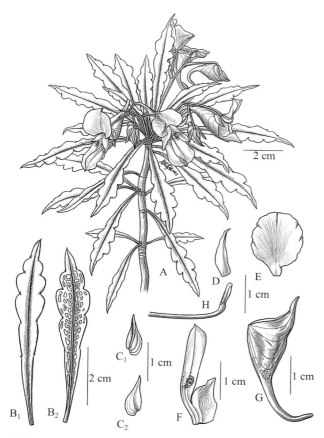

琴叶凤仙花 Impatiens pandurata 墨线图(Tan, et al.; 2015)
A 植株;B 叶;C 外侧萼片;D 内侧萼片;E 旗瓣;
F 翼瓣;G 唇瓣;H 未成熟蒴果

盛兰凤仙花
Impatiens shenglanii Q. L. Gan & X. W. Li

· 模式标本 · CHINA. Hubei, Zhuxi County, Tianbao Town, Gaoqiao Village, Wangjiashan, roadside on mountain slope, 1 190 m a. s. l.,

31°54′49″N, 109°50′57″E, 2 August 2019, Li X. W. 191001 (holotype: HIB).

· 物种文献 · Gan Qiliang, Ke Zunwei, Li Xinwei. *Impatiens shenglanii* (Balsaminaceae), a new species from central China and its phylogenetic position [J]. *Annales Botanici Fennici*, 2020, 57: 217 – 221.

· 形态特征 · 一年生植物,高 50～325 cm,无毛。茎直立,粗壮,直径 0.5～4 cm,上半部分分枝,节膨大;茎、枝和花序梗具白霜,密生紫色斑点。叶互生;叶柄长 1～7 cm;叶膜质,卵形或卵状椭圆形,稍有白霜,有时背面具紫色斑点,长 3.5～20.5 cm,宽 2.5～12.5 cm,基部心形,偏斜,先端锐尖,边缘具粗圆齿,齿微缺,中脉在正面稍凹陷,背面凸出,侧脉 7～11 对。花序生于上部叶腋处,花 1～3 朵;花序梗长 2～2.5 cm;花梗长 1～3 cm,纤细,中部以下具 1～2 枚苞片;苞片宿存,披针形,长 2～3 mm,宽 1～1.5 mm,紫色带绿色;花大,多数,长 3.5～4 cm;侧生萼片 2,卵圆形,长 1～1.2 cm,宽 0.7～1.1 cm,两侧不对称,边缘全缘,中脉 5～7,网状,先端长尾状;旗瓣扁圆形,长 1～1.7 cm,宽 1.6～2 cm,背面白色,正面蓝色,先端具小短尖,背面中脉加厚,中部以上成长冠,冠长 2～2.8 cm,钻形,直而前倾,不具钩;翼瓣不具爪,伸长,长 3.4～3.6 cm,压平时膝状弯曲,2 裂;基部裂片宽楔形,长 8～11 mm,宽 4～5 mm,具黄色斑点;上部裂片斧形,长 2～2.6 cm,宽 1～1.6 cm,蓝色;唇瓣橙色,伸长,深 2～2.8 cm,杯状,口部偏斜,基部缩小成长 1～1.3 cm 的弯曲距;口偏斜,宽 1～1.3 cm,上唇稍突出或截形,下唇突出 1 cm,顶端渐尖;花丝圆筒状,长 1～5 mm,宽 1～1.5 mm,伸长,花后弯曲;花药三角状卵球形,长 3～4 mm,宽 2.5～3 mm,先端渐尖;子房直立,纺锤形,长 5 mm,宽 1 mm。蒴果线形,长 3～5 cm,宽 6～7 mm。种子 1～4 粒,长圆形,长 6 mm,成熟时黑色。花果期 8～10 月。

· 分布生境 · 分布于湖北省竹溪县。生长于海拔 1 100～1 450 m 的山坡上。

· 识别要点 · 盛兰凤仙花形态上相似于顶喙凤仙花 I. compta,主要区别在于盛兰凤仙花植株高至

325 cm,茎直径 4cm,具明显白霜,花序梗对生叶基部抱茎,侧生萼片先端长尾状,旗瓣背面中脉加厚,中部以上长冠状;冠长 2～2.8 cm,钻形,直,向前倾斜,先端锐尖,翼瓣上部裂片不具弯曲的刚毛,上半部分蓝色,唇瓣上半部分具黄色或棕色斑点,口偏斜,先端渐尖,种子长 6 mm;而顶喙凤仙花植株高仅达 120 cm,茎直径 1 cm,微具或不具白霜,花序梗对生叶基部圆形或楔形,侧生萼片先端骤尖,旗瓣背面中脉薄,在近先端以上冠状,冠长 1～1.5 cm,圆柱形,具钩,先端圆形,翼瓣上部裂片具弯曲的刚毛,上半部分深蓝紫色,唇瓣上部有紫红色斑点,口垂直,先端尖,种子长 3～4 mm。

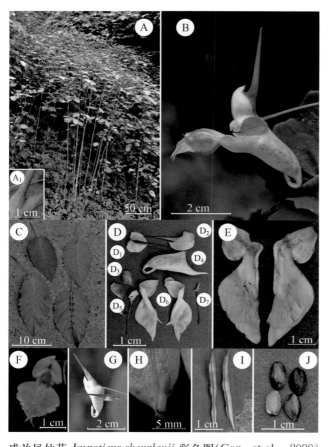

盛兰凤仙花 *Impatiens shenglanii* 彩色图(Gan, et al.; 2020)

A 植株;B 花侧面观;C 叶;D 花解剖(D₁旗瓣正面观;
D₂旗瓣侧面观;D₃侧萼片;D₄旗瓣;D₅花药;D₆翼瓣;
D₇子房);E 翼瓣;F 花正面观;G 花蕾;H 唇瓣的距;I 果实;J 种子

武夷凤仙花

Impatiens wuyiensis J. S. Wang, Y. F. Lu & X. F. Jin

· 模式标本 · CHINA. Fujian, Wuyishan City, Mt. Wuyi, Dawangfeng, moist places by roadside, 27°38′57.13″N, 117°57′47.42″E, alt. 420 m, 23 May 2018, X. F. Jin, et al. 4158 (holotype: ZMNH0068001; isotypes: HTC0021906, KUN, PE, ZJFC).

· 物种文献 · Wang Jiansheng, Lu Yifei, Xu Yueliang, Jin Shuihu, Jin Xiaofeng. *Impatiens wuyiensis* (Balsaminaceae), a new species from Fujian of Southeast China, based on morphological and molecular evidences [J]. *Botanical Studies*, 2020, 61:29.

· 形态特征 · 一年生草本,高 20～75 cm,无毛。茎肉质,直立,通常单生;下部节膨大或稍膨大。叶互生;叶片膜质,卵状椭圆形或椭圆状长圆形,少卵形或长圆形,长 2.5～13 cm,宽 1.5～5.5 cm,先端渐尖,基部楔形,渐狭为长 1～8 cm 的叶柄,上部聚生叶近无柄,边缘具圆齿和短尖,表面深绿色,背面浅绿色和浅红色,侧脉 6～8 对,斜弯。花序短总状或伞形,生叶腋,短于叶;花序梗短于叶柄,长 10～13 mm,具 2～4(5～6)花;花梗长 14～20 mm,基部具苞片;苞片草质,宿存,线形或狭卵状披针形,长 3～4 mm,宽约 0.5 mm,先端渐尖;花金黄色,长 4～5 cm,宽 2～2.2 cm;侧生萼片 2,宽卵形或卵圆形,长 6～7 mm,宽 5.5～6.5 mm,密被紫红色斑点,基部不对称,先端钝,具小短尖,背面中脉具龙骨状突起;唇瓣漏斗状,长 4～4.5 cm,具紫红色条纹,基部变窄成长 2.5～3 cm 稍弯曲的距;口垂直,宽 16～18 mm,先端锐尖;旗瓣圆形,长 11～13 mm,宽 19～21 mm,具紫红色斑点,先端微缺或短尖,背面中脉龙骨状,中部棒状或有角;翼瓣长 22～25 mm,宽 12～14 mm,具紫红色条纹,2 裂;基部裂片长圆形,长 8～9 mm,宽 3～3.5 mm,顶端圆钝,具长 4～4.5 mm 的柄;上部裂片斧形,先端钝,具反折的金黄色叶耳;雄蕊 5,花丝长 4～6 mm,花药卵球形,先端钝；子房纺锤形，长约 3 mm，先端锐尖。蒴果棍棒状，长 10～20 mm，顶端具长 2～3.5 mm 的喙。种子卵球形，褐色，长约 2.5 mm，宽 2 mm，密被疣状突起。花果期 4～9 月。

· **分布生境** · 分布于福建省武夷山市。生长于海拔 220～430 m 的路边或草地的潮湿地方、岩石表面、林下或林缘。

· **识别要点** · 武夷凤仙花与阔萼凤仙花 *I. platysepala* 和淡黄绿凤仙花 *I. chloroxantha* 相似于生境和花的结构，区别在于武夷凤仙花的花金黄色，侧生萼片密生紫红色斑点，旗瓣背面中脉棍棒状或中部有角，苞片草质，线形或狭卵状披针形，长 3～4 mm，宽约 0.5 mm。

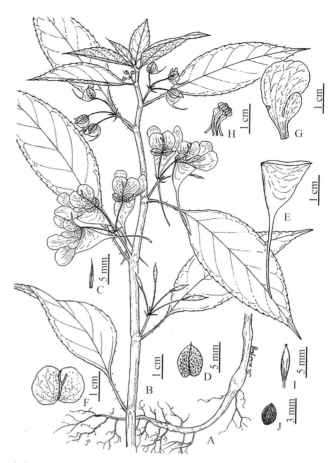

武夷凤仙花 *Impatiens wuyiensis* 墨线图（Wang, et al.；2020）
A 植株下部和根；B 植株上部；C 苞片；D 侧生萼片；E 唇瓣；
F 旗瓣；G 翼瓣；H 雄蕊；I 子房；J 种子

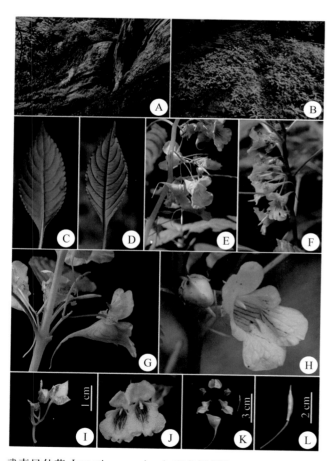

武夷凤仙花 *Impatiens wuyiensis* 彩色图（Wang, et al.；2020）
A～B 生境；C 叶正面观；D 叶背面观；E～F 花序；G 花侧面观；
H 花正面观；I 花梗和苞片；J 旗瓣和翼瓣；K 花解剖；L 蒴果

竹溪凤仙花
Impatiens zhuxiensis Q. L. Gan & X. W. Li

· **模式标本** · CHINA. Hubei, Zhuxi, Quanxi Town, Liujiaping Village, Jigongliang, along stream, 32°0′20″N, 109°38′14″E, 1 344 m, 23 Sep 2019, Lixw 191662（holotype: HIB; isotypes: HIB, PE, KUN, IBK）.

· **物种文献** · Gan Qiliang, Li Xinwei. *Impatiens zhuxiensis*（Balsaminaceae），a new species of from Hubei, China［J］. *Nordic Journal of Botany*, 2020：e02686.

·**形态特征**· 一年生草本植物。主根长 4～5 cm,侧根多。茎直立,高 40～140 cm,粗壮,下部具条纹,稍具白霜,中部直径 0.5～1.5 cm,基部直径可达 2.2 cm,节膨大,中部以上分枝。叶互生,膜质;叶柄长 1～3 cm;叶片卵形或卵状披针形,长 5.0～9.2 cm,宽 2.0～4.5 cm,边缘具顶端微凹的粗圆齿,背面具白霜,表面绿色,基部圆形,先端锐尖;侧脉 5～9 对。花序生于上部叶腋,具 1(或 2)花;花单生时无花序梗,花梗长 1.0～3.5 cm;具 2 朵花时花序梗长 1.5～2.5 cm,花梗长 1～2 cm;花梗上半部具 2 枚苞片,苞片线形,长 1～2 mm,宽 0.5 mm,宿存;花多为黄色,大,长 4～5 cm;侧生萼片 2,卵状披针形,背面黄色,长 8～10 mm,宽 6～8 mm,5 脉,基部不对称,先端渐尖;唇瓣囊状,长 2.8～3.7 cm,黄色,内部具紫色斑点;口倾斜,直径 7～11 mm;基部圆形,骤缩成长 7～10 mm 的弯曲距;距下半部紫红色,先端 2 裂;旗瓣肾形,黄色,长 1.0～1.2 cm,宽 2.0～2.2 cm,先端圆形,具小短尖,中脉背面稍加厚,延伸成长 0.7～1.5 cm 的紫绿色尖喙;翼瓣不具爪,细长,直角状膝曲,2 裂;基部裂片宽楔形,长 7～8 mm,宽 6～7 mm,黄色,腹面具棕色斑点;上侧裂片黄色,半月状披针形,长 2.5～2.8 cm,宽 1.3～1.5 cm,网脉明显,上侧裂片中部以上具两个小裂片,下部裂片具齿,上部裂片线形;花丝粗壮,线形,压扁,长 1.5～3.5 mm;花药卵球形,先端锐尖,长 2～3 mm,宽约 2.5 mm;子房直立,纺锤形,长约 3 mm,宽约 1 mm。蒴果线形,绿色,具条纹,长 35～45 mm,宽 3～4 mm,先端锐尖或渐尖。种子 3～6,长方形,成熟时淡黄色,干燥时黑色,四棱形,一侧具瘤。花果期 8～11 月。

·**分布生境**· 分布于湖北省竹溪县。生长于海拔700～1 500 m 的林缘、路旁或沟渠中。

·**识别要点**· 竹溪凤仙花与大鼻凤仙花 *I. nasuta* 和顶喙凤仙花 *I. compta* 相似于叶边缘具圆齿,蒴果线形,花序少花,旗瓣中脉上具一长喙,但竹溪凤仙花的花黄色,尖喙紫绿色,长 0.7～1.5 cm,种子具瘤,唇瓣的口倾斜,翼瓣无叶耳而不同。

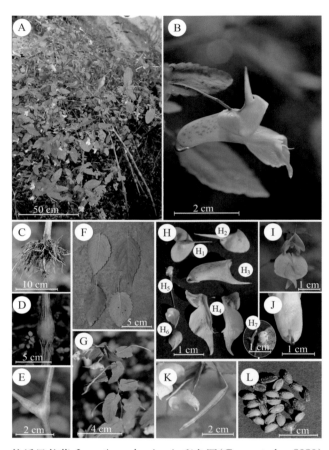

竹溪凤仙花 *Impatiens zhuxiensis* 彩色图(Gan, et al.; 2020)

A 种群;B 花侧面观;C 根;D 茎节;E 茎枝;F 叶;G 花序;
H 花解剖(H₁旗瓣顶面观;H₂旗瓣侧面观;H₃唇瓣;
H₄翼瓣;H₅花药和花梗;H₆侧萼片;H₇子房和花药);
I 花正面观;J 唇瓣的距;K 果实;L 种子

45. 柿树科
Ebenaceae

李树刚柿

Diospyros leei Yan Liu, Song Shi & Y. S. Huang

· 模式标本 · CHINA. Guangxi, Long'an county, Dujie town, in hillside of limestone area, rare, alt. 240 m a. s. l., 27 June 2014, Wei-Bin Xu, et al. Y2968 (holotype: IBK; isotype: IBK, PE).

· 物种文献 · Huang Yusong, Shi Song, Liang Yongyan, Lin Chunrui, Liu Yan. *Diospyros leei* (Ebenaceae), a New Species from Limestone Areas in Guangxi, China [J]. *Annales botanici Fennici*, 2015, 52:335 – 339.

· 形态特征 · 常绿乔木或灌木,高 2~6 m。树皮开裂,灰褐色;枝条棕色,幼枝密生锈色毛,老时渐无毛。叶互生;叶柄长 2~5 mm,密生棕色刚毛;叶片革质,倒披针形,长 3.5~12 cm,宽 1~4 cm;顶端渐尖;边缘具棕色刚毛,微反卷;基部楔形或钝形,具棕色刚毛;叶片上表面无毛,有光泽,在干燥时较浅;叶片下表面疏被棕色刚毛,中脉在上表面略凹陷,在下表面显著隆起且密被棕色刚毛;侧脉呈网状,5~10对,在上表面不明显,在下表面显著且稍微隆起。雄花簇状腋生于当年枝或老枝上;花梗长约 2 mm,具棕色刚毛;花萼裂片 4,三角状卵形,长约 4 mm,宽 3 mm,外部稍被棕色刚毛,内部无毛;花冠黄色,管状,长约 1 cm,外侧无毛或稍被棕色刚毛;花冠裂片 4,反卷,长约 7 mm,宽 3 mm,无毛或稍被棕色刚毛;花丝 12 条,贴附在花冠基部;花丝无毛,长约 1.5 mm;花药线形,无毛,长约 3.5 mm。雌花单生,在当年枝上腋生;花萼裂片 4,三角状卵形,长约 3.5 mm,宽 2.5 mm,外侧无毛或稍被棕色刚毛;花冠黄色,管状,长约 9 mm;花冠裂片 4,长约 7 mm,宽

3 mm;退化雄蕊 8~10 枚,无毛,长约 4 mm;子房 6~8 室,球形,无毛或稍被棕色刚毛,长约 3 mm,宽 2 mm;花柱顶端 2 裂。果实单个腋生;果梗长约 4 mm;宿存萼裂片 4,革质,三角状卵形,长约 4 mm,宽 3.5 mm,顶端锐尖。果实椭圆形,长约 4.2 cm,中部直径约 3.3 cm;成熟时果皮呈橙色,干燥时为深褐色,无毛或有时疏被棕色刚毛;顶端明显有喙,喙粗壮,长 1 cm 以上。种子 6~8 枚,肾形,褐色,长约 2.5 cm,中部直径约为 1.5 cm。花期 4~5 月,果期 6~8 月。

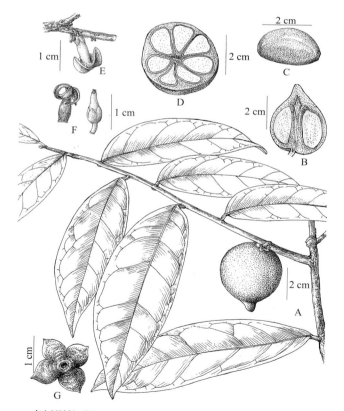

李树刚柿 *Diospyros leei* 墨线图(Huang, et al.; 2015)

A 果枝;B 果实纵切;C 种子;D 果实横切;E 雄花;
F 雌花(示雌蕊和花冠筒);G 果萼

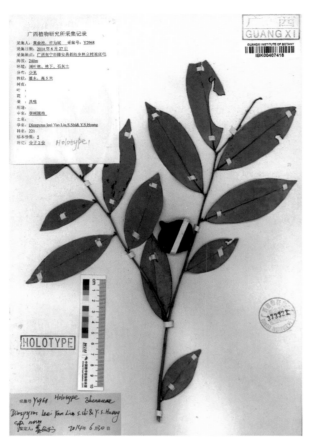

李树刚柿 *Diospyros leei* 腊叶标本

- **分布生境**·分布于广西壮族自治区隆安县和都安瑶族自治县。生长于海拔 175～240 m 的喀斯特石灰岩山坡森林中和森林边缘。
- **识别要点**·李树刚柿与崖柿 *D. chunii* 和 *D. rostrata* 相似,但李树刚柿叶片长 3.5～12 cm,宽 1～4 cm,基部楔形或钝形,花萼 4 裂,果实椭圆形,直径约 3.3 cm,在中间部位无毛或有时疏被棕色刚毛,顶端明显具有长超过 1 cm 的喙状突出物而不同。

小萼柿

Diospyros microcalyx D. X. Nong, Y. D. Peng & L. Y. Yu

- **模式标本**·CHINA. Guangxi Zhuangzu Autonomous Region, Jingxi City, Anning Town, in hillside of limestone area, rare, alt. 1 000 m a. s. l., in flowers, 9 May 2016, D. X. Nong, et al.

451025160509001LY(holotype: GXMG; isotype: CMMI)。

- **物种文献**·Nong Dongxin, Peng Yude, Huang Xueyan, Yu Liying. *Diospyros microcalyx* (Ebenaceae), a new species from limestone areas in Guangxi, China [J]. *Phytotaxa*, 2017, 316(1): 91-94.
- **形态特征**·常绿乔木,高达 18 m,树干直径可达 50 cm,树皮深褐色,不规则龟裂,并脱落;嫩枝绿色,被绒毛。叶互生,椭圆形或卵形,长 8～14 cm,宽 3.5～5.5 cm,革质,除下表面沿中肋被细毛外,其余光滑无毛,上表面暗绿有光泽,下表面略浅,干燥时呈褐色;边缘全缘,微反卷;基部圆形至钝形,顶端锐尖;中肋下表面明显,上表面凹陷;每侧有 6～8 条纤细的弧形脉,近边缘处汇合,上表面不明显,下表面明显;下表面网脉清晰可见;叶柄长 5～8 mm,被绒毛。未见雄花,雌花单生,在当年生枝上腋生;花梗

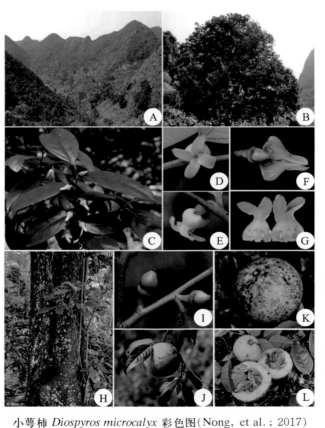

小萼柿 *Diospyros microcalyx* 彩色图(Nong, et al.; 2017)

A 生境;B 植株;C 雌花花蕾;D 雌花正面观;E 雌花侧面观;F 雌花花蕾解剖(示雄蕊和子房);G 雌花花冠(示退化雄蕊);H 树干;I 幼果;J 果枝;K 去花萼果实;L 果实横切(示种子)

短,长 2～3 mm,密被棕色刚毛。花萼裂片 4,分裂至中部,宽三角形,长 1 mm,宽 2 mm,外侧密被棕色刚毛,内侧光滑无毛;花冠淡黄色,有香味;花冠筒四棱形,长约 5 mm,宽 6 mm;花冠壶状,分裂至中部;裂片 4,反卷,长约 6 mm,宽 3 mm;外部密被白色丝绒状毛,内部光滑;退化雄蕊 8,雄蕊柱基部贴合花冠,无毛,长约 2 mm;子房卵形,长约 4 mm,直径约 3 mm,无毛,8 室;柱头 4。果梗长约 3 mm;果时萼脱落;果实成熟时呈橙黄色,球形或两端略扁,直径

6～8(～10)cm,无毛。种子 6～8 颗,褐色,侧面扁平,长 35 mm,宽 22 mm,厚 15 mm,表面具有纵沟。花期 4～5 月,果期 9～10 月。

· **分布生境** · 分布于广西壮族自治区靖西市。生长于海拔约 1000 m 喀斯特石灰岩山坡上的开阔次生灌丛中。

· **识别要点** · 小萼柿果大,直径 6～8(～10)cm,花萼小,萼裂片长 1 mm,宽 2 mm,果时不宿存,可与柿属其他物种区别开来。

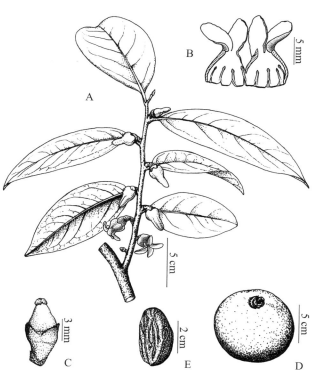

小萼柿 Diospyros microcalyx 墨线图(Nong, et al.; 2017)

A 植株;B 花冠;C 子房和花萼;D 果实;E 种子

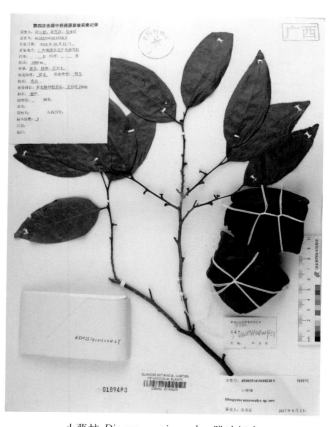

小萼柿 Diospyros microcalyx 腊叶标本

彭华柿

Diospyros penghuae W. B. Liao, Q. Fan & W. Y. Zhao

· **模式标本** · CHINA. Guangdong Province: Renhua County, Danxiashan mountain, Xianglonghu, foot of the mountain, in dense forest, 119 m, 25°01′N, 113°44′E, 9 Sep. 2015(fr.), W.-Y. Zhao zwy - 34 (holotype: SYS; isotypes: SYS, IBSC).

· **物种文献** · 赵万义,凡强,陈防,黄翠莹,陈再雄,侯荣丰,廖文波.广东丹霞山柿树科一新种——彭华柿[J].中山大学学报(自然科学版),2018,57(5):98 - 103.

· **形态特征** · 常绿灌木,稀为小乔木,高 2～3(～5)m,直径 1～4 cm。小枝棕色,纤细,圆柱状,幼枝密被微柔毛,无枝刺。叶柄长 3～6 mm,被微柔毛;叶片椭圆形至倒卵状椭圆形,长(4.0)5.3～12.5(14.0)cm,宽(1.6)2.2～4.4(5.3)cm,薄革质,基部楔形,先端

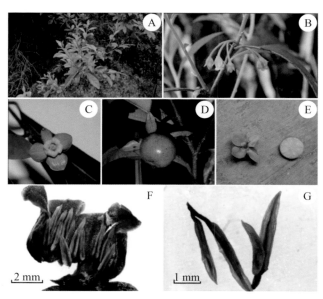

彭华柿 *Diospyros penghuae* 彩色图（赵万义，等；2018）

A 植株；B 雄花；C 雌花；D 果实；E 果实横切；F 雄花雄蕊和退化子房；
G 雄花雄蕊（示二雄蕊合生）

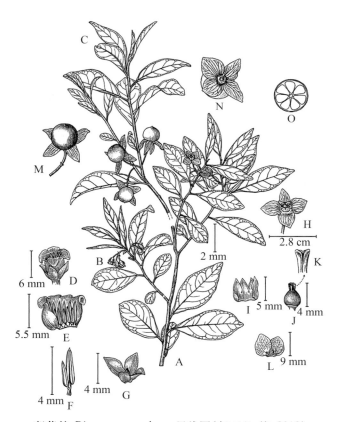

彭华柿 *Diospyros penghuae* 墨线图（赵万义，等；2018）

A～C 雌、雄花枝和果枝；D～E 雄花；F 雄蕊；G 雄花花萼；
H 雌花正面观；I 雌花花萼；J 子房；K 柱头；
L 雌花花冠；M 果实；N 果萼；O 果实横切

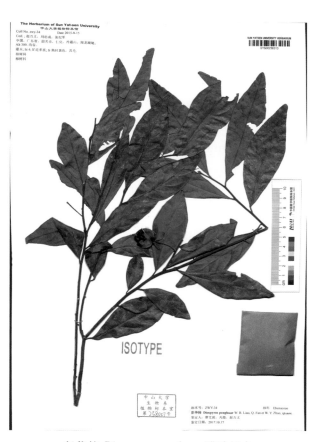

彭华柿 *Diospyros penghuae* 腊叶标本

钝、圆形或稍钝；表面深绿色，有光泽，背面黄绿色，沿中脉被短柔毛，侧脉每边4～9条，幼时被微柔毛；网状细脉纤细且两面凸起，明显，叶缘反卷。雄花多组成聚伞花序，稀单生，具3朵小花；花序梗长2～7 mm，花梗长3～7 mm，单生时长1.1 mm，被柔毛；萼裂片4，近基部全裂，三角形或卵形，长1.5～7 mm；花冠浅黄色，壶形，长3.5～5.5 mm，两面被短柔毛，裂片4，卵形，长约1 mm，反折；雄蕊16，每两枚雄蕊合生，具稀疏长柔毛，后脱落。雌花：花梗长8～14 mm，被短柔毛；萼裂片4，卵形，长约1 cm，被微柔毛；花冠浅黄色，两面被短柔毛，筒部长约4 mm，裂片4，卵形或三角形，长1.5～2.5 mm；退化雄蕊3，无毛；花柱4，全裂至基部，柱头2半裂；子房具柔毛。果梗长1.3～2.6（～3.1）cm，纤细，密被微柔毛；果期花萼4，分裂至近基部，稍反折，近无毛；裂片卵形或椭圆状披针形，长11～15 mm，宽4.5～9 mm，革质，先端钝，脉数条，近平行，稍突起；浆果橙色，球状，直径1.4～2 cm，疏生毛。种子1～8，棕色,3 边形或近肾形,长 8～12 mm,宽 6.5 mm,厚约 4 mm。花期 3～5 月,果期 7～11 月。

· 分布生境 · 分布于广东省仁化县。生长于海拔 90～260 m 的丹霞山地区的密林或沟谷中。

· 识别要点 · 彭华柿形态上与乌柿 *D. cathayensis*

相近,但彭华柿为常绿灌木,无枝刺,叶片椭圆形至倒卵状椭圆形,叶缘反卷,雄蕊具稀疏长柔毛,后脱落,花柱 4 裂至子房,退化雄蕊 3,果梗长 1.3～2.6(～3.1)cm,种子 3 边形或近肾形而不同。

46. 报春花科
Primulaceae

樊氏香草

Lysimachia fanii Y. Feng Huang, W. B. Xu & L. N. Dong

· 模式标本 · CHINA. Guangxi Zhuangzu Autonomous Region: Liucheng County, Taiping Town, 23°42′50″N, 109°29′20″E, 320 m a. s. l., 21 May 2018, flowering, L. Y. Fan, et al. FLY2018001 (holotype: GXMI; isotypes: IBK, GXMI).

· 物种文献 · Huang Yunfeng, Dong Lina, Xu Weibin. *Lysimachia fanii*, a new species of Primulaceae from limestone area of Guangxi, China [J]. *PhytoKeys*, 2019, 130: 75 – 84.

· 形态特征 · 多年生草本,全株无毛。根状茎近圆柱形,长 6～8 cm,直径 4～6 mm,先端分枝。叶纸质,干燥时厚纸质至薄革质,螺旋状排列于根状茎先端,密聚成莲座状,近无柄,叶片匙形至狭倒披针形,长 6～21 cm,宽 0.6～2.0 cm,基部渐狭,先端锐尖至钝,表面无毛,背面具腺体,两侧网脉不明显。花单生叶腋;花梗长 3.0～6.0 cm,直径 1 mm,密被腺体。花萼分裂近达基部,萼裂片 5,稀 6,披针形,长 5～6 mm,宽 3 mm,先端渐尖,内面无毛,外面具腺体;花冠黄色,深裂,花冠筒长 0.5～1.0 mm;花冠裂片宽卵形,长 7.0 mm,宽 6.0 mm,先端钝,两面无毛;花丝长约 1.5 mm,下部合生成筒状,长 0.5 mm;花药长 3～3.5 mm,直径约 1 mm,基着药,顶孔开裂;

子房球形,直径约 1 mm;花柱长 2.8 mm,稍短于雄蕊。蒴果球形,直径 3.5～4 mm。花期 5～6 月。

· 分布生境 · 分布于广西壮族自治区柳城县。生长于洞穴入口处潮湿的石灰岩表面。

· 识别要点 · 樊氏香草与珍珠菜属 *Lysimachia* 香

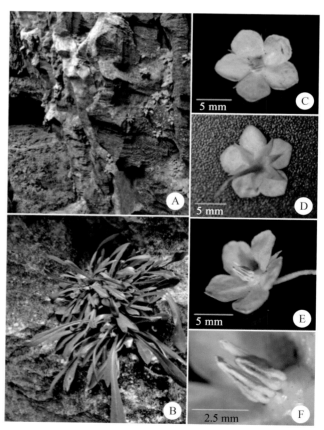

樊氏香草 *Lysimachia fanii* 彩色图(Huang, et al.; 2019)
A 生境;B 植株;C 花正面观;D 花背面观;E 花侧面观;F 雄蕊

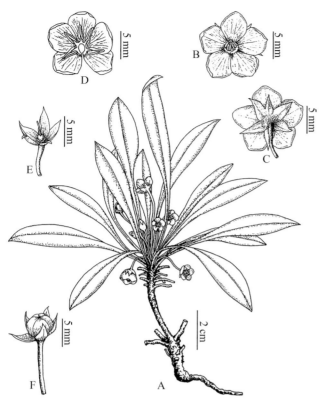

樊氏香草 *Lysimachia fanii* 墨线图(Huang, et al.; 2019)

A 植株;B 花正面观;C 花背面观(示萼裂片);
D 花冠纵切,示雄蕊;E 花萼和雌蕊;F 蒴果

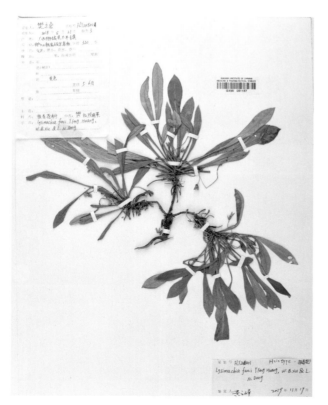

樊氏香草 *Lysimachia fanii* 腊叶标本

草亚属 Subgen. *Idiophyton* 其他物种的主要区别在于叶片近莲座状基生,叶片密集簇生于根状茎顶端,叶片匙形至狭倒披针形,花单生。

柳江香草
Lysimachia liujiangensis W. B. Xu, Z. C. Lu & L. N. Dong

· **模式标本** · CHINA. Guangxi Zhuang Autonomous Region: Liujiang County, Baipeng Town, Fenlong Village, 24°10′02.15″N, 109°12′31.56″E, 170 m a. s. l., 1 April 2019, flowering, Liujiang Exped. 450221190401052LY (holotype: IBK00427520; isotypes: IBK00427522, GXMG).

· **物种文献** · Lu Zhaocen, Yuan Quan, Wei Sujuan, Dong Lina, Xu Weibin. *Lysimachia liujiangensis* (Primulaceae), a new species from limestone area of central Guangxi, China [J]. *Taiwania*, 2021, 66(1):65 - 72.

· **形态特征** · 多年生草本。茎直立,圆柱状,高25～45 cm,顶部密被暗紫色腺体,从基部分枝。叶干时厚纸质至薄革质,互生,倒披针形,长2.8～6.1 cm,宽0.8～2.1 cm,基部渐狭至楔形,先端锐尖,边缘外卷,表面无毛或疏生暗紫色腺体,背面具暗紫色腺体,侧脉2～3对,于叶面扁平,叶背稍显;细脉两面不显;叶柄长4～8 mm,密被暗紫色腺体。花单生叶腋;花梗长1.3～2.2 cm,直径约0.5 mm,被暗紫色腺体;花萼分裂近达基部,萼裂片披针形,长5～7 mm,宽1.2～1.9 mm,先端渐尖,两面及边缘具暗紫色腺体;花冠黄色,深裂,下部合生成筒状,筒长0.5～1 mm;花冠裂片披针形,长7～9 mm,宽3.5～4 mm,先端渐尖,两面无毛;花丝长约1.5 mm,下部合生成管状,长0.5 mm;花药长约5 mm,直径约1 mm,基着药,顶孔开裂;花粉粒小,长10.1(8.4～10.8) mm,宽11.4(9.5～12.7) μm,球形或近球形,P/E = 0.89,具三孔沟,孔长,外壁粗糙;子房球形,直径约1.2 mm。蒴果球形,直径4～4.5 mm。种子棕色或深棕色,扇形,长0.95～1.25 mm,宽0.6～1 mm,厚0.35～0.45 mm,腹面

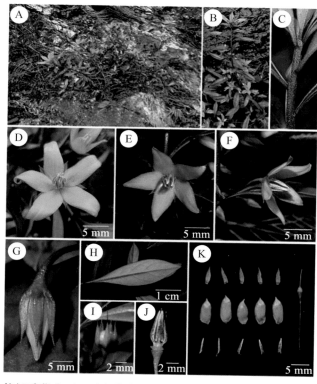

柳江香草 *Lysimachia liujiangensis* 彩色图（Lu，et al.；2021）

A 生境；B 植株；C 茎；D～E 花正面观；F 花侧面观；
G 花萼；H 叶；I 蒴果；J 雄蕊；K 花解剖

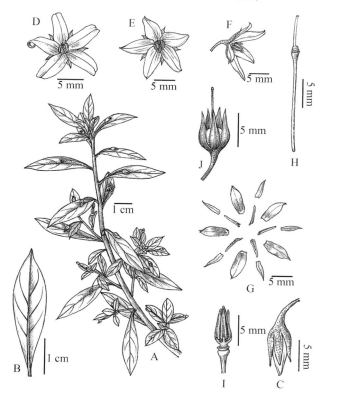

柳江香草 *Lysimachia liujiangensis* 墨线图（Lu，et al.；2021）

A 植株；B 叶背面观；C 花萼；D～E 花正面观；
F 花侧面观；G 花解剖；H 雌蕊；I 雄蕊；J 蒴果

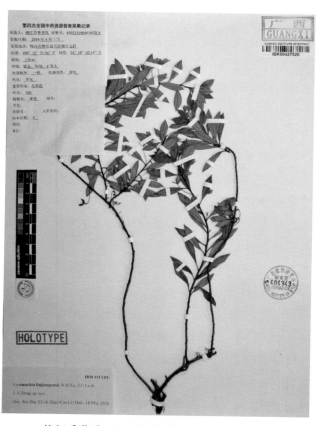

柳江香草 *Lysimachia liujiangensis* 腊叶标本

具瘤，背面较少，种脐近线形。花期 3～4 月，果期 7～8 月。

· **分布生境** · 分布于广西壮族自治区柳江区百朋镇。生长于石灰岩山坡的灌木丛中。

· **识别要点** · 柳江香草与兴义香草 *L. millietii* 相似，主要区别在于其茎顶部密被深紫色腺体，茎上部圆柱状，叶片倒披针形，花梗长 1.3～2.2 cm，具暗紫色腺体，萼裂片长 5～7 mm，两侧及边缘具暗紫色腺体。

七齿珍珠菜
Lysimachia septemfida Z. H. Wang & E. D. Liu

· **模式标本** · CHINA. Yunnan province, Nanjian Yi Autonomous county, Baohua town, Yongzheng village, Mt. Wuliang, peak of Dazhongshan. 24°50′08.56″N, 100°25′17.90″E. Alt. 2 790 m. 2015 - 06 - 28, Liu En-de, et al. 4178 (holotype: KUN; isotypes: KUN, IBSC).

· 物种文献 · Wang Zehuan, Li Xiwen, Liu Ende, Shangguan Fazhi, Chang Xueke. *Lysimachia septemfida* (Primulaceae), a new species from Yunnan, China [J]. *Plant Diversity*, 2016, 38: 201－206.

· 形态特征 · 多年生草本或亚灌木,高 25～150 cm,根状茎横走,密生根。茎直立,通常不分枝,下部无毛,上部密被淡黄色透明多细胞节毛。叶下部对生,退化为鳞片状,无毛,向上逐渐变成 3 枚正常叶轮生。叶无柄,极少具不明显短柄;叶片卵状披针形至椭圆状披针形,长 4～9 cm,宽 1.5～3.5 cm,两侧具黑色腺点,沿中肋被淡黄色透明多细胞节毛,先端锐尖至渐尖,全缘,下部渐细,基部半抱茎。总状花序顶生,密生花,长 2～3 cm,在果期伸长至 7 cm;花序梗 0.3～2 cm,具淡黄色透明多细胞节毛;花无梗;苞片卵状披针形,长 5～7 mm,背面具稀疏的淡黄色腺点和边缘条纹状的多细胞节毛;花萼黄白色,半透明,短于苞片,萼筒长 3 mm,萼裂片 7,三角形,长 1.5 mm,先端渐尖,外面疏生淡黄色腺点和边缘条纹状的多细胞节毛;无花冠;雄蕊 7,长,外露,几为花萼的两倍;花药椭圆形,背着,长 1～1.5 mm;花粉球形,三孔,中等大小,长 27.2(24.3～29.3)mm,宽 23.0(21.5～24.5)mm,P/E＝1.07;子房和花柱均具淡黄色透明的多细胞节毛;花柱长 4～5 mm,宿存。蒴果球形,直径约 3 mm,瓣裂。种子背面和侧面扁平。花期 6 月,果期 9 月。

· 分布生境 · 分布于云南省南涧彝族自治县宝华镇。生长于山顶、山谷的灌木中。

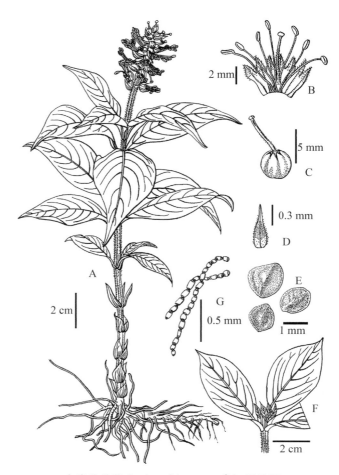

七齿珍珠菜 *Lysimachia septemfida* 墨线图
(Wang, et al.;2016)

A 花期植株;B 花;C 果实;D 苞片;E 种子;F 轮生叶片;G 多细胞节毛

· 识别要点 · 七齿珍珠菜与海乳草 *L. Maritima* 的主要区别在于花瓣 7,叶片 3 枚轮生,有明显的多细胞具节毛;与球尾花的主要区别在于其无花冠,总状花序顶生,叶片 3 枚轮生。

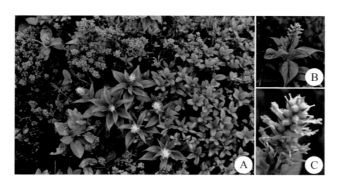

七齿珍珠菜 *Lysimachia septemfida* 彩色图
(Wang, et al.;2016)

A 生境;B 植株;C 花序

湘西过路黄

Lysimachia xiangxiensis D. G. Zhang & C. Mou, Y. Wu

· 模式标本 · CHINA. Hunan Province, Huayuan County, Buchou Town, Da-long-dong, cliff of a valley, 28°19′06.42″N, 109°30′03.22″E, alt. 295 m, 26 August 2019, D. G. Zhang 0826075 (holotype: JIU; isotype: JIU).

· 物种文献 · Mou Cun, Wu Yu, Xiang Liang,

Xiang Xiaomei, Zhang Daigui. *Lysimachia xiangxiensis* (Primulaceae), a new species from limestone area in Hunan Province, central China [J]. *PhytoKeys*, 2020, 140(4):23 – 32.

• 形态特征 • 多年生陆生草本植物。根状茎棕色，退化为一个小块茎或很少匍匐状，具少数须根。茎匍匐或下垂，长 15～25 cm，丛生，基部分枝，中间不分枝或很少分枝，圆柱状，紫红色，密被短糙伏毛，节间长 3～7 cm。叶对生，具叶柄；叶柄长 5～7 mm，正面具沟，绿色或紫红色，具短糙伏毛；叶片肉质，下部叶片菱状卵形至卵形，基生叶 1 或 2 对，比茎叶小得多，鳞片状；上部叶片卵形至椭圆状披针形，长 2～5.5 cm，宽 1～2.3 cm，基部楔形，先端渐尖、锐尖至微钝，边缘全缘，反卷，表面深绿色，有光泽，近无毛，背面紫红色（在干旱的地方）或浅绿色（在潮湿的地方），沿中脉密被短糙伏毛，两面不具腺毛；侧脉 3～4 对，表面模糊或不可见，背面稍凸起，细脉不可见。花两性，单生于上部叶腋，偶有顶生总状花序，具苞片状叶；花梗长 1.5～3 cm，沿茎尖逐渐变小，紫红色或浅紫红色，密被短糙伏毛，在果期下弯；萼裂片 5，偶 6，宿存，披针形，具不明显的肋，长 6～8 mm，宽 1.5～2 mm，先端渐尖成锥形，里面无毛，具 3～4 脉，外面紫红色或绿色，密被短糙伏毛；花冠黄色，筒部长 1～2 mm，辐射对称，旋转状；裂片 5，长 7～9 mm，宽 7～9 mm，近圆形至宽椭圆形，先端骤尖或圆形，中部以上啮蚀状；雄蕊 5，黄色，与花冠裂片对生；花丝基部合生成一筒部，高约 2.5 mm，离生部分长 3.5～4.5 mm；花药长约 2 mm，背着药，纵裂；子房圆筒状，直径约 1.5 cm，上部和顶端具棱毛；花柱长 6 mm，顶端稍膨大，下部具短糙伏毛。蒴果棕色，

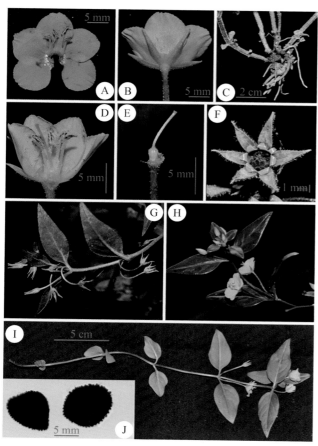

湘西过路黄 *Lysimachia xiangxiensis* 彩色图
（Mou, et al.；2020）

A 花冠纵切；B 花侧面观；C 茎基和地下部分；D 花纵切面；
E 雌蕊；F 开裂蒴果；G 果期植株；H～I 花期植株；J 种子

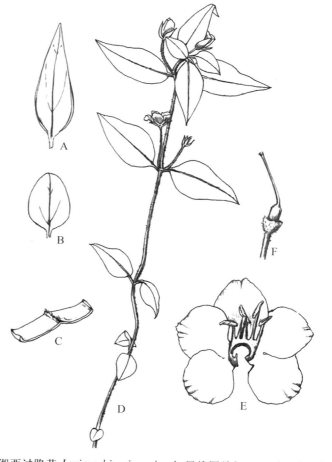

湘西过路黄 *Lysimachia xiangxiensis* 墨线图（Mou, et al.；2020）

A 茎上部叶片背面观；B 茎下部叶片背面观；C 叶局部观，
示边缘反卷；D 花期植株；E 花冠裂片；F 雌蕊

近球形,直径 3～4 mm,密被糙伏毛,通过裂片开裂。种子小,黑色,具角和乳突。花期 5～6 月,果期 7～8 月。

·**分布生境**· 分布于湖南省花垣县、吉首市。生长于海拔 295 m 的山谷石灰石悬崖上。

·**识别要点**· 湘西过路黄与山罗过路黄 *L. melampyroides* 相似,但湘西过路黄叶肉质,茎匍匐或下垂,长 15～25 cm,花冠裂片近圆形至宽椭圆形而不同。

小缀瓣报春
Primula hydrocotylifolia G. Hao, C. M. Hu & Y. Xu

·**模式标本**· CHINA. Sichuan: Dayi Xian, Huashuiwan, Qianfo Shan, Xuehuading, 30°31.428′N, 103°13.253′E, alt. 2 000 m, 21 April 2013, Y. Xu, et al. 130012 (holotype: IBSC; isotype: IBSC).

·**物种文献**· 徐源,胡启明,郝刚. 中国四川报春花属一新种[J]. 热带亚热带植物学报,2015,23(2):147 - 150.

·**形态特征**· 多年生草本,全株无毛。根茎细长,开花期叶丛基部无鳞片;根纤维状。叶丛莲座状,直径 1～1.5 cm;叶柄纤细,长 6～18 mm,开花后延长至 25 mm,比叶片长 2～3 倍;叶片宽卵状圆形至肾状圆形,长 2.5～7 mm,宽 3～8 mm,先端圆形,极少宽钝,基部心形,边缘近全缘或波状,每侧有 1～2 齿;两侧侧脉不明显。每株花葶 1 个,长 2～4 cm,结果期延长至 5 cm;伞形花序 1 花或极少 2 花;苞片 1～2 枚,线形,长 1～3 mm;花梗长 6～9 mm;二型花柱;花萼窄钟状,长约 3.5 mm,5 脉,分裂达全长的 1/3;裂片卵状披针形,长约 1 mm,先端锐尖;花冠玫瑰紫色,喉部黄色,冠檐直径约 1.5 cm,花冠裂片倒卵形,长约 6 mm,宽 5.5 mm,中间稍有缺口,先端有细齿;短花柱花:花冠筒长约 6 mm,雄蕊着生于冠筒先端,花柱长约 3 mm,长至花冠管中部;长花柱花:花冠筒长约 5 mm,雄蕊着生于冠筒中部,花柱微露于冠筒口。蒴果近球形,长约为宿存萼一半,成熟时先端破裂,不齿裂。花期 4～5 月。

·**分布生境**· 分布于四川省大邑县千佛山。生长于海拔 500～2 000 m 的砂岩洞穴的潮湿岩石上。

·**识别要点**· 小缀瓣报春与川西缀瓣报春 *P. veitchiana* 的主要区别在于其植物体的各部分均远小于川西缀瓣报春,花序少花,花亦较小。

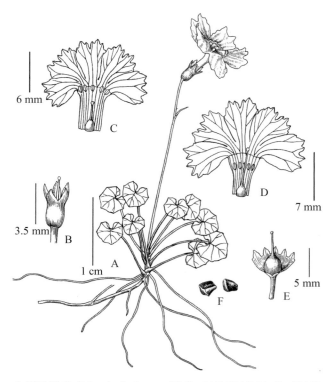

小缀瓣报春 *Primula hydrocotylifolia* 墨线图(徐源,等;2015)
A 植株;B 花萼;C 短柱花;D 长柱花;E 蒴果;F 种子

长毛报春
Primula longipilosa Ze H. Wang & H. Peng

·**模式标本**· CHINA. Yunnan Province, Gengma County, Gengma Town, new Aiguo Village. 23°39.91′N, 99°32.44′E, alt. 1 384 m, 31 July 2020, Gengma TCM Resources Survey Exped. 5309260482 (holotype: KUN; isotypes: KUN).

·**物种文献**· Wang Zehuan, Wang Yi, Chen Li, Peng Hua, Wu Zhikun, Guo Guang. *Primula longipilosa* (Primulaceae), a new species from Yunnan, China [J]. *PhytoKeys*, 2022, 194:15 -

22.

· 形态特征 · 多年生草本，须根粗壮，多数。植株密被白色柔软的多细胞长节毛。茎极度缩短，不明显。叶全部从茎基部伸出，形成莲座状叶丛；叶柄长 5～20 cm，密被平展柔软的多细胞长节毛，基部稍呈鞘状；叶片心形至宽心形，长 3.5～19 cm，宽 4～16 cm，两面被白色柔软多细胞节毛，先端钝，基部心形或深心形，边缘波状，基部脉通常 3～5，侧脉 5～6 对，背面全部凸起，进一步分枝形成网状细脉。花葶长 7～17 cm，2～3 枚自莲座状叶丛中抽出，短于或近等于叶，密被柔软的多细胞长节毛，每个花葶 7～25 朵花排列成总状花序，有时相邻的几朵花彼此靠近在花序的某一部分而形成伞形花序；苞片狭披针形，长 0.5～1 cm，具多细胞长节毛；花梗长 1.5～2.5 cm，

在果期延伸至 4 cm，密被多细胞长节毛；花两型；花萼狭钟状，绿色，长 6～10 mm，背面密被多细胞长柔毛，深裂至中部；裂片三角形至卵状三角形，具 3～5 脉；花冠粉红色至玫红色，外侧具多细胞长节毛；花冠筒长 1～1.2 cm；花冠直径 1.5～2 cm，裂片倒心形，长约 9 mm，从口部发出几条射线，在底部尤其突出，顶端分裂；长柱花：雄蕊着生于花冠筒基部以上 3 mm 处，花柱长约 8 mm；短柱花：雄蕊着生于花冠筒的 2/3 处，约在花冠筒的基部以上 1 cm 处，花柱长约 2 mm；子房扁球形，柱头凹陷成球形圆盘。蒴果扁球状，直径约 5 mm，隐藏于宿存花萼中，5 齿开裂。

· 分布生境 · 分布于云南省耿马傣族佤族自治县。生长于海拔 1 384 m 山谷林缘的潮湿山坡上。

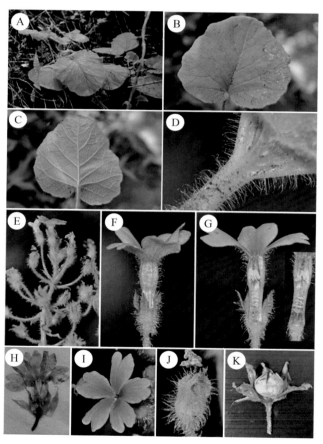

长毛报春 *Primula longipilosa* 彩色图（Wang, et al.；2022）
A 植株；B～C 叶片；D 叶柄；E 花序；F 短柱花；G 短柱花纵切；H 长柱花纵切；I 花冠；J 萼片；K 蒴果

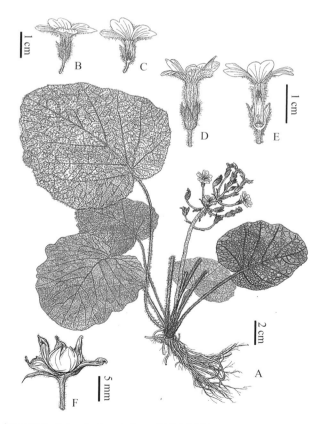

长毛报春 *Primula longipilosa* 墨线图（Wang, et al.；2022）
A 植株；B 长柱花；C 长柱花纵切；D 短柱花；E 短柱花纵切；F 蒴果

· 识别要点· 长毛报春形态上与灰毛报春 *P. mollis* 最为相似，两者均整株密被长而柔软的多细胞毛，且叶子和花冠的形状亦较为相似。但长毛报春的花序总状，萼筒绿色，花冠粉红色至玫红色，雄蕊着生于花冠筒基部以上 1/3 处，蒴果扁球形而不同。

天竺葵叶报春
Primula pelargoniifolia G. Hao，C. M. Hu & Z. Y. Liu

· 模式标本· CHINA. Chongqing, Qijiang District, Zhongfeng Town, pan-long-shui valley, 851 m a. s. l., 28°51′43.61″N, 106°28′40.55″E, 5 May 2013, Y. Xu, et al. 130038 (holotype: IBSC).

· 物种文献· Xu Yuan, Liu Zhengyu, Yu Xunlin, Hu Chiming, Hao Gang. *Primula pelargoniifolia* (Primulaceae), a New Species from Chongqing, China [J]. *Annales Botanici Fennici*，2014，51: 125 – 157.

· 形态特征· 多年生草本，根状茎短，具多数纤维状须根。叶呈松散的莲座状；叶柄长 5～10 cm，具密集、缠绕、黄褐色的多细胞毛；叶片近肾形至近圆形，长 4～5 cm，宽 4.5～7 cm，干燥时膜质，叶两面沿网脉被疏生柔毛，基部深心形，边缘具齿状裂片；裂片宽三角形，边缘具不规则稀疏钝齿或圆齿，具短缘毛；侧脉通常 3 对，最下部 1 对从叶基部的中肋发出。每株花葶 1 至多，长 10～25 cm，被缠绕的黄褐色毛；伞形花序 2～4 个，排列成串，(3)5～7 花；苞片线形，长 4～5 mm，具长柔毛；花梗长 8～12 mm，开花后延长至 2 cm，密被缠绕的黄褐色毛；花萼窄钟状，长 5～7 mm，外面被缠绕的黄褐色毛，分裂至近中部；裂片卵状三角形，先端锐尖，两侧各具一不明显细脉；花冠金黄色，喉部橙色，冠檐直径 10～

12 mm，花冠裂片宽椭圆形至倒卵状椭圆形，长约 4 mm，宽 3 mm，先端微凹；花柱二型：短花柱花：花冠筒长 1～1.2 cm，雄蕊靠顶部着生，花柱长约 5 mm，达花冠筒中部；长花柱花：花冠筒长约 1 cm，雄蕊着生于花冠筒中部，花柱与花冠筒等长。蒴果椭圆形，长约 7 mm，稍长于宿存萼片，纵向开裂。花期 4～5 月。

· 分布生境· 分布于重庆市綦江区中峰镇。生长于海拔约 800 m 的潮湿缝隙中。

· 识别要点· 天竺葵叶报春与宝兴掌叶报春 *P. heucherifolia* 相似，主要区别在于其花葶上有 2～4 个伞形花序重叠排列成串，且花冠为金黄色。

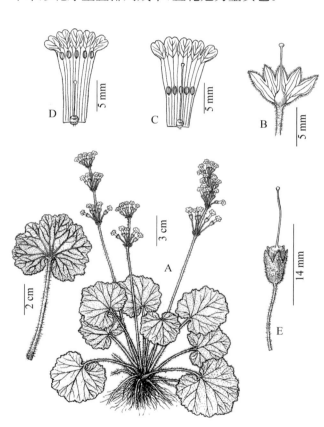

天竺葵叶报春 *Primula pelargoniifolia* 墨线图
(Xu, et al. ; 2014)
A 植株；B 花萼；C 长柱花；D 短柱花；E 蒴果

47. 山茶科
Theaceae

德保金花茶
Camellia debaoensis R. C. Hu & Y. Q. Liufu

· **模式标本** · CHINA. Guangxi Zhuang Autonomous Region: Debao County, Jingde Town, Tuoliang village, at the entrance of one of karst caves, rare, 23°29′23.12″N, 106°9′47.27″E, 760 m a. s. l., 13 January 2017 (fl.), R. C. Hu HRC170113002 (holotype: GXMI; isotypes: GXMI, KUN, NHMG, IBK).

· **物种文献** · Hu Renchuan, Wei Sujuan, Liufu Yongqing, Nong Yunkai, Fang Wei. *Camellia debaoensis* (Theaceae), a new species of yellow camellia from limestone karsts in southwestern China [J]. *PhytoKeys*, 2019, 135(3):49-58.

· **形态特征** · 灌木,高 1~3 m。幼枝圆柱形,粗壮,无毛,黄褐色或灰褐色,当年生小枝紫红色。叶片革质,卵形至长卵形,长 6~13 cm,宽 3~5 cm,正面深绿色、无毛,背面淡绿色,具褐色腺点,叶脉稀疏分布有绒毛,背面隆起,正面凹陷,中脉两侧有侧脉 5~6 对,近缘网结,基部楔形至宽楔形,先端尾状渐尖,边缘有细锯齿;叶柄长 5~12 mm,无毛。花近顶端腋生,单生,直径 3~4.5 cm。花梗粗壮,长约 4(~6)mm;小苞片 4(或 5),大小不等,长 1~3 mm,宽 2~4 mm,贴伏和覆盖花梗,卵状三角形,革质,绿色,无毛,具短缘毛。萼片 5(~6),半圆形至宽卵形,长 3~5 mm,宽 5~8 mm,革质,无毛,淡黄色,偶有粉红色斑块,果期绿色,边缘具短缘毛。花瓣 10,三轮,每轮 3~4 瓣,金黄色,无毛;外轮 3 或 4 瓣近圆形,偶有粉红色斑块,长 0.7~1.1 cm,宽 1 cm;内轮花瓣卵形或卵圆形,长 1.2~1.8 cm,宽 1.2~2.6 cm,基部 1~3 mm 合生。雄蕊多数,无毛,长约 2 cm;花药长 3 mm,宽 1 mm;外部花丝基部约 1/4 合生,长约 1.6 cm,内部花丝离生,长约 1.7 cm。子房圆柱形,直径约 2 mm,无毛,3 室;花柱长 2 cm,无毛,基部合生,先端 3 裂至花柱长度的 1/6。蒴果三角状扁圆形,无毛,长 1.4~1.6 cm,宽 1.6~2.8 cm;种子棕色,半球形,被短柔毛。花期 12~2 月,果期 7~8 月。

· **分布生境** · 分布于广西壮族自治区德宝县敬德镇。生长于海拔约 760 m 的喀斯特地区石灰岩洞穴的入口处。

· **识别要点** · 德保金花茶与毛瓣金花茶 *C. pubipetala*、富宁金花茶 *C. mingii* 和 *C. tuyenquangensis* 相似,主要区别在于其幼枝、叶柄、萼片、花瓣、雄蕊和子房均无毛,花瓣 10 片,子房圆柱形,花柱 3 裂至花柱长 1/6。

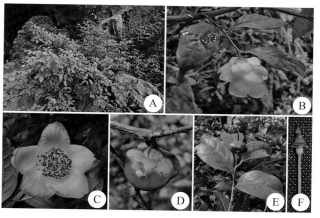

德保金花茶 *Camellia debaoensis* 彩色图(Hu, et al.; 2019)
A 植株;B 花枝;C 花;D 果实;E 果枝;F 雌蕊

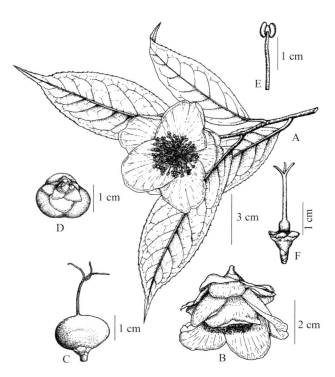

德保金花茶 *Camellia debaoensis* 墨线图(Hu, et al.；2019)

A 花枝；B 花；C 果实和花柱；D 果实；E 雄蕊；F 雌蕊

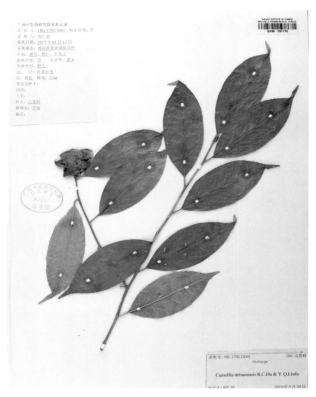

德保金花茶 *Camellia debaoensis* 腊叶标本

48. 杜鹃花科

Ericaceae

霍山水晶兰

Monotropa uniflora var. *huoshanensis* X. L. Zhao

· 模式标本 · CHINA. Anhui, Huoshan County, Majiahe village, Mahuangzui Mountain, alt. 800 m, May 1, 2013, ZHAO Xin-lei 2466 (holotype: BZCM; isotype: IMD).

· 物种文献 · 赵鑫磊. 水晶兰属(鹿蹄草科)新变种——霍山水晶兰[J]. 亚热带植物科学,2016,45(2):153-155.

· 形态特征 · 多年生,草本,腐生;茎直立,单一,不分枝,高 10～30 cm,全株无叶绿素,白色,肉质,干后变黑褐色。根细而分枝密,交结成鸟巢状。叶鳞片状,直立,互生,长圆形或狭长圆形或宽披针形,长 14～15 mm,宽 4～4.5 mm,先端钝头,无毛或上部稍有毛,中部以上叶缘具缺刻。花单一,顶生,下垂;花梗具褐色长柔毛;花冠筒状钟形,长 1.4～2 cm,直径 1.1～1.6 cm;苞片鳞片状,与叶同形;萼片鳞片状,内面密被棕色柔毛,外面散生棕褐色柔毛,早落;花瓣 5～6,离生,楔形或倒卵状长圆形,长 1.2～1.6 cm,上部最宽 5.5～7 mm,有不整齐的齿,内侧

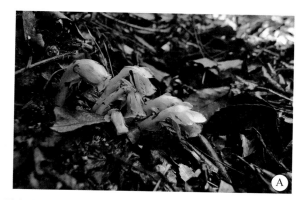

霍山水晶兰 *Monotropa uniflora* var. *huoshanensis* 彩色图
（赵鑫磊，等；2016）

A 生境

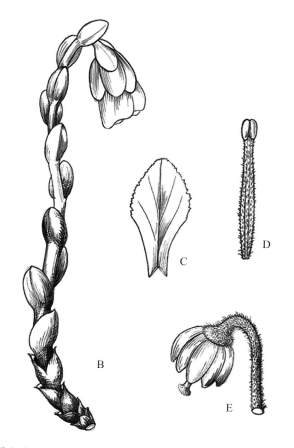

霍山水晶兰 *Monotropa uniflora* var. *huoshanensis* 墨线图
（赵鑫磊，等；2016）

B 植株；C 叶；D 雄蕊；E 蒴果

常有密长粗毛，早落；雄蕊 10～12，花丝有粗毛，花药黄色；花盘 10 齿裂；子房中轴胎座，5 室；花柱长 2～3 mm，柱头膨大成漏斗状。蒴果椭圆状球形，果柄弯曲，向下，密被柔毛，长 1.3～1.4 cm。花期早至 4 月。

· 分布生境 · 分布于安徽省霍山县。生长于海拔 800 m 的东南面山坡路旁。

· 识别要点 · 霍山水晶兰与原变种水晶兰 *M. uniflora* var. *uniflora* 的主要区别在于其叶中部以上叶缘具缺刻，花萼外面散生棕褐色柔毛，花梗有褐色长柔毛，花期早至 4 月，成熟时蒴果果柄弯曲向下。

漳州越橘
Vaccinium zhangzhouense Y. H. Tong, Y. Y. Zhu & N. H. Xia

· 模式标本 · CHINA. Fujian Province, Zhangzhou City, Wushan Mountain, granite montane forest, 23°54′38.1″N, 117°10′29.6″E, 861 m a. s. l., 14 Jun 2020, Y. H. Tong, et al. TYH – 2480 (holotype: IBSC; isotype: FJFC).

· 物种文献 · Tong Yihua, Zhu Yiyao, Ye Xuehe, Ye Xinger, Yang Chengzi, Xia Nianhe. *Vaccinium zhangzhouense*, a new species endemic to Fujian, China [J]. *Nordic Journal of Botany*, 2021: e03091.

· 形态特征 · 常绿岩生灌木，无块茎，高 0.5～1.5 m。宿根芽多二型。嫩枝绿色，老枝红棕色或灰棕色，近圆柱形，被短柔毛，后渐无毛。叶多数；叶柄长 1～4 mm，密被短柔毛；叶片革质，倒卵形至倒披针形，长 3.0～4.7 cm，宽 1.2～2.2 cm，表面深绿色，初时疏被短柔毛，后脱落，背面淡绿色，疏被易脱落棕色腺毛，中脉两面隆起，侧脉 4～5 对，正面稍隆起，背面不明显，细脉两侧不显，基部渐狭，每侧基部具 1 腺体，全缘，稍反卷，每侧先端附近常有 1～2（～3）个腺体，先端钝或短渐尖。总状花序腋生，6～10 花；花序轴无毛，长 3.3～3.6 cm，果时伸长至 7 cm；苞片早落，卵形或椭圆形，长 8.0～13.0 mm，宽 4.5～6.0 mm，两面无毛，疏生内卷缘毛，先端尾状；小苞片 2，早落，线形或披针状线形，长 5～10 mm，宽 1～2 mm，两面无毛，靠近先端的边缘上具极疏缘毛，着生于花梗基部。花梗长 0.5～0.9 cm，无毛，先端增厚，与萼筒相连。萼筒绿色，长 1.5～2.0 mm，直径 2.0～3.0 mm,有白霜,无毛;花萼约 4/5 分裂;裂片 5,披针状卵形或披针状三角形,长 2.5～4.0 mm,宽 1.5～2.0 mm,无毛;花冠黄绿色或微带红色,钟状,高 6.5～8.5 mm,直径 7.0～9.0 mm;冠筒两面无毛;花冠 5 裂,裂片卵状三角形,长 1.5～3.5 mm,宽 4.5～5.0 mm,反折,外面无毛,里面有柔毛;雄蕊 10,长 7～8 mm;花丝弯曲,长 3～4 mm,被短柔毛;室管相连,室长约 2 mm,管长约 4 mm,每药室具一长 1.5～2.0 mm 的斜孔,背部有 2 距,距长约 1.5 mm。花盘环状,光滑;花柱长 8～10 mm,无毛;柱头点状;子房假 10 室;每室胚珠多数。果实不详。花期 5～6 月。

· **分布生境** · 分布于福建省漳州市。生长于海拔 850～1 050 m 山峰的山地灌木林中的花岗岩上。

· **识别要点** · 漳州越橘与臭越橘 *V. foetidissimum* 相似,主要区别在于其嫩枝被短柔毛,叶片较短,叶片表面细脉不明显,背面疏被易脱落棕色腺毛。

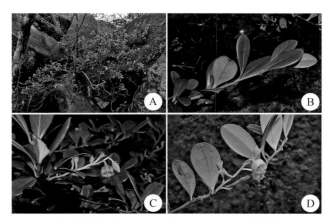

漳州越橘 *Vaccinium zhangzhouense* 彩色图
(Tong, et al.; 2021)

A 植株;B 嫩枝;C～D 花序

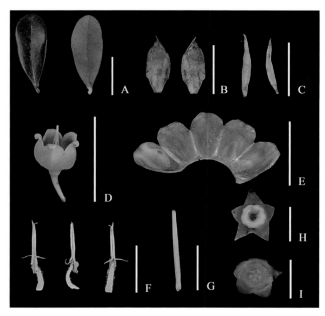

漳州越橘 *Vaccinium zhangzhouense* 解剖图
(Tong, et al.; 2021)

A 叶正面观(左)和背面观(右);B 苞片背面观(左)和正面观(右);
C 小苞片背面观(左)和正面观(右);D 花;E 花冠;F 雄蕊;
G 花柱;H 花萼;I 子房横切

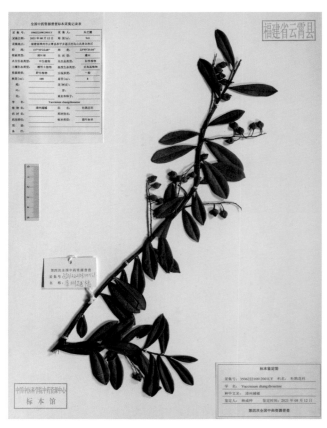

漳州越橘 *Vaccinium zhangzhouense* 腊叶标本

49. 茜草科

Rubiaceae

粤西雪花

Argostemma ehuangzhangense H. G. Ye, Jia Liu & W. B. Liao

· 模式标本 · CHINA. Guangdong Province: Yangchun City, Bajia Town, E'huangzhang Nature Reserve, near the Wufu Waterfall, 21°52′N, 111°25′E, a. s. l. 720 m, 3 May 2018, Wan-Yi Zhao, et al. YC‐2018‐02（holotype: SYS00236851；isotype: SYS00236852）.

· 物种文献 · Liu Zhongcheng, Liu Jia, Zhao Wanyi, Fan Qiang, Ye Huagu, Wang Lei, Liao Wenbo. *Argostemma ehuangzhangense* (Rubiaceae), a new species from Guangdong, China [J]. *PhytoKeys*, 2022, 214: 75‐82.

· 形态特征 · 多年生陆生草本,高 1~4 cm,块茎扁球状,具少数根。茎直立,密被短柔毛,下部中央具 1 对鳞片状的叶。每株叶片 4,簇生于茎顶端,轮生,大小不等,叶柄长 0.5~2 mm;叶片干燥时膜质或薄纸质,卵形至椭圆形,长 5~25 mm,宽 3~12 mm,基部楔形,先端锐尖至钝,边缘全缘;表面绿色,密生糙伏毛;背面灰白色,具白色颗粒,沿中脉和侧脉疏生短柔毛;侧脉 3~4 对;托叶脱落。单花顶生;花梗长 0.8~1.8 cm,密被多细胞柔毛;花萼密被多细胞柔毛,萼管倒卵球形;裂片 4,近三角形,长 1~1.3 mm,宽 1.1~1.4 mm,背面具短柔毛,腹面无毛;花冠白色,辐状对称,外表面疏生短柔毛,内表面无毛,花冠筒长 0.3~0.6 mm;花冠裂片 4,长圆状披针形,长 3~4 mm,宽 1.5~2 mm;雄蕊 4;花丝离生,长 3.5~4 mm,外露;花药长 1.2~1.5 mm,合生成筒,纵向开裂;子房 2 室,每室胚珠多数;花柱丝状,长约 4 mm,具短柔毛,柱头头状,外露。蒴果倒卵球形,

直径 2~5 mm,长 1~3 mm,被短柔毛,顶端有宿萼,无棱或具棱槽。花期 3~5 月,果期 5~9 月。

· 分布生境 · 分布于广东省电白区、阳春市。生长于海拔 400~750 m 的常绿阔叶林下的湿砂岩上。

· 识别要点 · 粤西雪花的生境及假轮生叶与 *A. lamxayanum*、*A. laotica* 相似,但不同之处在于其单花顶生,花 4 数,花药短,长 1.2~1.5 mm,纵裂。

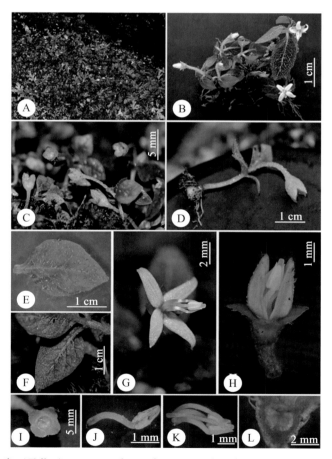

粤西雪花 *Argostemma ehuangzhangense* 彩色图（Liu, et al.; 2022）
A 生境;B 花期植株;C 果期植株;D 具块茎的植株侧面观;E~F 叶;
G~H 花;I 果顶面观;J 雄蕊;K 雄蕊紧紧包围花柱和柱头;
L 子房纵切

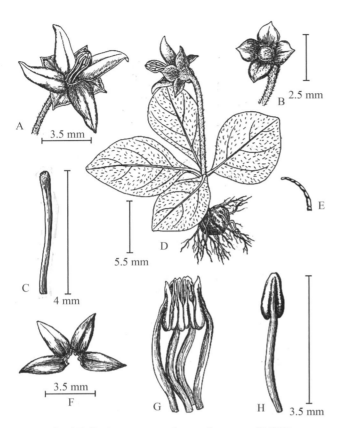

粤西雪花 *Argostemma ehuangzhangense* 墨线图
(Liu, et al.；2022)

A 花；B 果；C 花柱和柱头；D 植株；E 茎上的多细胞毛节毛；
F 花冠纵切；G 雄蕊群；H 雄蕊

形至长圆形,稀倒卵形,长 2～4.5 cm,宽 1.5～3 cm,先端圆形至钝,基部圆形或楔形,表面绿色,背面浅绿色,两面被直立短柔毛,毛基部脓疱状突起,无腺体样斑点;侧脉 6～8 对,被直立短柔毛,背面突出;叶柄长 1～4.5 cm,被紫色短柔毛,叶柄间托叶宿存,不分裂或有时顶端约 1/3 裂,长 4.5～9 mm,披针形,被紫色短柔毛。伞形花序,花 2～4,常 3 朵,花序梗长 2.5～5 cm;苞片线状披针形,长约 5 mm,宽 1 mm,外面被紫色短柔毛;花梗极短或无,被紫色短柔毛;花柱异长,长花柱花:花萼 5,裂片披针形,长 4～5 mm,被浅紫色短柔毛,每个凹陷处有一个长圆形腺体;花冠淡紫色,高脚碟状,筒部长 1.5～1.8 cm,外部被直立淡紫色短柔毛,内部密被直立长柔毛,裂片 5,宽卵形,长约 6 mm,宽 4.5 mm,内部密被直立短柔毛;雄蕊 5,贴生,约高于花冠基部 5 mm,花药线形,长约 2.5 mm,基生药;子房半下位,中轴

全州螺序草
Spiradiclis quanzhouensis J. Liu & W. B. Xu

· 模式标本 · CHINA. Guangxi, Quanzhou County, Shitang Town, in crevices of steep moist rock faces or cliffs of karst Tiankeng, alt 438 m, 25°40′N, 110°03′E, 4 Feb 2013, Yan Liu, et al. LJ013 (holotype: IBK00397295; isotype: PE).

· 物种文献 · Liu Jing, Pan Bo, Li Shuwan, Xu Weibin. *Spiradiclis quanzhouensis* sp. nov. (Rubiaceae) from a limestone area in Guangxi, China [J]. *Nordic Journal of Botany*, 2018: e01595.

· 形态特征 · 多年生草本,莲座状,高达 8 cm;茎近圆柱状,近无毛,节间长 0.5～2 mm,叶纸质,叶片卵

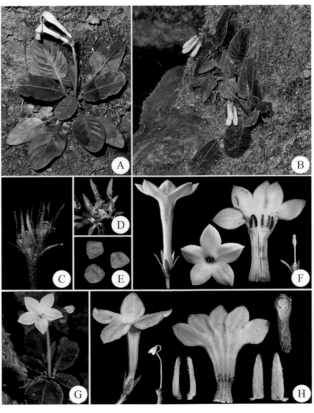

全州螺序草 *Spiradiclis quanzhouensis* 彩色图
(Liu, et al.；2018)

A～B 植株；C 果序；D 开裂蒴果；E 种子；F 短柱花及其结构；
G 长柱花和花序；H 长柱花及其结构

胎座，2室，每室胚珠多数；花柱纤细，长12 mm，无毛，柱头2裂，长2.5 mm。短花柱头：花萼和花冠与长花柱花相同；但花冠内部密被直立长柔毛，雄蕊着生于花冠管喉处，花柱长约3 mm，无毛，柱头2深裂。蒴果近球形，长约3 mm，具5棱翅，被浅紫色短柔毛，宿存萼裂片长5～6 mm，在果期长于蒴果2倍，裂片4，直。种子多数，颗粒状，长约0.25 mm。花期1～3月，果期4～6月。

·**分布生境**·分布于广西壮族自治区全州县。生长于海拔400～500 m的陡峭潮湿岩石表面或喀斯特天坑悬崖的裂缝中。

·**识别要点**·相似种为伞花螺序草 S. umbelliformis，区别在于全州螺序草植株莲座状。茎近无毛。叶片两面被短柔毛，叶柄间托叶不裂或有时顶端约1/3裂，披针形，被紫色短柔毛。花序2～4朵花；萼裂片披针形，长4～5 mm，外部被紫色短柔毛；花冠高脚碟状，外部被浅紫色短柔毛；子房半下位。蒴果浅紫色短柔毛，宿存萼裂片长5～6 mm，在果期长于蒴果2倍。

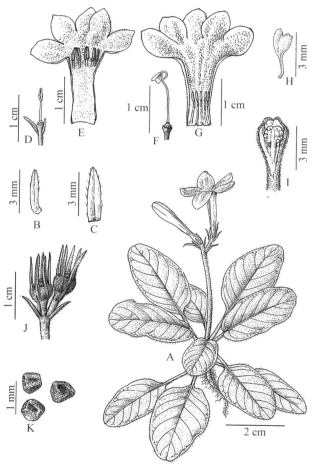

全州螺序草 *Spiradiclis quanzhouensis* 墨线图
（Liu, et al.；2018）

A 植株；B 苞片；C 花萼裂片；D 短柱花的雌蕊；E 短柱花花冠纵切；
F 长柱花的雌蕊；G 长柱花花冠纵切；H 长柱花柱头；
I 子房纵切；J 果序；K 种子

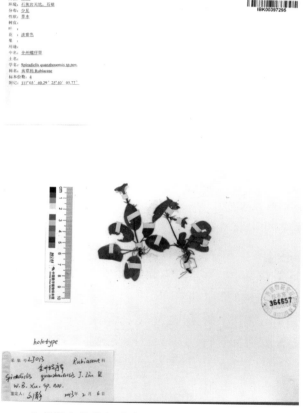

全州螺序草 *Spiradiclis quanzhouensis* 腊叶标本

50. 夹竹桃科
Apocynaceae

乐东球兰
Hoya ledongensis S. Y. He & P. T. Li

· 模式标本 · CHINA. Hainan: Jianfengling, on tree and rock in a montane rainforest, alt. 960 m, 2008 - 05 - 08, S. Y. He 0805081 & 0805082 (holotype: CANT).

· 物种文献 · He Shaoyun, Zhou Renchao, Li Pingtao, Lin Jiayi, Wu Wei. A new species of Apocynaceae from Hainan, China [J]. *Journal of Systematics and Evolution*, 2011, 49(2):161.

· 形态特征 · 纤细分枝藤本。具不定根。茎圆柱状,无毛,直径 2~3 mm,节间长 4~13 cm,具乳白色乳汁。叶对生,卵形椭圆形或椭圆形,薄革质,长 5~8.5 cm,宽 3~6 cm,两面无毛,上面深绿色,下面浅绿色,基部楔形或圆形,正面具 1~2 腺体,先端渐尖或骤尖,侧脉 3~5 对,明显,多网状;叶柄弯曲,圆柱状,长 0.5~1.2 cm。聚伞花序伞形,光滑,具花 15~22 朵;花序梗直,无毛,长 3~4.5 cm,直径 0.1 cm;花梗全部等长,长 1.1 cm,淡绿色,或具紫色斑点;花萼卵形,长 1~1.5 mm,顶端钝,外面无毛,带绿色,里面无毛,每个裂片凹缺具 2~4 个腺体;花冠直径 0.7 cm,压平后可达 1.2 cm,外面无毛,白色,里面密被绢毛,乳白色,裂片从基部强烈反折,阔三角形,宽 3.5 mm,分裂达 3/4 至基部;副花冠蜡质,裂片白色,仅内部先端淡紫色,上面具纵向脊状突起,外部顶端高于内部,内部先端直立骤尖,外部先端骤尖,反折;花药以膜质附属物贴生于柱头上;花粉器具 2 个花粉块,花粉块柄末端的一个稍长,倾

斜,边缘半透明,其纵向长度和柄约成直角,花粉块柄短,花粉块的着粉腺顶端稍凸起,深棕色。子房椭球形,高 600 μm。果实和种子未见。花期 5~6 月。

· 分布生境 · 分布于海南省乐东黎族自治县。生长于海拔 960 m 的山地雨林中的树上和岩石上。

· 识别要点 · 乐东球兰形态上与球兰 *H. carnosae* 相似,但乐东球兰的叶脉两侧明显凸起,花梗和花萼无毛,花冠裂片自基部弯曲,副花冠内侧顶端为紫色,外部先端反折,上面有纵向的脊状突起与之不同。

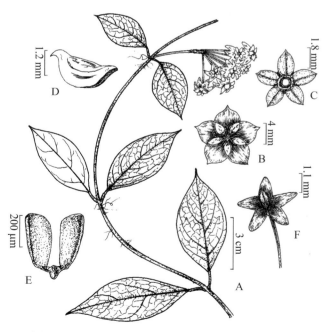

乐东球兰 *Hoya ledongensis* 墨线图(He, et al.; 2011)
A 开花茎枝;B 花正面观;C 花背面观;D 花冠裂片侧面观;E 花粉块;F 花萼和子房

林芝球兰

Hoya nyingchiensis Y. W. Zuo & H. P. Deng

· 模式标本 · CHINA. Tibet, Brahmaputra Canyon Reserve, Nyingchi, Pailong Menbazu Xiang, ca. 30°01′N, 95°03′E, ca. 1975 m a. s. l., 9 July 2015, Y. W. Zuo, et al. 5426211150719680LY (holotype: SWCTU).

· 物种文献 · Zuo Youwei, Lan Xiaozhong, Deng Hongpeng, Zhao Fengyu, Yuan Xiaofeng. *Hoya nyingchiensis* (Apocynaceae, Asclepiadoideae), a new species from Tibet, China [J]. *Phytotaxa*, 2020, 468(1): 130 - 136.

· 形态特征 · 石生亚灌木植物,全株各部位具白色乳汁。茎细长,下垂,长达 2 m,圆柱形,直径约 2.5 mm,有绒毛,老茎木化,无毛,在基部附近分枝,颜色从深绿色到紫褐色不等。茎上稀疏生附生根。叶对生,具叶柄;叶柄长 1～1.5 mm,直径 0.5～1 mm,有绒毛;叶片广椭圆形,长 0.6～1.1 cm,宽 1～1.5 cm,约离顶部 1/2 处最宽,肉质革质,叶面深绿色,叶背浅绿色,密被绒毛,顶端钝至急尖,基部钝,下缘卷曲,叶背明显可见中脉,侧脉 3～5 对,不太明显。假伞形花序顶生,具 4 朵花,花序梗长约 5 mm,直径约 5 mm,短于花梗,被绒毛;花萼裂片宽三角形,长 1.5～2 mm,宽 1～1.5 mm,黄绿色,顶端红色,钝,与单个腺体互生,背面被绒毛,边缘具睫毛;花冠裂片反曲,直径 1.2～1.6 cm,花冠筒长 2.5～3 mm,内部密被绒毛,外部无毛,裂片长圆形,长 8～10 mm,宽 4.5～5.5 mm,白色,边缘反曲,顶端钝而卷曲,内部密被绒毛而顶端无毛,外部无毛;副花冠直径 9～10 mm,高 4～5 mm,粉红色,裂片梨形,略微凸起,外角宽而圆,稍微凹陷,内角形成一个短直的齿状物倚靠于花药上,达花药附属物的基部。花粉器:花粉团长椭圆形,压缩棍状,长 550～650 μm,宽 220～260 μm,整个花粉块边缘具透明边,黄色;柄匙形,透明,最宽处长约 150 μm,宽 90 μm;着粉腺椭圆形,长 100～150 μm,宽 80～100 μm,顶

端钝;柱头五角形,顶端长 2～2.5 mm,底部宽 3.5～4.5 mm;子房卵形,基部长 3～3.5 mm,宽 1.5 mm,顶端狭窄。蓇葖果:两个小果全部发育,呈线状披针形,严格平行,长度 8～10 cm,直径 4～6 mm,下垂,无毛。种子卵形,稍微扁平,长 2～2.5 mm,宽 1～1.5 mm,具长种毛,种毛长 2.5～3.5 cm。花期 6～7 月,果期 7～10 月。

· 分布生境 · 分布于西藏自治区林芝市雅鲁藏布大峡谷国家级保护区。生长于海拔约 1 975 m 的岩石上。

· 识别要点 · 由于生长习性相似,林芝球兰与景洪球兰 *H. chinhungensis*、贝拉球兰 *H. bella* 和缅甸球兰 *H. kingdonwardii* 具有亲缘关系,但从其叶片形状、叶面特征、花序、花萼、花冠结构和副花冠形状等方面可以很容易地加以区分。

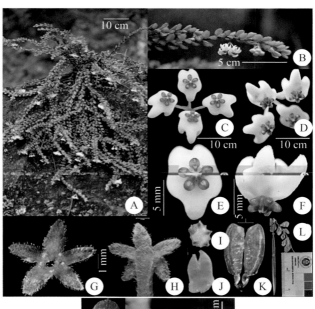

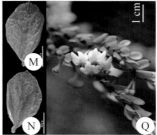

林芝球兰 *Hoya nyingchiensis* 彩色图(Zuo, et al.; 2020)

A 生境;B 花枝;C～D 花序;E～F 花;G 花萼和黏液毛;H 花萼和花梗; I 花柱顶;J 子房;K 花粉块;L 下垂的蓇葖果;M 叶(近轴侧); N 叶(背面);Q 下垂的花序

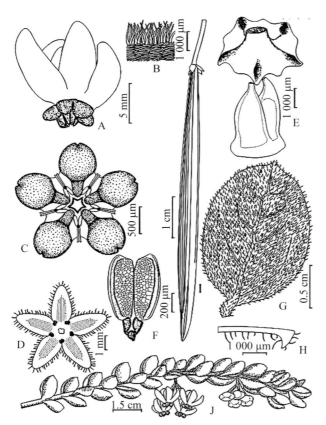

林芝球兰 *Hoya nyingchiensis* 墨线图(Zuo, et al.; 2020)

A 花侧面观;B 花冠裂片边缘内部;C 花顶面观;D 花萼和黏液毛;
E 花柱顶和心皮;F 花粉块;G 叶;H 叶横切;I 菁葖果;J 花枝

新平白前

Vincetoxicum xinpingense H. Peng & Y. H. Wang

·模式标本·CHINA. Yunnan: Xinping County, Ailao Mountains, 23°58′24″ N, 101°31′30″ E, 2 030 m, 23 May 2017, H. Peng, et al. XP314 (holotype: KUN1344773; isotypes: KUN1344774, K, PE, TI).

·物种文献·Jiang Liqiong, Li Yuanyuan, Zhu Xinxin, Wang Yuehua, Peng Hua. *Vincetoxicum xinpingense* (Asclepiadeae, Asclepiadoideae, Apocynaceae), a new species from Yunnan Province, China [J]. *Phytotaxa*, 2018, 361(1):56 - 64.

·形态特征·多年生攀缘草本植物,具无色乳液。茎细长,圆柱形,分枝,稀疏生有一至两列短弯曲的细毛。叶对生;叶片纸质,卵状椭圆形或椭圆形,长7.4~12.5 cm,宽3.5~6.5 cm,边缘和两面的叶脉具细毛,其他部分无毛,顶端锐尖至渐尖,基部截形或微凹,边缘全缘;叶柄长1.3~4.9 cm,常具两个腺体,上表面具凹槽,两面密生弯曲细毛。二歧聚伞花序腋生,每个叶腋常1~2个,花朵(1~)4~10(~12)朵;花序梗长2.2~6.6 cm,具绒毛;花梗细长,长0.5~3.0 cm,具绒毛;花萼星状,裂片5,披针形,顶端锐尖,无毛,基部具五个腺体;花冠星状,深紫色,直径2.1~3 cm,具5浅裂片,裂片狭长披针形,长0.8~1.4 cm,宽0.1~0.4 cm,顶端截形,两面无毛,边缘反卷;副花冠长达合蕊柱的3/5,深紫色,5深裂,裂片倚靠着合蕊柱表面,长约0.8 mm,宽0.6 mm,卵形,肉质;药隔附属物膜状,卵形,长约0.59 mm,宽0.72 mm,花粉器具2个花粉块,水平;着粉腺椭圆形,长约0.1 mm,宽0.03 mm;花粉块椭圆形,长约0.23 mm,宽0.16 mm,柄长约0.08 mm。菁葖果纺锤形,长约8 cm,宽2.3 cm,光滑,单生。种子扁平,卵形,长约7 mm,宽5 mm,暗棕色,种毛长约4.3 cm,白色。花期5~7月,果期6~9月。

·分布生境·分布于云南省新平彝族傣族自治县。生长于海拔约2 030 m的中山湿性常绿阔叶林中。

·识别要点·新平白前与镇江白前 *V. sublanceolatum* 的主要区别在于前者花粉块水平排列,花冠直径2.1~3 cm,副花冠长达雄蕊的2/3,而镇江白前花粉块下垂,花直径0.7~1.5 cm,副花冠比雄蕊短得多。新平白前与大花娃儿藤(*Tylophora forrestii*)的主要区别在于前者花冠深紫色,花直径0.7~1.5 cm,副花冠卵形,裂片顶端钝,而大花娃儿藤花冠黄绿色,直径约1.2 cm,副花冠狭卵形,裂片顶端急尖。

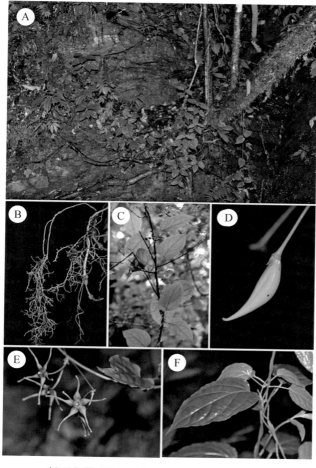

新平白前 *Vincetoxicum xinpingense* 彩色图
(Jiang, et al.；2018)

A 生境；B 根；C 缠绕茎；D 蓇葖果；E 花；F 叶

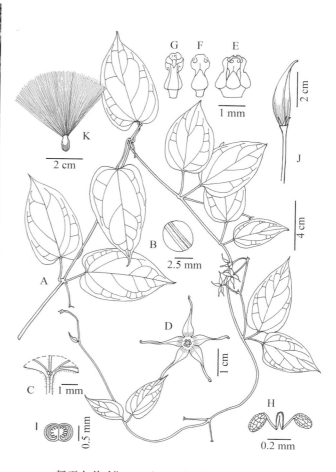

新平白前 *Vincetoxicum xinpingense* 墨线图
(Jiang, et al.；2018)

A 植株；B 茎上毛被；C 叶基腺体；D 花冠；E 合蕊柱；F 雄蕊背面观；
G 雄蕊正面观；H 花粉块；I 子房横切；J 蓇葖果；K 种子

51. 茄科

Solanaceae

苦枸杞

Lycium amarum L. Q. Huang

· 模式标本 · CHINA. Xizang, Qiongjie County,
Qiongjie Township, on rocks and near roads,
3 800～3 900 m a. s. l.，17 Apr 2014, L. Q. Huang,
et al. 542225140917002LY (fl.，holotype: CMMI;
fr.，isotype: CMMI).

· 物种文献 · Xie Dongmei, Zhang Xiaobo, Qian

Dan, Zha Xi, Qi Huang. *Lycium amarum* sp. nov. (Solanaceae) from Xizang, supported from morphological characters and phylogenetic analysis [J]. *Nordic Journal of Botany*, 2016, 34 (5): 538－544.

·形态特征· 直立灌木,高 1～1.7 m。茎多分枝,幼枝浅灰色,枝上有刺,刺长 0.5～1.0 cm,基部有明显的小隆起;嫩枝淡灰色。叶在长枝上互生,在短枝上 2～4 枚成簇;叶线状披针形或倒披针形,长 1～4 cm,宽 0.5～1.0 cm,薄革质,背面密被白色短柔毛,基部近楔形;先端钝尖;叶柄不明显。花单生或成对生于分枝上;花梗长 0.5～1.0 cm,紫色;花萼钟状,长 3～4 mm,3 裂至中部,花萼边缘具短柔毛,顶端有一个两叉的裂口;花冠漏斗状,浅紫色,长 3～

5 mm,常 5 裂;冠筒短于或近等于裂片;花冠裂片长圆形,先端钝卵形,几无毛。雄蕊稍长于花冠,花丝基部上端具长柔毛环,毛环稍高于花丝基部,与花冠筒毗邻。浆果红色,卵形或长卵形,长 7～12 mm,宽5～7 mm。种子多数,黄色,长约 2 mm。花期 8～9 月,果期 9～10 月。

·分布生境· 分布于西藏自治区山南市琼结县。生长于海拔 3 800～3 900 m 的岩石上和路边。

·识别要点· 苦枸杞的近似种有枸杞 *L. chinense*、新疆枸杞 *L. dasystemum* 和云南枸杞 *L. yunnanense*,与它们的主要区别在于苦枸杞的刺基部有明显的小隆起,花梗紫色,花萼边缘具缘毛,三裂,叶尖和花萼裂片顶端两浅裂,叶背密被白色短柔毛。

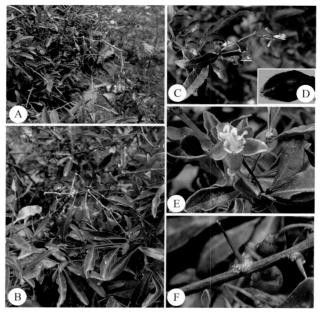

苦枸杞 *Lycium amarum* 彩色图(Xie, et al.; 2016)

A 植株;B 浆果;C 花序;D 花萼顶端的二叉裂口;
E 花;F 基部隆起的刺

苦枸杞 *Lycium amarum* 墨线图(Xie, et al.; 2016)

A 花果期植株;B 花;C 花冠纵切;D 花萼;
E、F 雄蕊;G、H 果;I 基部隆起的刺

薯椒

Tuberowithania pengiana Ze H. Wang & Yi Yang

·模式标本· CHINA. Yunnan Province, Lincang Municipality, Shuangjiang Lahu Wa Bulang Dai Autonomous County, Shahe Country, Chenjiazhai Village, the mountain behind Banleng Group, 23°34′4.27″N, 99°43′11.90″E, alt. 2 387 m, 9 Aug 2022, Wang Ze-Huan, et al. 202208－01 (holotype: KUN; isotypes: KUN, LBG).

• 物种文献 • Wang Zehuan, Yang Yi, Wang Yi, Chen Li, Zhao Fei, Li Yuanyuan. *Tuberowithania pengiana* (Withaninae, Physalideae, Solanaceae), a new species and genus from SW Yunnan, China [J]. *Taxon*, 2024.

• 形态特征 • 多年生草本,高 40~80 cm,具大块根,块根长可达 20 cm,宽 10 cm,高 10 cm,埋于地下或有时顶端外露;纤维根细长或稍粗壮,较少至多数。茎直立,单生至数枚,从块根上部伸出,具棱,紫绿色,疏生短柔毛或后期脱落无毛。单叶,互生,常成对生茎节上;叶柄长 0.5~2.5 cm,光滑;叶片椭圆形至阔椭圆形,全缘,长 9~19 cm,宽 4.5~9 cm,顶端锐尖至渐尖,基部楔形渐狭,表面疏生短柔毛,侧脉 5~8 对。花下垂,单生腋生。花梗下垂,纤细,无毛,常带紫色,弓形弯曲,顶端明显扩大,花期长至 4 cm,果期长 5.5~8 cm。花萼钟状,长约 1 cm,宽 1.2 cm,浅 5 裂,裂片顶端具三角状钝齿,基部常具

紫色斑块,幼时外部密被长柔毛,后渐脱落,外部具 10 条紫色肋,其中 5 条一直延伸到花萼裂片顶端;花萼裂片直立,等大,齿状。果萼卵球形,长 3.0~3.6 cm,宽 1.7~2.2 cm,紧贴浆果,先端不闭合,具纵向 10 肋,肋光滑或有时具不明显的齿,其中 5 条肋直接延伸到具短柔毛的花萼裂片顶端。花冠坛状,深紫色,长约 3 cm,宽 1.2 cm,5 浅裂;花冠筒长约 2.7 cm,在喉部缢缩,外部密被白色长毛;花冠裂片三角形,边缘绿色,中间紫色,反折,长约 5 mm,两面密被短柔毛。雄蕊 5,直立,聚合于花柱周围,长 2.3~2.7 cm;花丝粗壮,长 1.8~2.2 cm,紫色,整体均被白色长毛;花药黄色,长 5 mm,基着药,纵裂。子房圆锥形,位于增厚且 5 浅裂的花盘上,无毛;花柱直立,粗丝状,与雄蕊等长或超过雄蕊;柱头扁球形。浆果卵球形,长 2.7~3.4 cm,宽 1.6~2.1 cm,被贴生的果萼完全包围,顶端具与果萼近等长或稍突出的宿存花柱基,无毛,成熟时黄白色,多肉,多种

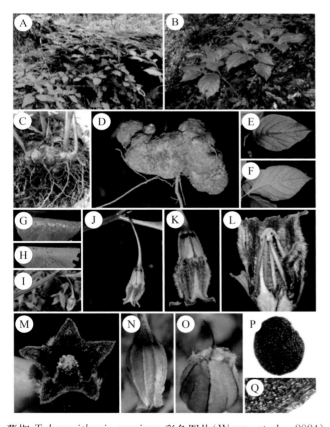

薯椒 *Tuberowithania pengiana* 彩色图片(Wang, et al.;2024)
A 生境;B 植株;C~D 块根;E~H 叶;I 茎上部分枝及花蕾;J~K 花;L 花冠纵切;M 花萼顶面观;N 果萼侧面观;O 果萼顶面观,示宿存花柱基;P 种子;Q 种子表面纹饰

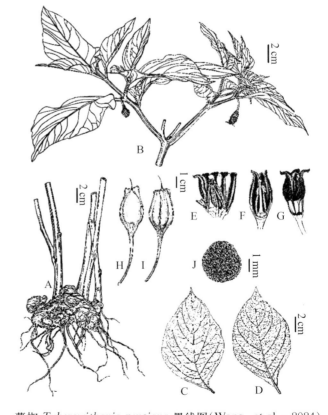

薯椒 *Tuberowithania pengiana* 墨线图(Wang, et al.;2024)
A 块根及茎下部;B 茎上部的花期分枝;C 叶正面;D 叶背面;E~F 花纵切,示雄蕊和柱头;G 花侧面观;H 果实侧面观;I 果萼侧面观;J 种子

子。种子盘状肾形,侧面压扁,长约 2.9 mm,宽 2.5 mm,成熟时深棕色,表面密布网纹状凹穴。

·**分布生境**· 分布于云南省双江县和永德县。生长于海拔 1 600～2 400 m 的湿润山坡、水渠边或亚热带林下路边。

·**识别要点**· 薯椒属因果萼膨大、具 10 条肋且果期

完全包裹浆果而与地海椒属 *Archiphysalis* 关系最近,但薯椒属具块根,花冠暗紫色、坛状、密被毛,花丝紫色、密被毛,浆果黄白色、卵球形,果萼紧贴地全包浆果,肋紫色;而地海椒属为直根,花冠黄白色、钟状辐形、微被毛,花丝白色、光滑,浆果红色、球形,果萼疏松地全包浆果,肋绿色。

52. 苦苣苔科

Gesneriaceae

短序长蒴苣苔

Didymocarpus brevipedunculatus Y. H. Tan & Bin Yang

·**模式标本**· CHINA. Yunnan: Ximeng, Mengsuo, grows on rock surfaces along a seasonal waterfall or moist and shade places in evergreen forest, 22°38′04.83″N, 99°35′34.17″E, a. s. l. 1 200 m, 8 September 2012, Yun-Hong Tan 6930 (holotype: HITBC; isotype: HITBC).

·**物种文献**· Yang Bin, Ding Hongbo, Fu Kaicong, Yuan Yikai, Yang Hanyu, Li Jianwu, Zhang Lixia, Tan Yunhong. Four new species of Gesneriaceae from Yunnan, Southwest China [J]. *PhytoKeys*, 2019, 130:183 – 203.

·**形态特征**· 多年生石生落叶草本,高 30～40 cm。叶对生,4～6 对,等大;叶片卵形,薄,长 10～25 cm,宽 6.5～15.5 cm,顶端渐尖,基部极斜心形,边缘具锯齿,叶面暗绿色,干燥后呈中褐色,密被多细胞非腺毛,叶背淡绿色,干燥后呈浅褐色,靠近叶脉处密被多细胞非腺毛,侧脉 9～11 对,两面明显;叶柄长 4.5～12.0 cm,被毛与茎相同。疏松聚伞状花序单生叶腋,纤细下垂,长 7～12 cm,被多细胞非腺毛;花序梗长 4.0～5.5 cm,密被多细胞非腺毛;花托长 1.0～2.0 cm;花梗长 3～5 mm。苞片成对,绿色至

淡绿色,疏被多细胞非腺毛,圆形至卵形,长宽 5.5～6.0 mm。小苞片成对,长宽 4.0～5.5 mm。花多数。花萼钟状,无毛,筒长约 6 mm;裂片卵形,近等长,5(6)裂,顶端钝圆形,长 0.5～1.0 mm。花冠漏斗状,长 4.0～4.5 cm,无毛,白色,内面具紫红色的纵向条纹;筒长 3.2～3.5 cm,从基部至口部逐渐加宽,基部宽 0.8～1.0 cm,口部宽 1.8～2.0 cm;裂片卵形至圆形、宽圆形;前唇(下侧或背面)3 裂,长 6～7 mm,宽 7～8 mm,顶端圆形;后唇(上侧或腹面)2 裂,长 5～6 mm,宽 7～8 mm,顶端圆形。可育雄蕊 2;花丝长 0.9～1.0 cm,无毛;退化雄蕊 3,无毛。花盘环状,肥厚,无毛,边缘全缘或稍浅裂,高 2～3 mm,果期宿存。子房圆柱形,略有柄,无毛,浅绿色,长 25～30 mm,宽 1 mm;花柱与子房连续,长约 5 mm,无毛,白色或浅绿色;柱头盘状,中间凹陷,白色,直径 1 mm。蒴果圆筒状,稍具柄,直立,直,浅绿色,成熟时浅棕色,长 4.5～5 cm,宽 0.25 cm。种子多数,椭圆形,无附属物。花期 8～9 月,果期 9～10 月。

·**分布生境**· 分布于云南省西盟佤族自治县和沧源佤族自治县。生长于海拔 1 000～1 200 m 的季节性瀑布沿线的岩石表面或常绿森林中潮湿阴凉的地方。

·**识别要点**· 短序长蒴苣苔形态上与紫苞长蒴苣苔 *D. purpureobracteatus* 相似,但其叶基极倾斜心

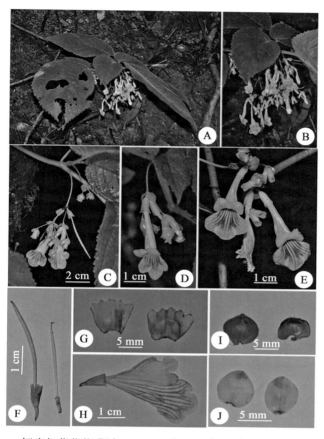

短序长蒴苣苔 *Didymocarpus brevipedunculatus* 彩色图
（Yang, et al.；2019）

A~B 植株；C~D 花序；E 花；F 幼果；G 花萼纵切；
H 花冠纵切；I 苞片；J 小苞片

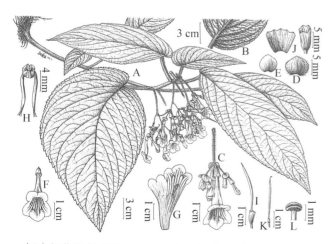

短序长蒴苣苔 *Didymocarpus brevipedunculatus* 墨线图
（Yang, et al.；2019）

A 植株；B 叶基；C 花序；D 苞片；E 小苞片；F 花；G 花冠纵切；
H 雄蕊；I 幼果；J 花萼；K 雌蕊；L 柱头

形；花序纤细下垂，比叶短得多；花白色，带紫色到深红色的纵向条纹，花序梗长 4.0~5.5 cm，花序梗具

无腺体多细胞毛。而紫苞长蒴苣苔叶基有时倾斜，楔形至心形；花序直立，比叶长得多；花紫色到粉紫色，带较深的条纹；花序梗长 4.0~10 cm，无毛。

白花半蒴苣苔
Hemiboea albiflora X. G. Xiang, Z. Y. Guo & Z. W. Wu

· **模式标本** · CHINA. Guizhou: Xingyi City, Maling River Valley, 26°8.47′N, 104°57.27′E, altitude 967 m, on rock faces near the river, 12 October 2017, X. G. Xiang, et al. 2017061 (holotype: PE; isotypes: PE, QNUN)

· **物种文献** · Wu Zhaowen, Guo Zhiyou, Deng Chaoyi, Li Zhenyu, Xiang Xiaoguo. *Hemiboea albiflora*, a new species of Gesneriaceae from Guizhou, China [J]. *PhytoKeys*, 2019, 122:79-86.

· **形态特征** · 多年生草本。茎斜升，近圆柱形，高 40~100 cm，直径 2~5 mm，有稀疏紫色斑点，无毛，新鲜时多汁，具 5~10 节，节不膨大。叶对生，草质；叶柄长 3~6 cm，直径约 2 mm，近圆柱状，正面具线沟，边缘直且浑圆，无毛，绿色；叶片长圆状披针形或卵状披针形，长 7~15 cm，宽 3~5.5 cm，顶端渐尖，稀急尖，边缘有波状锯齿，基部常偏斜，叶正面绿色，被稀疏短柔毛，背面浅绿色，无毛，侧脉 5~9 对。聚伞花序近顶生，有时腋生，具 4~8 朵花；花序梗长 2~3 cm，直径 3~4 mm，无毛，有稀疏的紫色斑点；总苞近球形或宽卵形，直径 2~3 cm，黄绿色，无毛，先端急尖。花梗长 3~5 mm，直径 2~3 mm，无毛。花萼白色，5 裂至基部，裂片相等，卵状披针形，长 1.2~1.6 cm，宽 0.3~0.4 cm，无毛；花冠白色，内部具淡紫色线条和斑点，长 4~5.5 cm，无毛；花冠管长 3.5~4.5 cm，口部直径 1~1.4 cm，基部直径 4~5 mm，喉部具紫色斑点，在盔状凸起的内面密被腺状短毛，在花冠管基部以上 7~8 mm 处有一毛环；檐部 2 唇形，上唇长 0.8~1.0 cm，顶端 2 裂，裂片相等，近半圆形，下唇长 1.0~1.2 cm，3 裂，裂片几乎相等，长圆形。雄蕊 2，着生于花冠基部以上 0.8~1.0 cm 处；花丝线形，无毛，从中部膝状弯曲，长 1.8~

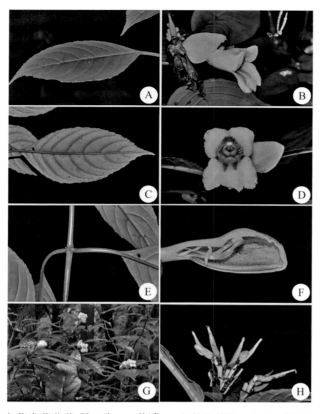

白花半蒴苣苔 *Hemiboea albiflora* 彩色图(Wu, et al.；2019)

A、C 叶；B、D 花；E 茎和叶柄；F 花纵切；G 花期植株；H 果实

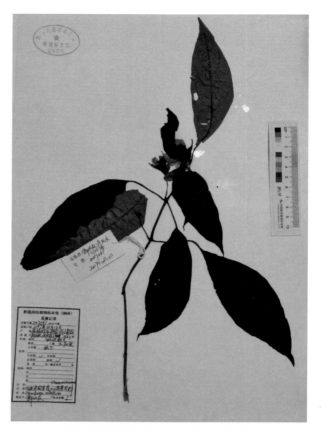

白花半蒴苣苔 *Hemiboea albiflora* 腊叶标本

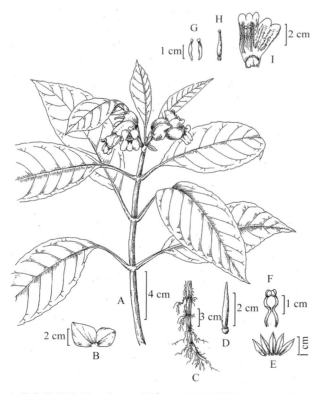

白花半蒴苣苔 *Hemiboea albiflora* 墨线图(Wu, et al.；2019)

A 花期植株；B 总苞；C 根；D 果实；E 花萼裂片；F 雄蕊；
G 退化雄蕊；H 雌蕊；I 花冠纵切

2.0 cm，宽 0.1 cm；花药卵状椭圆形，无毛，长 2～3 mm，宽 2 mm，顶端连在一起。退化雄蕊 2，无毛，着生于花冠基部以上 1.2～1.5 cm 处，粗壮，长 1.2～1.4 cm，直径 1 mm，顶端具小尖头，分离。雌蕊长 2～2.5 cm；子房线形，长 0.7～0.9 cm，直径 1.5～2.2 mm，无毛；花柱长 1.3～1.6 mm，无毛；柱头头状，直径 2 mm。蒴果线状披针形，长 2～3 cm，直径 2～4 mm，无毛，轻微弯曲。花期 8～10 月，果期 10～11 月。

· **分布生境** · 分布于贵州省兴义市马岭河峡谷和坡岗自然保护区。生长于海拔 720～970 m 的溪边或河边岩石表面上。

· **识别要点** · 与疏脉半蒴苣苔 *H. cavaleriei* var. *paucinervis* 和半蒴苣苔 *H. subcapitata* 相近，主要区别在于本种叶柄较长，长 3～6 cm；总苞较大，直径 2～3 cm；花冠白色，外面无毛；雄蕊花丝较长，长 1.8～2 cm。

麻栗坡半蒴苣苔

Hemiboea malipoensis Y. H. Tan

· 模式标本 · CHINA. Yunnan Province: Malipo County, Xiajinchang, Shanggaotang, limestone forests, 23°8′6″N, 104°51′16″E, 1 250 m, 4 November 2011, Yun-Hong Tan 6055（holotype: HITBC; isotypes: IBK）.

· 物种文献 · Zhang Lixia, Tan Yunhong, Li Jianwu, Wen Bin, Yin Jiantao, Lan Qinying. *Hemiboea malipoensis*, a new species of Gesneriaceae from southeastern Yunnan, China [J]. *Phytotaxa*, 2014, 174 (3): 165 – 172.

· 形态特征 · 多年生草本植物。茎直立，高 50～120 cm，直径 0.8～1.5 cm，圆形或正方形，无毛，单生或很少分枝，节 10～15 个。叶 6～10，对生；叶柄长 2.0～4.0 cm，无毛，具紫色斑点；叶片微厚，干时坚硬，上表面绿色，下表面浅青绿色，倒卵形至长椭圆形，长 10.5～17.5 cm，宽 5.0～8.5 cm，顶端渐尖，基部稍楔形且偏斜，边缘全缘或有浅腺齿，两面无毛；侧脉每侧 5～8 条，具紫色斑点。聚伞花序腋生或近顶生，长 8.5～9 cm，有 4～10 朵花；花梗长 3.0～3.5 cm，直径 0.4～0.5 cm，无毛，密生疣状突起和紫色斑点；总苞近球形或宽卵形，直径 3.5～4.0 cm，绿色，无毛，具 5～6 条纵脉，顶端尖锐；小总苞类似但更小，直径 2.0～2.5 cm，膜质，淡绿色；花梗长 5～7 mm，无毛。萼片白色，自基部 5 裂，裂片相等，披针形，长 15～18 mm，宽 2.8～3.0 mm，无毛，顶端有小凸起；花冠淡黄色至黄色，内侧有紫色条纹和斑点，长 4.5～5.5 cm，无毛，花冠管长 3.5～4.5 cm，口部直径 1.3～1.5 cm，基部直径 5～6 mm，内侧有一圈与花冠管基部相连的毛；唇瓣明显 2 唇形，上唇长 1.4～1.5 cm，有角质感，上表面有紫色斑点，下表面被极短腺毛，2 裂，裂片半圆形，长 4.5～5.5 mm，宽 11～12 mm；下唇基部近全裂，裂片卵形，长 10～11 mm，宽 7～8 mm；雄蕊 2，花药面互相融合，与花冠基部相连处高达 10.3～14.5 mm；花丝细长，无毛，从中部弯曲，长 1.8～2.0 cm；花药长方

形，无毛，长 3.0～3.5 mm，宽 1.5～1.8 mm；退化雄蕊 3，无毛，与花冠基部相连处高达 11.0～14.5 mm，侧面 2 个退化雄蕊较粗，长 1.0～1.2 cm，中央的退化雄蕊纤细，长约 5 mm；花盘环状，黄色，高 2.5～3.0 mm，边缘略微波状，无毛；雌蕊长 3.5～3.8 cm，子房线形，长 1.1～1.3 cm，直径 2.8～3.0 mm，无毛，花柱长 2.5～2.8 mm，无毛，前端弯曲，柱头头状，直径约 1.5 mm。蒴果线形，长 2.5～3.0 cm，直径 5～6 mm，无毛，略呈弯曲状。花期 10～11 月，果期 11～12 月。

· 分布生境 · 分布于云南省麻栗坡县。生长于海拔 1 250 m 的石灰岩森林中。

· 识别要点 · 麻栗坡半蒴苣苔形态上与大苞半蒴苣苔 H. *magnibracteata* 和疏脉半蒴苣苔 H. *cavaleriei* var. *paucinervis* 相似，但可以麻栗坡半蒴苣苔漂亮的球形总苞，茎顶聚伞花序含 4～10 朵

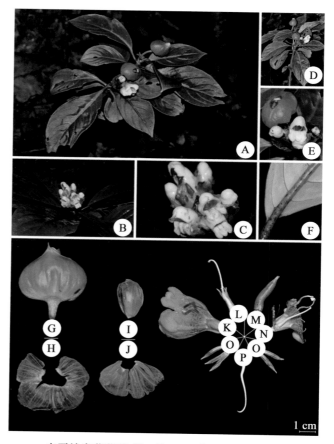

麻栗坡半蒴苣苔 *Hemiboea malipoensis* 彩色图
（Zhang, et al.；2014）

A、B、D 植株；C、E 花；F 叶；G～H 总苞及其纵切；I～J 小总苞及其纵切；K、N 花冠纵切；L、P 花萼和具花盘的雌蕊；M 果实；O 花萼

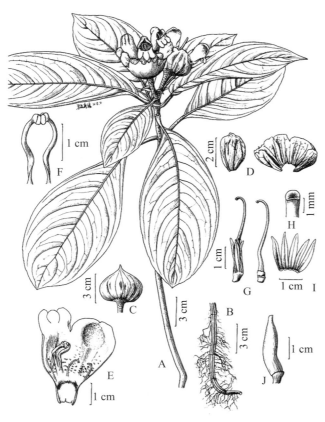

麻栗坡半蒴苣苔 *Hemiboea malipoensis* 墨线图
（Zhang, et al.；2014）

A～B 植株；C 总苞；D 小总苞及其纵切；E 花冠纵切；F 雄蕊；
G 花萼和具花盘的雌蕊；H 柱头；I 花萼；J 果实

·形态特征· 多年生草本植物。茎直立或斜升，近圆柱状，高 20～45 cm，直径 3～5 mm。单生，疏被紫色斑点，无毛，新鲜时稍多汁，节 4～7 个，不肿大。叶对生，不等大或几相等，草质；叶片长披针形、卵状披针形或椭圆形，长 4.5～19 cm，宽 2.2～8 cm，先端渐尖，很少锐尖，边缘具波状齿，叶基常偏斜，一侧狭楔形至楔形，另一侧楔形至圆形，表面绿色，疏生短柔毛，背面淡绿色到紫色，无毛；侧脉 6～13 对，小脉不明显；叶柄长 1～8.5 cm，直径约 2 mm，近圆柱形，叶柄上有纵沟，边缘直立圆形，无毛，紫色或具紫色斑点。聚伞花序假顶生，有时腋生，3～9（～12）花；花序梗长 1～2 cm，直径约 2 mm，无毛，具紫色斑点；总苞扁球形，具细尖，直径 2.3～3.3 cm，浅绿色，无毛；花梗长 3～5 mm，直径约 2 mm，无毛。花萼白色，无毛，基部 5 裂；花萼片线形或线状披针形，长 11～13 mm，宽 2～3 mm，不等长，内面的三片较长，长约 13 mm，外面的两片较短，长约 10 mm；花冠斜漏斗形，长 3.2～4 cm，外面柠檬黄色，密生腺毛，内侧无毛，喉部具紫色斑点，内侧上方突出的管状部位

花，花冠更大，长 4.5～5.5 cm，淡黄色或黄色，花冠筒无毛，萼片披针形，自基部 5 裂等特征轻易区分开来。

绥阳半蒴苣苔
Hemiboea suiyangensis Z. Y. Li, S. W. Li & X. G. Xiang

·模式标本· CHINA. Guizhou province：Suiyang County, Xiangshuwan, growing in cave entrance of limestone hills, about 885 m, 10 Aug. 2015, M. Q. Han, et al. HMQ 881（holotype：IBK；isotypes：IBK, PE）.

·物种文献· Li Shuwan, Han Mengqi, Li Xiaojie, Li Zhenyu, Xiang Xiaoguo. *Hemiboea suiyangensis*（Gesneriaceae）：a new species from Guizhou, China［J］. *Phytokeys*，2018，99：99－106.

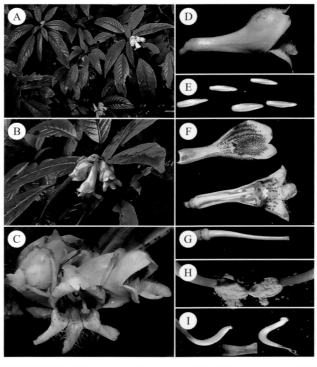

绥阳半蒴苣苔 *Hemiboea suiyangensis* 彩色图（Li, et al.；2018）

A 植株；B 花枝；C 花正面观；D 花冠侧面观；E 花萼；
F 花冠内面观；G 雌蕊；H 花药；I 退化雄蕊

密生腺毛,喉部和下裂片密被柔毛,开口处有一圈长 4～6 mm 的柔毛环;花冠筒长 2.5～3 cm,基部直径 2.5～4 mm,花筒上半部分的背面凸出,开口处直径 12～14 mm,上方凸起;花檐部二唇形,后唇(上侧)长 3～3.5 mm,顶端二裂,大小相等,近半圆形,前唇(下侧)长 7～10 mm,顶端三裂,裂片大小相等,长方形,开花后扩张反卷;雄蕊先熟;雄蕊 2,背向,贴生至花冠基部之上的 16～17 mm 处,内藏,无毛;花丝狭线形,长 11～13 mm,宽 1 mm;花药卵状椭圆形,长 3～3.8 mm,宽 2 mm,顶端黏合;退化雄蕊 3,不等长,贴生至花冠基部之上的 8～11 mm 处,无毛,侧面 2 个狭线形,长 9～11 mm,宽 1 mm,顶端球形,分离,中央一个线形,长 2～3 mm,宽 1 mm,顶端截形;花盘环状,柠檬黄色,高 1.4～1.7 mm,边缘波状;雌蕊长 18.7～19 mm;子房线形,长 8.7～9 mm,宽 3 mm,无毛;花柱长约 10 mm,直径约 1 mm,略带腺体状毛;柱头扁球形。

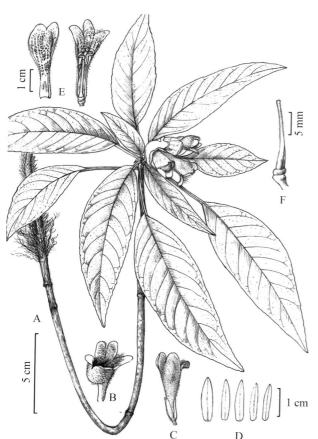

绥阳半蒴苣苔 Hemiboea suiyangensis 墨线图
(Li, et al. ; 2018)

A 植株;B～C 花外面观;D 花萼裂片;E 花内面观;F 雌蕊

· 分布生境 · 分布于贵州省绥阳县。生长于海拔约 900 m 的石灰石岩洞入口处,靠近小溪的潮湿石头上。

· 识别要点 · 绥阳半蒴苣苔的花冠为斜漏斗状,下面微凸,上半部为肿胀状态,喉部和下裂片密生柔毛,其斜漏斗花冠可与其他半蒴苣苔属物种相区别。叶形上,该物种与峨眉半蒴苣苔 H. omeiensis 相似,但其总苞扁平,萼裂片不等大,花喉和下裂片密生柔毛,花冠外侧柠檬黄色;而峨眉半蒴苣苔总苞球形,萼裂片等大,喉部和下裂片光滑无毛、花冠外侧白色。

新平汉克苣苔
Henckelia xinpingensis Y. H. Tan & Bin Yang

· 模式标本 · CHINA. Yunnan Province: Xinping county, Yubaiding, 24°09.32′N, 102°07.71′E, a. s. l. 1 500 m, 17 Aug. 2018, Y. H. Tan, et al. Y0130 (holotype: HITBC).

· 物种文献 · Yang Bin, Ding Hongbo, Fu Kaicong, Yuan Yikai, Yang Hanyu, Li Jianwu, Zhang Lixia, Tan Yunhong. Four new species of Gesneriaceae from Yunnan, Southwest China [J]. *PhytoKeys*, 2019, 130:183－203.

· 形态特征 · 一年生草本。通常从茎基部、叶腋或有时苞片腋长出细长匍匐茎,匍匐茎长 10～25 cm,被短柔毛。茎直立,高 5～25 cm,被短柔毛至疏生绒毛。叶 4～6 枚,对生;叶片对称,卵状椭圆形至椭圆形,长 2～15 cm,宽 1.2～8.0 cm,草质,被微柔毛至疏生绒毛,无腺毛,表面呈棕绿色,背面有时具紫斑,基部圆形至心形,边缘波状至全缘,先端锐尖或钝;侧脉 5～9 对,明显;叶柄长 0.5～3.5 cm。聚伞花序具 1～4 花;花序梗长 0.5～3.5 cm,疏生柔毛;苞片 2,离生,线形至披针形,长 3～6 mm。花梗长 2.5～5.0 cm,疏生柔毛;花萼长 1.2～1.7 cm,狭钟形,5 深裂至基部或中部以下;萼管长 3.5～4 mm;裂片近等长,披针形,长 12～14 mm,宽 2～3 mm,外面疏生柔毛,里面无毛,边缘全缘,先端钻形渐狭;花冠深黄

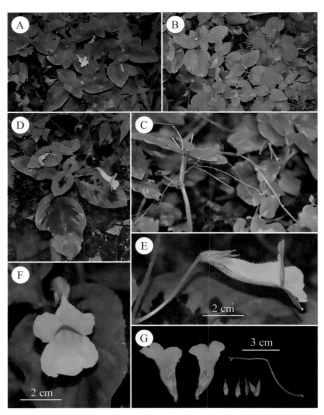

新平汉克苣苔 *Henckelia xinpingensis* 彩色图
（Yang, et al.；2019）

A～D 植株；E 花侧面观；F 花正面观；G 花解剖照

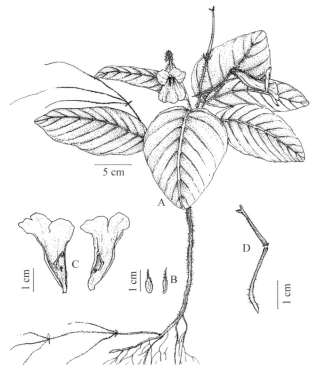

新平汉克苣苔 *Henckelia xinpingensis* 墨线图（Yang, et al.；2019）

A 植株；B 花萼裂片；C 花纵切；D 花梗和雌蕊

色，下唇内部具两条黄橙色条纹，长 3.7～4.2 cm，外部疏生腺柔毛，内部无毛；花冠筒部狭漏斗状，长 3.4～3.8 cm，宽 0.9～1.2 cm；上唇长 1.9～2.3 cm，宽 0.8～1.0 cm，2 裂，下唇长 2.5～3.0 cm，宽 0.9～1.2 cm，3 裂，所有裂片半圆形，先端圆形；雄蕊 2，长 1.3～1.5 cm，着生于花冠筒中部以下；花丝长 1.1～1.3 cm，疏生微柔毛至无毛，在中部弯曲，具膝；花药整个腹面融合，长约 3.5 mm，无毛；退化雄蕊 3，长 2.5～6.0 mm；雌蕊长 2.5～2.8 cm，疏生微柔毛至微柔毛，近先端具短腺毛；子房长 2.2～2.5 cm；花柱长 3～6 mm，疏生腺柔毛；柱头扇形，长 2～3 mm，不裂或稍 2 裂。蒴果近直立，长 5～10 cm，室背开裂。花期 8 月，果期 8～9 月。

· **分布生境** · 分布于云南省新平彝族傣族自治县。生长于海拔 1 500 m 的亚热带阔叶林下的河边、路边湿润地区。

· **识别要点** · 新平汉克苣苔与斑叶汉克苣苔 *H. pumila* 相似，两者均叶片椭圆形，背面有时具紫斑，表面棕绿色，花冠漏斗状，但新平汉克苣苔花冠深黄色，柱头不裂或略 2 裂，花萼 5 深裂至基部或中部以下，叶片对称，基部圆形至心形，具细长匍匐茎；而斑叶汉克苣苔花冠白色至紫色，柱头明显 2 裂，花萼 5 裂至中部以下或以上，叶片不对称，基部倾斜，无匍匐茎。

弯管马铃苣苔

Oreocharis curvituba J. J. Wei & W. B. Xu

· **模式标本** · CHINA. Guangxi: Guanyang County, Qianjiadong National Nature Reserve, on rock surfaces under evergreen and deciduous broad leaved mixed forest, elev. ca. 950 m, 25°30′N, 111°17′E, 28 September 2015, in flower, Bo Pan, et al. GY002 (holotype: IBK).

· **物种文献** · Wei Jiajia, Xiong Guochun, Zou Chunyu, Pan Bo, Xu Weibin. *Oreocharis curvituba*, a new species of Gesneriaceae from northeastern Guangxi, China［J］. *Phytotaxa*, 2016, 280（2）：

190－194.

· 形态特征 · 多年生草本植物。根茎卵圆形,长
0.5～2 cm,直径 0.5～1 cm。基生叶 5～13 片,叶柄
长 1～3 cm;叶片卵形至椭圆形,长 3.5～10 cm,宽
2～5 cm,干燥时呈羊皮纸状,顶端钝圆,基部斜或楔
形至渐尖,边缘有锯齿,叶表面泡状隆起,密布散生
毛;侧脉 4～7 对,不明显。花茎 1～7 支,高 3～
15 cm,被褐色茸毛,顶端被腺毛;伞形花序 2～5 朵
花;苞片 2,对生,线状披针形,长约 3 mm,外面有腺
毛,边缘全缘;花梗长 1～3 cm,密生腺毛;花萼 5 深
裂,裂片卵状三角形,长 2～2.2 mm,宽 0.7～1 mm,
顶端锐尖,外面无毛,内面疏生腺毛;花冠长 1.1～
1.3 cm,外面散生腺毛,喉部具紫色星形斑点并密被
一圈腺毛;花冠筒漏斗形,略弯曲,长约 7 mm,直径
3.5 mm;花冠裂片倒长圆形,顶端全缘或微有锯齿,
上唇 2 裂,长 3.8～4 mm,宽 1.2～1.4 mm;下唇 3
裂,长 4.2～4.8 mm,宽 1.3～1.5 mm;雄蕊 2 枚,与

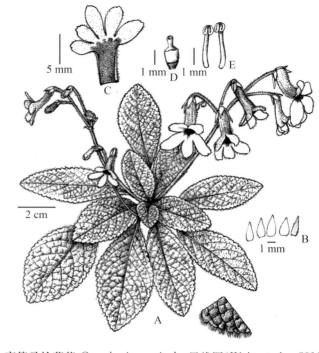

弯管马铃苣苔 Oreocharis curvituba 墨线图(Wei, et al.; 2016)

A 植株;B 花萼裂片;C 花冠纵切;D 雌蕊;E 雄蕊

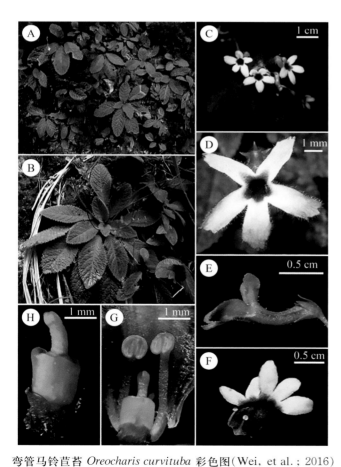

弯管马铃苣苔 Oreocharis curvituba 彩色图(Wei, et al.; 2016)

A 生境;B 植株;C 花期植株;D 花正面观;E 花侧面观;
F 花冠纵切;G 雄蕊和雌蕊;H 雌蕊和花盘

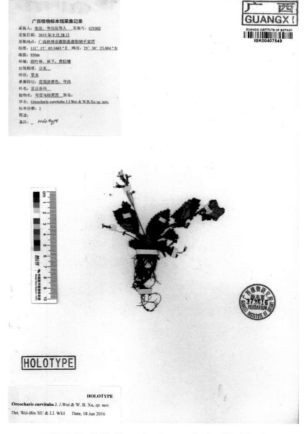

弯管马铃苣苔 Oreocharis curvituba 腊叶标本

花冠基部相连,花丝无毛,长约 2 mm;花药在顶端分离,圆形,直径约 0.5 mm;退化雄蕊 1,长约 1 mm;花盘杯状,边缘波状,高约 1 mm;雌蕊无毛,长 2~2.3 mm;子房长椭圆形,长约 1.2 mm,宽 1 mm,位于花盘内;柱头 2 个,宽阔卵形,长约 0.6 mm。

· 分布生境 · 分布于广西壮族自治区灌阳县千家洞国家级自然保护区。生长于海拔约 950 m 的常绿和落叶阔叶混交林中的潮湿岩石表面上。

· 识别要点 · 弯管马铃苣苔形态上与皱叶后蕊苣苔 O. stenosiphon 和大齿马铃苣苔 O. magnidens 相似,它与后两者的不同之处在于其花冠管略微弯曲,喉部带有紫色星形标记并具一圈腺毛。

都匀马铃苣苔

Oreocharis duyunensis Z. Y. Li, X. G. Xiang & Z. Y. Guo

· 模式标本 · CHINA. Guizhou: Duyun County, Luosike, 26°15′31.3″N, 107°23′61.6″E, 1 462 m a. s. l., on mossy rocks of gritstone caves, 20 Jul 2016, Z. Y. Guo 2016051 (holotype: PE02114626; isotypes: PE02114627, PE02114628, QNUN).

· 物种文献 · Guo Zhiyou, Li Zhenyu, Xiang Xiaoguo. *Oreocharis duyunensis* (Gesneriaceae), a new species from Guizhou, China [J]. *Nordic Journal of Botany*, 2018:e01514.

· 形态特征 · 多年生草本。根茎扁球状,直径 0.8~1.5 cm,直立。叶 12~28 片,莲座状基生;叶柄长 2.4~7.0 cm,密被白色柔毛;叶片椭圆形至卵形,稀近圆形,长 2.6~7.4 cm,宽 1.8~4.4 cm,表面深绿色,背面浅绿色,叶片两面均密被长 0.5~1.5 mm 的白毛,有光泽;叶基部宽楔形至圆形;叶缘呈波状齿;叶尖圆形或稍钝;侧脉 4~5 对,主脉和侧脉加宽,黄绿色,正面凹陷,背面凸起;细脉不明显。聚伞花序 1~4,每个花序 1~4 花;花序梗长 10.0~16.5 cm,疏生浅棕色长柔毛、短柔毛或腺状短柔毛;苞片 2,线形,长 3~6 mm,宽 1~2 mm,边缘全缘,先端钝,背面密被长柔毛,腹面无毛;花梗长 1.2~4.6 cm,被棕色长柔毛;花萼 5 深裂至近基部,裂片

长圆形至卵三角形,长 3~6 mm,宽 1~2 mm,边缘具波状齿,顶端渐尖至急尖,背面被淡褐色长毛,腹面无毛;花冠淡紫色,内部有紫色斑点,长 2.5~3.9 cm,外面有柔毛;花冠筒狭钟状,长 2.0~3.1 cm,直径 1.0~1.3 cm,背面隆起,基部圆形,花冠裂片顶端圆形;花檐部二唇形,上唇近直立,2 裂,长约 4 mm,裂片等大,半圆形,长约 3 mm,宽 4 mm,下唇长约 12 mm,3 裂,裂片不等大,顶端圆形,中裂片较大,长约 6.0 mm,宽 4.5 mm,侧裂片长约 5.0 mm,宽 4.5 mm;雄蕊 4 枚,成对粘连;上雄蕊长约 2.5 cm,贴生至花冠基部以上约 5 mm 处;下雄蕊长约 2.2 cm,贴生至花冠基部以上约 8 mm 处;花丝白色,长 2.1~2.4 cm,疏生腺状短柔毛;花药肾形,紫色,长约 3 mm;花粉囊 2,在先端不汇合,无毛;退化雄蕊 1,长约 2 mm,贴生至花冠基部以上约 1 mm 处;花盘星状环状,白色,高约 1.5 mm;雌蕊长约 2.8 cm;子房淡黄色,椭圆状线形,长约 2.5 cm,密被腺状短柔毛;花柱白色,长约 2 mm,密被腺状微柔

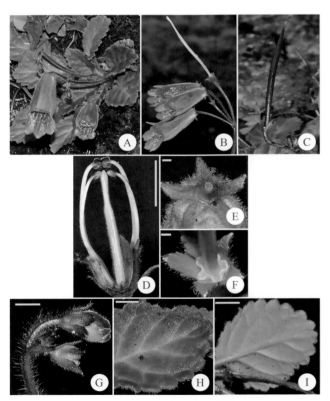

都匀马铃苣苔 *Oreocharis duyunensis* 彩色图(Guo, et al.; 2018)

A 植株;B 花序;C 果实;D 雄蕊和雌蕊;E 花萼;
F 花盘;G 花梗毛被;H~I 叶

毛;柱头 2,椭圆状倒卵形,长约 2 mm。蒴果狭线形,长 6.3～7.5 cm,宽 0.2～0.3 cm,成熟时开裂成两个裂片。

· **分布生境** · 分布于贵州省都匀市。生长于海拔 1 250～1 510 m 的苔藓覆盖的石灰岩岩石上。

· **识别要点** · 都匀马铃苣苔以叶片更小,长 2.6～7.4 cm,宽 1.8～4.4 cm,表面深绿色、密被长毛,基部平坦,背面密生白色长毛,侧脉较不明显,花梗与小枝混杂着棕色长毛、短毛、腺毛;花盘白色,呈星形环状,高约 1.5 mm;蒴果线状长圆形,长 6.3～7.5 cm,宽 0.2～0.3 cm 等特征区别于马铃苣苔属所有其他物种。

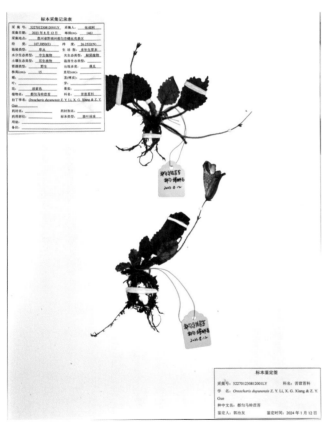

都匀马铃苣苔 *Oreocharis duyunensis* 腊叶标本

云南马铃苣苔

Oreocharis glandulosa Y. H. Tan & J. W. Li

· **模式标本** · CHINA. Yunnan: Lancang, shady humus-rich hillsides and damp rocks under evergreen broad leaved forests, 1 600 m, 22°35′28.17″N, 99°58′55.92″E, 7 September 2012, Yun-Hong Tan 6925 (holotype: HITBC; isotype: HITBC).

· **物种文献** · Tan Yunhong, Li Jianyu, Pan Bo, Wen Bin, Yin Jiantao, Liu Qiang. *Oreocharis glandulosa*, a new species of Gesneriaceae from southern Yunnan, China [J]. *Phytotaxa*, 2013, 131(1): 29 - 34.

· **形态特征** · 多年生无茎草本植物。地下茎圆柱形,长 1.8～2.0 cm,直径 1 cm。基生叶 8～13 片,具柄;叶片干时纸质,心形至阔卵形,长 3.5～11.5 cm,宽 2.5～9.0 cm,基部心形,边缘具锯齿或重锯齿,顶端急尖至圆形,叶面密生贴伏柔毛,叶背沿脉密生褐色绒毛,毛长 3～4 mm;侧脉 6～7 对,明显,叶面内凹,背面凸起;叶柄圆柱形,长 3～13 cm,直径 2～4 mm,密布棕色分枝毛,长 3～4 mm。伞房花序腋生,3～4 分支,4～16(～20)朵花;花序梗长 7.0～19.5 cm,直径约 2 mm,密被褐色分枝毛,毛长 3～4 mm;苞片 2,长 3～5 mm,宽 1.0～1.2 mm,狭披针形至披针形,边缘全缘,外部密被褐色分枝毛,毛长 2～3 mm;小苞片类似但更小;花梗长 0.8～2.3 cm,直径约 1 mm,密被褐色分枝毛,毛长 2～2.5 mm;花萼辐射对称,长 4.5～6.5 mm,宽 1.0 mm,近基部 5 裂,略不等大,裂片线状披针形,外面密被褐色分枝毛,内面无毛,边缘全缘或具 2～3 齿;花冠黄色,长 2.0～2.5 cm,外表密生腺毛,内部无毛;花冠筒近圆柱形,自基部向口部略扩大,长 15～18 mm,宽 4.0～5.5 mm;花檐部明显二唇形,上唇 2 裂至近基部,裂片卵形至三角状卵形,长 3.5～4.0 mm,宽 3.0～3.5 mm,下唇 3 裂至基部,裂片卵形,长 6.0～6.5 mm,宽 4.0～4.5 mm;雄蕊 4,贴生至花冠基部以上 4.5～5.0 mm 处,花丝长 13.5～14.5 mm,细长,疏被毛,不联合;花药长圆形,长 1.5～2.0 mm,宽 0.8～1.0 mm,2 室,纵裂开裂,药隔无毛;退化雄蕊 1,无毛,长 3.0～3.5 mm,贴生至花冠基部以上约 4 mm 以上处;花盘环状,高 2.0～2.5 mm,无毛,全缘或近全缘;雌蕊长 1.2～1.9 cm,无毛;子房长 1.2～1.6 cm,直径约 1 mm,花柱长约 2 mm;柱头 1,

头状,圆形,直径 0.8～1.0 mm。果实 4 棱形或近圆柱形,长约 4 cm,直径 3 mm,无毛。

· 分布生境 · 分布于云南省澜沧拉祜族自治县。生长于海拔 1 600～1 800 m 的陡峭悬崖上或常绿阔叶林林下背阴、富含腐殖质的山坡和岩石上。

· 识别要点 · 云南马铃苣苔形态上与毛药马铃苣苔 O. bodinieri 相似,但其花冠外面密被毛,花冠明显二唇形,上唇二裂至近基部,下唇 3 裂至基部,雄蕊内藏,花药药隔无毛,环状花盘全缘或近全缘而不同。

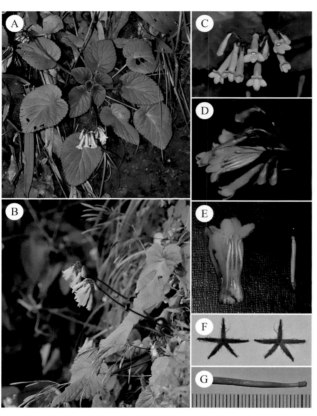

云南马铃苣苔 *Oreocharis glandulosa* 彩色图
(Tan, et al.; 2013)

A～B 植株;C 花序;D 花冠纵切,示雄蕊;E 花冠纵切,
示花萼和具花盘的雌蕊;F 花萼;G 具花盘的幼果

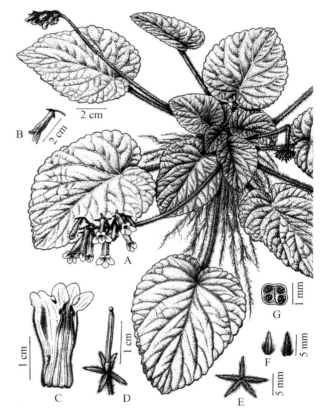

云南马铃苣苔 *Oreocharis glandulosa* 墨线图
(Tan, et al.; 2013)

A 植株;B 花;C 花冠纵切;D 花萼和具花盘的雌蕊;
E 花萼;F 苞片;G 子房横切

条纹马玲苣苔
Oreocharis striata Fang Wen & C. Z. Yang

· 模式标本 · CHINA. Fujian Province, Youxi County, Qingkeng village, growing in moss of sandstone cliff, in broad-leaved forests, 25°57′53″N, 118°10′09″E, alt. 330 m a.s.l., 22 Aug. 2014, in flower, C. Z. Yang, et al. 35042620130822016 (holotype: IBK; isotype: IBK, FNU).

· 物种文献 · Yang Chengzi, Cai Dali, Wen Fang. *Oreocharis striata* (Gesneriaceae), a New Species from Fujian, China [J]. *Annales Botanici Fennici*, 2015, 52: 369 - 372.

· 形态特征 · 多年生无茎草本植物。根茎圆柱形,长 1～2 cm 或更长,直径 0.5～1.0 cm,无毛,节间不明显。叶 10～12 枚,莲座状基生;叶片长圆形至倒卵圆形,略偏斜至不对称,长 5～13 cm,宽 3.0～6.5 cm,叶面密生贴伏毛,叶背中肋和侧脉上密生棕色柔毛,叶尖钝圆,叶基楔形,叶缘具不规则锯齿和波状缺刻;侧脉 6~10 对或更多,所有叶脉在叶面明显凹陷,叶背明显凸起;叶柄长 2.5~10.5 cm,直径为 2.5~3 mm,密生铁锈色贴伏毛。伞形花序,常 2,每花序具 2~5 朵花。花序梗细长,长 6~10 cm,疏被柔毛;苞片 2,对生,狭披针形,长 2~2.5 mm,直径 0.5~0.8 mm,边缘全缘,顶端急尖,外侧疏被柔毛,开花时常枯萎;花梗长 1.8~3.6 cm,直径约 1 mm,疏被柔毛;萼片暗绿褐色,自基部 5 裂,裂片等大,披针形,长约 8.5 mm,直径约 2 mm,边缘全缘,顶端急尖,外侧疏被柔毛,内侧密被柔毛;花檐部二唇形,深紫红色,内外具有 16~18 条纵向排列的白色细条纹,内外侧疏被白色绒毛;花冠筒狭漏斗形,不肿胀,长 3~3.5 cm,口部直径约 1 cm,基部直径约 0.4 cm;上唇直立,裂片椭圆形,长约 1.2 cm,宽 1.0 cm,顶端钝;下唇 3 裂至中部,裂片椭圆形,中裂片长约 1.1 cm,宽 0.8 cm,侧裂片等大,椭圆形至顶部呈三角形,长约 1.5 cm,宽 0.7~0.8 cm,顶端钝;雄蕊 2,离生,内藏;花丝贴生至花冠基部以上约 7 mm 处,线形,长约 20 mm,下半部光滑,上半部疣状隆起;花药基着,离生,梯形,上下两端钝,纵裂,无毛,长约 5 mm。退化雄蕊 2,贴生至花冠基部上方 3.5 mm 处,线形,长约 5.5 mm,下半部光滑,上半部疣状隆起,顶端球形;花盘杯状,高约 1.8 mm,无毛,边缘有蚀痕;雌蕊微被毛;子房线形,长约 2 cm,直径约 2 mm,向下沿轴逐渐减小;花柱长约 6 mm;柱头 2 个,卵形,顶端急尖,长约 1 mm。蒴果椭圆形,直立,长约 4.8 cm。花期 8 月,果期 10 月。

· **分布生境** · 分布于福建省尤溪县。生长于海拔 330 m 的沿河亚热带常绿阔叶林中的砂岩丘陵脚下的岩石表面上。

· **识别要点** · 形态上与大花石上莲 O. maximowic-zii 和龙胜马铃苣苔 O. lungshengensis 相似,主要区别在于条纹马铃苣苔叶柄密被红色绒毛,叶面密生贴伏毛,叶背沿脉上密生棕色柔毛,苞叶外面疏被微柔毛,常在开花时枯萎,花冠红紫色,内外有 16~18 条纵向白色条纹,内外面疏生白色微柔毛,花冠筒狭

漏斗状,不膨胀,花丝上半部疣状突起,退化雄蕊 2,8 月开花。

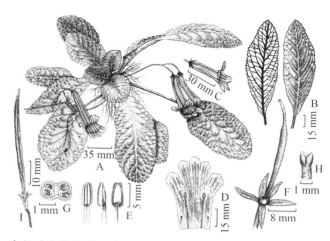

条纹马玲苣苔 *Oreocharis striata* 墨线图(Yang, et al.; 2015)
A 植株;B 叶;C 花;D 花冠纵切;E 花药;
F 花萼、花盘和雌蕊;G 子房横切;H 柱头;I 果实

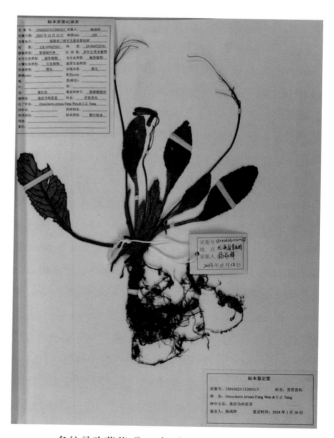

条纹马玲苣苔 *Oreocharis striata* 腊叶标本

蔡氏马铃苣苔
Oreocharis tsaii Y. H. Tan & J. W. Li

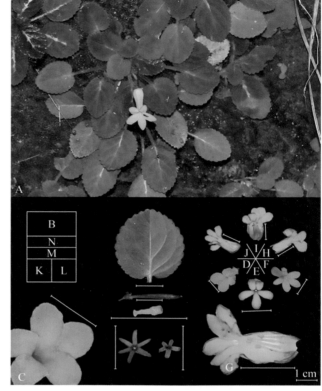

蔡氏马铃苣苔 *Oreocharis tsaii* 彩色图(Tan, et al.; 2015)
A 植株;B 叶;C~F 花冠形态;G~J 花冠纵切,
示雄蕊和退化雄蕊;K~L 花萼;M 雌蕊;N 果实

· **模式标本** · CHINA. Yunnan: Menglian, Mengma, Lafu, growing on rocks or cliffs in valleys under evergreen broad-leaved forests, 1 500 m, 31 Oct. 2010, Yun-Hong Tan 3308 (holotype: HITBC; isotype: HITBC).

· **物种文献** · Tan Yunhong, Li Jianwu, Yin Jiantao. *Oreocharis tsaii*, a new species of Gesneriaceae from southern Yunnan, China [J]. *Phytotaxa*, 2015, 195(2): 188 - 192.

· **形态特征** · 多年生莲座状草本。无茎。叶基生, 5~20 枚, 螺旋状排列, 具柄; 叶片干燥时纸质, 心形至卵形, 长 1.3~5.5 cm, 宽 1.2~4.0 cm, 基部稍心形至心形, 略不对称, 边缘波状, 顶端钝至急尖, 叶面密被红褐色绒毛, 叶背沿叶脉密被绒毛, 毛长 4~5 mm; 中脉新鲜时常呈翠绿色, 侧脉 4~5 对, 明显, 在叶面凹陷, 叶背凸起; 叶柄圆柱形, 长 0.5~5.0 cm, 直径 1.5~3 mm, 密被红褐色绒毛和腺毛, 毛长 2~4 mm。总状花序腋生, 1~2 分枝, 具 1~5 朵花; 花梗长 3.0~11.0 cm, 直径约 1 mm, 被毛和稀疏腺毛; 苞片 2 片, 长 3.5~5.5 mm, 宽 0.8~1.0 mm, 披针形至线状披针形, 边缘整齐或 2~3 齿状, 外部被柔毛和稀疏腺毛, 毛长 2~3 mm; 小苞片类似但更小, 长 2.5~3.0 mm, 宽 0.5~0.7 mm; 花柄长 0.6~2.1 cm, 直径 0.6~0.8 mm, 密被长 2~2.5 mm 的腺毛; 花萼辐射对称, 长 3.0~4.0 mm, 宽 0.8~1.0 mm, 4~6 裂至基部, 稍不对称, 裂片椭圆形至线状披针形, 外面被柔毛和腺毛, 内面无毛, 边缘全缘或 1~3 齿状; 花冠黄色, 长 1.7~2.0 cm, 外面密被腺状短柔毛, 里面无毛; 花冠筒圆筒状, 从基部到喉部逐渐缩小, 在喉部收缩, 长 10~13 mm, 基部直径 4.5~5.0 mm, 喉部直径 2.0~3.0 mm; 花檐部明显二唇形, 上唇 2 裂至基部, 裂片倒卵形至椭圆形, 长 4.0~7.0 mm, 宽 2.5~7.0 mm; 下唇(2~)3 裂至基部, 裂片倒卵形至椭圆形, 长 6.0~9.0 mm, 宽 2.5~7.8 mm。雄蕊(3~)4, 贴生于距花冠基部

4.0~5.0 mm 处; 花丝长 6.0~7.0 mm, 纤细, 疏生腺柔毛和柔毛, 离生; 花药长圆形, 长 0.8~1.0 mm, 宽 0.5~0.7 mm, 2 室, 纵向开裂, 药隔无毛; 退化雄蕊 1, 无毛, 长 1.5~2.0 mm, 贴生于距花冠基部 5 mm 处; 花盘环状, 高 1.0~1.5 mm, 无毛, 全缘或近全缘; 雌蕊 6.0~10.0 mm; 子房长 4.0~8.0 mm, 直径约 1 mm, 花柱长 1.0~2.0 mm, 疏生腺状短柔毛; 柱头盾状, 圆形, 直径 1.0~1.5 mm。蒴果四棱形或近圆柱形, 长 1.5~2.1 cm, 直径约 2 mm, 无毛。花期 10~11 月, 果期 11~12 月。

· **分布生境** · 分布于云南省孟连傣族拉祜族佤族自治县勐马镇。生长于海拔 1 400~1 500 m 的常绿阔叶林下山谷岩石或悬崖上。

· **识别要点** · 蔡氏马铃苣苔形态上与泰国分布的黄马铃苣苔 *O. hirsuta* 相似, 但前者的叶片较小, 心形至卵形; 总花序有 1~5 朵花, 花冠筒渐缩于喉部, 喉部明显, 大多数花冠裂片长超过花冠筒的一半; 花丝疏被腺毛和长柔毛, 花柱疏被腺毛而不同。

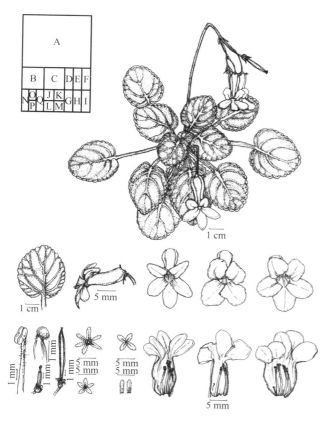

分裂，下部羽状全裂，裂片 8～13 对，长圆形，边缘反卷，具 2～3 个小裂片；背面叶脉具红棕色多细胞的毛；叶柄长 1～4 cm，两面均被红棕色多细胞毛。聚伞花序 1～4，不分枝，2 朵花；花序梗长 8.5～12 cm，具红棕色多细胞毛；苞片 2，对生，线形至长圆形，长约 4 mm，宽 1 mm，无毛，全缘，先端钝；花梗长 0.8～2 cm，无毛；花萼自基部 5 裂；裂片等长，披针形，长 3 mm，宽 1 mm，无毛，边缘全缘，先端钝；花冠浅黄色，长 0.8～1 cm，两面无毛，花冠筒钟管状，直径 0.4 cm；上唇约 0.8 mm，微缺到不裂，下唇约 1 mm，3 裂，裂片半圆形；雄蕊 4 枚，分离，无毛，上雄蕊长约 4 mm，贴生于花冠筒基部以上 1 mm 处，下雄蕊长约 10 mm，贴生于花冠筒基部以上 2 mm 处，开花时伸出花冠；花药成对连着，长约 2 mm，花粉囊汇合；退化雄蕊长约 1 mm，无毛，贴生于花冠筒基部；花盘圆环状，高约 1 mm，无毛，全缘；雌蕊无毛，长约 9 mm，子房卵球形至圆锥形，长约 8 mm，无毛；花柱

蔡氏马铃苣苔 *Oreocharis tsaii* 墨线图（Tan, et al.；2015）
A 植株；B 叶；C 花侧面观；D～F 花冠形状；G～I 花冠纵切，示雄蕊和退化雄蕊；J～M 花萼；N 雄蕊；O～P 雌蕊；Q 果实

文县马铃苣苔
Oreocharis wenxianensis X. J. Liu & X. G. Sun

· 模式标本 · CHINA. Gansu Province, Longnan City, Wenxian County, Tielou Town, 32°55′43″N, 104°18′30″E, ca. 2 720 m a. s. l., growinging amongst moss on the trunk of *Rhododendron maculiferum*, 9 July 2016, X. G. Sun, et al. WX20160709760 (holotype: GAUF).

· 物种文献 · Liu Xiaojuan, Sun Xuegang. *Oreocharis wenxianensis* (Gesneriaceae), a New Species from Gansu Province, China [J]. *Annales Botanici Fennici*, 2021, 58:181 - 187.

· 形态特征 · 多年生草本，根状茎横卧，茎长 3～10 cm，直径约 0.5 cm。叶片基生或聚生于茎先端，倒卵形，长 1.0～8.0 cm，宽 0.8～1.1 cm，上部羽状

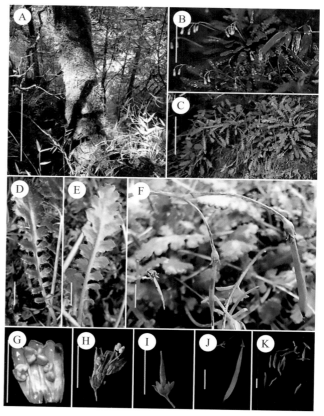

文县马铃苣苔 *Oreocharis wenxianensis* 彩色图
（Liu, et al.；2021）

A 植株；B 花期植株；C 果期植株；D～E 叶；F 成熟果实；G 未开放花的花冠纵切；H 成熟花的花冠纵切；I 雌蕊；J 成熟果实；K 种子

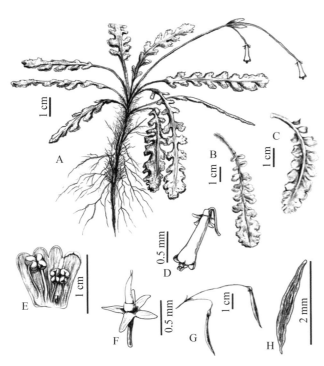

文县马铃苣苔 *Oreocharis wenxianensis* 墨线图
（Liu, et al.；2021）

A 植株；B～C 叶；D 开放的花；E 未开放花的花冠纵切，
示雄蕊；F 雌蕊；G 成熟果实；H 种子

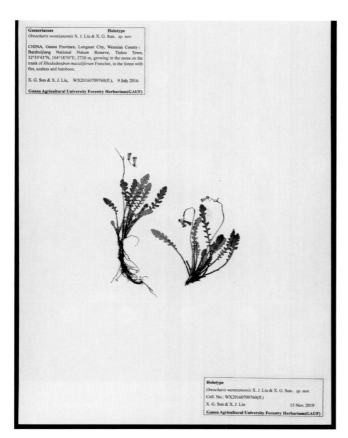

文县马铃苣苔 *Oreocharis wenxianensis* 腊叶标本

长约 1 mm，柱头 1，扁球形。蒴果倒披针形，长 2～4.5 cm，宽 0.3 cm，无毛，花柱宿存。种子纺锤形，长约 2 mm。花期 6 月，果期 8 月。

· 分布生境 · 分布于甘肃省陇南市文县。生长于麻花杜鹃 *Rhododendron maculiferum* 和巴山冷杉 *Abies fargesii* 树干上的苔藓中。

· 识别要点 · 文县马铃苣苔因花冠黄色、花冠筒钟管状、雄蕊四枚和花药汇合等特征而与凹瓣苣苔 *O. concava*、凸瓣苣苔 *O. convexa*、青翠马铃苣苔 *O. flavovirens* 相似，但文县马铃苣苔有叶片羽状分裂至羽状全裂、聚伞花序不分枝，具 2 朵花而不同。

镇平马铃苣苔

Oreocharis zhenpingensis J. M. Li，T. Wang & Y. G. Zhang

· 模式标本 · CHINA. Shaanxi: Zhenping County, Zhongbao Town, Muji Village, on rather cool rocks and very steep banks of cool clammy soil that grows a fine film of moss, elev. 1 440 m, 14 June 2016, Jia-Mei Li, et al. 1606141 (holotype: HEAC)

· 物种文献 · Li Jiamei, Wang Ting, Zhang Yaoguang. *Oreocharis zhenpingensis* (Gesneriaceae), a new species from Shaanxi, China [J]. *Phytotaxa*, 2017, 307(4): 292 - 296.

· 形态特征 · 多年生无茎莲座状草本。根状茎具许多长须根。叶簇生于根状茎顶端；叶片椭圆形，长 2～6.5 cm，宽 1.5～4.6 cm，表面密被长柔毛，背面棕色，具长柔毛（特别是沿脉），先端具细圆齿，基部圆形或宽楔形，边缘具不规则圆齿；侧脉 4～6 对，正面凹陷，背面凸起；叶柄长 1～5 cm。聚伞花序腋生，不分枝，每株 3～6 枚，每花序具 1～4 朵花，花序梗长 5～12 cm，被黄褐色短柔毛；苞片 2 枚，边缘全缘，长 1.0～1.3 cm，具棕色长柔毛；花梗长 1～2 cm，具棕色长柔毛；花萼自基部 5 全裂，裂片等长，披针形，长约 1.1 cm，边缘 1～2 齿，具棕色毛；花冠淡黄色，长 2.3～2.5 cm，外被白毛，内无毛，花冠瓣片明显二唇形，上下唇相等，长圆形，平展，长达 0.8～1 cm，花冠上唇浅 2 裂,下唇瓣自基部 3 裂,花冠筒漏斗状,稍弯曲,长约 1.5 cm,宽约 0.3 cm,长于瓣片;雄蕊 4 枚,2 对,正面和背面分别长 3 mm 和 3.8 mm,分别着生于花冠筒基部以上 3.1 mm 处和 3.8 mm 处,花丝无毛,直,顶端弯曲,花药成对着生,药室马蹄形,基部分叉,顶端汇合;退化雄蕊 1 枚,长约 1.1 mm,贴生于花冠筒腹面距花冠基部以上 3.1 mm 处;雌蕊长约 6.1 mm,密被短柔毛,圆环状,高 2 mm,多裂或全缘,子房长约 4 mm,密被柔毛,花柱长约 1.5 mm,密被柔毛,柱头 2 裂,扁圆形。蒴果直,倒披针形,长约 1.8 cm,被短柔毛。花期 6 月。

· 分布生境 · 分布于陕西省镇坪县。生长于海拔 1 300~1 500 m 的阴湿苔藓覆盖的山谷悬崖上。

· 识别要点 · 镇坪马铃苣苔花冠裂片长为筒部 1/2,花药成对贴生,子房密被白色腺毛而与毛蕊金

盏苣苔 O. giraldii 最接近,但镇坪马铃苣苔叶缘具圆齿,聚伞花序不分枝,花序具 1~4 花,萼裂片边缘具 1~2 齿,花冠黄色,上唇具浅凹缺,花冠筒稍弯曲,长约 1.5 cm,雌蕊及蒴果被短柔毛而不同。

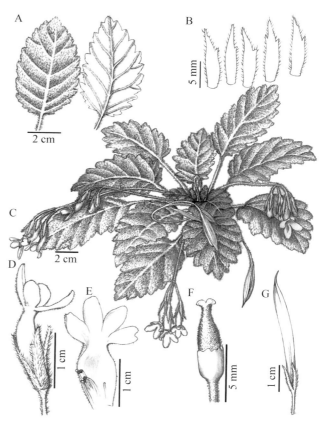

镇平马铃苣苔 Oreocharis zhenpingensis 墨线图(Li, et al.; 2017)
A 叶;B 花萼裂片;C 植株;D 花;E 花冠纵切;F 雌蕊和花盘;G 果实

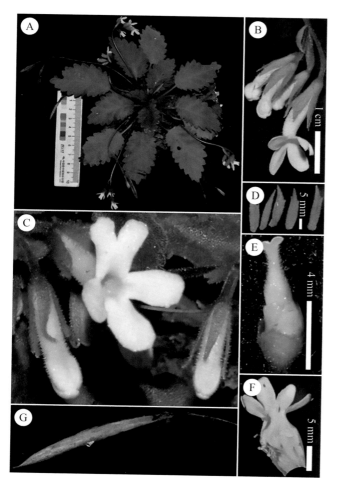

镇平马铃苣苔 Oreocharis zhenpingensis 彩色图(Li, et al.; 2017)
A 植株;B 伞形花序;C 花冠;D 花萼裂片;E 雌蕊;F 花冠纵切;G 果实

白云岩蛛毛苣苔

Paraboea dolomitica Z. Y. Li, X. G. Xiang & Z. Y. Guo

· 模式标本 · CHINA. Guizhou: Shibing County, Yuntai Mountain, 27°06′80.7″N, 108°07′00.0″E, elevation 885 m, on rock faces of a karst dolomite cave, 2 May 2017, Z. Y. Guo 20170047 (holotype: PE; isotypes: PE, QNUN).

· 物种文献 · Guo Zhiyou, Wu Zhaowen, Xu Wenbin, Li Zhenyu, Xiang Xiaoguo. *Paraboea dolomitica* (Gesneriaceae), a new species from

Guizhou, China [J]. *PhytoKeys*, 2020, 153: 37 – 48.

· 形态特征 · 多年生草本。根茎近圆柱状，长 1.5～6.0 cm，直径 0.3～0.5 cm。根纤细，纤维状。叶密集于茎上部，对生；叶片革质，倒卵形至椭圆形，长 2.5～4.5 cm，宽 1.0～1.5 cm，先端锐尖或圆形，基部圆形至宽楔形，边缘具齿，内卷；叶面幼时被蛛毛状绵毛，老时脱落，背面密被棕色毡毛；叶脉上面凹陷，下面凸起，侧脉 3～6 对，细脉不明显；叶柄长 0.8～2.0 cm，宽 0.2～0.3 cm，密被贴伏的棕色毡毛。聚伞花序腋生，伞形花序状，1～4 花；花梗长 3～5 cm，直径 0.05～0.08 cm，疏生绵状毛和腺毛。苞片 2，长 0.3～0.4 cm，线形，下部被羊毛；花梗长 0.8～2.2 cm，直径 0.05～0.1 cm，疏生绵状毛和腺毛；花萼 5 深裂，长 0.4～0.6 cm，直径 0.1～0.15 cm，先端锐尖，密被棕色毡毛；裂片线形；花冠斜钟状，两侧对称，略带紫色，长 1.0～1.2 cm，内外侧无毛；花冠管长 0.5～0.6 cm；喉部直径约 0.7 cm；上唇 2 裂，裂片圆形或三角形，下唇 3 裂，裂片长圆状椭圆形或长圆形；雄蕊 2，无毛；花丝长 0.5～0.6 cm，直径约 0.08 cm，黄色，上部弯曲；花药肾形，长约 0.3 cm，宽 0.2 cm；退化雄蕊 2，线形，长约 0.3 cm；雌蕊无毛，子房线形，柱头头状。蒴果线形，长 1.5～1.8 cm，宽 0.15～0.2 cm，无毛，稍扭曲。花期 4～5 月，果期 6～8 月。

· 分布生境 · 分布于贵州省镇远县和施秉县。生长于海拔 650～855 m 的白云岩喀斯特地区的岩石表面。

· 识别要点 · 白云岩蛛毛苣苔形态上与丝梗蛛毛苣苔 *P. filipes* 相似，两者均具倒卵形的叶片，1～4 朵的聚伞花序和紫色花冠，区别在于白云岩蛛毛苣苔叶片革质，边缘具齿，花梗疏被棕色毛，苞片被羊毛，花药肾形，退化雄蕊 2，长 0.3 cm，花期 4～5 月；而丝梗蛛毛苣苔叶片纸质，近全缘，花梗幼时疏被丝状羊毛，老时无毛，苞片无毛，花药长方形，退化雄蕊 1，长 0.02 cm。花期 9～10 月。

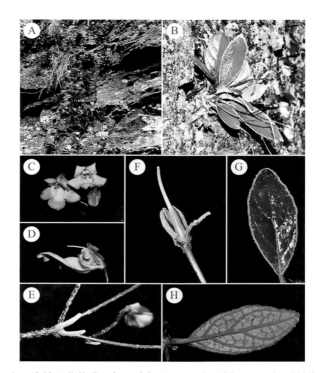

白云岩蛛毛苣苔 *Paraboea dolomitica* 彩色图（Guo, et al.; 2020）

A 生境；B 花期植株；C 花正面观；D 花管纵切，示雄蕊、退化雄蕊和雌蕊；E 苞片；F 雌蕊和花萼；G～H 叶

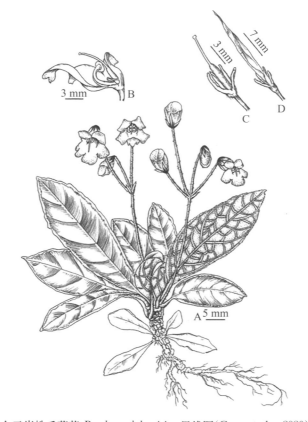

白云岩蛛毛苣苔 *Paraboea dolomitica* 墨线图（Guo, et al.; 2020）

A 花期植株；B 花冠纵切，示雄蕊、退化雄蕊和雌蕊；C 雌蕊和花萼；D 果实

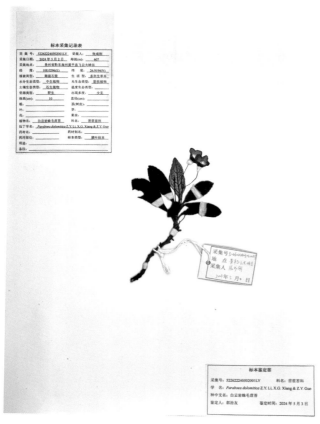

白云岩蛛毛苣苔 *Paraboea dolomitica* 腊叶标本

被短柔毛,基部心形,边缘全缘,先端钝至圆形,侧脉4~6 对,背面突出,表面稍凹陷。聚伞花序 3~7 腋生,4~30 花;花序梗长 10~15 cm,密被白色短柔毛;苞片 2,对生,椭圆形,长 8~10 mm,宽 3~4 mm,两面密被白色短柔毛;小苞片 2,对生,披针形,长4~5 mm,宽 1.5~2 mm,密被白色短柔毛;花梗长3~5 mm,密被白色短柔毛;花萼 5 深裂至近基部,裂片狭披针形,长 5~6 mm,宽 0.7~1 mm,边缘全缘,外侧被微柔毛,内侧无毛;花冠白色至淡紫色,长3~3.5 cm,外侧具腺毛,内侧除两排纵向的白色腺毛外无毛;花冠筒长 1.8~2 cm,漏斗状,基部直径4~5 mm,口部直径 7~8 mm;上唇 2 裂,裂片长约5 mm,宽 2 mm,下唇 3 裂,裂片长约 7 mm,宽 3 mm,裂片均为三角形,每个裂片内有三条深紫色条纹;雄蕊 2,贴生于花冠基部以上 1.5 cm 处;花丝直,长约8 mm,线形,无毛;花药淡黄色,近肾形,长约 2 mm,背着,整个正面均融合;退化雄蕊 3,无毛,贴生于花冠基部以上 1.3 cm 处,侧生的 2 个长 3~5 mm,中间 1 个长约 2 mm;花盘环状,无毛,高约 1.5 mm,边

白脉石山苣苔

Petrocodon albinervius D. X. Nong & Y. S. Huang

• **模式标本** • CHINA. Guangxi Zhuang Autonomous Region: Jingxi City, Dizhou Township, elev. 850 m, on rock face in forest of limestone hills, 15 April 2012, D. X. Nong, et al. Y1219 (holotype: IBK00425097; isotypes: IBK00425098, GXMG0215269).

• **物种文献** • Nong Dongxin, Huang Baoyou, Nong Shiyue, Huang Yusong. *Petrocodon albinervius*, a new species of Gesneriaceae from limestone areas in southwestern Guangxi, China [J]. *Taiwania*, 2021,66(2):135-140.

• **形态特征** • 多年生草本,根茎近圆柱状,长 1~3 cm,直径 5~8 mm。叶 5~7,基生;叶柄长 1.5~4 cm,密被白色短柔毛;叶片淡绿色,具银色脉,宽卵形至近圆形,长 9~15 cm,宽 6~10 cm,纸质,两面密

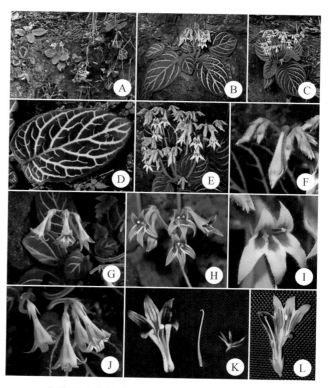

白脉石山苣苔 *Petrocodon albinervius* 彩色图
(Nong, et al.; 2021)

A 生境;B~C 植株;D 叶片;E 花序;F 花蕾;G~J 花;K~L 花冠纵切

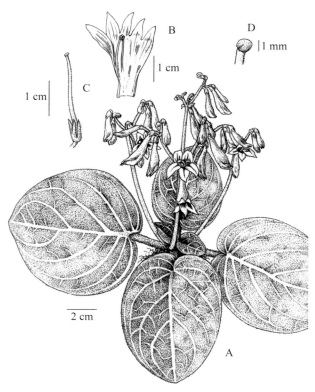

白脉石山苣苔 *Petrocodon albinervius* 墨线图
(Nong, et al.; 2021)

A 植株;B 花冠纵切;C 花萼和雌蕊;D 柱头

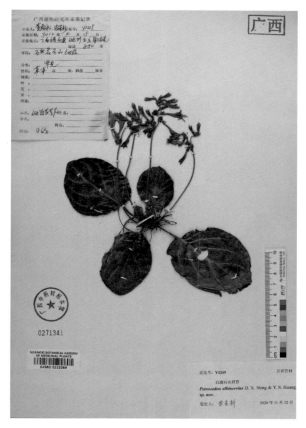

白脉石山苣苔 *Petrocodon albinervius* 腊叶标本

缘波状;雌蕊长 2～2.5 cm;子房长约 7 mm,直径约 1.5 mm,密被微柔毛;花柱长约 1.5 cm,被短柔毛;柱头不裂,马蹄形。果未见。花期 4～5 月。

· **分布生境** · 分布于广西壮族自治区靖西市。生长于海拔 800～850 m 的常绿阔叶林下陡峭岩石斜坡的潮湿背阴岩石表面上

· **识别要点** · 白脉石山苣苔与紫叶石山苣苔 *P. ionophyllus*、全缘叶细筒苣苔 *P. integrifolius*、兔儿风叶石山苣苔 *P. ainsliifolius* 相似,但可以叶片密被小柔毛,淡绿色,聚伞花序 3～7,每花序具 4～30 朵花,苞片椭圆形,花丝长约 8 mm,柱头不分裂,马蹄形相区别。

合溪石蝴蝶

Petrocosmea hexiensis S. Z. Zhang & Z. Y. Liu

· **模式标本** · CHINA. Chongqing: Nanchuan, Hexi, 1 April 2011, Z. Y. Liu 110128 (holotype: SZG).

· **物种文献** · Qiu Zhijing, Wang Xiaoling, Liu Zhengyu, Yang Jianfen, Zhang Shouzhou. Cytological and phylogenetic study of *Petrocosmea hexiensis* (Gesneriaceae), a new species from Chongqing, China [J]. *Phytotaxa*, 2012, 74:30 - 38.

· **形态特征** · 多年生莲座状草本,具短根状茎和密集的须根。叶密集,20～60 枚,基生;叶片卵状菱形,长 0.5～1.1(～1.5)cm,宽 1.0～2.2(～2.5)cm,草质,基部楔形,边缘具波状齿,顶端急尖;两面密被贴伏短柔毛,侧脉 3 对,不明显;叶柄长 0.5～3.5 cm,密被柔毛,内部叶柄较短,外部叶柄较长。聚伞花序 6～15 枝,每花序具 1 朵花;花序梗长 3～8 cm,密被柔毛;花萼 5 深裂至近基部,裂片狭披针形,上面三裂片较长,约 3.5 mm,下面两裂片较短,约 3 mm,外部被短柔毛;花冠浅紫色,内外均被微柔毛,花冠管喉部具 2 深紫色斑点;花冠筒部长 4.5～5.5 mm,上唇长 1.5～2.5 mm,近基部 2 深裂,裂片卵形,下唇长 4.5～5.5 mm,3 裂至中部,裂片卵形;雄蕊 2,长约 3.8 mm;花丝贴生于花冠筒基部以上约 1 mm

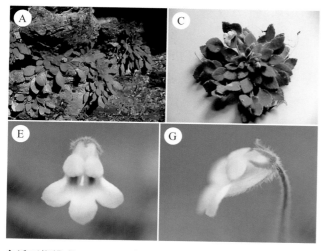

合溪石蝴蝶 *Petrocosmea hexiensis* 彩色图（Qiu, et al.; 2012）
A 生境；C 植株；E 花正面观；G 花侧面观

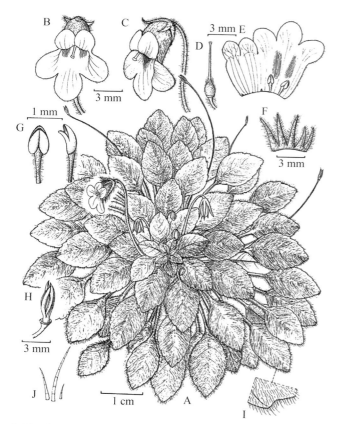

合溪石蝴蝶 *Petrocosmea hexiensis* 墨线图（Qiu, et al.; 2012）
A 植株；B～C 花；D 雌蕊；E 花冠纵切；F 花萼；G 雄蕊；
H 果实；I 叶局部放大；J 叶上毛被

处，长约 1.9 mm，疏生短柔毛；花药卵形，具孔，长约 1.9 mm，无毛；退化雄蕊 3，贴生于花冠筒基部以上 0.2～0.3 mm 处，长 0.3～0.5 mm，无毛；雌蕊长约

7 mm；子房密被长柔毛，卵球形，上面斜，长约 1.5 mm；花柱中部疏生短柔毛，长约 5.5 mm，贴近上部花冠筒。蒴果直立于花梗上，棕色，长椭圆形，长约 0.5 mm，室背和室间同时开裂。花期 4～5 月，果期 5～6 月。

· 分布生境 · 分布于重庆市南川区。生长于海拔 800～900 m 石灰岩丘陵的潮湿阴凉的悬崖上。

· 识别要点 · 合溪石蝴蝶与石蝴蝶 *P. duclouxii* 相似，主要区别在于其叶片为卵状菱形至菱形，基部楔形，花冠管较长（2～4 mm）。

南川石蝴蝶

Petrocosmea nanchuanensis Z. Y. Liu, Z. Y. Li & Z. J. Qiu

· 模式标本 · CHINA. Chongqing Municipality: Nanchuan, Banhegou, Mt. Jinfo, 20 Sep 2002, Z. Y. Li 2002016 (holotype: PE).

· 物种文献 · Qiu Zhijing, Zhang Jun, Baskaran Xavier Ravi, Hu Jin, Li Zhenyu, Liu Zhengyu. *Petrocosmea nanchuanensis* (Gesneriaceae), a new species from Chongqing, China [J]. *PhytoKeys*, 2020, 157: 137–144.

· 形态特征 · 多年生莲座状草本，具短根茎和密集的须根。叶密集，8～30 枚，基生；叶圆卵形、宽卵形、心形或近圆形，长 0.5～2 cm，宽 0.7～2 cm，草质，先端圆形，基部心形，边缘具波状齿，两面密被长柔毛，侧脉每侧 3 条，不明显；叶柄长 0.5～6 cm，密被柔毛，内部叶柄较短，外部叶柄较长。聚伞花序 5～15 枝，每花序具 1～3 朵花；花序梗长 3～10 cm，密被柔毛；苞片 2，着生于花序梗上部或中部，披针形，0.5～1.2 cm，被短柔毛；花梗长 1～5 cm，密被毛；萼片 5 裂至基部，狭披针形，长 4～5 mm，外侧短柔毛；花冠浅紫色或白色，下唇内外侧被微柔毛，上唇内侧和花冠管喉部密被短柔毛，下唇基部内侧具 2 个黄色斑点；花冠筒长约 3 mm，上唇长 3～3.5 mm，2 裂至近基部，裂片卵形，下唇长 8～9 mm，深 3 裂，裂片长圆形；雄蕊 2，长约 2.2 mm；花丝贴生于花冠筒基部以上约 1 mm 长，长约 1.2 mm，无毛；

花药卵形,长约1mm,无毛;退化雄蕊3,贴生于花冠筒基部以上0.2~0.4mm处,长0.3~0.8mm,无毛;雌蕊长约4.5mm;子房密被长柔毛,卵球形,下面斜,长约1.5mm;花柱中部以下具开展柔毛和腺

毛,中部以上具短柔毛或近无毛,长约3mm。果未见。花期9~11月。

·分布生境· 分布于重庆市南川区金佛山国家级自然保护区。生长于海拔600~650m的潮湿阴暗的石灰岩峭壁或森林边缘。

·识别要点· 南川石蝴蝶形态上与髯毛石蝴蝶 *P. barbata* 相似,但该植物的叶子较小,边缘微波状,叶面密被长而紧贴的绒毛,花朵较大,下唇长度是上唇长度的三倍,下唇裂片呈长椭圆形,柱头较短,花药卵形,柱头在中部或以上被短绒毛或近于无毛而不同。

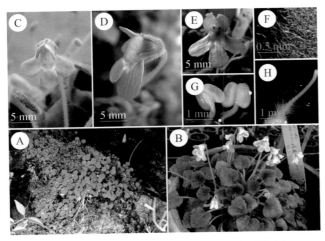

南川石蝴蝶 *Petrocosmea nanchuanensis* 彩色图
(Qiu, et al.; 2020)

A 生境;B 花期植株;C~E 花;F 叶背毛被;G 雄蕊;H 雌蕊毛被

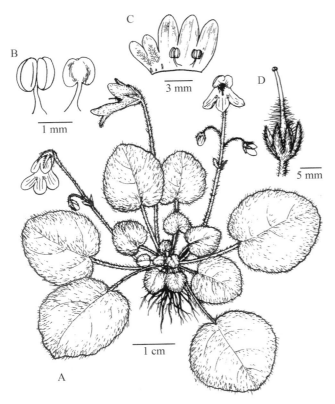

南川石蝴蝶 *Petrocosmea nanchuanensis* 墨线图
(Qiu, et al.; 2020)

A 植株;B 雄蕊;C 花冠纵切;D 花萼和雌蕊

菱叶石蝴蝶
Petrocosmea rhombifolia Y. H. Tan & H. B. Ding

·模式标本· CHINA. Yunnan Province: Lancang County, Laba Village, 22°36′42.52″N, 99°42′57.10″E, a. s. l. 1 900 m, 1 April 2017, Y. H. Tan, et al. T0119 (holotype: HITBC).

·物种文献· Yang Bin, Ding Hongbo, Fu Kaicong, Yuan Yikai, Yang Hanyu, Li Jianwu, Zhang Lixia, Tan Yunhong. *Four new species of Gesneriaceae from Yunnan, Southwest China* [J]. *PhytoKeys*, 2019, 130:183-203.

·形态特征· 多年生草本,根茎短,具密集须根。叶14~25枚,莲座状基生;叶柄长0.5~15cm,密被白色短柔毛至绢毛;叶片卵形或卵状菱形,长1.5~5.3cm,宽1.3~2.8cm,基部圆形或楔形,边缘近全缘或微波状,顶端急尖或钝,两面密被短柔毛至绢毛;侧脉背面明显,每边2~3条。花序1花,长4~6cm;花序梗长2.5~3.2cm,花梗长1.6~2.0cm,密被短柔毛至绢毛;苞片2,对生,钻形,长2~3mm。花萼辐射对称,自基部5等裂,裂片披针形,长4~5mm,内侧疏生短柔毛,外侧密被绢毛;花冠浅蓝色,外侧疏生短柔毛至微柔毛,内侧疏生微柔毛或近无毛;花冠筒长5~6mm,有时在雄蕊下方具2个卵形棕色斑点;喉部浅蓝色或白蓝色,具2个长方形深蓝色斑点;上唇长14~15mm,宽9~10mm,半圆

形,浅蓝色或白蓝色,明显 2 裂,裂片反折,先端圆形,边缘波状;下唇长约 27~28 mm,宽 12~14 mm,蓝色,3 浅裂至中部或中部以上,裂片近圆形至倒卵形,先端圆形,边缘波状或微齿状;雄蕊 2,长约 6 mm,贴生于花冠筒基部;花丝长约 3 mm,疏生短柔毛;花药卵形,长约 3 mm,孔裂,无毛,背着,先端汇合;退化雄蕊 3,长约 2 mm,贴生于花冠筒基部,近无毛;雌蕊长约 1.1 cm;子房密被长柔毛,扁球形,长约 3 mm;花柱长约 8 mm,近基部疏生短柔毛;柱头头状。蒴果短,长 8~10 mm。花期 3~5 月,果期 4~6 月。

· 分布生境 · 分布于云南省澜沧拉祜族自治县。生长于海拔约 1 900 m 的石灰岩森林中的湿润岩石表面。

· 识别要点 · 菱叶石蝴蝶形态上与莲座石蝴蝶 *P. rosettifolia* 相似,但菱叶石蝴蝶叶片菱形,叶柄长达 15 cm,花冠上唇白色,长 14~15 mm,宽 9~10 mm,下唇长 27~28 mm,宽 12~14 mm,花期 3~5 月;而莲座石蝴蝶叶片广卵形或广椭圆形,叶柄长

达 4 cm,整个花冠紫蓝色,上唇长约 5 mm,下唇长 7~8 mm,宽 6~8 mm,花期 10 月。

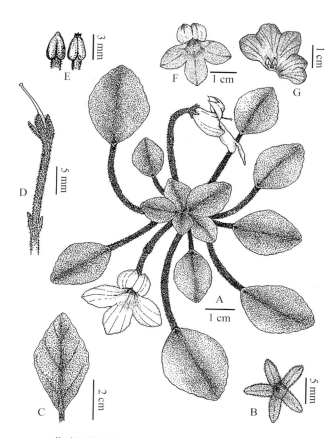

菱叶石蝴蝶 *Petrocosmea rhombifolia* 墨线图
(Yang, et al.;2019)

A 植株;B 花萼;C 叶;D 具花萼和雌蕊的花梗;
E 雄蕊;F 花冠;G 花冠纵切

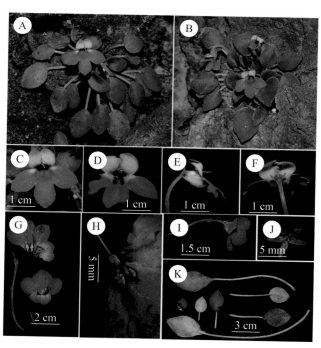

菱叶石蝴蝶 *Petrocosmea rhombifolia* 彩色图
(Yang, et al.;2019)

A~B 植株;C~D 花正面观;E 花侧面观;F 花背面观;
G 花;H 花纵切;I 花序;J 花萼;K 叶

蔡氏石蝴蝶
Petrocosmea tsaii Y. H. Tan & JianW. Li

· 模式标本 · CHINA. Yunnan Province: Mengla County, Menglun, Mengxing, 21°49′N, 101°23′E, a. s. l. 1 200 m, 13 Sep. 2016, Jian-Wu Li 4577 (holotype: HITBC).

· 物种文献 · Yang Bin, Ding Hongbo, Fu Kaicong, Yuan Yikai, Yang Hanyu, Li Jianwu, Zhang Lixia, Tan Yunhong. Four new species of Gesneriaceae from Yunnan, Southwest China [J]. *PhytoKeys*, 2019, 130: 183 – 203.

·**形态特征**·多年生草本,根茎短。叶 8～15 枚,莲座状基生;内部叶卵形或近圆形,外部叶椭圆形或卵形至宽卵形,长 1.5～10.5 cm,宽 1.2～8.2 cm,先端锐尖至圆形,基部圆形至近心形,有时偏斜,边缘具圆齿,背面密被长柔毛,表面疏生短柔毛至微柔毛;侧脉 4～10 对,表面凹陷,背面明显;叶柄长可达 10 cm,密被白色长柔毛,内部叶柄短或无,外部叶柄较长。聚伞花序长 6.0～14.5 cm;花序梗长 3.5～11.0 cm,直径 2.0～2.5 mm,密被长柔毛和腺毛;苞片 2～3,卵形至宽卵形,或近叶状,侧面具 4～5 脉,卵状椭圆形,长 8～19 mm,宽 6～18 mm;花序常具 3～6(～8)花,花序梗长 0.5～3.5 cm,花梗长 1.2～2.3 cm,具长柔毛和腺毛;小苞片 2,对生,线状披针形,长 3.5～8.3 mm,宽 1.5～2 mm;花萼辐射对称,自基部 5 等裂,裂片线状披针形,长 6～7 mm,宽 1～1.5 mm,内侧疏被腺毛,外侧具长柔毛和腺毛,边缘中部以上具 1～3 线状齿;花冠长 10.5～12 mm,外侧疏生微柔毛至无毛,内侧无毛;花冠管长 4～4.5 mm;喉部深蓝紫色;上唇长 7～9 mm,宽 10～12 mm,不明显 2 裂,两裂片反折,裂片半圆形,先端圆形,全缘,基部白色;下唇长 16～20 mm,宽 9～11 mm,3 浅裂至中部,裂片半圆形,先端圆形至钝,蓝紫色。雄蕊 2,长 4～4.5 mm,贴生于花冠筒基部;花药面对面贴生;花丝长 1.5～2 mm,近基部具短腺毛;花药卵球形至椭圆形,长 3～3.5 mm,具棕色头状腺毛,背着,先端短,具喙。退化雄蕊 2～3,长约 1 mm,贴生于花冠筒基部,线形,无毛;雌蕊长 11～12 mm;子房长 3～3.5 mm,狭卵形,疏生短柔毛,具黄色腺毛;花柱长 7.5～9 mm,基部疏生黄色腺毛,上部无毛;柱头头状。蒴果短,长 10～12 mm。花期 9～10 月,果期 10～11 月。

·**分布生境**·分布于云南省勐腊县。生长于海拔 1 200 m 的石灰岩森林中的潮湿岩石表面。

·**识别要点**·蔡氏石蝴蝶形态上与滇泰石蝴蝶原变种 *P. kerrii* var. *kerrii* 和孟连石蝴蝶 *P. menglianensis* 相似,三者均叶片椭圆形,叶基斜圆形,叶尖急尖,花药椭圆形,具短喙。但蔡氏石蝴蝶可以花冠蓝紫色,花序更长,花萼辐射对称,叶背密被长毛与两者相区别。

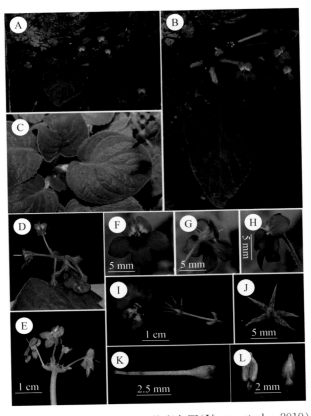

蔡氏石蝴蝶 *Petrocosmea tsaii* 彩色图(Yang, et al.; 2019)
A～B 植株;C 叶;D～E 花序;F 正面观;G 花背面观;
H 花侧面观;I 花纵切;J 花萼;K 雌蕊;L 雄蕊

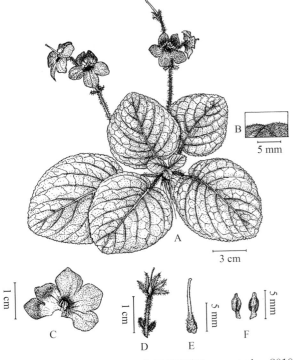

蔡氏石蝴蝶 *Petrocosmea tsaii* 墨线图(Yang, et al.; 2019)
A 植株;B 叶面毛被;C 花纵切;D 具小苞片、
花萼和雌蕊的花梗;E 雌蕊;F 雄蕊

黄进报春苣苔

Primulina huangjiniana W. B. Liao, Q. Fan & C. Y. Huang

· 模式标本 · CHINA. Guangdong Province, Renhua County, Mount Danxia, on the moist rocks in forest edge, 30 m a. s. l., 20 April 2018, Q. Fan and Y. S. Huang 16997 (holotype: SYS; isotypes: IBK, IBSC, SYS).

· 物种文献 · Huang Cuiying, Meng Kaikai, Guo Jianqiang, Chen Fang, Liao Wenbo, Fan Qiang. *Primulina huangjiniana* (Gesneriaceae), a new species from Guangdong, China [J]. *Guihaia*, 2020, 40(10): 1429 - 1437.

· 形态特征 · 多年生草本。根茎近圆柱状，长 0.5～2 cm，直径 2～5 mm，节间不明显。叶 4～10 枚，密集生长于根茎顶端；叶柄扁平，长 0.5～1～4（～7）cm，宽 0.2～0.5 cm，被短柔毛；叶片新鲜时肉质，干燥时薄纸质，卵形至长椭圆形，长（2～）3～7.5（～10）cm，宽（1～）1.5～4（～5.5）cm，两面密被短柔毛，先端锐尖到钝，基部楔形，边缘波状或不明显齿状；侧脉 3～4 对，不明显。聚伞花序 2～7 或更多，1～2 分枝，具 1～5 花；花序梗长 0.5～1.5 cm，直径约 1 mm，密被短柔毛；苞片 2，对生，绿色，线状披针形，长 2.5～6 mm，宽 1 mm，边缘全缘，先端锐尖，两面密被短柔毛；花梗长 2～5 mm，直径约 1 mm，密被短柔毛；花萼 5 深裂至基部；裂片披针形，长 6～12 mm，宽 1～1.5 mm，边缘全缘，两面密被短柔毛；花冠长 3.5～4.0 cm，浅蓝紫色或白色，内有蓝紫色条纹，花冠内侧上部具黄棕色斑点，外侧疏被微柔毛，内侧无毛；花冠筒管状至漏斗状，长 2.4～3.1 cm，口部直径 7～10 mm，基部直径 3～4 mm；花瓣片明显二唇形，上唇 2 裂，裂片卵形，8～10 mm，宽 5～7 mm，下唇 3 深裂，裂片椭圆形至长圆形，长 10～12 mm，宽 5～7 mm；雄蕊 2，贴生于花冠筒基部以上 1.5～2 cm 处；花丝线形，长 8～13 mm，近基部膝曲，中部以上具腺毛；花药整个正

面融合，长 1.5～3.5 mm，无毛；退化雄蕊 3，侧生雄蕊长 2～5.5 mm，先端头状，贴生于花冠筒基部以上 1.3～2 cm 处，中间雄蕊长 0.5～1 mm，有时无，贴生于花冠筒基部以上 1～1.2 cm 处，无毛；花盘环状，高约 1 mm；雌蕊长 2.6～3.2 cm，子房圆锥形，长 3～4.5 mm，直径 1～2 mm，密被短柔毛；花柱长 2.6～3.2 cm，直径约 0.8 mm，被短柔毛；柱头倒三角形，深 2 裂，长 4～8 mm，裂片线形。蒴果卵球形至圆柱形，长 4～9 mm，直径 2～3 mm，密被短柔毛。花期 3～5 月，果期 4～6 月。

· 分布生境 · 分布于广东省仁化县。生长于海拔 30 m 的森林边缘潮湿岩石上或悬崖上的阳光照射的岩石上。

· 识别要点 · 黄进报春苣苔形态上与短序报春苣苔 P. *depressa* 相似，不同在于黄进报春苣苔花茎苞片较短，长 2.5～6 mm，萼裂片近似相等，雄蕊花丝中部以上具腺柔毛，近基部膝曲，花柱深 2 裂，裂片线形，边缘胎座；而短序报春苣苔花茎苞片较长，长 15～30 mm，萼裂片不等，雄蕊花丝光滑，近中部膝曲，花柱微 2 裂，裂片锐三角形，中轴胎座。

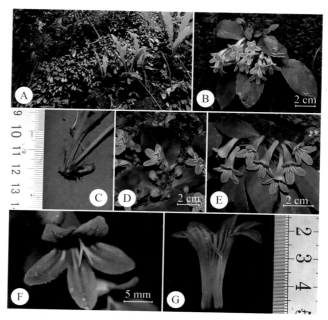

黄进报春苣苔 *Primulina huangjiniana* 彩色图
(Huang, et al.; 2020)

A 生境；B 植株；C 根状茎；D 伞形花序；E～F 花；G 花冠纵切

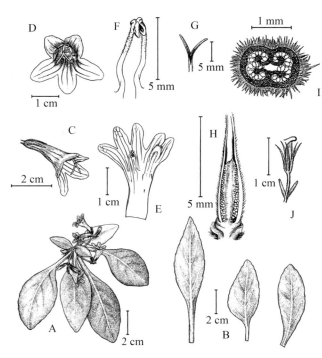

黄进报春苣苔 *Primulina huangjiniana* 墨线图
（Huang, et al.; 2020）

A 植株；B 叶；C～D 花；E 花冠纵切；F 雄蕊；G 柱头；
H 子房纵切；I 子房横切；J 具花萼和苞片的幼果

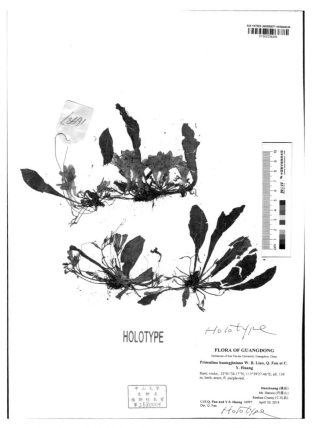

黄进报春苣苔 *Primulina huangjiniana* 腊叶标本

连城报春苣苔
Primulina lianchengensis B. J. Ye & S. P. Chen

· **模式标本** · CHINA. Fujian: Liancheng, growing on surface of stone with high air moisture, elev. ca. 405 m, 25°42′44″N, 116°46′47″E, 12 May 2018, Baojian Ye 20180512 (holotype: FJFC).

· **物种文献** · Ye Baojian, Chen Xinyan, Zheng Sshiqun, Wang Lihui, Chen Hui, Chen Shipin. *Primulina lianchengensis* (Gesneriaceae), a new species from Danxia landform of Fujian, China: Evidence from morphological and molecular analyses [J]. *Phytotaxa*, 2019, 411(4): 264-274.

· **形态特征** · 多年生无茎草本。叶基生，8～12 枚，薄纸质；叶柄扁平，长 10～35 mm，宽 2～6 mm，具长柔毛；叶片宽卵形、卵圆形，稍不对称，长 30～55 mm，宽 25～45 mm，边缘波状至具齿，具长绒毛和短柔毛，基部宽楔形，先端钝至近圆形；侧脉 2～3，不明显，叶面凹陷，叶背凸起。聚伞花序疏松，2～4 枝腋生，每枝 2～4 花；花序梗长 16～18 mm，花梗长 5～9 mm，密被长柔毛，毛长 2.0～3.5 mm；苞片 2，对生，线状披针形，长 4.0～6.0 mm，宽 1.5～2.0 mm，全缘，先端渐尖，外侧毛被与花序梗相同，内侧疏被贴伏微柔毛；花萼 5 裂至基部，裂片狭线状披针形，长 5.0～9.0 mm，基部宽 0.9～1.5 mm，先端锐尖，外侧密被长柔毛，边缘全缘；花冠淡紫色至白色，漏斗状，长 17～20 mm；口部直径约 4 mm，基部直径 1.5～1.7 mm，外侧短柔毛，内侧无毛；花冠筒长 15～18 mm，下半部白色，上半部淡紫色至白色；花瓣片明显 2 唇形，上唇 2 深裂，裂片长 3.2～3.5 mm，宽 2.7～3.0 mm，倒卵形，先端钝；下唇 3 深裂，裂片长 4.0～4.5 mm，宽 2.7～3.0 mm，倒卵形，先端钝；雄蕊 2，贴生于花冠基部以上 8.8～9.2 mm 处；花丝线形，长 3.3～3.5 mm，近中部膝曲，无毛；花药肾形，背着，黄褐色；退化雄蕊 2，贴生于花冠筒上面基部以上 2.5～3.0 mm 处，长约 10 mm，无毛，先端头状；花盘环状，高约 1.5 mm，无毛，边缘波状；雌蕊长 18～21 mm；子房狭卵球形，长

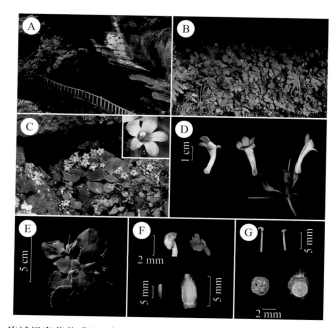

连城报春苣苔 *Primulina lianchengensis* 彩色图(Ye, et al.; 2019)

A 生境;B 种群;C 花期植株;D 伞形花序及花;E 果期植株;
F 苞片、花药、子房和花盘;G 花柱、柱头及子房横切

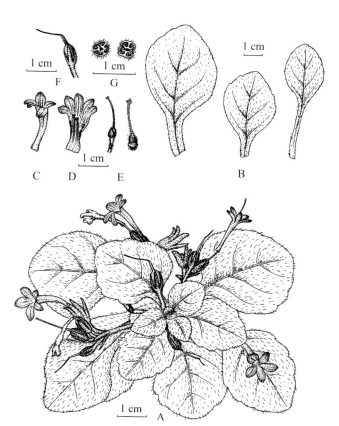

连城报春苣苔 *Primulina lianchengensis* 墨线图
(Ye, et al.; 2019)

A 植株;B 叶;C 花冠;D 花冠纵切;E 雌蕊;F 果实;G 子房横切

5～6 mm,具长绒毛;花柱纤细,长约 15 mm,疏生腺柔毛;柱头钝形,长约 1.5 mm,2(3)浅裂。蒴果长圆形,长 6.0～7.0 mm,宽 2.5～2.8 mm,先端钝,被微柔毛。种子多数,小,狭椭圆形,长约 0.5 mm,宽 0.2 mm。花期 3～5 月,果期 5～7 月。

·分布生境·分布于福建省连城县。生长于海拔 410 m 的空气湿度高的石头表面。

·识别要点·连城报春苣苔与乐昌报春苣苔 *P. lechangensis* 相似,但可以花冠裂片倒卵形,苞片较短,退化雄蕊 2 相区别。

红柄小花苣苔

Primulina rufipes Y. L. Su, P. Yang & Yan Liu

·模式标本· CHINA. Guangxi, Guilin City, Yanshan District, Qifeng Town, elev. 182 m, 1 May 2020, Yanshan Exped. 450311200501001LY (holotype: IBK; isotypes: IBK, PE).

·物种文献· Su Yulan, Huang Zhangping, Yang Ping, Xu Weibin, Liu Yan. *Primulina rufipes*, a new species of Gesneriaceae from Guangxi, China [J]. *Taiwania*, 2021, 66(4): 40 - 46.

·形态特征·多年生草本。根状茎近圆柱状。叶基生,5～14 枚;叶柄长 5～11 cm,红色,疏生短柔毛和腺毛;叶片草质,菱状卵形、椭圆形或心形,长 4～8 cm,宽 4～7.5 cm,表面密被短柔毛,背面密被短柔毛和腺柔毛,先端钝或稍锐尖,基部不对称,宽楔形至心形,边缘具不规则锯齿至小齿;侧脉 4～7 对。聚伞花序腋生,1～4 分枝,每株 3～7 枝花序,每花序 7～32 朵花;花序梗长 8～16 cm,疏生短柔毛和腺柔毛;苞片对生,线形至披针形或匙形,长 5～10 mm,宽 1～3 mm,反折,边缘全缘或浅裂,两面疏生短柔毛和腺毛;花梗长 0.5～1.5 cm,疏生短柔毛和腺柔毛;花萼自基部 5 深裂,萼片线状披针形,疏生短柔毛和腺毛,长 4～6 mm,宽 0.6～0.8 mm;花冠斜钟状,背面膨大,长 8～10 mm,外面疏生短柔毛,里面无毛;花冠筒白色,长 5～6 mm,开口处直径 4～6 mm;花冠裂片白色至浅紫色,上唇明显 2 裂,裂片卵形至近圆形,长约 3 mm,宽约 4 mm;下唇 3 裂,裂片卵形,长约 3 mm,宽约 4 mm,先端圆形或钝;雄蕊 2,贴生于花冠筒基部以上 1 mm 处;花丝线形,无毛,长约 3 mm;花药肾形,奶油色至浅杏色,长约 1.5 mm,无毛;退化雄蕊 3,无毛,先端稍膨胀,贴生于花冠筒基部以上 0.5 mm 处,侧生 2 枚长约 1 mm,中间 1 枚长约 0.7 mm;雌蕊长 7~9 mm,圆环状,高约 0.2 mm,无毛,边缘微波形;子房狭卵球形,长约 2 mm,宽约 1.2 mm,密被短柔毛;花柱长

5~7 mm,疏生短柔毛;柱头近马蹄形,长约 0.5 mm。蒴果卵球形,长约 6 mm,直径 2 mm,疏生短柔毛和腺柔毛。花期 4~5 月,果期 6~7 月。

· 分布生境 · 分布于广西壮族自治区桂林市。生长于海拔 182 m 的喀斯特洞穴入口处。

· 识别要点 · 红柄小花苣苔形态上与怀集报春苣苔 *P. huaijiensis* 相似,但红柄小花苣苔全株密被短柔毛和腺柔毛,叶片椭圆形至菱状卵形,花冠斜钟状,无附属物而不同。

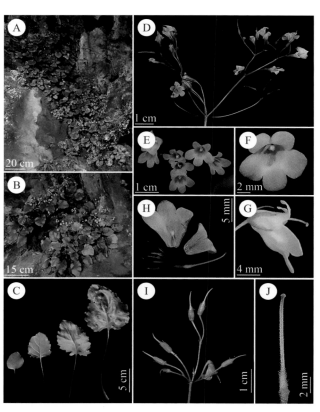

红柄小花苣苔 *Primulina rufipes* 彩色图(Su, et al.;2021)
A 生境;B 植株;C 叶;D~E 花序;F~G 花;
H 花解剖照;I 果序;J 雌蕊

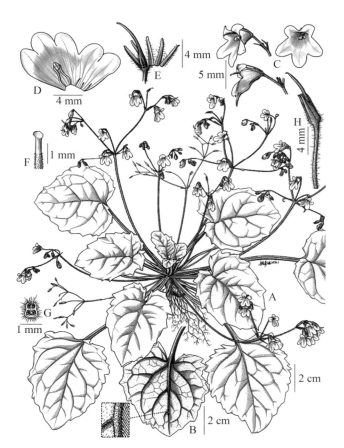

红柄小花苣苔 *Primulina rufipes* 墨线图(Su, et al.;2021)
A 植株;B 叶;C 花;D 花冠纵切;E 雌蕊和花萼;F 花柱和柱头;
G 子房横切;H 花萼和雌蕊

燕峒报春苣苔

Primulina yandongensis Ying Qin & Yan Liu

· 模式标本 · CHINA. Guangxi, Baise City, Debao County, Yandong Town, elev. 559 m, 23°13′N, 106°42′E, 26 September 2017, Debao

expedition team of Chinese traditional medicine 451024170926007LY (holotype: IBK; isotypes: IBK).

· 物种文献 · Qin Ying, Yuan Quan, Xu Weibin, Liu Yan. *Primulina yandongensis* (Gesneriaceae), a new species from southwestern Guangxi, China [J]. *Taiwania*, 2018, 63(4):305 - 310.

· 形态特征 · 多年生草本。根茎长 1.5～10 cm,直径 1 cm。叶基生,14～33 枚;叶柄长 1.7～4.5 cm,宽 0.4～0.5 cm,密被短柔毛,上面具凹槽;叶稍肉质,狭卵形、长椭圆形至宽卵形,长 5～10.5 cm,宽 2.2～4.6 cm,边缘全缘或稍具圆齿,两面密被短柔毛,基部楔形,稍倾斜,先端钝或稍锐尖;脉在下表面稍突出,侧脉 3～4 对。聚伞花序腋生,2～4 分枝,每株 3～7 花序,每花序 11～28 花;花序梗长 6.5～21 cm,被短柔毛和腺柔毛;苞片对生,长 0.8～1.2 cm,宽 0.4～0.6 cm,淡绿色,狭卵形或披针形,被短柔毛,通常稍折叠,先端渐尖,边缘全缘;花梗长 0.7～1.4 cm,被短柔毛和腺柔毛;花萼 5 深裂至近基部,裂片狭长三角形或线状披针形,长 3～4 mm,宽 1 mm,外侧被贴伏短柔毛和腺毛,内侧无毛,浅黄绿色和白色或稍浅紫色;花冠黄色,长 2.5～3.5 cm,外测疏生腺状微柔毛;花冠管长 1.4～1.8 cm,口部直径 5～8 mm,基部直径 3～5 mm,两侧轻微压缩;

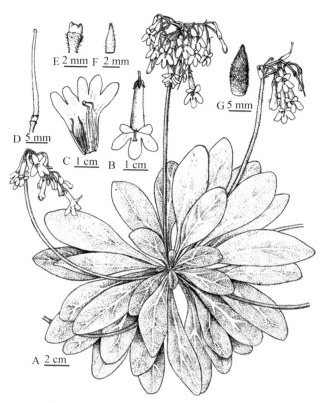

燕峒报春苣苔 *Primulina yandongensis* 墨线图
(Qin, et al.; 2018)

A 植株;B 花;C 花冠纵切;D 雌蕊;E 花盘;F 花萼裂片;G 苞片

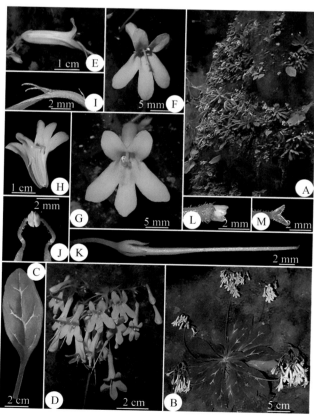

燕峒报春苣苔 *Primulina yandongensis* 彩色图
(Qin, et al.; 2018)

A 生境;B 花期植株;C 叶;D 伞形花序;E～G 花;H 花冠纵切;
I 退化雄蕊;J 雄蕊;K 雌蕊和花萼;L 花盘;M 柱头

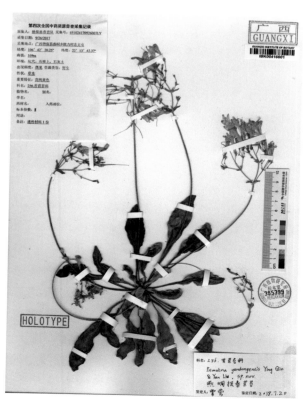

燕峒报春苣苔 *Primulina yandongensis* 腊叶标本

花瓣片明显二唇形,疏生腺状微柔毛,上唇2裂,裂片长5.4~8 mm,宽3.6~7 mm,长圆形;下唇3裂,裂片长6.2~10 mm,宽3.8~7 mm,长圆形;雄蕊2,贴生于花冠基部以上1.2~1.6 cm处,在雄蕊和花冠基部之间的连接线上疏生短柔毛;花丝长5~6 mm,线形,黄色,疏生腺状微柔毛,在花丝基部以上2~2.4 mm处膝曲;花药长1.2~1.9 mm,无毛,肾形,紧靠;退化雄蕊3,线形,被短柔毛和腺状微柔毛,侧生2枚长约2.9 mm,中间1枚长约1.1 mm,在退化雄蕊和花冠基部之间的连接线上疏生短柔毛;花盘高约1 mm,环状,边缘波状,无毛;雌蕊长约2.2 cm;子房线形,密被短柔毛和腺状微柔毛,长8 mm,直径约0.9 mm;花柱长1.4 cm,线形,密被短柔毛和腺状微柔毛;柱头2裂,宽约1 mm。果未见。花期9~11月。

·**分布生境**·分布于广西壮族自治区百色市德保县。生长于海拔559 m的喀斯特天坑的悬岩上或喀斯特洞穴入口处。

·**识别要点**·燕峒报春苣苔形态上与尖萼报春苣苔 *P. pungentisepala* 相似,区别在于燕峒报春苣苔花序具有11~28朵花,花冠黄色,花冠筒更细,雄蕊花丝疏生腺状微柔毛,退化雄蕊3,被微柔毛和疏生腺被微柔毛。

53. 紫葳科
Bignoniaceae

独花波罗花
Incarvillea uniflora H. P. Deng & Chang Y. Xia

·**模式标本**·CHINA. Xizang: Markam County, Zongxi Villages, 29°48′02.74″N, 98°42′43.88″E, grassland, Elev. 4061m, 12 Dec. 2013, X. Z. Lan, et al. 542129130803144LY (holotype: ISBC).

·**物种文献**·Xia Changying, Lan Xiaozhong, Zuo Youwei, Lin Le, Deng Hongping. *Incarvillea uniflora* (Bignoniaceae), a new species from Hengduan Mountains, southwest China [J]. *Phytotaxa*, 2021, 528(1):52 - 58.

·**形态特征**·多年生草本,高3~6(~50)cm,无毛。叶通常基生呈莲座状,单叶,不裂;叶柄长1~4.5(~9)cm;叶片纸质,卵状椭圆形至近圆形,长4~8(~15)cm,宽3~6(~10)cm,基部和先端近圆形,边缘近全缘或具浅锯齿;中脉两侧各具侧脉7~9条。花单生或3~7朵簇生;花梗长6.5~16.5 cm;苞片生于花梗基部,披针形或宽披针形,长5~9 mm,宽1~2 mm,无毛;花萼钟状,长2~3.5 cm;裂片三角形齿状,长0.4~1 cm,宽1.5~5 mm,先端锐尖;花冠红色,长4.5~7 cm,宽约4 cm;花冠筒部长4.5~5 cm,具紫红色条纹,内表面具斑点;裂片近圆形,长1.5~1.9 cm,宽2~2.5 cm;雄蕊4,二强,着生于花冠筒基部;花丝腺毛4;长的1对2 mm,短的1对1.8 mm;花柱长5~6 cm,柱头扇形。蒴果披针形,压扁,四棱形,长5~7 cm,宽7~9 mm,先端渐尖。种子近球形,长3.5~4.5 mm,宽3~4 mm,翅宽0.5~0.8 mm。花期5~7月,果期7~9月。

·**分布生境**·分布于四川省马尔康市。生长于在海拔4061 m的天然草地上。

·**识别要点**·独花波罗花形态上与喜马拉雅角蒿 *I. himalayensis* 最相似,主要区别在于独花波罗花叶全为单叶,萼裂片长三角形,花序梗长6.5~16.5 cm,花单生或簇生;而喜马拉雅角蒿叶通常羽状浅裂或退化为单裂片,萼裂片卵形至披针形,花序梗长 2.2～2.8(～4.5)cm,花单生或少数花排列呈顶生总状花序。

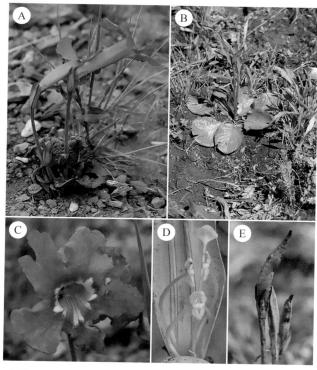

独花波罗花 *Incarvillea uniflora* 彩色图(Xia, et al.; 2021)

A 植株;B 生境;C 花;D 花纵切;E 果实

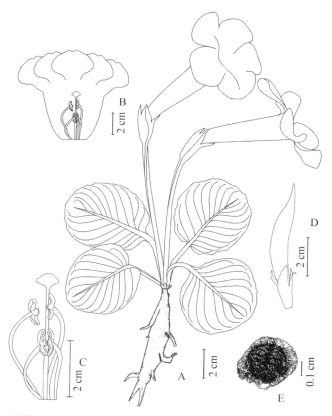

独花波罗花 *Incarvillea uniflora* 墨线图(Xia, et al.; 2021)

A 植株;B 花纵剖图;C 花柱和雄蕊;D 果实;E 种子

54. 列当科

Orobanchaceae

黄花地黄

Rehmannia chrysantha M. H. Li & C. H. Zhang

· 模式标本 · CHINA. Inner Mongolia, Baotou city, Jiufeng mountain, 1 282 m, 40°42′34″N, 110°43′32″E, 17 May 2014, M. H. Li, et al. 20140517 - 01 (holotype: PE; isotype: PE).

· 物种文献 · Yang Meiqing, Wang Yinglin, Bai Xiaorong, Li Minhui, Zhang Chunhong, Huang Luqi. *Rehmannia chrysantha* (Rehmanniaceae), a new species from Inner Mongolia, northern China [J]. *Phytotaxa*, 2016, 265(2):177 - 181.

· 形态特征 · 多年生草本植物,密被白色微柔毛和腺毛;茎直立,高 4～15 cm,不分枝或很少分枝。叶在茎基部莲座状,长 3.1～12.2 cm,宽 1.9～4.2 cm,向上沿茎逐渐减小为苞片。莲座叶椭圆形至倒卵状椭圆形;叶面绿色,叶背浅绿色至绿白色;叶脉在叶面凹陷,有淡色条纹,在叶背凸出;叶缘深裂,具不规则圆齿;顶端钝;基部楔形,渐狭成带翅的柄。腋生总状花序或单生;花梗粗壮,直立,短于苞片;花萼绿色或淡绿色,宿存,上部扩展,长 1.2~1.7 cm,裂片5,浅,三角形;花冠黄色,裂片上具稀疏的腺体和腺毛,花冠筒长 3.9~4.5 cm,基部不扩展,直径 0.3~14.1 mm,在雄蕊附着点以上至口部逐渐膨大直径约 2.2 mm;裂片稍二唇形,呈"3+2"排列,两枚上唇裂片宽矩形,长 0.8~0.9 mm;三枚下唇裂片卵形,长宽均 0.5 mm;雄蕊 4,着生于花冠筒基部,伸出,花丝长 1.2~1.7 cm,花药被短柔毛、微柔毛、扁平矩圆形;子房无腺毛和缘毛,花柱长约 0.46 mm,无毛,柱头膨大。蒴果狭卵球形,长 1~1.5 cm。花期 4~5月,果期 5~6月。

· 分布生境 · 分布于内蒙古自治区包头市。生长于海拔约 1 280 m 的山坡上。

· 识别要点 · 黄花地黄形态上与地黄 R. glutinosa 相似,主要区别在于黄花地黄花冠为黄色,花萼为绿

色或淡绿色,茎短,最高仅 15 cm,叶背为绿色;而地黄花冠为紫红色,花萼为紫红色,茎长,高达 30 cm,叶背红色至紫色。

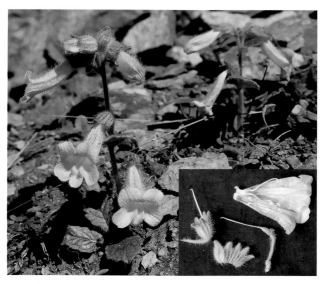

黄花地黄 Rehmannia chrysantha 彩色图(Yang, et al.; 2016)

55. 冬青科
Aquifoliaceae

靖西冬青
Ilex jingxiensis Y. F. Huang & M. X. Lai

· 模式标本 · CHINA. Guangxi, Jingxi County, Bangliang Nature Reserve, growing in evergreen broad-leaved forest in valley of limestone hills, 610 m a. s. l., 21 Aug 2012, Y. F. Huang, et al. 23753, female, fr. (holotype: GXMI; isotypes: GXMI, IBK).

· 物种文献 · Huang Yunfeng, Zhuang Qiwei, Lai Maoxiang. *Ilex jingxiensis* sp. nov. (Aquifoliaceae) from a limestone area along the Sino-Vietnam-

ese border region of China [J]. *Nordic Journal of Botany*, 2014,32(6):848-851.

· 形态特征 · 常绿乔木,高 12 m。树皮淡灰色。当年生小枝粗壮,圆柱形,无毛,光滑。顶芽粗壮,圆锥形,红色,无毛。芽鳞缘具纤毛。叶生于 1~3 年生枝上。叶柄近圆柱形,粗壮,长 3~4 cm,直径约 3 mm。叶片无毛,正面有光泽,长圆状卵形或长圆状椭圆形,长 15~25(~28)cm,宽 8.0~10.5 cm,厚革质,干燥时正面深绿色变成橄榄色,背面浅绿色变成栗色;中脉凹陷,背面呈龙骨状,无毛;侧脉 13~15 对,在叶缘附近网结,细脉网状,背面明显隆起;叶基部钝或宽楔形;边缘具疏锯齿;先端短渐尖。聚伞花序簇生于一年生枝叶腋;芽时密集成簇;苞片宽

卵形或近圆形,具缘毛。雄花:由2~4花序组成聚伞花序,簇生;每分枝3~5(~7)花;总花梗1~2 mm;花梗3~6 mm,疏被小的微柔毛。小苞片披针形,长约2.5 mm,具缘毛;花萼盘状,深4裂,裂片宽卵状三角形,长约2 mm,基部宽约2.5 mm,纸质,具缘毛;花瓣4,淡黄色,卵状长圆形,长约5.5 mm,边缘稍内卷,具缘毛,基部合生;雄蕊4,与花瓣等长;花药短于花丝;不育子房球形。雌花:由1~2花序组成聚伞花序,簇生;每分枝1~3花;总花梗长约5 mm,粗壮,无毛;小苞片狭卵形,长4.5 mm,被微柔毛;花萼盘片,深4裂,裂片半圆形,长宽均约为3.5 mm,厚纸质,具缘毛;花瓣4,淡黄色,基部合生,宽卵形或半圆形,长约7.0 mm,宽6.0~6.5 mm,厚纸质,稍内卷,具缘毛;退化雄蕊4,稍短于花瓣;柱头浅4裂。果:由1~2果序组成聚伞状,簇生;每分枝1~3果;果实黑色至紫色,球形,无毛,直径约20 mm;宿存柱头四边形,光滑;分核4,长圆形至椭圆形,长约11 mm,背部宽约5 mm,具网状条纹及沟,侧面多皱及洼点;内果皮石质。花期3~4月,果期8~11月。

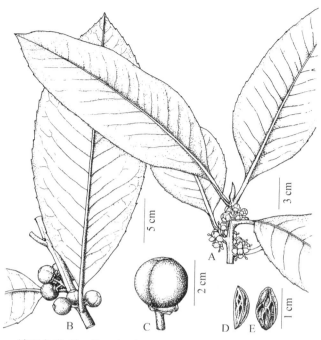

靖西冬青 *Ilex jingxiensis* 墨线图(Huang, et al.;2014)
A 雌花小枝;B 果枝;C 成熟果实;D 分核侧面观;E 分核背面观

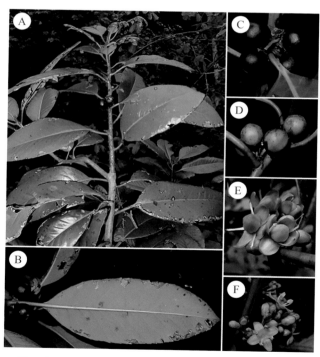

靖西冬青 *Ilex jingxiensis* 彩色图(Huang, et al.;2014)
A 果枝;B 叶;C 成熟果实;D 幼果;E 雌花;F 雄花

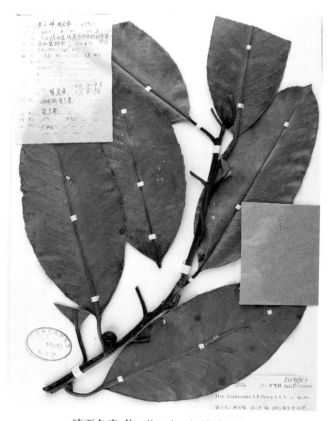

靖西冬青 *Ilex jingxiensis* 腊叶标本

·分布生境·分布于广西壮族自治区靖西市。生长于海拔约 600 m 的石灰岩山丘、山谷的常绿阔叶林中。

·识别要点·靖西冬青与大叶冬青 I. latifolia 和扣树 I. kaushue 相似,主要以当年生枝条、顶芽、雌花梗及果均无毛,叶大,果黑紫色,直径约 2 cm;分核长 11 mm,直径约 5 mm,雄花瓣长 5.5 mm 相区别。

56. 桔梗科
Campanulaceae

琅琊山荠苨
Adenophora langyashanica L. Zhang & D. Q. Wang

·模式标本·CHINA. Anhui, Chuzhou City, Langya Shan, alt. 60 m, fl. white, Oct. 10,1981, D. Q. Wang 3386 (holotype: ACM).[安徽滁州市琅琊山海拔 60 m,花白色,1981 年 10 月 10 日,王德群 3386]。

·物种文献·王德群,庆兆,谢晋,程铭恩,张玲. 安徽有花植物四新种[J].皖西学院学报,2019,35(5):67-73.

·形态特征·多年生草本,根长圆锥形,肉质。茎高达 1 m,无毛,多分枝。基生叶 1,变无毛,叶片纸质,肾形,长约 3 cm,宽 4.5 cm,顶端圆形,基部心形,边缘具小牙齿,叶柄长约 3 cm;茎生叶互生,近无毛,叶片纸质,心形或心状卵形,顶端渐尖,基部心形或浅心形,长 4～10 cm,宽 3～8 cm,边缘具单小齿或重小齿,叶柄长 1.5～4.4 cm。花序总状或圆锥状,顶生;花序轴和花梗无毛;苞片椭圆形,长 0.5～2 mm,无毛;花萼无毛,5 浅裂,筒倒卵球形或倒卵状圆锥形,裂片条状披针形,长 5～8 mm,宽 1.5～3 mm;花冠白色,钟状,长 1.5～2 cm,无毛,5 浅裂;裂片宽三角形,长约 4 mm;雄蕊 5,花丝长约 7 mm,下部长圆形,长约 3 mm,宽 1 mm,边缘密被长缘毛,上部丝形,长 3～4 mm,无毛;花药狭条形,长 2.5 mm,无毛;花盘短筒状,高 2～3 mm,直径约 1.2 mm,无毛;雌蕊无毛,花柱与雄蕊等长,柱头小,头状。蒴果卵状圆锥形,长约 7 mm,直径 5 mm。种子黄褐色,长圆形。

·分布生境·分布于安徽省滁州市、明光市和全椒县。生长于海拔 60～150 m 安徽境内长江与淮河之间丘陵地带的北亚热带地区。

·识别要点·琅琊山荠苨在亲缘关系方面与荠苨

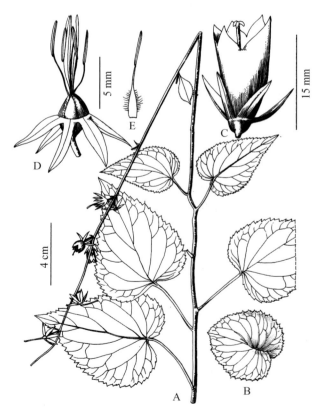

琅琊山荠苨*Adenophora langyashanica* 墨线图
(王德群,等;2019)

A 开花茎;B 基生叶;C 花;D 去掉花冠的花;E 雄蕊

A. trachelioides 相近,与后者的区别在于本种的叶纸质,萼筒倒卵球形或倒卵状圆锥形,花冠白色;而荠苨叶较厚,革质,萼筒呈倒三角状圆锥形,花冠蓝色或蓝紫色,有时淡化呈近白色时,则在同一种群中的植物中的花冠常具上述几种颜色。荠苨与琅琊山荠苨,不仅是形态上的差异,在分布上,两者均是丘陵地区种类,阳性植物,但荠苨分布仅限于暖温带地区,而琅琊山荠苨特产于安徽境内的长江与淮河之间丘陵地带的北亚热带地区。

小溪沙参

Adenophora xiaoxiensis D. G. Zhang, D. Xie &. X. Y. Yi

· 模式标本 · CHINA. Hunan Province, Yongshun County, Mt. Yangfeng, alt. 1 100 m, 110°9′E, 28°57′N, 18 September 2017, Dai-Gui Zhang, et al. 2017091801 (holotype: JIU).

· 物种文献 · Yi Xinyu, Xie Dan, Zhang Cheng, Wang Yuqin, Kang Yongquan, Subedee Raj Bijay, Zhang Daigui. *Adenophora xiaoxiensis* (Campanulaceae), an Endangered Species from China [J]. *Phytotaxa*, 2019, 402(2):88 − 96.

· 形态特征 · 多年生草本,具乳汁。根直立,肉质,2～4 次分枝。茎直立,中空,具毛,高 1.3～1.8 m,直径约 1.2 cm。基生叶在开花前枯萎;叶柄长约 6 mm;叶片圆卵形,长 7～8 cm,宽 8～10 cm,边缘具不规则重锯齿;茎生叶互生,叶柄长约 1 cm,具翅,叶片卵状椭圆形至宽披针形,长 3～15 cm,宽 1.5～7 cm,基部楔形,边缘具不规则重锯齿,齿尖具白色球状腺体,先端长渐尖,背面无毛,表面具短毛,侧脉 5～7 对,互生,不达叶缘,与中脉形成 40°～60°角,于背面凸起。圆锥花序,分枝互生;花芽先端具毛;花萼筒状,基部卵球形,具五条棱状突起,长约 0.5 cm,无毛,五裂,裂片三角状卵形,下弯,长约 0.7 cm,基部宽 0.2 cm,边缘具 1～3 对钻状或线状齿;花冠白色,钟状,长约 1 cm,5 裂;雄蕊 5,花丝长约 0.6 cm,基部膨大,扁平,2 倍宽于花盘,被白色短毛,顶端无毛;花药基着,线形,弯曲,黄色;花盘圆柱形,长

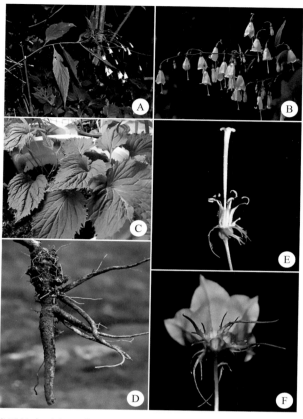

小溪沙参 *Adenophora xiaoxiensis* 彩色图(Yi, et al.; 2019)
A 植株;B 花序;C 基生叶;D 根;E 雄蕊和花柱;F 萼片

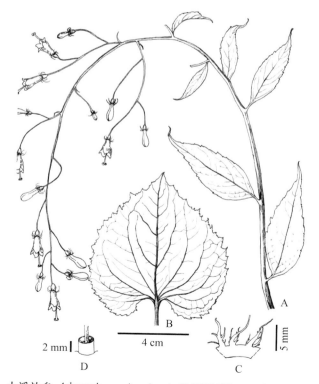

2 mm　　4 cm　　5 mm
D　　　B　　　C　　A

小溪沙参 *Adenophora xiaoxiensis* 墨线图(Yi, et al.; 2019)
A 植株;B 基生叶;C 萼片;D 花盘

2 mm,无毛;花柱棍棒状,长 2 cm,外露 12 mm,基部无毛,顶端具短毛。花期 9～10 月,果期 11～12 月。

· **分布生境** · 分布于湖南省永顺县。生长于海拔约 1 100 m 的石灰岩山谷中。

· **识别要点** · 小溪沙参形态上与聚叶沙参 *A. wilsonii* 相似,但小溪沙参叶缘具不规则重锯齿,茎生叶卵状椭圆形至宽披针形,萼裂片三角状卵形,具 1～3 对钻状或线状齿,花冠白色而不同。

滨藜叶高山党参

Codonopsis atriplicifolia Y. Yu & Q. Wang

· **模式标本** · CHINA. Sichuan, Baiyu, Chola mountains, rocky slope, 3 300 m, 19 Jul 2020, Y. Yu, et al. dS02 (holotype: SZ barcode 02042692; isotypes: SZ barcodes 02042693, 02042694, 02042695).

· **物种文献** · Zhou Yuyang, Si Yunhao, Zhang Zhen, Wang Qiang, Yu Yan. *Codonopsis atriplicifolia* (Campanulaceae), a new species from western Sichuan, China [J]. *Phytotaxa*, 2021, 512(3): 197 - 204.

· **形态特征** · 根胡萝卜形,细长,长 5～20 cm,直径 0.3～0.5 cm。茎直立,高 50～120 cm,单一或自下部分枝,疏生短柔毛至近无毛。叶近卵形,互生;叶柄长 0.5～4 cm,近无毛;叶片线状披针形,长 3～15 cm,宽 0.5～1.5 cm,表面绿色,疏生短硬毛,背面灰绿色,沿脉疏生糙硬毛,基部楔形,边缘近全缘至羽状深裂,先端钝。花常单个顶生于主茎和分枝上;花萼筒部贴生于整个托杯,半球形,具 10 条棱,近无毛;萼裂片狭三角状,长 0.4～0.8 cm,宽 0.2～0.3 mm,无毛,边缘全缘,有时疏生锯齿,先端锐尖,裂片之间的凹缺宽,截形;花冠宽钟状,长 1～2 cm,宽 1.5～2 cm,裂至近三分之一处,红紫色,具深紫色脉,花冠裂片顶端白色,两侧无毛,边缘具稀疏短硬毛;雄蕊无毛,花丝长 0.3～0.5 cm,基部稍膨大,花药长约 3 mm。蒴果下部半球形,上部圆锥形。种子未见。花期 6～8 月,果期 9～10 月。

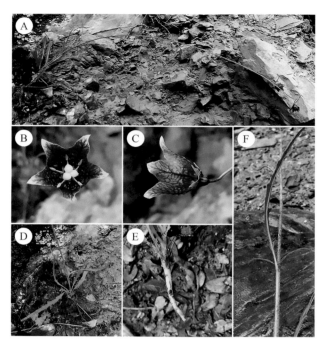

滨藜叶高山党参 *Codonopsis atriplicifolia* 彩色图
(Zhou, et al.; 2021)

A 植株;B～C 花;D 基生叶和茎生叶;E 根;F 被毛的茎

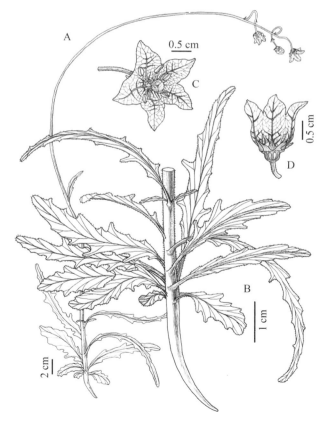

滨藜叶高山党参 *Codonopsis atriplicifolia* 墨线图
(Zhou, et al.; 2021)

A 植株上部;B 植株下部;C 花正面观,示雄蕊和柱头;
D 花侧面观,示花冠脉纹及花萼

· **分布生境** · 分布于四川省白玉县。生长于海拔约 3 300 m 的岩石坡。

· **识别要点** · 滨藜叶高山党参形态上与抽莛党参 *C. subscaposa* 相似,但滨藜叶高山党参叶片线状披针形,叶缘近全缘至羽状深裂,花冠宽钟状,长 1～2 cm,宽 1.5～2 cm;而抽莛党参叶片卵形、长方形、椭圆形或披针形,叶缘疏生齿或具圆齿,或近全缘,花冠宽钟状,长 1.5～3 cm,宽 2～4 cm。

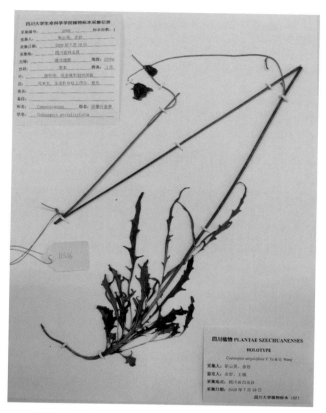

滨藜叶高山党参 *Codonopsis atriplicifolia* 腊叶标本

鹅抱

Codonopsis ebao J. Xie, L. Zhang & D. Q. Wang

· **模式标本** · CHINA. Anhui, Tongling City, Zhu Village, Guanyindong, alt. 35 m, in bushes by road, Oct. 2, 2013, J. Xie XJ13100207 (holotype: PE).[安徽铜陵市朱村观音洞,海拔 35 m,路边灌丛,2013 年 10 月 2 日,谢晋 XJ13100207]。

· **物种文献** · 王德群,庆兆,谢晋,程铭恩,张玲. 安徽有花植物四新种[J]. 皖西学院学报,2019,35(5):67－73.

· **形态特征** · 多年生缠绕草本。根块状,卵球形或长圆体形,中部之上具环纹。茎细,绿色,基部暗紫色,变无毛。叶互生,常 3 枚密集生于枝端,变无毛;叶片纸质,卵形或椭圆形,长 3～5 cm,宽 1.5～2.5 cm,顶端钝,基部宽楔形,边缘全缘,具小刺。花单生枝端;花梗细,长 1～18 cm,无毛,在近花顶端膨大;萼片 5,不与子房贴生,披针状条形,长 7～10 mm,宽 3～4 mm,无毛,顶端锐尖;花冠钟状,基部与子房下部贴生,长 1.8～2.5 cm,直径 1.5～2 cm,无毛,5 浅裂;筒长 1.2～1.8 cm;裂片暗紫色,宽三角形,长约 5 mm;雄蕊 5,着生于花冠基部,无毛;花丝狭条形,长 3～6 mm,基部稍变宽;花药黄色,披针状条形,长 3～5 mm;雌蕊无毛;子房直径 5～7 mm;花柱长 5～8 mm;柱头与花柱等长,杯状,密生腺体,3 浅裂,裂片三角形,长约 2 mm。瘦果直径约 1.1 cm,下部碗状,有 4～5 棱,上部宽圆锥状,成熟时裂成 3 瓣。种子多数,小,暗褐色,卵球形,

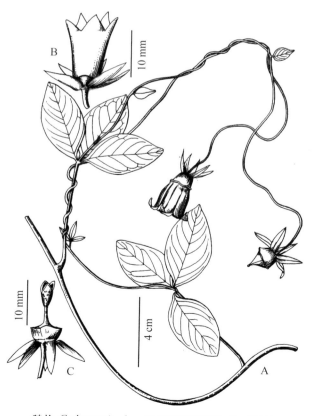

鹅抱 *Codonopsis ebao* 墨线图(王德群,等;2019)
A 开花茎一段;B 花;C 萼片和雌蕊

具翅。

·**分布生境**·分布于安徽省铜陵市、南陵县和黄山市。生长于海拔 20～55 m 的路边灌丛及草坡。

·**识别要点**·鹅抱在亲缘关系方面接近雀斑党参 *C. ussuriensis*，与后者的区别在于本种的叶缘具小刺，花萼不与子房贴生，子房和果实下部有 4～5 棱，

种子有翅；而雀斑党参则叶缘无小刺，花萼与子房下部合生至子房中部，蒴果呈扁球形，种子无翅。鹅抱也与羊乳 *C. lanceolata* 相似，与后者的区别在于鹅抱的根块状，叶常 3 枚在枝端密集生长，花萼不与子房贴生；而羊乳则根呈圆锥状，叶常 4 枚聚生枝端，花萼与子房下部贴生。

57. 菊科
Compositae

征镒橐吾
Ligularia zhengyiana X. W. Li, Q. Luo & Q. L. Gan

·**模式标本**·CHINA. Hubei: Zhuxi, Fengxi, Jieliang Village, 950 m a.s.l., 18 Sep 2012, Q. L. Gan 3448 (holotype: HIB).

·**物种文献**·Li Xinwei, Luo Qiong, Gan Qiliang. *Ligularia zhengyiana* sp. nov. (Asteraceae) from the Hubei Province, China [J]. *Nordic Journal of Botany*, 2014, 32(6):836 – 838.

·**形态特征**·多年生草本植物。茎 1～3，高 70～120 cm，直径 1～1.5 cm，密被黑紫色长柔毛，花序上混有白色蛛丝状柔毛。基生叶 1～3；叶柄长 25～50 cm，下部疏生黑灰色长柔毛，上部疏生白色蛛丝状柔毛，基部具窄鞘；叶片肾形，长 14～30 cm，宽 16～46 cm，叶脉掌状，在下面显著突起，上面凹陷，疏生灰色柔毛，幼嫩时下面有白色蛛丝状柔毛，后逐渐脱落，基部呈心形，边缘具三角形粗锯齿，先端尖锐；中部茎叶单生，与基生叶同形，但较小，叶柄短，叶鞘膨大，长 2.5～3.5 cm，宽 1.0～2.5 cm，卵状披针形，两面密被黑紫色柔毛；茎上部的 2～3 枚叶片逐渐简化成叶鞘，长 2.5～3.5 cm，卵状披针形，两面密被黑紫色柔毛。复头状花序 15～55 cm，密被黑紫色长柔毛和白色蛛丝状柔毛；苞片叶状，卵状披针

形，下部苞片长 3～4 cm，宽 1.5～2.0 cm；花序梗 1～2 cm。头状花序多数；附属苞片 2～3，钻形，长

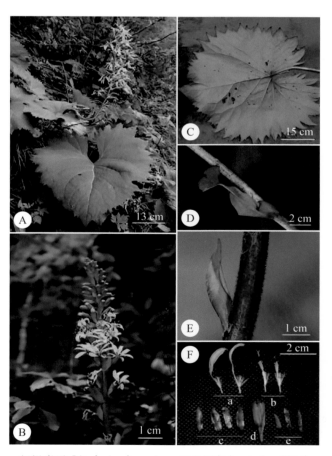

征镒橐吾 *Ligularia zhengyiana* 彩色图(Li, et al.; 2014)

A 花期植株；B 花序；C 叶；D 茎中部叶；E 花序上的鞘状叶；F 花解剖照

8～15 mm，宽 1.0～2.3 mm；总苞钟状，长 14～17 mm，宽 5～7 mm，外被柔毛；总苞片 7～9，2 层，外层苞片 3～4，长 16 mm，宽 2.0～2.5 mm，内层苞片 4～5，长 16 mm，宽 4～5 mm，边缘白色膜质。舌状花 5～8，舌片长圆形，长 20 mm，宽 6 mm，先端圆形或钝；管状花多数，管部长 1.0～1.1 cm；冠毛白色，短于管部或与其近等长。幼嫩的瘦果白色，光滑无毛。花期 8～9 月，果期 9～10 月。

• 分布生境 • 分布于湖北省竹溪县丰溪镇界梁村。生长于海拔 950～1 100 m 的林下山坡和山谷。

• 识别要点 • 与蹄叶橐吾 L. fischeri 相似，都具有大的、肾形的基生叶和由许多头状花序组成的长总状花序，主要区别在于：征镒橐吾茎干密被长黑紫色柔毛，冠毛白色，而蹄叶橐吾茎干光滑或被短黄褐色柔毛，冠毛黄褐色。

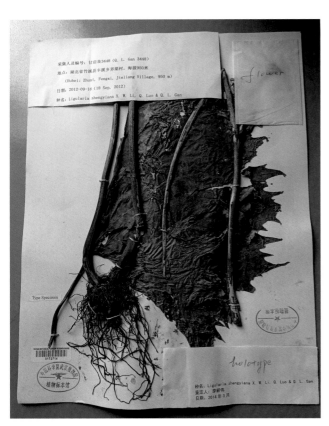

征镒橐吾 *Ligularia zhengyiana* 腊叶标本

黄氏帚菊
Pertya huangii Huan C. Wang & Q. P. Wang

• 模式标本 • CHINA. Yunnan Province: Yimeng County, Yongjingshao village, 24°40′2.42″N, 102°6′51″E, 1 820～1 900 m a.s.l., in thickets, 18 January 2018, H. C. Wang, et al. YM 3040 (holotype: YUKU; isotypes: YUKU).

• 物种文献 • Wang Qiuping, Zhang Kun, Tian Ye, Wang Huanchong. *Pertya huangii* (Asteraceae), a new species from Yunnan, southwest China [J]. *Annales Botanici Fennici*, 2020, 57: 87 - 91.

• 形态特征 • 半落叶灌木，雌雄同株，高 0.5～1 m。茎细长，木质，分枝多样。小枝圆柱形，灰色或褐色，密生绒毛，有时随着年龄增长而脱落，具无柄黄褐色腺体。节间长(1.0)3.3～7.2(11.0) cm。单叶，在长枝上互生，短枝上簇生；叶柄短，长 2～3 mm，被毛。长枝上的叶片卵形至宽卵形，有时近圆形，纸质至厚纸质，3 脉，长 1～4(5.5) cm，宽 0.5～2.5 cm，表面无毛，背面被绒毛，基部常圆形，顶端具短尖或急尖，两面均具无柄黄褐色腺体，边缘每侧具 2～5 个锯齿，稀全缘。短枝上的叶片卵形至长圆形，大小不等，长 3.5～6.5 cm，宽 2.3～3.5 cm，稍小的叶片逐渐缩小，基部楔形。头状花序在长枝顶端单生，具 4～5 枚管状花；花梗长 2～12 mm，被毛。总苞花期圆柱形，果期狭钟形，长 2.5～3 cm，直径 0.4～0.5 cm。总苞片 5～7 层，覆瓦状排列，革质，紫红色至紫色，具明显纵纹，表面疏被毛或密被毛，具无柄黄褐色腺体，边缘略呈膜质。外层总苞片卵形，长 2～5 mm，宽 1.5～3 mm，先端锐尖至钝；中层总苞片卵状披针形，长 6～10 mm，宽 3～6 mm，先端锐尖至渐尖；内层总苞片披针形至长圆状披针形，长 11～15 mm，宽 2～4 mm，先端渐尖；花托直径 1～3 mm。小花两性；花冠白色，长 13～16 mm，檐部稍扩大，不规则 5 深裂，裂片长 6～8 mm，向外弯曲；花药长 6～8 mm，基部尾状，长约 1 mm；花柱基部倒棍棒形。瘦果纺锤形，长 6～7 mm，宽 2～3 mm，具 8～10 肋，密被长毛。冠毛长 11～14 mm，雪白或基部

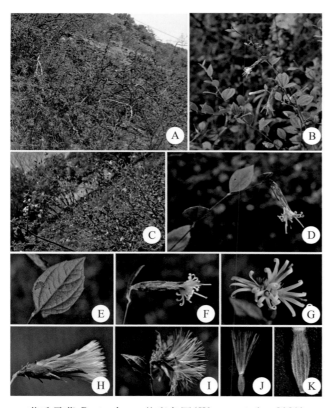

黄氏帚菊 *Pertya huangii* 彩色图(Wang, et al.; 2020)

A 生境;B 植株;C 果期植株;D 花枝;E 叶;
F~G 花序;H~I 果序;J~K 瘦果

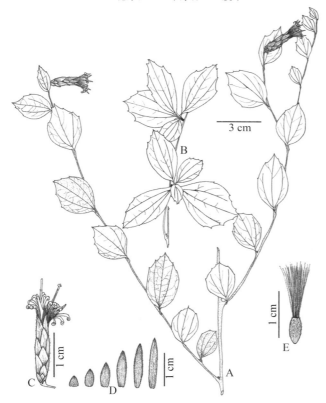

黄氏帚菊 *Pertya huangii* 墨线图(Wang, et al.; 2020)

A 植株;B 短枝及叶;C 花序;D 总苞片;E 瘦果

淡黄色。花期 12~2 月,果期 3~4 月。

·**分布生境**·分布于云南省中部的易门县和峨山彝族自治县。生长于海拔 1 700~2 000 m 的石灰山干燥灌木丛中。

·**识别要点**·黄氏帚菊以整个植株具无柄黄褐色腺体;叶片常卵形至阔卵形,3 脉;头状花序圆柱形,单生于长枝顶端,具 4~5 枚管状花等特征而易于识别。

竹溪风毛菊

Saussurea zhuxiensis Y. S. Chen & Q. L. Gan

·**模式标本**·CHINA. Hubei: Zhuxi County, Shuangqiao, rock crevices along stream, alt. 900 m, 2006 - 08 - 09, Q. L. Gan 1508 (holotype: PE).

·**物种文献**·Chen Yousheng, Gan Qiliang. New species and nomenclatural action in *Saussurea* DC. (Asteraceae) [J]. *Journal of Systematics and Evolution*, 2011, 49(2):160 - 164.

·**形态特征**·多年生草本,高 30~50 cm。根状茎粗壮、匍匐,具许多须根。茎单一或 3~5,直立,被微柔毛,顶部伞状分枝。叶密集排列,无梗,正面绿色,被微柔毛,背面浅绿色,被微柔毛;基生和下部叶披针形,长 5~15 cm,宽 1~2 cm,先端渐尖,基部渐狭,边缘具疏牙齿或锯齿,先端具细尖;中部叶披针形,常全缘,有时具短尖齿;茎上部叶更小,全缘。头状花序多数,成松散的伞房花序;花梗短,近无毛。总苞钟状,直径 8~10 mm,长 12~15 mm。花托稍凸,疏生刚毛;花托刚毛丝状,长 5~6 mm。总苞片 5 层;外层绿色,长圆状披针形,长 4~5 mm,宽 1 mm,疏被蛛丝状毛,先端急尖;最内层苞片浅绿色,披针形,长 10~12 mm,宽 1~1.5 mm,无毛,先端渐尖。冠毛 1 层,灰白色,羽状,长约 1 cm。小花紫红色,管檐长约 7 mm,筒部长约 7 mm 长。瘦果椭圆形,长约 3 mm。花期 8 月。

·**分布生境**·分布于湖北省竹溪县双桥乡和向坝乡。生长于海拔约 900 m 的溪流边岩石缝隙或沙质地方。

· 识别要点 · 与柳叶风毛菊 S. salicifolia 相似,但竹溪风毛菊根不成纤维状撕裂,下部叶边缘具疏牙齿或锯齿,叶背面浅绿色,头状花序排列成松散伞房状而不同。

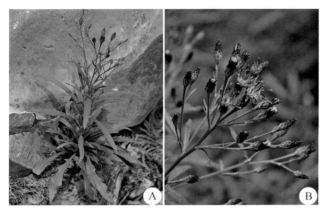

竹溪风毛菊 Saussurea zhuxiensis 彩色图(Chen, et al. ; 2011)

A 植株;B 花序

南川蒲儿根

Sinosenecio nanchuanicus Z. Y. Liu、Y. Liu & Q. E. Yang

· 模式标本 · CHINA. Chongqing, Nanchuan County, Jinfoshan Mountain, Da-fo-yan (literally meaning "Big Buddha Rock"), alt. 1 250 m, on rock cliff along margin of evergreen broad-leaved forests, 26 May 1977, Zheng-yu Liu 771310 (holotype: IBSC).

· 物种文献 · Liu Zhengyu, Liu Ying, Yang Qiner. *Sinosenecio nanchuanicus* (Asteraceae), a new species small in size yet high in chromosome number from Chongqing, China [J]. *Botanical Studies*, 2011, 52:105 - 113.

· 形态特征 · 直立草本植物。匍匐茎退化,根状茎直径 3～4 mm。茎单生,直立,葶状,高 10～12 cm,无分枝,紫色,几乎无毛;茎叶少数,着生于顶端,匙形叶,常呈苞叶状。叶多数,基生,具长叶柄;叶片圆形或近圆形,先端锐尖,基部浅心形,具短缘毛,长0.8～1.7 cm,宽 0.8～2 cm,边缘具 5～7 掌状浅裂;裂片宽三角形或圆形浅齿,钝,顶端具小尖;叶近革质,有光泽,上面深绿色,下面浅绿色或变紫色,上面被短柔毛,中脉多少被短柔毛或光滑,掌状脉,叶脉在下面明显凸起;叶柄长 1～4 cm,被短柔毛,基部扩大,不具叶耳。头状花序单生于茎端;花序梗多少被短柔毛或上部光滑。总苞钟状,或杯状;总苞片 13,单层,广披针形,长 6 mm,宽 1.5 mm,顶端急尖或渐尖,疏被短柔毛,上部具缘毛;草质,上部紫色,下部绿色。舌状花 14～15,管部长约 1.5 mm,光滑;舌片黄色,长圆形,长 9 mm,宽 1.5 mm,顶端具 3 细齿,具 4 条脉;管状花多数,花冠黄色,长 4 mm,管部长3 mm,檐部钟状,裂片卵形披针形;花药长圆形,长1.5 mm,基部圆钝;附片长椭圆形;花柱长 0.5 mm,顶端截形。瘦果圆柱形,长 1 mm,表面光滑无毛;冠毛白色,长 2.5 mm,宿存。花期 5～6 月,果期 6 月。

· 分布生境 · 分布于重庆市南川区金佛山。生长于海拔 1 200～1 800 m 的瀑布下的悬崖峭壁上或常绿阔叶林林缘。

· 识别要点 · 南川蒲儿根在体态、叶片圆形或近圆

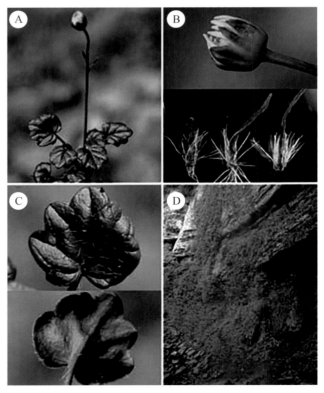

南川蒲儿根 *Sinosenecio nanchuanicus* 彩色图

(Liu, et al. ; 2011)

A 植株;B 花序及小花;C 叶;D 生境

形、瘦果具冠毛等方面与滇黔蒲儿根 *S. bodinieri* 最为相似,但南川蒲儿根染色体 2n = 144,植株与叶较小,叶片上表面深蓝绿色,叶脉下陷,叶 5～7 规则浅裂,头状花序单生,舌状花 14～15 枚而与后者不同。

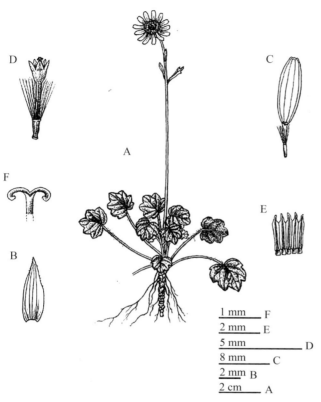

1 mm	F
2 mm	E
5 mm	D
8 mm	C
2 mm	B
2 cm	A

南川蒲儿根 *Sinosenecio nanchuanicus* 墨线图(Liu, et al.；2011)

A 植株;B 总苞片;C 舌状花;D 管状花;E 聚药雄蕊;F 柱头

征镒黄鹌菜

Youngia zhengyiana T. Deng, D. G. Zhang, J. W. Zhang & H. Sun

·模式标本· CHINA. SE Guizhou, Libo County, Maolan National Nature Reserve, Yongkang, 796 m, 15 July 2013, T. Deng, et al. 2945 (holotype: KUN；isotype: PE).

·物种文献· Deng Tao, Zhang Jianwen, Zhu Xinxin, Zhang Daigui, Nie Zelong, Sun Hang. *Youngia zhengyiana*（Asteraceae, Crepidinae）, a new species from south China, with notes on the

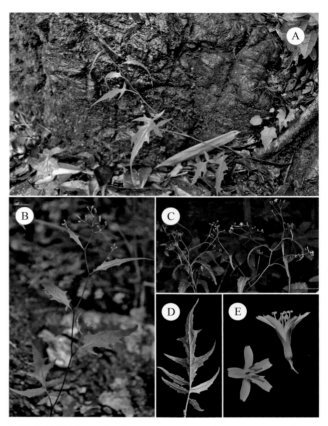

征镒黄鹌菜 *Youngia zhengyiana* 彩色图(Deng, et al.；2014)

A 生境;B 植株;C 花序;D 叶;E 头状花序及舌状小花

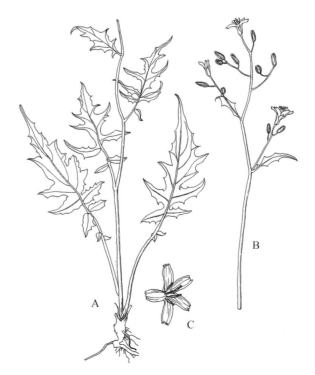

征镒黄鹌菜 *Youngia zhengyiana* 墨线图(Deng, et al.；2014)

A 植株基部;B 花序;C 头状花序及舌状小花

systematics of Youngia inferred from morphology and nrITS phylogeny [J]. *Phytotaxa*，2014，170（4）：259 - 268.

· 形态特征 · 多年生草本植物。茎明显,高 15～30 cm,茎基木质。茎直立,纤细,自基部分枝。下部叶倒披针形,羽状全裂,长 15 cm,宽 5 cm,侧裂片 1～2 对,互生或对生,表面无毛;上部叶锥形,长 7 cm,宽 1.5 cm。头状花序多数,排列成复伞形圆锥花序;舌状花 5,黄色;花序梗细,长 3～5 mm;总苞圆筒状,长 5～7 mm,无毛;总苞片 4 层,内层苞片 5 枚;雄蕊花药管黄色至棕色,长约 3 mm;柱头黄色。

幼嫩瘦果具白色冠毛,长约 4 mm。花果期 6～7 月。

· 分布生境 · 分布于贵州省荔波县茂兰国家级自然保护区。生长于海拔 650～800 m 的石灰岩潮湿土壤中。

· 识别要点 · 征镒黄鹌菜与少花黄鹌菜 *Y. szechuanica* 的舌状花均为 5 枚,两者主要区别在于征镒黄鹌菜叶基生和茎生,下部叶倒披针形,倒向大头羽状全裂,侧裂片 1～2 对,冠毛白色;而少花黄鹌菜具多数莲座状基生叶,叶片倒披针形,大头羽状浅裂、深裂或全裂,侧裂片 5～8 对,冠毛黄棕色。

58. 伞形科
Umbelliferae

老山岩风
Libanotis laoshanensis W. Zhou & Q. X. Liu

· 模式标本 · CHINA. Jiangsu: Jiangpu in Nanjing, alt. 400 m, *LIU S. L., et al. 1670*, 1964 - 08 - 01 (type: NAS).[江苏省南京市江浦老山林场狮子岭,海拔约 400 m,刘守炉等 1670,1964 年 8 月 1 日]。

· 物种文献 · 周伟,刘启新,宋春凤,吴宝成. 中国岩风属一新种——老山岩风[J]. 植物资源与环境学报,2015,24(3):107 - 108.

· 形态特征 · 多年生草本。株高可达 1 m。根长圆锥形,根颈部分有纤维状叶鞘残余。茎直立,有棱槽,髓部充实,上部多分枝。基生叶及茎下部叶有柄,基部有叶鞘;叶片宽椭圆形或近菱形,长 15～26 cm,宽 6～16 cm,2(3)回羽状分裂,末回裂片卵形,长 2～6 cm,羽状深裂,边缘具齿,齿端有突尖头;茎上部叶与基生叶类似,2 回羽状分裂,向上渐变小,叶柄渐短至无柄,有鞘。复伞形花序顶生与侧

生,伞辐 3～7(～10);总苞片无或数枚,披针状线形,易脱落;小总苞片 8～10,披针状线形,长约 2 mm。花柄长 4～6 mm;萼齿狭三角形;花瓣白色,宽卵形,背面有毛,顶端凹陷处有内折的小舌片;子房被毛,花柱反曲,长约 1 mm。果实卵形,长 4～4.5 mm,有短毛;分生果具 5 棱,稍突出;每棱槽中

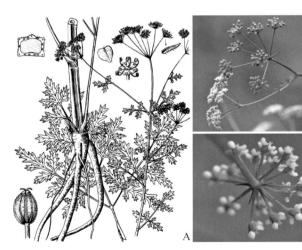

老山岩风 *Libanotis laoshanensis* 图(周伟,等;2015)
A 墨线图;B 花序及伞辐;C 花柄和小总苞片

有油管 1(2)条,合生面有油管 2(4)条。花期 8～9 月,果期 10～11 月。

·分布生境·分布于江苏省南京市江浦老山林场。生长于海拔约 400 m 的山坡下或林缘草丛。

·识别要点·老山岩风与亚洲岩风 L. sibirica 的区别为后者伞辐(20～)35～50,小总苞片与花柄近等长,花瓣背部光滑无毛;而本种的伞辐常 3～7(～10),小总苞片短于花柄,花瓣背部有毛。

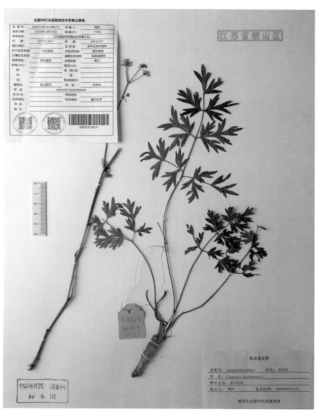

老山岩风 *Libanotis laoshanensis* 腊叶标本

黄山前胡

Peucedanum huangshanense Lu Q. Huang, H. S. Peng & S. S. Chu

·模式标本·CHINA. Anhui: Mount Huangshan, on the forest margins and cliffs, elev. ca. 1 600 m, 20 August 2018, Peng082011 (holotype: ACM; isotype: ACM).

·物种文献·Chu Shanshan, Wang Dequn, Peng Huasheng, Huang Luqi. *Peucedanum huangs-*

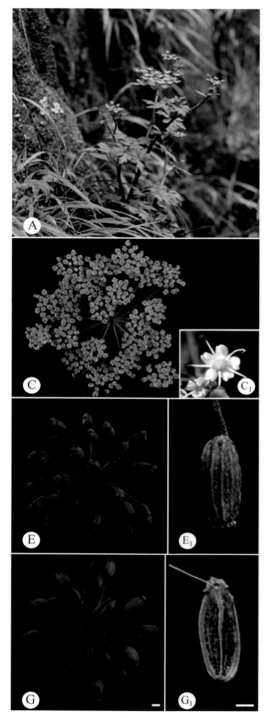

黄山前胡 *Peucedanum huangshanense* 彩色图
(Chu, et al.; 2020)

A 植株;C 复伞形花序;C_1 花;E、G 果序;
E_1 双悬果背面;G_1 双悬果腹面

hanense(Apiaceae),a new species from Anhui, China[J]. *Phytotaxa*,2020,430(1):17-24.

·形态特征·多年生草本植物,高 30～100 cm;根茎粗壮，先端常具叶鞘残余物。茎单生，上部分枝，小枝疏被微柔毛。叶基生和茎生，互生，具长叶柄；基生叶宿存，叶柄长 5～15 cm，基部叶柄鞘卵状披针形；叶片宽卵形或三角状卵形，三出复叶或三出羽状复叶，羽片具小叶柄，长 1.7～6.5 cm；顶生小叶菱状倒卵形，3～5 裂，长 2～5.5 cm，宽 1～3.6 cm，基部楔形，边缘具 4～6 不规则锯齿，先端渐尖，两面无毛或偶尔具有绒毛，背面叶脉明显；下部茎生叶似基生叶，叶柄较短，上部茎生叶近无梗，叶鞘稍宽，边缘膜质，小叶 3 浅裂，裂片狭窄，基部楔形。复伞形花序，宽 5～14 cm，多分枝；伞形花序 10～30 朵花；苞片无，偶有 1～2，线形；伞辐 13～25，不等长，长 1.2～6 cm，内面短柔毛；小苞片 8～15，披针形，几乎等长或长于花但短于果实，被糙毛；花梗长 0.35～0.7 cm；萼齿退化；花瓣白色或淡紫色，卵形，内折；花柱短，稍微向外弯曲。双悬果棕色，长卵形，长 5～6 mm，宽 2.5 mm，疏生短柔毛；侧肋狭翼状；油管每沟 2～4 枚，合生面 6～8 枚。花果期 8～12 月。

· 分布生境 · 分布于安徽省黄山市黄山。生长于海拔 1 100～1 800 m 的森林边缘和悬崖上。

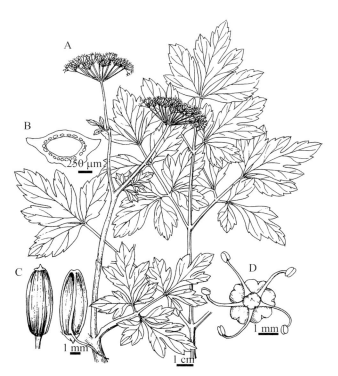

黄山前胡 *Peucedanum huangshanense* 墨线图
（Chu, et al.；2020）

A 花期植株；B 双悬果横切；C 双悬果；D 花

· 识别要点 · 黄山前胡与白花前胡 *P. praeruptorum* 相似，主要区别在于黄山前胡复伞形花序更大，直径 5～14 cm，伞辐可达 25，双悬果长卵形，侧肋狭翼状。

面瓜七
Tetrataenium mianguaqi Ze H. Wang & L. Chen

· 模式标本 · CHINA. Yunnan: Cangyuan County, Yanshuai Town, Baling Village, 23°18′35.02″N, 99°31′25.18″E, elev. 1 634.6 m, 26 Sep 2018, Liu Bao-lin, et al. 5309270873 （holotype: KUN; isotype: CMMI）.

· 物种文献 · Wang Zehuan, Wang Yi, Liu Baolin, Wang Chaohe, Fu Xianguo. A new species of *Tetrataenium* （Tordyliinae, Apiaceae） from SW Yunnan, China, based on morphological and molecular data ［J］. *Phytotaxa*, 2021, 491（1）: 85 - 91.

· 形态特征 · 多年生草本，高 80～120 cm。根圆柱状，粗壮，分枝，黄白色至棕褐色。茎纤细，单生，具槽，微被糙毛，中空，中下部以上分枝。基生叶具长柄，叶柄被糙毛，基部延伸成叶鞘；叶片盾形，近圆形，直径约 15 cm，明显 5 浅裂，顶裂片常进一步 3 浅裂，所有裂片宽卵形，先端圆形或锐尖，两面（尤其叶脉）疏生硬毛，边缘具不规则锯齿；茎生叶似基生叶，向上逐渐缩小，5 浅裂至 3 浅裂，叶柄盾形逐渐变为非盾形。伞形花序密被糙毛，宽 4.8～10.4 cm；苞片缺；伞辐 10～16，不等长，1.6～4.7 cm；小苞片 2～5，线状披针形，不等长，5～9 mm，宿存；小伞形花序具 7～25 朵花；萼齿披针形；花瓣白色，倒卵形，先端锐尖，向内弯曲，背面无毛，伞形花序的外围花明显放射状；花柱基厚，花柱长 1～1.2 mm，子房椭圆形，被糙毛。幼果长圆形或椭圆形，微被糙毛，背部扁平，背棱线状，侧棱宽翅状。成熟果实未见。

· 分布生境 · 分布于云南省沧源佤族自治县。生长于海拔约 1 600 m 的路边岩壁上。

· 识别要点 · 面瓜七与大叶四带芹 *T. olgae* 相似，

但本种茎纤细,分枝靠下,基生叶和下部茎生叶盾形,与后者茎粗壮,中部以上分枝,叶柄基部着生而不同。

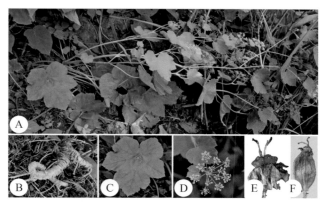

面瓜七 *Tetrataenium mianguaqi* 彩色图(Wang, et al.;2021)

A 植株;B 根;C 叶;D 复伞形花序;E 花;F 幼果

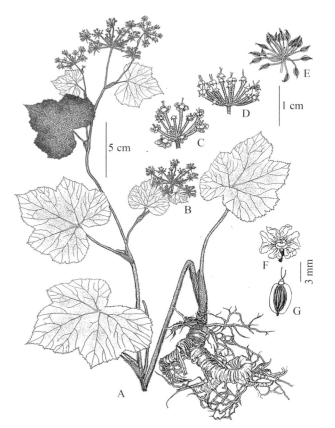

面瓜七 *Tetrataenium mianguaqi* 墨线图
(Wang, et al.;2021)

A 植株;B~C 花序;D~E 果序;F 花;G 幼果

锐齿东俄芹

Tongoloa arguta L. J. Gui & X. J. He

· 模式标本 · CHINA. Sichuan: Kangding, Zheduoshan Pass, 4 300 m alt., 30°4′N, 101°48′E, 26 Sep 2019, Lingjian Gui GLJ19092601 (holotype: SZ).

· 物种文献 · Gui Lingjian, Wen Jun, Xiao Yanping, Ren Ting, Zheng Hongyi, He Xinjin. *Tongoloa arguta* (Apiaceae), a new species from southwest China [J]. *PhytoKeys*, 2020, 164(2): 11 - 19.

· 形态特征 · 植株高 10~50 cm。根通常长圆锥形。茎具薄棱,无毛,略带紫色至绿色,分枝。叶鞘膨大,膜质;叶片三角状,长 3~5 cm,宽 2~3.5 cm,二至三回三出羽状分裂;末回裂片披针形,长 1~4 mm,宽 1~2 mm,先端锐尖。伞形花序顶生或侧生;苞片通常无或有时 1,叶状,长 2~4 cm,宽 1 cm;小苞片无;伞辐 3~8;伞形花序 13~25 朵花;萼齿微小;花瓣倒卵形,白色至紫色,先端钝;花柱基凹陷,深紫色;花柱短,反折。果宽卵球形,长约 2 mm,宽 1.7 mm,基部心形;分生果具 5 丝状棱;每棱槽中有油管 3 条,合生面有油管 4 条。胚乳腹面对平面稍凹。花期 8~9 月,果期 9~10 月。

· 分布生境 · 分布于四川省康定市及云南省德钦县。生长于 4 000~4 500 m 的高山灌木丛和草甸中。

· 识别要点 · 锐齿东俄芹形态上与城口东俄芹 *T. silaifolia* 相近,区别在于锐齿东俄芹茎短(10~50 cm),下部叶的末回裂片急尖且短(1~4 mm),伞形花序伞辐 3~8 条;而城口东俄芹茎较长(28~60 cm),下部叶的末回裂片线形且长(5~18 mm),伞形花序伞辐 8~22 条。

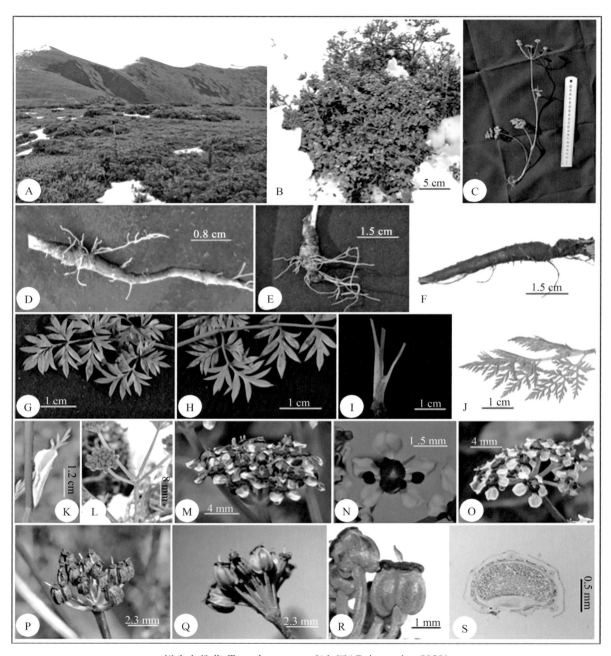

锐齿东俄芹 *Tongoloa arguta* 彩色图(Gui，et al.；2020)

A~B 生境；C 植株；D~F 根；G~H 基生叶；I 基生叶叶鞘；J 茎中部叶；K 茎上部叶；
L 复伞形花序及总苞片；M~O 花；P~R 果实；S 果横切

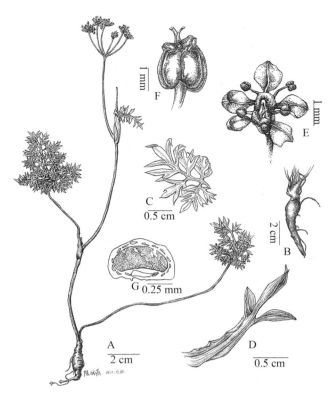

锐齿东俄芹 *Tongoloa arguta* 墨线图(Gui, et al.; 2020)
A 植株;B 根;C 基生叶;D 叶状苞片;E 花;F 果实;G 果横切

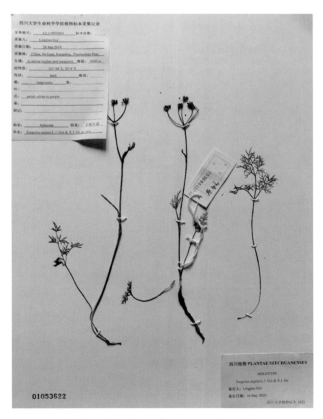

锐齿东俄芹 *Tongoloa arguta* 腊叶标本

塔公东俄芹

Tongoloa tagongensis L. J. Gui & X. J. He

· 模式标本 · CHINA. Sichuan: Kangding, Tagong, alt. 3 731 m, 21 Sept. 2018, Ling-jian Gui & Sheng-bin Jia, GLJ18092101 (holotype: SZ).

· 物种文献 · Gui Lingjian, Jia Shengbin, Guo Xianlin, Price Megan, Zhou Songdong, He Xingjin. *Tongoloa tagongensis* (Apiaceae), a new species from the Hengduan Mountains, China [J]. *PhytoKeys*, 2020, 461(1):12-20.

· 形态特征 · 植株 15～40 cm。根短圆锥形至块茎状,长 1.5～3.5 cm,宽 0.6～1.5 cm。茎具条纹,绿色至略带紫色,无毛,少分枝。下部叶具长叶柄,叶柄鞘膨大,膜质,2～3 三出或羽状分裂;末回裂片线形,长 6～15 mm,宽 0.3～0.5 mm;叶向上退化,鞘突出。复合伞形花序顶生和侧生,顶生花序梗更粗壮,4～7.5 cm,侧生花序梗 2～9 cm。无苞片和小苞片;伞辐 4～11,长 1～2.5 cm,近直立;小伞形花序有花 4～20,花梗不等长,长 1.5～3 mm;萼齿细小;花瓣倒卵形,白色,长 0.8～1.2 mm,宽 0.6～0.9 mm,基部瓣爪,先端钝圆形;花药椭圆形,约 0.25 mm;花柱基垫状,深紫色;花柱短,向外反曲。果卵球形至宽卵形,先端稍缢缩,基部心形,侧面稍压扁,长 1.5～1.8 mm,宽 1.2～1.5 mm;主棱 5,幼果时突出,果成熟后丝状;每棱槽具油管 3,合生面 4。种子表面凹陷。

· 分布生境 · 分布于四川省康定市。生长于海拔约 3 700 m 的高山草甸、灌木丛旁。

· 识别要点 · 塔公东俄芹与大东俄芹 *T. elata* 形态上最为相似,但塔公东俄芹根短圆锥形至块茎状,下部叶 2～3 三出或羽状分裂,伞辐 4～11,果肋更明显而不同。

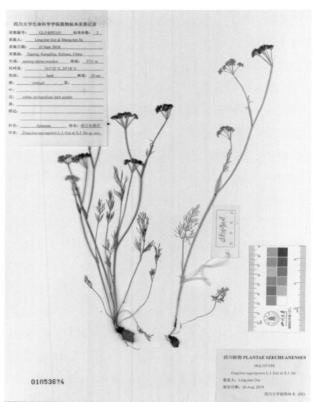

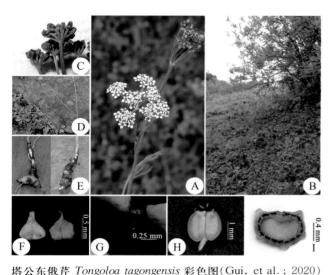

塔公东俄芹 *Tongoloa tagongensis* 彩色图（Gui，et al.；2020）

A 植株；B 生境；C 果序；D 叶；E 根；F 花瓣；G 雄蕊；
H 果实；I 果实横切

塔公东俄芹 *Tongoloa tagongensis* 主模式标本（Gui，et al.；2020）

59. 蜈蚣科

Scolopendridae

三棱耳孔蜈蚣

Otostigmus tricarinatus T. Y. Chen, C. Jiang &
L. Q. Huang

· **模式标本** · CHINA. Guangxi Zhuang Autonomous
Region: Guiping: Xishan Town, 23.1147°N, 109.5947°E,
16 March 2021, coll. Mengxuan Shi.

· **物种文献** · Chen Tianyun, Jiang Chao, Huang
Luqi. A new species of *Otostigmus* (Chilopoda,
Scolopendromorpha, Scolopendridae) from China,
with remarks on the phylogenetic relationships of
Otostigmus politus Karsch, 1881 [J]. *ZooKeys*,
1168: 161–178 (2023).

· **形态特征** · 正模：体长 26 mm。触角、头壳前 1/2、
背板和足呈蓝色；头壳后 1/2、颚肢和腹板呈黄色。
触角 17 节，基部 3 节背面光滑无毛，基部 2.5 节腹
面光滑无毛，端节长度为倒数第 2 节 2 倍，具显著侧
压痕。触角反折时达 T2 后缘。颚肢基胸板宽略大
于长，无缝合沟。颚肢基胸板齿板宽大于长，具 4
齿。转前股节外侧突具 1 顶端结节和 1 侧面结节。

第1背板无纵缝线，具颗粒状突起，第2背板疏生颗粒状突起，第3～21背板散生颗粒状突起。背板无平行无纵缝线，第3～20背板具3条尖锐纵脊，第21背板具3条不完整纵脊。第3～21背板具侧缘。第2～20腹板平行纵缝线自前缘起占腹板长度80%～100%。左基侧板突具1端棘和1侧棘，右基侧板突2端棘和1侧棘。自第21腹板至基侧板突末端无腺孔分离带。最末步足细长，左前腿节具1腹外侧棘和1腹内侧棘。右前腿节具1腹外侧、1腹内侧棘和1背内侧棘。最末步足密生长刚毛。最末前腿节背面具颗粒状突起，无隅棘。第1～5对步足2趾刺，第6～20对步足1趾刺。第1、第2对步足1胫刺，第1步足具1前腿节和1腿节刺。

副模变异：体长16～50 mm。头壳和第1(2)背板无缝线和颗粒状突起，触角到达第2～3背板后缘。第2(3)～21具侧缘。第2～20腹板平行纵缝线自前缘起占腹板长度20%～100%。基侧板突具1～3端棘，无或只有1侧棘，无背棘。最末步足前腿节通常具0～7棘，无隅棘。第1～3(4或5)对步足通常2趾刺，往后至第20对步足1趾刺。

· 分布生境 · 分布于广西壮族自治区、云南省、贵州省；越南。

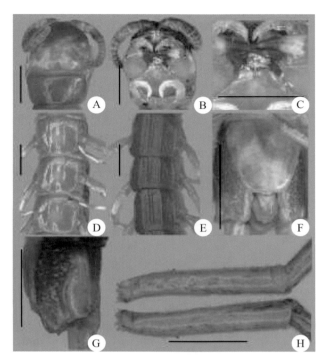

三棱耳孔蜈蚣 *Otostigmus tricarinatus*（广西种群）特征图(Chen et al.；2023)

A 头壳；B 颚肢和第1腹板；C 颚肢基胸板齿板；
D 第12～14腹板；E 第10～12背板；F～G 第21步足轴节；
H 左最末步足前腿节 比例尺：1 mm

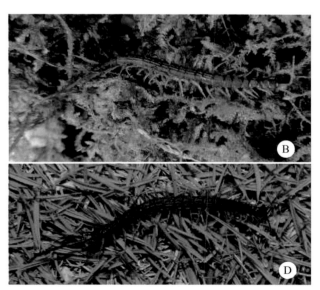

三棱耳孔蜈蚣 *Otostigmus tricarinatus* 彩色图片
(Chen et al.；2023)

B 广西种群；D 云贵高原种群

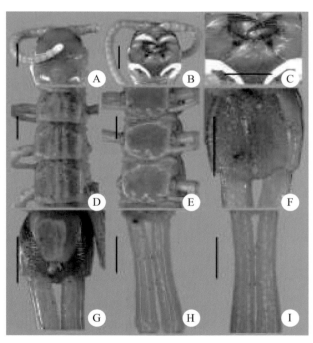

三棱耳孔蜈蚣 *Otostigmus tricarinatus*（云贵高原种群）特征图(Chen et al.；2023)

A 头壳；B 颚肢和第1腹板；C 颚肢基胸板齿板；D 第3～5腹板；
E 第7～9背板；F 第21背板；G 第21腹板和基侧板突；
H～I 最末步足前腿节 比例尺：1 mm

· 识别要点 · 触角 17 节,基部 3 节背面光滑无毛,具 1 明显的侧压痕。第 3~20 背板具 3 条纵脊。第 2~19(20)腹板平行纵缝线自前缘起占腹板长度 20%~100%,具 1 中压痕和 2 后外侧压痕陷。基侧板突具 1~3 端棘,无或只有 1 侧棘,自第 21 腹板后缘至基侧板突末端无腺孔分离带。最末步足前腿节通常具 0~7 棘,无隔棘。

60. 缘潮虫科

Agnaridae

纤细半肺肢潮虫

Hemilepistus（*Desertellio*）*gracilentus* Li & Jiang

· 模式标本 · CHINA. Xinjiang Uygur Autonomous Region, Wujiaqu（44. 1665° N, 87. 5429° E）, suburbs of Wujiaqu City, 7. vi. 2022, leg. Guodong Shang, prep. slide nos. L23001, accession no. LC764593［deposited in the Insect Museum, Jiangxi Agricultural University, Nanchang, China（JXAUM）］.

· 物种文献 · Wang Jin, Hong Xinkai, Jiang Chao & Li Weichun. First record of the subgenus *Hemilepistus*（*Desertellio*）（Isopoda, Agnaridae）from China［J］. *Zootaxa*, 2023, 5389（3）: 362 - 372.

· 形态特征 · 身体细长,长 13~26 mm,为身体最宽处的 3.5 倍。体深棕色,体表瘤突、后侧片、胸肢、每胸节和胸节后缘白色。头部具小瘤,侧叶小三角形,无中叶。复眼具 24~25 小眼。第 1~2 胸节近中部具 4 瘤突;雄性第 3~7 胸节光滑;雌性第 3 胸节近中部具 2 小瘤。腹部短而光滑,比胸部窄。尾节三角形,宽约为长 2 倍,侧缘稍凹,端部尖。第 1 触角 3 节,末节具 1 簇感觉毛。第 2 触角向后延伸时可伸达第 2 胸节后部,梗部和鞭部第 5 节等长,具长刚毛,鞭部第 1 节略长于第 2 节。第 1 和第 7 对胸肢无性二型,长节和腕节腹缘和末端均具多枚硬刺。

第 1、2 对腹肢外肢具发达伪气管;第 3~5 对腹肢外肢具小肺。雄性第 1 对腹肢外肢后缘尖锐;内肢基部宽,向端部逐渐变窄,顶端具 1 指状内裂片,具 7 小刺,超过内裂片顶端;雄性第 2 对腹肢内肢近等长于外肢,末节细长。尾肢原肢侧缘具明显的缺刻,外肢短,呈圆锥形,稍长于原肢和尾节。

· 分布生境 · 分布于新疆维吾尔自治区五家渠市郊区。

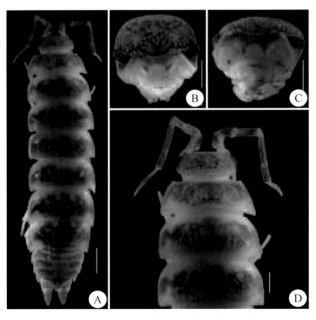

纤细半肺肢潮虫 *Hemilepistus*（*D.*）*gracilentus*
彩色图片（Wang et al.; 2023）

雄性正模:A 整体背面观;B 头部背面观;C 头部正面观;
D 头、第 1~3 胸节背面观　比例尺:1 mm

·**识别要点**· 第 1～2 胸节近中部具 4 瘤突,雄性第 1 腹肢内肢顶端内裂片超过内肢顶端,内肢具 7 小刺。该种与 *H.*（*D.*）*pavlovskii* 相似于腹肢内肢顶端内裂片超过内肢顶端。但不同于:该种头部有小三角形外侧叶,无中叶;第 1～2 胸节近中部具 4 小瘤;尾肢外肢稍长于尾节。*H.*（*D.*）*pavlovskii* 中叶发达,侧叶四棱形,第 1～2 胸节无瘤突,尾肢外肢长度为尾节 4 倍。

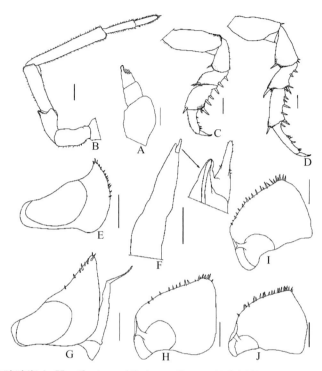

纤细半肺肢潮虫 *Hemilepistus*（*D.*）*gracilentus* 墨线图(Wang et al. ; 2023)

雄性正模:A 第 1 触角;B 触角;C 第 1 胸肢;D 第 7 胸肢;E 第 1 腹肢外肢;
F 第 1 腹肢内肢和膨大端部;G 第 2 胸肢;H 第 3 腹肢外肢;
I 第 4 腹肢外肢;J 第 5 腹肢外肢　比例尺: A 0.1mm;B～J 0.5 mm

索 引

索引一　物种中文名称索引

索引二 物种拉丁文名称索引